医林怪杰张炳厚

主　编　张炳厚

副主编　常　峥

编　委（以姓氏笔画为序）

王玉明　王惠英　刘红旭　江　琪

李志库　孟　元　张华东　张胜荣

陈　明　赵文景　赵凯声　郝学兵

胡　昕　段昱芳　高力珊　常　峥

谢幼红　魏　巍

中国中医药出版社

·北　京·

图书在版编目（CIP）数据

医林怪杰张炳厚 / 张炳厚主编 . —北京：中国中医药出版社，2016.4（2020.11 重印）
ISBN 978–7–5132–3226 –5

Ⅰ. ①医… Ⅱ. ①张… Ⅲ. ①中医学—临床医学—经验—中国—现代
Ⅳ. R249.7

中国版本图书馆 CIP 数据核字（2016）第 058599 号

中 国 中 医 药 出 版 社 出 版
北京经济技术开发区科创十三街 31 号院二区 8 号楼
邮政编码　100176
传真　010 64405750
廊坊市晶艺印务有限公司印刷
各地新华书店经销
*
开本 787×1092　1/16　印张 25　彩插 0.5　字数 503 千字
2016 年 4 月第 1 版　2020 年 11 月第 3 次印刷
书号　ISBN 978–7–5132–3226 –5
*
定价　78.00 元
网址　www.cptcm.com

如有印装质量问题请与本社出版部调换（010-64405510）
版权专有　侵权必究
社长热线　010 64405720
购书热线　010 64065415　010 64065413
微信服务号　zgzyycbs
书店网址　csln.net/qksd/
官方微博　http：//e.weibo.com/cptcm
淘宝天猫网址　http：//zgzyycbs.tmall.com

杏林赤子

炳厚同志留念

崔月犁

一九九六年七月

原卫生部部长崔月犁题词

博采众长独辟蹊径熔陶铸古今自成一家

炳辉老师
阳谷赠於
二○○○年

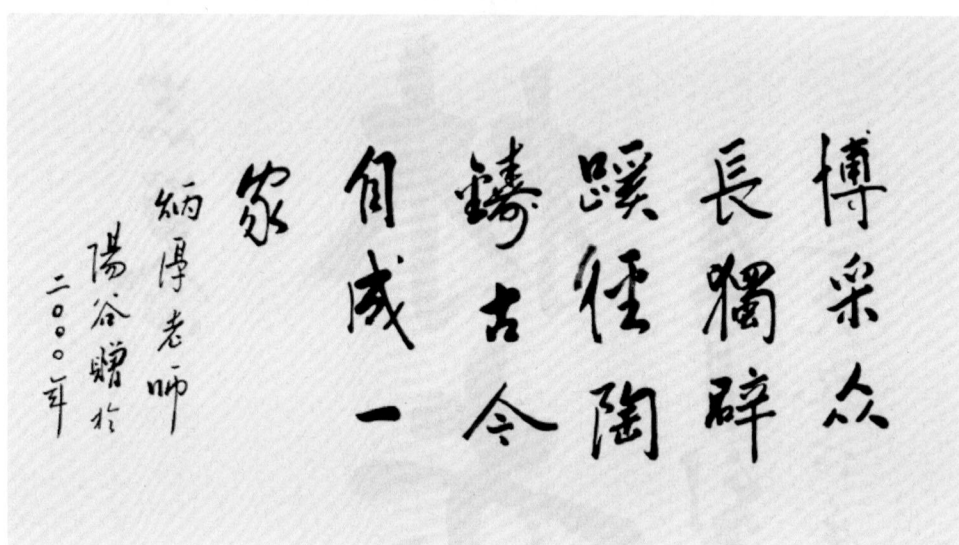

北京市中医管理局局长谢阳谷题词

天才来自勤奋

神醫源於臨证

张炳厚名醫工作室
成立之禧

廣州鑒古齋 路志正

庚寅之夏 北京

国医大师路志正题词

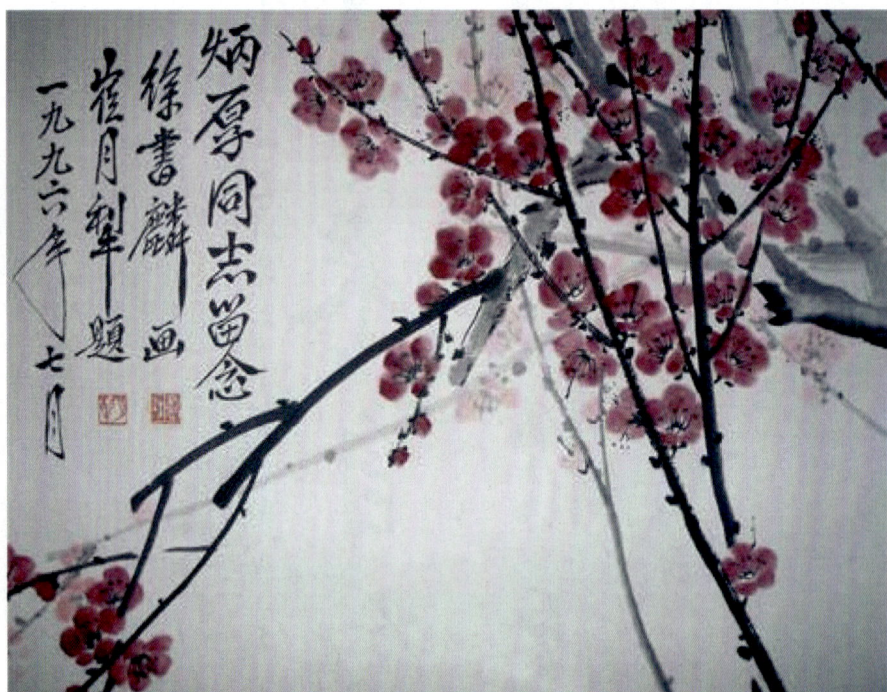

崔月犁夫人画家徐书麟赠画"梅花图"，崔月犁题词

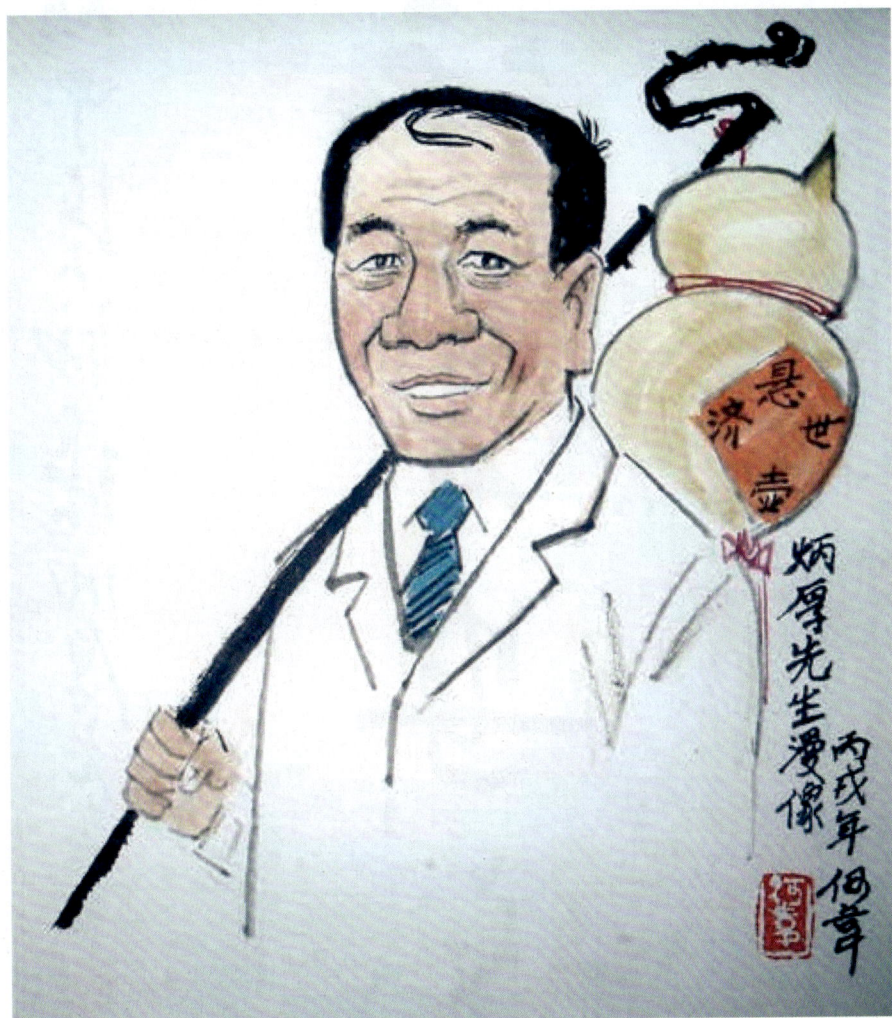

著名漫画家何韦为张炳厚教授画像

赠中医大师张伯臾先生

济书安反

黄如滟题

世纪金源集团董事长黄如淪先生题词

歧伯弟子南阳传人

丙戌夏重清玉
永泽

中国书法协会永泽先生题词

中药春笛春笋春

不尽中医艺艺山艺

海艺无涯

丙寅冬月

张炳厚

张炳厚教授墨迹

路　序

　　中医学术代有传人，继承与发扬是两个永恒的主题。张炳厚主任医师是既能继承岐黄生命科学之精华又有创新思想的医林学者之典范，集中体现在其中医学术思想和临床经验的著述之中。

　　张炳厚主任上研《内》《难》经典及历代诸家著作，下至笔录现代 13 位名老中医临证的经验，足以看出他对中医博大精深医理刻苦钻研求实的精神和勤于实践的学风。同时又勇于探索，大胆尝试，临床用药独具匠心。川芎茶调散本来用于外感头痛，但他却圆机活法，变化无穷，内外通用，临证灵活加减应变。《素问》载："大毒治病，十去其六；常毒治病，十去其七；小毒治病，十去其八；无毒治病，十去其九。"后世医家代有发挥，炳厚同志善用毒麻虫蚁药物治疗疑难重证，全蝎、蜈蚣治头痛；大剂附子、草乌、穿山甲疗痹证；马钱子毒性与解毒的灵活处置，在中医药安全性与有效性的把握上，取舍有度，运用自如而游刃有余。该书所涉及疾病中西俱见，诊断明确，说理透彻，用药精当；中医病证理法方药俱全，在治则治法上提出"顺其性即为补"，"补其正即为顺"的观点；方剂的使用师宗叶天士，将类方作为基础，以随证加减解决整体与局部及个性问题。书中有临床实践，文采奕奕，题材多样，有医案医话等写作形式；科研方面既有系统设计、临床观察和试验对照，又有学术思想理论的凝练总结和理论升华。

我与炳厚同志相识 30 多年，他是新中国成立后我国中医药高等院校早期培养的优秀人才，毕业后在北京中医医院从事中医内科临床多年并担任科主任，后任北京市中医管理局副局长和北京中医药学会会长，既有深厚的中医理论功底又有丰富的临床实践经验。《医林怪杰张炳厚》一书具有较高的学术价值且蕴含着大量的临床诊疗精华，是广大临床医生和学者可借鉴参考的良师益友。文如其人，该书言辞俭朴，易读易懂，便于掌握，对启迪思路，提高疗效，当能获益匪浅，是以为序。

路志正

2007 年 4 月于北京

曹　序

　　"借以岐伯仁德术，康复五洲伤病人"，这是京城名医张炳厚信奉的中医格言，亦是张老从医的躬身写照。

　　张炳厚一生跟随秦伯未、王文鼎、宋向元、刘渡舟、王绵之、祝谌予等10余位著名中医专家学艺，积累了丰富的临床经验。张老悬壶济世40余年，医术高超，医德高尚，大医精诚，声名远播，尤其擅治各种疑难重证、杂病怪病，中医界冠以"医林怪杰""治痛名家"之赞誉。

　　张老勤奋好学，对医术刻苦钻研。他熟读中医的经典著作，博览医籍，综名家所长，结合自己的临床实践，揣摩出一套独特的辨证治疗规律，凝练出自己独特的中医学术思想。

　　《医林怪杰张炳厚》基本反映了张老从医40余年的学术思想和临床经验。我体会到张老的学术思想主要表现在：辨证方面，以脏腑、经络辨证为核心，八纲辨证和证候分类融会贯通，辨证准确，精细入微；择方方面，张老摒弃门户之见，师从古法而不拘泥于古方，对经方、时方、验方不断挖掘、整理，依证化裁，创出系列自拟类方、通用方及经验方，临证选用，屡屡获验；用药方面，君臣佐使配伍有序，轻重缓急主次分明，擅用活血化瘀、涤痰滚痰，尤其是虫蚁之品、毒麻之剂，遣药奇特，独树一帜。张老的学术理论必然会对中医学术的传承发展产生积极影响。

在临床治疗方面，本书总结了张老治疗各种痛证、胆囊炎、慢性胃炎、肾病、冠心病心绞痛、泌尿系统感染及各种内科杂病、怪病的临床经验，更是将张老擅长治疗的带状疱疹、过敏性皮炎、顽固性荨麻疹等皮肤疾患的绝招无私地奉献给读者。张老高超的医术，为成千上万的患者解除了病痛，对人类健康做出了重要贡献。

本书不仅涵盖了张老临证之精华，更有张老跟从名医学习之心得，反映了他对各位恩师的尊敬，许多内容是他与诸师传承关系的自然流露。

张老将自己用毕生精力撰写的《医林怪杰张炳厚》毫无保留地奉献给读者和医界，这种可贵的精神使我感动，更是吾辈学习的楷模。因此，以此文为序，将此书推荐给读者，愿张老的学术思想不断启迪后学，并发扬光大。

曹洪欣

2007 年 4 月于北京

张炳厚小传

张炳厚，1937 年生，主任医师、教授、博士生导师，全国名老中医、全国老中医药专家学术继承工作指导老师，原北京市中医管理局副局长，曾任北京中医药学会会长、现任北京中医药学会名誉会长、全国高等中医药教材评审委员会中医学专业教材评审委员会顾问、第二届全国高等中医药教育教材建设指导委员会顾问、中华医学会北京肾病专业委员会委员、北京医师协会常务理事、《北京中医药》杂志副总编、北京中医药大学客座教授、中国老教授协会医药委员会常务理事、北京中医药大学博士研究生导师、全国中医药传承博士后导师、曾任北京同仁堂股份有限公司独立董事、曾任北京同仁堂中医院院长、书记，现为名誉院长。并被评为全国中医药传承工作优秀指导老师、全国名老中医。国家中医药管理局设张炳厚名医传承工作室。北京市中医管理局设张炳厚名医工作站。并入选《当代世界名人传（中国卷）》《中华英才》《名老中医之路》。

1958～1964 年就读于北京中医药大学，毕业后 50 余年一直从事中医医疗、教学、科研及行政管理工作。

学术特点

张炳厚教授医术高明，在于他酷爱中医事业和对医术的刻苦钻研。他精通中医的经典著作，博览古今医籍，广纳众家所长；有 50 余年临证经验，借助对中医理论与临床实践的刻苦研究，揣摩出一整套以"脏腑辨证"为核心的、独特的、用方新颖、遣药奇特的辨证论治规律。

在辨证方面，力求精微入细，泛用各种辨证方法，而以脏腑辨证为核心。张教授非常欣赏王清任有关脏腑辨证的重要论述："著书不明脏腑，岂不是痴人说梦；治病不明脏腑，何异于盲子夜行。"

在处方方面，无论经方、时方，博采伤寒、温病，治诸方为一炉，摆脱门户之见，创出众多类方和通用方。他还善用活血化瘀、涤痰滚痰法治疗多种疑难怪证，效果甚佳。如自拟川芎茶调散类方治疗多种内伤头痛就是古方活用的典范。其以加味滋生青阳汤治疗高血压、三叉神经痛；以益气活血通脉汤治疗冠心病、心绞痛；以加味爽胃饮治疗急、慢性胃炎；以开胃进食汤、济生橘皮竹茹汤治疗胃动力减弱；以胆囊1号治疗胆囊炎；以止咳定喘汤治疗咳喘；以痹证三两三加减十四法治疗风湿和类风湿性关节炎；以清肾丸治疗再发性尿路感染；以五皮五藤饮治疗多种过敏性疾患；以滋阴清利汤治疗慢性肾衰等。这些均体现了张炳厚教授尚古而不泥古，尊古而有创新的学术风格。

在用药方面，无寒温攻补门户之偏见，权衡临床而应用。尤善用虫蚁之品、毒麻之剂，常奏意外之功。药物剂量主次分明，有时取其量大力宏，有时取其轻可去实。讲究使用引经报使药，用方新颖，选药奇特，别树一帜，充分体现了中医辨证论治的特色。

临证特点

张炳厚教授的临证特点可以用"全""独""怪"三个字概括。

张炳厚教授有雄厚的中医基础理论和丰富的临床经验。他长时间跟随秦伯未、王文鼎、宋向元、刘渡舟、祝谌予以及妇科专家韩玉辉、儿科专家周慕新等著名中医学艺，可谓博采众长。1964年大学毕业后响应党的号召支援边疆，在新疆生产建设兵团工作15年，与广大兵团战士同工作同劳动。在此期间，他刻苦学习中医经典和历代前贤医籍，临证中内、外、妇、儿兼修，因此临床诊疗技术全面，治疗各种疾病均有良好的临床疗效。内科疾病方面擅治各种疼痛、痹证、肾病、心脑血管疾病、呼吸系统疾病，以及各种疑难杂症，可谓是中医内科全科医师。

张炳厚教授擅长治疗各种痛证。尤其擅长治疗头痛，他根据传统中医理论，独辟蹊径，以独到的理论见解指导，潜心研究出一组以川芎茶调散为主方的系列处方11张，用治疗外感疾病的经典方剂整方作引经药物，治疗各种内伤头痛，取得了独特的临床疗效。再如他应用古方滋生青阳汤加味治疗三叉神经痛，学习民间验方疼痛三两三、麻木三两三，应用自己对中医理论的理解，加减变化成为治疗多种血瘀证疼痛、麻木等的主方。张炳厚教授在治疗许多疾病方面均具有自己独特的理论见解和独特的用药规律。

张炳厚教授的临床特点最具特色的就是人们常常描述他的一个"怪"字。临证常常选怪方、用怪药、治怪病，尤擅用虫蚁和有毒药物，临床疗效显著。许多病人发现，张炳厚教授的处方中，常常有全蝎、蜈蚣、乌梢蛇等虫类药品，有时还会在张教授的处方中见到马钱子等剧毒药物。张炳厚教授应用此类"毒药"，不仅有严谨的中医理论依据，而且有多年临床经验的积累，甚至是他亲身验证疗效之后应用于临床的。多家媒体采访报道张炳厚教授时，也都用一个"怪"字。1995 年入选由联合国教科文组织委托中国作家协会和香港文库出版社编写出版的《当代世界名人传》（中国卷）称张炳厚为"东方神医"。《中华英才》杂志以"擅治怪病、擅选怪方、擅用怪药"称张炳厚教授的临证治疗是"怪杰三绝"。中央电视 4 台《中华医药》栏目，以"医林怪杰"对张炳厚教授进行了专题采访。

科研方面

《中医内科概要及形象图解》《中成药入门及形象图解》等专著，由日本东洋医学临床出版社出版。论文方面，有"冠心病中医分型论治"等 60 余篇论文发表在国内外医学刊物上。"川芎茶调散类方治疗血管性头痛虚证 216 例临床观察与机理研究""清胆利湿汤（丸）治疗肝胆湿热型胆囊炎临床观察与实验研究""益肾通脑宁机理研究"等多项科研成果获得北京市科学技术委员会、国家中医药管理局（省部级）科技成果奖。《中医内科学问答题库》获 1990 年北京联合大学教育奖。

教学方面

张炳厚教授一直致力于中医教育事业，从医 50 余年，授业 50 余年，教书育人，诲人不倦，可谓桃李满天下，学生遍五洲。早在 20 世纪 80 年代，张炳厚教授回到北京中医医院就开始担任大内科教学组长，1987 年担任大内科教研室主任，张炳厚教授临床经验丰富，疗效好，加之中医理论功底深厚，深受学生们的好评，学生们都以能师从张炳厚教授为荣。

随着张炳厚教授声望越来越高，慕名来跟师学习的弟子更是络绎不绝。于 1996 年至 2011 年间，张炳厚教授被遴选为第二、三、四批全国名老中医药专家学术经验继承工作指导老师，并被授予全国优秀指导老师，2013 年成为全国第一批中医药传承博士后合作导师。在其门下，不仅有国家统一招收的全国中医药继承工作传承人，也有海外慕名前来的学子、实习学生，既有中医院校的博士，全国各大三甲中医院学有专长的院长、科主任，又有民间从师学艺的弟子、门生。张炳厚教授传承团队中目前有全国名老中医药专家学术继承人 6 人，传承博士后 1 人，全国优秀中医临床人才继承人 37 人，北京市中医管理局复合型人才中医药学术带头人培养对象 2 人，北京同仁堂中医医院继承人 4 人，第三批河北省优秀中医人才继承人 2 人，民间继承人 8 人。

2010 年，北京市中医管理局授予的"张炳厚教授名医传承工作站"在北京同仁堂中医院挂牌成立。2011 年，国家中医药管理局授予的"张炳厚教授名医传承工作室"，在首都医科大学附属北京中医医院挂牌成立。2013 年，中国中医科学院授予张炳厚教授"全国中医药传承博士后合作导师"称号。

张炳厚教授还多次受邀赴海外讲学，受到海外中医学者的欢迎。如：① 1989 年应日本国东京都卫生局邀请在东京都半岛病院进行临床诊疗和教学。② 1992 年应邀赴日本国星火株式会社讲学。③ 1993 年以"中医治疗头痛经验"在中日学术研讨会上做特邀演讲。④ 1999 年赴澳门参加国际传统医学学术交流大会，以"中医治疗头痛经验"为题在大会进行演讲。⑤ 2004 年应日本国东京都中医药学会和广岛中医药学会邀请赴日讲学，讲题为"中医治疗疼痛的病因、病机及辨证论治"。

现张炳厚教授已年近耄耋，仍学习使用微信，开设零金碎玉小课堂，在繁忙的诊务之余，不辞辛苦，精心备课，倾囊相授，于每周三上午，专门讲授其临证用药心得，本草、方剂互释，使大江南北、长城内外的张门弟子犹如畅饮甘泉，皆谓受益匪浅，甚为感动。"育得杏林花千树，赢来春风芳满园"是对张炳厚教授广育中医才俊的真实写照。

作者的话

吾酷爱中医临床，谙熟中医经典，博览百家丛书，借前贤仁德之术指导临床，积平日临证经验所得著成《医林怪杰张炳厚》一书。全书分上、中、下三卷。上卷介绍吾之中医学术思想，充分体现了中医的理论性、实践性及灵活性；中卷分别包涵对肾病、疼痛、头痛、心病、肝胆病、脾胃病、肺病、痹证、失眠、皮肤病和妇科病的论述及吾之临床治疗经验，病案取自师承徒弟的月志，内容有辨证论治、学生体会、师授三部分，医话部分由学生整理而成；下卷是我青年时代从师的笔录，所载者均为五六十年代（已故）名医泰斗的精专理论和临床经验，他们代表着当时的中医学术水平，尤其是临床经验，十分珍贵，录于此书，以飨同仁，旨在使名医临床经验流传千古，泰斗学术思想碧水长流。

本书特点

传统的中医理论思想网贯全书。

学术思想广泛而别致。

理法方药力求别致。

师成方而不泥法，治贵权变。

选方新颖追求疗效。

多用类方，以自拟方为主，以基础方针对疾病共性，以加减药针对疾病个性，从简驭繁，便于掌握，使学者有所适从。

遣药奇特广泛，用虫蚁毒麻药，列用药规律、解毒之说。

引经报使药泛查古今医籍所得。

月志病例均取自 2004～2007 年，吾治病强调一方一药，疗效可信。论肾病参考柴中元名著《治肾研究》，颇为受益，此恭致敬。本书为中医临床工作者所著，适合实习生和中青年临床医师参考阅读。

主要媒体介绍

东方神医张炳厚
——《当代世界名人传——中国卷》

在世界医林中，东方文明古国的中国中医术，不能不说是一门最充满神奇色彩的医道。中医术林林总总，各路高手都独具所长，难分高低。然而，就像崇山中总有奇峰峻岭，森林总有参天巨木那样，中医界的强者高手自然大有人在。张炳厚便是其中的一个，而且是日益光芒四射的一个。他的名字不仅在九朝京城叫响，在东南亚乃至欧美一些国家的患者中也有非凡影响。

笔者曾亲自到他就诊的北京中医医院一瞥。好家伙，那病人比车站买票的人还多！长长的队伍里，有的已经排了几小时。问患者为何如此费时费心，回答是："让张大夫看病保险，管用，一治就好。几年、几十年的病，用上几个小时的排队时间合得来！"

还有比这对医生更高的评价么！

不知张炳厚先生听到这样的话有何感想。事实上，张炳厚天天听到这样的话。

张炳厚是中医界的一颗闪耀无限光芒的"怪杰"之星。病人们则称他是"神医"。无论是"怪杰"，还是"神医"，他走过的路却是一位普通中医追求者所经历的很平常的轨迹。

张炳厚早年读书时，一次在体育课上头部摔伤，久痛不愈，后经姑母找了一位当地老中医给他针灸，仅扎了一次头就不疼了。于是针灸的神秘引起了他学习中医的兴趣。高中毕业时他第一志愿报的就是北京中医学院。几度寒暑，张炳厚一心想成为医生的宏愿终于实现了。

大学6年，张炳厚已被祖国传统中医的深奥吸引住了。他酷爱自己的专业，记得每逢暑假回房山老家时，乡亲们都登门找这个学生郎中来看病。那时，张炳厚结合老师讲授的知识，参照着书本给乡亲们开方治病，而且效果不错。于是最初的实践更激发了他求知的欲望。他是个有心人，像海绵一样尽量地多吸取中医界老前辈的学问。

张炳厚较长时间跟随秦伯未、王文鼎、宋向元、刘渡舟、王绵之、祝谌予等10余位名老中医学艺。30年前，他跟刘渡舟教授学习临床的时候，就发现刘老凡在处方中用附子时，必用食指重诊尺脉。张炳厚不解其故，便虚心向刘教授请教。山西省中医药研究院妇科专家韩玉辉治妇女病有秘方。为了学习医术，张炳厚知道韩老师喜欢书法，将自己收集的一大捆碑文拓片送给韩老师，韩老师如获至宝，高兴之余把治妇科病的秘方传授给他。还有著名儿科专家周慕新大夫治小儿发烧、腹泻有新招，张炳厚坚持每天早晨接他上班，同行时边走边请教，久而久之张炳厚掌握了其退热的良方。总之老先生们各有所长，张炳厚都学来"归为己有"。

大学毕业后，张炳厚一头扎到新疆石河子建设兵团，一待就是15年。这15个春秋的生活是艰难的，但它却给了张炳厚丰富的临床经验。当他于1979年调回北京中医医院时，他那坚实的中医理论和临床经验，很快在院内外名声显赫。

张炳厚医术之高明，在于他毕生酷爱中医事业及刻苦钻研的精神。他有诸多方面的建树。

在临床方面，他鉴于中医治疗规律繁复漫散，不好掌握，影响疗效的情况，30多年来，他谙熟中医经典名著，博览医籍，综各家所长，结合临床实践，揣出一整套自己独特的辨证治疗规律。

在辨证方面，力求精细入微，泛用各种辨证方法，而以脏腑辨证为核心。张炳厚非常欣赏王清任有关脏腑重要性的论述："著书不明脏腑，岂不是痴人说梦；治病不明脏腑，何异于盲子夜行！"

在用方方面，无分经方、时方，纵揽伤寒、温病，冶诸方为一炉，摆脱门户之见。他创出众多类方和通用方，如：以自拟川芎茶调散类方（益气茶调散、养血茶调散、益气养血茶调散、滋肾茶调散、理气茶调散、化瘀茶调散、化痰茶调散等）治疗多种内伤头痛；以加味滋生青阳汤治疗高血压、三叉神经痛；以益气养血通脉汤治疗冠心病、心绞痛；以加味爽胃饮治疗肝胃不和的疾患；以胆囊1号治疗胆囊炎；以止咳定喘汤治疗咳喘；以痹证三两三加减十四法治疗风湿性关节炎和类风湿性关节炎；以加味控涎丹治疗胸水；以油发煎治疗血尿；以清利通淋汤治疗泌尿系感染；以五皮五藤饮治疗多种皮肤病。他还擅治温病，尤以治湿温病见长。他以三石汤加味和三仁汤加味治疗无名高热，效果甚佳。他还擅用活血化瘀、涤痰滚痰法治疗多种疑难怪证。以上所举均有论文发表。

在用药方面，无寒温攻补门户之偏，权衡临床而应用。擅用虫蚁之品、毒麻之剂，常奏意外之功。药物剂量主次分明，有时取其量大力宏，有时用其轻可去实。讲究引经报使，用方新颖，选药奇特，别树一帜，充分体现出中医辨证论治的特色。

作为一名中医高手，张炳厚独树一帜的风格和高超的医术，使他在治疗心、肺、肾、脾、胃等疾病方面均有很深造诣和功效。而使他名声日益剧增的是治疗头痛病绝招。

头痛病是一种常见的顽病。几乎人人都有过头痛的体验。当头痛发作时，人就会感到心烦意乱，什么也干不下去，有些人在头痛剧烈时，甚至想往墙上撞，有些人则已被头痛折磨了几十年。为此，张教授根据中医理论，研究出一组以川芎茶调散为主的系列处方，用以治疗外感头痛、内伤头痛、五官疾病引起的头痛和肝阳、肝风、肝火头痛。他遵循中医辨证论治的原则，因人因时因地制宜，对这些方子进行随症加减、灵活变化。

一位34岁的女性1年前因车祸致头部受伤，乃至留下了头部隐隐刺痛的毛病，且伴有头晕目涩、月经量减少等症状。跑了若干家医院，均按"瘀血头痛"治疗，毫无效果。张炳厚接诊后，认为此例虽属外伤头痛，但细审其症，为一派肝肾阴虚的征兆，遂采用滋补肝肾茶调散，8个疗程后病人痊愈。一位72岁的男性病人慕名找到张炳厚。此病人已被头痛折磨了22年，每遇头痛发作，便遗尿，甚至出现尿闭。张炳厚认为此属气阴两虚头痛，采用益气养阴茶调散为其治疗，并根据症状的变化加减用药，4个疗程后痊愈。像这样的例子可以举出成百上千个，可以说，张炳厚治头痛堪称中华乃至世界一绝。许多患者听人说张炳厚是"神医""怪杰"后，开始总是怀疑，而当亲自上门就诊一次后，就全都信服了。

有人说，张炳厚的"绝招"在于他用药之"毒"。许多看头痛的病人都发现，在张炳厚开的处方里，都有全蝎和蜈蚣。谁都知道，蝎子和蜈蚣都是身附有毒腺的昆虫。正是鉴于这点，经潜心研究并亲身试验后张炳厚才这样认为："蜈蚣和全蝎，在此必加。两者同用，效果更捷。虫类药能通经窜络，刮剔瘀垢。我治疗头痛反复验证得出，方中有无蜈蚣、全蝎，功效竟能增损各半，一药之差，效果判然。"

张炳厚的这一独到见解，不仅被无数实验所证实，而且他还传授给自己的学生。他的一位高徒深有感触道：川芎茶调散一般被用于治外感头痛，而用来治内伤头痛，为很多医家所忌讳。因为这个方子里的药都是散风的药，容易耗散元气。但张先生别出心裁，用川芎茶调散既治外感头痛，也治内伤头痛。他认为，内伤头痛病位在头，但病因是内脏功能失调。茶调散中轻清上浮的散风药，把治本的药效引到头上去了。多年的实践证明，这个方子是非常有效的。

现年56岁的张炳厚从医30载。不知挽救过多少病人，不知有多少患者因他而延年益寿，重振人生。仅治疗头痛病一项，近 3 年中就有数千例之多，痊愈率达 98%。他的功德犹如泰山。

张炳厚如今有诸多头衔：中国农工党中央医卫委员，中华医学会北京肾病委员会委员，北京中医药促进会理事，北京中医名医咨询函诊部顾问。眼下，他身居几个要职：北京中医医院大内科主任、肾病内科主任、内科教研室主任、北京中医药大学博士研究生副导师、教授、主任医师等等。作为一位名医，一位专家，张炳厚不仅有丰富的临床经验，而且在教学和科研工作中也成果硕硕。他长期承担了中医院校和国内外研修生的教课任务。所编写的《中医内科学问答题库》曾获北京联合大学教学成果奖。《中医学基础》和《中成药入门及形象图解》两部著作出版后，不仅在国内医学界受到普遍好评，而且被引入日本作专业教材所用。他在国内外学术界发表和参加演讲的论文数十篇。近年进行的"川芎茶调散类方治偏头痛虚证 216 例临床观察与机理研究"，获得部级科研成果奖；他的"清肾丸治疗原发性肾类及泌尿系感染的临床观察与机理研究"，也已取得初步成果。

张炳厚的三怪秘笈
——《中华英才》

天还不亮，北京中医医院门诊挂号处就已排起长队。"你看什么病？挂谁的号？""嗨，我妈病了几十年了，没地方能治好，这不，来这儿试试。""听说这儿有个叫张炳厚的大夫，专治疑难病。""我就是张大夫的病人，他治病神了，什么疑难杂症，到他这里都能找到良方。"七嘴八舌中发现，很多人都是奔着张炳厚来的。

北京中医医院主任医师，北京中医药学会会长张炳厚，不仅以擅长治痛证、肾病等疑难重证享誉京城，还因为他擅治怪病，擅用怪药，擅选怪方，被中医界称为"医林怪杰"。

一、治怪病，又杂又灵

两年前，一位妇女突然出现腹痛，经西医内、外、妇科多项检查均未发现异常，吃了不少中西医药物，也没有缓解病情。朋友介绍她找张炳厚试试，结果 3 剂药下肚，腹痛就止住了，后来又吃了 4 剂，她的腹痛就彻底根治了。像这样的疑难病证，张炳厚不知看了多少。

经过近 40 年的临床实践，张炳厚整理出一套独特的辨证施治的治疗规律。他精通内、外、妇、儿、皮等诸科，现在主要治疗痛证、肾病、疑难病证，尤其在治疗各种疼痛方面有"绝招"。

疼痛是人群中发病最多的一个症状,中西医称其为"顽疾"。从人体内部的五脏六腑到外部的皮肉骨筋,都可能产生疼痛。有的疼痛是主症,有的疼痛则是其他病的兼症。

张炳厚介绍说:中医治疗疼痛有一套很完整的理论,而且有很好的辨证方法和方药。中医理论认为"通则不痛,痛则不通"。由于导致痛的原因不同,所以治疗方法也就不一样。血瘀引起的痛要行血;血虚引起的痛要补血;因寒引起的痛用温热通滞;因热引起的痛用清凉解毒;气滞引起的痛疏理肝气。张炳厚形象地将此比喻成"一把钥匙开一把锁"。

张炳厚治疗疼痛,当数治头痛最为拿手。他根据中医理论,潜心研究出一组以川芎茶调散为主的系列处方11个,分别治疗外感头痛、内伤头痛、五官疾病引起的头痛和肝阳、肝风、肝火引起的头痛。同时他遵循中医辨证的原则,在这11个方子的基础上根据病人的不同情况随症加减,灵活处方。

一位34岁的女性1年前因车祸致头部受伤,以后就留下了头部经常隐隐刺痛的病证,发病时还伴有头晕目涩、月经量减少等症状。她跑了若干家医院,均按"瘀血头痛"为其治疗,毫无效果。张炳厚接诊后,认为此例虽属外伤头痛,但细审其证,为一派肝肾阴虚的征兆,遂采用滋补肝肾茶调散,8个疗程后病人痊愈。

一位被头痛折磨了22年的72岁男性病人慕名找到张炳厚,他说自己每次头痛发作便遗尿甚至出现尿闭。看过西医,吃了很多西药也不见好。张炳厚认为,此人是因气阴两虚引起头痛,便采用滋肾益气茶调散为其治疗,并根据症状的变化加减用药,两个疗程后病人的疼痛消失,4个疗程后痊愈。

三叉神经痛也是一个棘手的痛证,长期以来疗效欠佳,有人得了此病会困扰终生。张炳厚治疗此病却有奇效。一位69岁的男性,患三叉神经痛多年。10年前曾做手术,但不久复发,医治无效。病人主要表现为:右脸疼痛,口角疼痛尤其厉害,并由此产生放射性头痛。病情严重时,每天发病数次,疼得不能说话,不能进食,整天呻吟,痛苦不堪。1990年1月病人找到张炳厚治疗。张炳厚认为他的病情为肝肾阴虚、肝风内动、夹痰阻络所致,给他开了平肝息风、化痰解痉、开窍通络的滋生青阳汤,后又加大平肝药物剂量,至第9疗程时,在药中再加白花蛇1条,病人疼痛递减。至第15疗程,病人痛止症消,3个月后随访,病人再无复发。除了病根的老人竖着大拇指夸赞:"张教授,绝了!"

二、用怪药,又"毒"又"狠"

张炳厚的"绝招"还在于他用药之"毒"。这里的"毒"是指有毒的虫蚁及麻毒药。许多看过头痛的病人会发现,在张炳厚开的处方里,都有全蝎和蜈蚣,甚至还有剧毒的马钱子。医院药房的司药人员见到马钱子、细辛等毒药方子，也都知道多半是张炳厚所开。

张炳厚用"毒"的方法不仅有严谨科学的理论根据，更多的是他多年行医的经验积累。他说："虫蚁药被中医称为血肉有情之品。我爱用蝎子、蜈蚣、山甲、土鳖虫、水蛭、蛇这些虫蚁药，是因为它们有一个'窜'的作用，能起到通经活络搜刮瘀垢的作用，是草木药无法比拟的。"

许多中医书中讲到用虫蚁药一般时间不要太长，但是张炳厚找到了长期服用的"绝招"。他曾亲自试服马钱子，从三分的量一直吃到十分，竟没有什么副作用。当然他要根据病人的体质和病情来选择用量。张炳厚还实践出了马钱子最简便的解毒办法，就是吃了这味药以后，如果出现不良症状，只要喝上两口凉开水就没事了。每当有外地患者带药回去，他都要嘱咐那些患者："如果出现不适，喝几口凉开水就管事。"

三、选怪方，又精又准

张炳厚说：治病如同与敌人作战，中医治病讲究理法方药。"理"是战略，"法"是战术，"方药"是武器。辨证立法有了正确的战略战术还不够，要取得胜利还必须有"枪支弹药"，用药要精，选方要准。

在选方方面，他不分经方、时方，选方新颖而又不失规矩，并独创出众多类方和通用方，临床效果颇佳。他以自拟川芎茶调散类方（滋肾茶调散、理气茶调散、化瘀茶调散、化痰茶调散等）治疗多种内伤头痛；以加味滋生青阳汤治疗高血压、三叉神经痛；以益气养血通脉汤治疗冠心病、心绞痛；以加味爽胃饮治疗肝胃不和性疾病等取得显著疗效。

川芎茶调散一般被用于治外感头痛，而用来治内伤头痛为很多医家所忌讳。但张炳厚别出心裁，用川芎茶调散既治外感头痛，也治内伤头痛。他认为，内伤头痛病位在头，但病因是内脏功能失调。多年的实践证明，这个方子是非常有效的。

他的夫人王惠英有一次得了一种奇怪的荨麻疹，皮科名医赵炳南开了一张用两种植物藤组成的药方，5剂药下去病就除了根。张炳厚惊讶之余没有错过学习的机会，通过查阅大量的资料，发现凡是皮药大都能够走皮、利尿、利湿；凡是藤药大都能够通经、活络、祛风。在此基础上他独创消疹丸，不仅用来治疗荨麻疹，而且治疗带状疱疹引发的神经痛效果良好。

张炳厚还特别重视学习运用民间验方，他认为验方定有其疗效，有疗效说明组方就有其合理性。他常用的疼痛三两三为江南小验方，经过反复应用不断完善，现已成为治疗多种痛证的主方，加减应用疗效颇佳。

中药用量是不传之秘，同样的药，同样的病人，两个医生的治疗效果绝不一样，这往往是因为主要药的用量不同。张炳厚记得在新疆工作时，给一个柴油机厂的厂长治支气管哮喘，病有好转却总除不了根。后来他发现病人突然全好了，就问其病因。那位厂长说："我还是吃了你的药，不过我们厂的大夫将你的药方中的麻黄10g加大到20g。"张炳厚效法其经验，治疗效果增强了许多倍。

张炳厚说："其实我用的好多怪方，都是这样的经验方。"也许这就是张炳厚的成功秘诀。

四、学艺有道

张炳厚说："我投身中医事业完全是因为中医的博大精深吸引了我。"

在他上初中的时候，一次体育课上练习在双杠上倒立，由于手没撑住，头朝下摔下来，得了轻度脑震荡，以后就经常头痛，等到上高中时，一用脑过度就会引起头痛。后经表兄介绍，到石景山一位中医大夫处治疗。这名老中医扎的穴位很特殊，一个百会，一个长强，扎完后马上就不疼了。

"这是我第一次领略中医的奥妙，也是我以后能走上学习中医道路的一个重要的原因。"1958年，张炳厚考入北京中医学院。他对中医学显示出了超人的悟性。每逢寒暑假回房山老家时，乡亲们都登门找他看病。

张炳厚长时间跟随秦伯未、王文鼎、宋向元、刘渡舟、祝谌予等著名老中医学艺，耳濡目染，勤奋努力，同样"绝招"连连。

山西中医所妇科专家韩玉辉治疗妇女病有秘方，为向韩老师学习医术，他将自己收集的一大捆碑文拓片送给喜欢书法的韩玉辉，韩玉辉如获至宝，高兴地把秘方传授给他。为跟随著名儿科专家周慕新学习治疗小儿发烧、腹泻的新招，张炳厚坚持每天早晨接周慕新上班，同行时边走边请教，久而久之就掌握了良方。

刘渡舟爱下象棋，张炳厚先找其他人练功，不久就可与刘渡舟对弈了。张炳厚每次下棋总是先攻边卒，还振振有词地说：这叫"仙人指路"。结果连下连输。到吃饭的时候，刘渡舟兴高采烈地吃饭，张炳厚却老缓不过劲来。刘渡舟笑道："炳厚，思虑过度伤心脾呀。为了以防后患，我教你一个方子。"刘渡舟给他开了一个开胃进食汤，主治"思虑过度，不思饮食"，张炳厚第二天就用上了，效果很好。至今张炳厚还记得刘渡舟下棋时说的一句话：别小看这个过河卒。看病和下棋一样，只要药用得精，用得对，花钱少的药也能够治大病。

张炳厚简介

——《科教兴国》

1937年出生于北京，中共党员。1964年毕业于北京中医药大学（原北京中医学院）中医系，曾任新疆军区生产建设兵团农八师石河子地区医院医师，北京中医医院主治医师、副主任医师、主任医师，北京中医药管理局副局长。现任北京中医药大学客座教授、方剂专业博士生导师，北京中医药学会会长，同仁堂股份有限公司独立董事，全国第二、第三批老中医药专家学术经验继承工作指导老师，中华全国中医药学会常务理事，《北京中医》杂志副总编。

张炳厚先生精通中医经典著作，博览各家学说，广纳众家所长，有雄厚的中医基础和丰富的临床经验，可谓是中医内科全科医师。历经40年，借助对中医理论与临床实践的刻苦研究，形成了以"脏腑辨证"为核心的独特辨证诊治规律。临床选方新颖、遣药奇特、用量精到、讲究归经，可谓"博采众长、独辟蹊径、陶铸古今、自成一家"。

在辨证方面，力求精微入细，泛用各种辨证方法，而以脏腑辨证为核心。欣赏王清任有关脏腑辨证重要的论述："著书不明脏腑，岂不是痴人说梦；治病不明脏腑，何异于盲子夜行。"在处方方面无论经方、时方，博采伤寒、温病，冶诸方为一炉，摆脱门户之见，创出众多类方和通用方。善用活血化瘀、涤痰滚痰法治疗多种疑难怪证，效果甚佳。在用药方面，无寒温攻补门户之偏见，权衡临床而应用。药物剂量主次分明，讲究使用引经报使药，用方新颖，选药奇特，别树一帜，充分体现了中医辨证诊治的特色。临床擅长治疗各种痛证、中医肾病、心脑血管系统疾病、呼吸系统疾病和疑难杂症。得到国内外同行的肯定，深受国内外广大患者的欢迎。又因为擅长用奇方怪药治疗疑难怪病，被人称为"医林怪杰"。

他主持的重点课题中益肾通脑宁胶囊主要治疗血管性头痛，2003年已获国家药监局临床研究批文，与同仁堂股份有限公司合作，正在5家大医院进行临床研究。他主要的学术论著有《中医内科学概要及形象图解》、《中成药入门及形象图解》、《秘方奇术》（合著）。

张炳厚先生的"川芎茶调散类方治疗血管性头痛虚证216例临床疗效观察及机理研究"于1993年获北京市科技进步三等奖；"清胆利湿汤（丸）治疗肝胆湿热型胆囊炎临床观察与实验研究"于1998年获国家中医药管理局科学进步三等奖；"益肾通脑宁机理研究"于2001年获北京市中医药管理局科学进步一等奖。他是2003年全国和北京市防治"非典"的主要专家，并多次亲临一线救治病人。因此 2003 年获全国中医防治"非典"特殊贡献奖，同年获"北京市卫生局优秀党员"称号。

杏林一杰张炳厚
——中华人民共和国国际广播电台《中国名医名药》

这里是中国国际广播电台，听众朋友，又到了《茶余饭后》节目专门介绍中国名医名药专栏时间了，欢迎收听我的节目。

听众朋友，今年 2 月，中日医学学术交流会在北京举行，（出张炳厚作学术报告现场实况）现在讲话的是北京中医医院的内科主任张炳厚，他在做题为"头痛的中医治疗经验介绍"的学术报告，张炳厚的眼睛不时离开讲稿侃侃而谈，他对这个领域太熟悉了，对中医治疗头痛，他已潜心研究 20 多年，多少顽固性头痛被他治愈，有些重证甚至是一剂见效果的。

张炳厚学术报告的主持人是中国中医研究院的路志正教授，这位中医界的老前辈后来在谈到这次会议时认为他最大的体会是后生可畏，谈到张炳厚，他说：（出路志正讲话）"张炳厚有丰富的医疗经验，又注重研究，他遵循中医辨证论治的原则，能因人因时因地制宜，立方变化无穷，疗效当然很好，对各种头痛，他都研究出相应的系列方子，而不是单一方，可见他的水平不一般。"（讲话完）

的确，几乎人人都有过头痛，治疗也是很棘手的，张炳厚根据中医理论，共研究出以川芎茶调散为主的系列处方 10 多个，分别治疗外感、内伤头痛、五官疾病引起的头痛和肝阳、肝风、肝火头痛。同时在 10 多个处方的基础上还根据病人的不同情况随症加减、灵活变化。

一位 37 岁的妇女 3 年前因人工流产后受风引起头痛，发作时痛连头顶、头脸发冷、四肢不温，张炳厚用益气茶调散治疗，服用 3 个疗程共 21 剂后，头痛便痊愈了。一位 36 岁的男性病人，3 个月前因患散发性脑炎而引起头痛，时时闷胀欲裂，失眠健忘，口渴心烦。张炳厚用滋生青阳汤为主，根据病人不同时期的症状随时加减。病人服第 3 剂药时，便感觉有如头上有股水骤然下注，顿时神清气爽、耳聪目明，头痛大大减轻，至第 5 疗程即服用 35 剂药后，疼痛基本消失，经 CT 检查，脑颅已恢复正常。不久前，张炳厚曾对近 3 年头痛治疗方面的研究成果做了一个统计，3 年中收治 2420 例病人，总有效率 98%。可以说，在北京中医界，张炳厚治头痛堪称一绝。

用方奇特是张炳厚多年行医的特色，在这次学术交流会议上，张炳厚就谈到他在治疗疼痛时，对全蝎、蜈蚣的运用。你知道，蝎子和蜈蚣都是身上有毒腺的昆虫，炮

制后便成中药。这两味药在张炳厚治头痛的药方里起着独特的作用。（出张炳厚学术报告实况）

张炳厚说："蜈蚣或全蝎，在此必加，两者同用，效果更捷。虫类药善能通经窜络、刮剔瘀垢。我治疗头痛反复验证得出，方中有无蜈蚣、全蝎功效竟能增损各半，一药之差，效果判然。"

张炳厚有不少学生，他们师从张炳厚几年后，得益匪浅，其中一位学生就谈到：（出学生讲话）"张老师特别有自己独到的见解，如川芎茶调散一般治外感头痛，用来治内伤头痛，为很多医家所忌讳。因为这个方子里的药都是散风的药，容易耗散元气。但张老师别出心裁，用川芎茶调散既治外感头痛，也治内伤头痛。他认为，内伤头痛病位在头，但病因是内脏功能失调，用川芎茶调散轻清上浮的散风药，能把治本的药效引到头上去。多年的实践证明，这个方子是非常有效的。"

今年 54 岁的他并不是名医世家出身。他之所以投身中医事业完全是由于中医的博大精深深深吸引了他，在北京中医学院中医系学习 6 年期间，他精心研究中医经典著作，博览各家医籍，后来又曾多年师从秦伯未、宋向元、刘渡舟等名医大家。1964 年从北京中医学院毕业后，一直从事临床研究，积累了丰富的实践经验。张炳厚不但治疗各种痛证有独到的一面，而且对治疗心、肾、肺、脾胃等疾病都很有造诣，他不但临床研究成果不断，而且著作、论文颇丰。他著有《中医内科学基础》《中成药入门及形象图解》两书，并发表有"中医治疗血栓闭塞性脉管炎""中医辨证治疗心率失常""辨证治疗重证三则"等论文。从张炳厚的论文中，你还可以看到其中不少是他善于学习别人经验体会的结果。例如有一篇题为"五皮五藤饮在临床的应用"，"五皮五藤饮"是皮肤科专家赵炳南先生治疗隐疹的一个处方，疗效极好。张炳厚发现此方与众不同，便潜心研究，发现其秘诀，于是灵活运用。

目 录

上卷　学术思想

中卷　临证经验

下卷 张炳厚从师笔录

上卷　学术思想

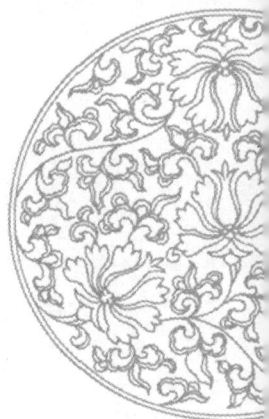

张炳厚老中医中医理论雄厚，精通中医经验，博览各家学说。经过 50 余年的临床实践，形成了一整套自己独特的辨证治疗规律，在中医界别树一帜，他辨证细腻、立法精确、选方新颖、遣药奇特，讲究引经报使，善用虫蚁药，人称"医林怪杰"，正像名人为他题词所示："博采众长、独辟蹊径、陶铸古今、自成一家。"下面介绍他的学术思想，以飨同仁。

一、诊断严格遵循三大原则

张炳厚老中医认为中医诊断学是在中医基础理论的指导下，从整体出发，运用辨证论治方法，以识别病证，推断病情，为防治疾病提供依据，是临床各科的基础。他的具体学术思想就是严格遵循诊断的三大原则。

（一）审查内外

中医学的基本理论认为：人是一个统一整体，人体的生理功能与自然界的一般变化是相适应的，这种观点就是中医诊断学的审查内外原则。这一原则对于诊断疾病有十分重要的意义。

人体皮肉脉筋骨、经络与脏腑息息相关，而以脏腑为中心，以经络沟通内外。如果身体发生疾病，局部可以影响全身，全身也可以显现在某个局部，内部可以迁延及外，外部也可以传变入里。精神刺激可以影响脏腑功能，脏腑病变也可以造成精神活动的异常。可见，人体每一病证的产生都体现出整体的失调。例如眼病不仅是眼局部的病变，而且和脏腑经络的疾病也密切相关，或由于肝经有热、或因肺热，或因肝火，或因肾阴虚，病因诸多，如果单从眼部诊断自然不够全面。然而诊断也不能忽视局部，既要诊察局部，又要诊察整体，而且诊察局部也可以审之整体。

张炳厚临证时采集四诊资料非常广泛，从表及里、从脏及经、从发病季节到发病时间、从发病环境及人的性格无所不括，因为：人们生活在自然环境中，随时受到外界环境的影响，当外界环境起急剧变化时，人体机能不能适应时，脏腑经络功能就会失调而发生疾病。例如：①季节：冬季风寒证多，夏季湿热病、胃肠病多。②地方：西北、东北地区，地高风野，严寒、风寒病多，江南，炎热多雨则湿热病多。③生活条件：重灾区人群胃肠病增多，甚则易暴发传染病。④精神刺激：在我国动乱时期，精神疾病患者就相对增多。可见疾病的发生与变化，绝对不能孤立于自然界之外，要想正确诊断疾病，就必须审查患者所处的外界环境。

（二）辨证求因

辨证求因是中医诊断的第二大原则，就是在审查内外方法的基础上，根据病人一系列的症状，包括病人自觉症状如四诊所得，加以分析、综合，求得疾病的本质和病因病位，从而为临床治疗提供切实的依据。

疾病是多样而复杂的，又是不断变化的。因此，要正确认识疾病，就必须从病因、病位、病程、诱因等多方面进行全面了解，而了解的依据就是"证"。这里所说的辨证求因的"因"字，其含义应当是广泛的，除了六淫、七情、饮食劳倦等普通致病因素外，还包括疾病过程中所产生的某些症结，可以此作为辨证论治的主要依据。如气郁、瘀血、痰饮、积滞之类，这些虽然不在"三因"之列，但在辨证上也常视为导致疾病的主要原因，可作为治疗的重要依据。所谓辨证求因，也就是根据病人临床所显现的一系列具体证候，而确定病因是什么，病位在何经何脏，其病程发展及病理机制又如何？查明这些就可得出诊断，即可作为立法施治的依据。

人体发生疾病，就会出现一些异常现象：如发热、恶寒、头痛等。这些异常现象即是中医所称的症状。症状的出现是机体有了病变的客观反映，分析症状可以探求疾病的内在变化。因此，症状是辨证的重要依据之一，作为医师永远要把症状作为第一依据。但辨证的"证"字与症状的"症"字，许多人模糊不清，辨证的"证"字，它不代表个别的症状，也不仅是表面的综合症状群。所谓的证，既包括四诊检查所得，又包括内外致病因素，全面而又具体地反映了疾病的特征、性质、病位和在这个阶段的主要症结。

例如：病人自述发热，单从发热这个症状不能得出辨证的结果，因为它有外感发热和内伤发热之别，就需进一步了解病人有没有恶寒头痛，如兼有恶寒头痛而发热，那就比较明确一些，但还要看看他是不是脉浮？舌苔是否薄白？病起多久？等等。如果上述症状具备则病属初起，那就可以初步确定为外感表证的发热，而不是内伤里证的发热。但辨证至此并未终了，还要进一步辨别，是风寒发热还是风热发热。如口不渴、舌不红、脉浮紧，则为风寒发热。若口渴、舌红、脉数，即为风热发热。辨证就是按照中医的理论和经验，像抽丝剥茧一样诸层深入以达到辨证求因，而给治疗指出方向。

由此可见，仔细的辨证就能对疾病有深切的了解，诊断也就更为准确，而在治疗上更能达到"审因论治"的较高境界。

通过"辨证"来了解病情，求得病"因"，这就是诊断的第二大原则。

（三）四诊合参

既然诊断要根据审查内外和辨证求因的方法进行，诊断的方法要求对病人做缜密的观察与全面的了解，预想达到这样的目的必须四诊合参。

　　四诊即是望闻问切。诊断要求必须四者具备，才能见病得源。因此要求绝不能把四诊割裂开来理解，以为高明医师无论何病都能一望既知。自从前贤王叔和以后，脉诊和舌诊均有很大发展。

　　因此有些病人便出现一种倾向，往往夸大脉诊和舌诊，一切诊一望舌就判断病情处方用药，而忽视四诊合参的原则，医师对舌诊、脉诊有精深的研究和专长固然很好，但万不能以一诊代替四诊。病人发病的经过、痛苦所在、过去犯过什么病、经过何种治疗等资料的收集，必须通过问诊。病人的声音、气味有何变化，必须通过闻诊。病人的神色形态有何变化，必须通过望诊。病人的脉象和肢体有何异常，又必须通过切诊。疾病的发生是复杂而多变的，证候的显现有真相也有假象，有的假在症上，有的假在脉上，故诊法有"舍症从脉"和"舍脉从症"的理论。倘若四诊不全，便得不到病人全面和详细的资料，辨证就不会准确，甚至出现错误。例如病人自述发热头痛，病情并不复杂，但绝不能只凭这两个症状来辨证，还需问明起病的时间、发热的情况，还要摸摸热在手心还是在手背，舌象脉象各如何？禀赋如何？声音状态如何？方能确定诊断。若问诊知其病所由得，初起曾有恶寒，其后发热无汗，饮食不馨，大小便如常。望诊见其神色如常，舌质正常，舌苔薄白。闻诊其声音重浊而鼻塞，脉呈浮紧。从以上四诊所得，根据八纲分析应是外感风寒表证。如果病人病已日久，每于午后发热，手心热甚于手背，有时头痛或不痛，神疲倦怠，两颧发赤，唇红或舌质深红无苔，脉见细数，按上证分析这是内伤阴虚之证。

　　由此可见，证候是辨证的基础，要详细搜集证候资料，就必须四诊合参。

　　笔者近年观察有些中青年医师，对舌诊、脉诊不够重视，没有认真学习和钻研，学舌诊和脉诊只是为了规范病历的书写。无根据地写出："脉弦细""苔薄白"。更甚者，有些中青年医师临证不做舌诊和脉诊，只是简单问问病情，甚至开口即问"你想开什么药？"这种做法既对病人不负责任，也有碍中医药学术的发展，这里笔者要棒喝一声！舌诊和脉诊具体体现着中医诊断辨证的中医特色，是辨证施治不可缺少的依据，必须努力学习、深入钻研、正确掌握。为了便于对舌诊和脉诊的掌握，下面分别讲述舌诊和脉诊的临床意义和常见的舌诊和脉诊内容。

　　1. 舌诊的临床意义

　　舌诊是辨证不可缺少的客观依据，临床意义为：

　　（1）判断正气盛衰：舌质红润为气血旺盛，舌质淡白为气血虚衰；苔薄白而润是胃气旺盛，舌光无苔为胃气衰败或胃阴枯竭。

　　（2）分辨病位深浅：苔薄多为疾病初期邪入尚浅，病位在表；苔厚则为病邪入里，病位较深；舌质绛则为热入营血，病位更深，病情危重。

　　（3）区别病邪性质：黄苔多主热邪，白滑苔则主寒邪，腐腻苔多是食积痰浊，黄厚腻苔则为湿热；舌偏斜属风邪或虚风内动，舌有瘀点或瘀斑则是瘀血。

（4）推断病情进退：舌苔与舌质往往随正邪消长与病情进退呈相应变化。如舌苔由白转黄，又进一步变灰变黑，说明病邪由表入里，由轻变重，由寒化热；舌苔由润转燥，为热渐盛而津渐衰；若苔由厚变薄，由燥转润，往往是病邪渐退，津液复生。

2.舌与脏腑的关系

舌与脏腑，主要通过经络和经筋的循行相联系。如手少阴心经之别系舌本；足太阴脾经连舌本，散舌下；足少阴肾经夹舌本；足厥阴肝经络舌本；足太阳之筋其支者别入结于舌本；足少阳之筋入系舌本等。这说明五脏六腑直接或间接地通过经络、经筋与舌本相连，脏腑之精气，上荣于舌，脏腑的病变，也必然影响精气的变化而反映于舌。

在脏腑中，以心脾肾与舌的关系尤为密切。心为五脏六腑之主，主宰全身脏腑气血之功能，故心的功能状态反映了全身脏腑气血的功能状态。舌为心之苗窍，故脏腑气血的疾病，可通过心而反映于舌。脾胃为后天之本，是气血之化源。舌为脾之外候，舌苔又为胃气熏蒸而成，故舌象可反映脾胃的功能，同时也反映全身气血津液的盛衰。

为了便于临床掌握，现将常见舌诊的内容以辨证歌分述如下：

（1）舌苔变化，各有分布；舌尖心肺，中央胃腑。

舌根属肾，四畔脾土；舌质两旁，肝胆地部。

另有一法，三脘分看；尖上根下，舌中中脘。

（2）辨舌津液，润燥滑涩；润多正常，湿厚属湿。

润而多津，滑苔之色；涩又浮粗，燥则津竭。

（3）舌红主热，尚多分明；心火上炎，舌尖色赤。

红在两边，肝胆有热；温病初起，尖边多赤。

见于杂病，心肝之色；头痛失眠，烦躁便实。

红色鲜艳，亦各有殊；温病热甚，杂病阴虚。

舌心干红，津液被劫；光嫩无津，为镜面舌。

病多主凶，津液枯竭；若气血虚，淡红舌质。

（4）苔厚薄白，内外邪结；表寒均薄，兼症各别。

邪积苔厚，内证多实；腐苔松厚，擦之即去。

正将化邪，阳气有余；腻则粘舌，刮亦不脱。

痰湿踞中，阳被阴遏；腐苔如霉，或如腐脓。

胃气败坏，或有内痈。

（5）苔布满舌，邪气蔓散；表证薄白，白腻属痰。

用药宜慎，防多变幻。

（6）白苔主表，病湿虚寒；苔白而滑，外感风寒。

白苔舌红，风湿初染；白苔转黄，邪气内传。

白苔绛底，湿遏热伏；白苔黏腻，痰湿内抟。

白苔湿润，边尖齿印；并兼胖舌，湿痰之证。

虚证白苔，望之明镜；舌多嫩滑，阳虚之证。

（7）黄苔主病，属里属热；微黄不燥，初传当别。

黄而干燥，里热已极；舌苔黄聚，阳明腑实。

燥生黑刺，或者发裂；均为热深，阴液消失。

黄而滑腻，痰湿热结；以上黄苔，均属热实。

别有一种，淡松花色；色黄而淡，胖嫩舌质。

津润而冷，脾虚有湿。

（8）润燥厚薄，可知邪正；察舌关键，辨证纲领。

润为津存，燥乃热乘；厚为病进，薄为邪轻。

结合苔色，病情自明；若因饮食，混冲当侦。

诊而后食，厚薄分清；诊而后饮，润燥分明。

以上舌苔，牢记当真；临证不惑，运用要灵。

3. 脉诊的临床意义

《素问·宣明五气》说："心主脉。"脉与心息息相关，心与整体有密切关系，故身体有疾病，必然影响及于脉。另一方面，脉中水谷精气，流布经络，灌溉脏腑，游行四肢，灌注百骸。五脏脏气也通于脉，而作用于全身。人体血脉的运行，和气血脏腑的关系十分密切，气血脏腑发生病变，脉往往先受影响，甚至在疾病尚未显露之前，脉已有了变化。周学海说："有是病即有是脉，脉在病后也。若夫病证未形，气血先乱，则脉在病先，诊脉可以预知将来之必患某病也。"

脉与病的关系十分复杂。根据古人的经验，脉证有相应的，也有不尽相应的，故又有"舍症从脉"或"舍脉从症"的说法，脉虽有长度，但临床应用需要灵活掌握，应四诊合参方可作最后决定。

脉象共分28种，现将常见脉象主病以诗歌形式，分述于下：

浮脉

体状诗：

浮脉唯从肉上行，如循榆荚似毛轻，

三秋得令知无恙，久病逢之却可惊。

主病诗：

浮脉为阳表病居，实风数热紧含拘，

浮而有力多风热，无力而浮是血虚。

寸浮头痛眩生风，或有风痰聚在胸，

关上土衰兼木旺，尺中溲便不流通。

沉脉

体状诗：

水行润下脉来沉，筋骨之间软滑匀，

女子寸兮男病尺，四十如此号为平。

主病诗：

沉潜水蓄阴经病，数热迟寒滑有痰，

无力而沉虚与气，沉而有力积并寒。

寸沉痰郁水停胸，关主中寒痛不通，

尺部浊遗病泄痢，肾虚腰脊下元痌。

迟脉

体状诗：

迟来一息至唯先，阳不胜阴气血寒，

但把浮沉分表里，消阴需益火之源。

主病诗：

迟司脏病或多痰，沉痼癥瘕仔细看，

有力而迟为冷痛，迟而无力定虚寒。

寸迟必是上焦寒，关主中寒痛不堪，

尺是肾虚腰脚重，溲便不尽疝牵丸。

数脉

体状诗：

数脉息间常六至，阴微阳盛必狂烦，

浮沉表里分虚实，唯有儿童作吉看。

主病诗：

数脉为阳热可知，只将君相火来臣，

实宜凉泻虚温补，肺病秋深却畏之。

寸数咽喉口舌疮，吐红咳嗽肺生疡，

当关胃火并肝火，尺属滋阴降火汤。

滑脉

体状诗：

滑脉如珠替替然，往来流利却还前，

莫将滑数为同类，数脉唯看至数间。

主病诗：

滑脉为阳元气衰，痰生百病食生灾，
上为吐逆下蓄血，女脉调时定有胎。
寸滑膈痰生呕吐，吞酸舌强或咳嗽，
当关宿食肝脾热，渴利秃淋看尺部。

虚脉

体状诗：

举之迟大按之松，脉状无涯类合空，
莫把芤虚为一例，芤来浮大似慈葱。

主病诗：

脉虚身热为伤暑，自汗怔忡惊悸多，
发热阴虚须早治，养营益气莫蹉跎。
血不荣心寸口虚，关中腹胀食难舒，
骨蒸痿痹伤精血，却在神门两部居。

洪脉

体状诗：

脉来洪盛去还衰，满指滔滔应夏时，
若在春秋冬月分，升阳散火莫狐疑。

主病诗：

洪脉阳盛血应虚，相火炎炎热病居，
胀满胃翻须早治，阴虚泄痢可蹰躇。
寸洪心火上焦炎，肺脉洪时金不堪，
肝火胃虚关内察，肾虚阴火尺中看。

微脉

体状诗：

微脉轻微瞥瞥乎，按之欲绝有如无，
微为阳弱细阴弱，细比于微略较粗。

主病诗：

气血微兮脉亦微，恶寒发热汗淋漓，
男为劳极诸虚候，女作崩中带下医。
寸微气促或心惊，关脉微时胀满形，

尺部见之精血弱，恶寒消瘅痛呻吟。

缓脉

体状诗：

缓脉阿阿四至通，柳梢袅袅飔轻风，
欲从脉里求神气，只在从容和缓中。

主病诗：

缓脉营衰卫有余，或风或湿或脾虚，
上为项强下痿痹，分别浮沉大小区。
寸缓风邪项背拘，关为风眩胃家虚，
神门濡泄或风秘，或是蹒跚足力迁。

弦脉

体状诗：

弦脉迢迢端直长，肝经木旺土应伤，
怒气满胸常欲叫，翳蒙瞳子泪淋浪。

主病诗：

弦应东方肝胆经，饮痰寒热疟缠身，
浮沉迟数须分别，大小单双有重轻。
寸弦头痛膈多痰，寒热癥瘕察左关，
关右胃寒心腹痛，尺中阴疝脚拘挛。

濡脉

体状诗：

濡形浮细按须轻，水面浮绵力不禁，
病后产中犹有药，平人若见是无根。

主病诗：

濡为亡血阴虚病，髓海丹田暗已亏，
汗雨夜来蒸入骨，血山崩倒湿浸脾。
寸濡阳微自汗多，关中其奈气虚何，
尺伤精血虚寒甚，温补真阴可起疴。

弱脉

体状诗：

弱来无力按之柔，柔细而沉不见浮，

阳陷入阴精血弱，白头犹可少年愁。

主病诗：

弱脉阴虚阳气衰，恶寒发热骨筋痿，

多惊多汗精神减，益气调营急早医。

寸弱阳虚病可知，关为胃弱与脾衰，

欲求阳陷阴虚病，须把神门两步推。

细脉

体状诗：

细来累累细如丝，应指沉沉无绝期，

春夏少年俱不利，秋冬老弱却相宜。

主病诗：

细脉萦萦血气衰，诸虚劳损七情乖，

若非湿气漫腰肾，即是伤精汗泄来。

寸细应知呕吐频，入关腹胀胃虚形，

尺逢定是丹田冷，泄痢遗精号脱阴。

二、辨证要求注意五大要点

上节介绍了诊断三大原则，这些原则的精神在辨证时必须贯彻，特别对几个辨证要点加以论述，以助于提高辨证的能力。

（一）证候详细确切是辨证的基础

根据"四诊合参"的原则，辨证不能只凭一个症状或脉象，仓促便下诊断，必须把四诊所得的证候结合起来，作为辨证的依据。四诊不全或不确切就容易出偏差，甚至误诊。在四诊过程中，要注意每一诊是否做到详细而确切，这也是非常重要的。证候是诊断的依据，依据越充足，下辨证的断语就越容易。因此，要求四诊要尽可能把疾病的证候详细地包括而无遗漏。当辨证出现可疑之点，便应掌握辨证的线索，细致地加以诊察和有目的地询问，务必把病人所有的证候全面找出来。否则，四诊虽具而不完备，辨证的基础可信度就不大。

病情有轻有重，证候的表现有简单的也有复杂的。有些病人只有两三个症状，有些病人症状很多，有些病人由于表达能力差，不能全部说出病情；有些病人由于神志的影响或隐私之故不能把病情讲清，甚至讲了一些假的情况；也有一些患者由于性格或其他原因，夸大了病情，或隐晦了某些症状，如男人的遗精、阳痿、早泄等症，女人的未婚而育等症。因此我们不能仅罗列了一连串的症状，便以为满足，必须注意症状的准确性，不能增加也不能减少。因为每个症状都是证据，特别是主症，必须掌握准确。如口渴，口渴欲饮者是热证；口渴不欲饮者是寒证；口渴欲饮而饮量多者是实热；口渴欲冷饮而饮量少者是虚热；亦有口渴不欲饮者是脾气虚，不能把津液输送到咽喉故也；口渴欲饮饮而吐，名曰水逆，是膈下有蓄水。

四诊的证候是依靠医生从病人身上观察得来的，因此所谓的准确性，就是要求医生客观地进行四诊，不能以主观臆测或疑似模糊的印象，作为真切的证候。这就要求我们熟练而准确地掌握四诊的方法。证候详细而确切，这就是辨证的第一要点。

（二）围绕主症进行辨证

辨证中必须要善于掌握主症。所谓主症，可能是一个或几个，这一症状或几个症状是疾病的主要环节，因此要围绕它来进一步辨证，根据它进行治疗，就会取得显著的疗效。例如，呕吐一症：有一病人初起头痛，恶寒，发热，呕吐。另一患者突然腹中绞痛，呕吐，四肢厥冷，有时吐蛔。又一病人，倦怠，疲倦，四肢无力，久病而吐不止，每于食后1～2小时即将大部分食物吐出，七八日始得大便秘结。以上述3例来看，虽然都具有呕吐这一症状，但所处的地位不同。第一例是外感病兼有呕吐，自然呕吐属于次要地位。第二例是蛔厥，呕吐与腹中绞痛处于相同重要的位置，两症都是主症。第三例是反胃病，呕吐症处于主要地位，如果本例无呕吐，反胃的诊断就不会成立。

掌握了主症，以主症为中心，再结合其他症、脉、舌等，便能准确地鉴别病因、立法处方，从而取得明显的疗效。由此可见，主症是疾病的主要矛盾，解决的方法就是要首先解决主要矛盾的主要方面，主要矛盾得以解决，其他次要矛盾（兼症）就会迎刃而解了。围绕主症辨证，就是辨证的第二要点。

张炳厚临证总在四诊结束前询问病人，在所述症状中你最主要的症状是什么？目的在于准确地掌握主症，以利于围绕主症进行辨证。

（三）在病变发展过程中辨证

事物是在不断变化的，疾病的过程也是一个不断变化的过程。虽然是一种病，根据个体和条件的不同，就会出现不同的变化。即使同一个病人也随着时间的迁移而病机不断发展，更会因治疗而引起变化。例如，中医伤寒患者，今天病在太阳经，明天就可能到少阳或阳明经，或者昨天是表实，今天或因素体太虚或治疗不当而出现表虚或其他辨证。温病也是如此，今天病在气分，明天可能传变入营或入血。又如小儿稚阳之体五脏柔弱、易虚易实、易寒易热、变化甚速。所以古人有"走马看伤寒，回头看痘疹"之说，这是深刻体会之谈，足见疾病变化迅速，辨证就必须善于从变化中去识别。应该细察起病的原因，治疗经过，效果如何？审查目前疾病的病机如何。推断今后疾病的趋势如何？总之，必须把疾病看成是一个动的，而不是静止的过程，则辨证治疗时才能心灵手巧。

不仅治疗急性病应当如此，对慢性病也不例外。例如有一个病人患哮喘 20 年，在当地发病时非常怕冷，天气稍冷便发作，吐痰如泡沫，经过辨证诊为寒喘，用小青龙汤而见效。后到外省旅游时劳累发作不止，再服小青龙汤不但无效，气喘更甚，再细辨证，患者面色苍白，语言低微少力，稍一动作即喘作，喘时呼吸短促，视为气虚，遂以补气，投补中益气汤加减，而制止发作。数月后，又因闻煤气而喘又作，患者自配补气方服之无效，再诊患者面红口干，头痛胸闷，苔薄黄，脉弦数，诊为风热，用辛凉之剂，服后喘止。这一个病例，生动地说明了疾病的变化无常。总之，辨证必须心无成见，一切从证候的客观指标和内外环境的不同，灵活地进行辨证。病证未变，则辨证亦不变，病证已变，则辨证自应随之而变。在病变发展过程中辨证，就是辨证的第三大要点。

张炳厚在临证治疗慢性病或急重病过程中，特别在效果明显、症状体征逐步改善或消失的情况下，总要询问：你现在的主要症状是什么？如果主症变了，立法处方也随之而变。对于病情稳定又突然发作的病人，必问其诱因，诱因不同，处方也随之而异。他非常注意在病情的发展中进行辨证。

（四）个别的症状，往往是辨证的关键

前面讲的三个辨证要点是辨证的基础，至于个别的症状、脉象、舌苔，在辨证时是不是就不重要呢？个别与所有的症状其相互间的关系，应怎样对待呢？一般而言，个别的症状，是整个证候群的一个单位，也是由四诊所得，相加起来组成一个整体，在这个整体中的各种指征都比较统一，它们是互相补充的关系，能够得出一个比较一致的辨证结果，这是一般的辨证规律。例如，病人壮热或潮热，口渴引饮，腹满痛，大便秘结，小便短赤，脉沉数有力，舌苔黄。将这些症状结合起来辨证，便可得出里热实证的结论。但也有些病人，四诊所得，各有所主，问诊、望诊是虚证，闻诊、切诊又似实证，甚至每一诊所得，也有错杂征象，辨证互相抵触，不能得出一个统一的结论，这时应该怎么办呢？可以按八纲辨证的方法，从复杂的证候中，根据个别能够反映整个病机的症或脉或舌，而断然给予辨证的结论。

这一要点和上述"证候详细而确切，是辨证的基础"的精神并不矛盾，且足以互为补充。因为这决定性的一症、一脉或一舌，不能离开全部证候而孤立地存在。疾病有常有变，正如刘河间所说的"亢则害，承乃制。亢之过及，反似胜己之化"。所谓"胜己之化，"就是出现一些相反的假象（症状和病本不相符合）。在临证时这种现象并不少见，所谓"至虚有盛候""大实有羸状"。更有一些病人，由于误治而病情变得相应复杂，因此辨证不仅可按正常的现象下判断，也可透过反常的证候下结论，但在反

常的证候中，必须求得足以指示疾病之本质的一症、一脉、一舌，诊断才能准确。例如，喻嘉言有一病案：身热，目赤，异常大燥，门牖洞启，身卧地上，辗转不快，要求入井，索水，且脉已浮大。表面看来，无疑是一派热象，难怪前一医者，急欲治以承气汤。但喻嘉言透过这一串假象，见其索水到手，又止而不饮，脉象洪大无伦，而重按无力。他就凭这两点决定病属真寒假热证，处方用大温热之剂，因为这一串假象，故服法改为冷服。上举喻嘉言病案为真寒假热，此类病例在临床并不多见，在常见病中，也运用这一辨证要点。以舌诊为例，凡胃肠病见舌中无苔者，肯定是胃阴虚；舌尖红或舌尖无苔者，在心系、肺系疾病中，肯定是有心火或肺火。凡舌根无苔者，必为肾阴虚；舌根黄腻者，必为下焦湿热。以上舌诊，具体何因所致，还须详细辨证，从因论治。但舌诊的征象，却是辨证的关键。个别的症状往往是辨证的关键，就是辨证的第四要点。

张炳厚在临证时特别重视关键症状，如在舌诊中无苔必诊为胃阴虚，舌根无苔必诊为肾阴虚，遇此情况，它往往多弃证从舌；如在脉诊中关部滑，他诊断为肝胃不和或湿食阻滞，此时他往往弃证从脉，调和肝脾，以资后天，有利治疗；如遇证似脾胃虚弱、饮食不馨的病人，他必问是知道饿不想吃，还是不知道饿也不想吃。不知道饿也不想吃的病人属于脾胃虚弱，知道饿不想吃的病人是脾强胃弱、脾胃不和。知饥为脾运正常，不想吃为胃纳失常。两种用方显然不同，辨证不明，则差之毫厘，谬以千里。可见，个别症状是辨证的关键。

（五）既要辨证又要辨病

证和病两者有密切的关系。有这样的病便有这样的证。但不同的病，也常常有着一些相同的证候。例如秋燥病有喉痛证，乳蛾病也有喉痛证，白喉病有喉痛证，喉痧病也有喉痛证。而治法却有所不同。因此，既要辨证也要辨病。如果说辨证是既包括四诊检查所得，又包括内外致病因素及病位，全面而又具体判断疾病在这个阶段的特殊性质和主要矛盾的话，那么"辨病"的不同之点是按照"辨证"所得，与多种相类似的疾病进行鉴别比较，把各种相类似的疾病的特征都加以考虑，从而要求对病人的证候进行逐一查对，在查对的过程中，就进一步指导了辨证，看看有没有这种或那种疾病的特征，最后把那些类似的疾病一一排除，得出最后的结论。在得出结论之后，对该病今后病机的衍变，已有一个梗概，在这一基础上进一步辨证便能预料其顺逆吉凶。而更主要的是，经过辨病之后再辨证，可使该病所有的治疗原则和方药，结合得更为紧密，以达到提高疗效的目的。

作为一个中医医师既要注重辨证，也要注重辨病。《伤寒论》就是辨别伤寒病的巨著。刘河间补充了辨别热病的方法，吴又可又提出了瘟疫病的辨别方法。清代温病学家，又把温病详细分为春温、风温、暑温、湿毒、冬温等，随着中医学的发展，内外妇儿各科对疾病的认识越来越多，对疾病的鉴别越来越细，治疗效果越来越高，所以辨病之法是值得我们重视的。

例如，一个大便出血的病人，出血时休时止，病情并不严重，但久治不愈。后来诊断是痔疮引起的，经用枯痔疗法，把内痔治好了，便血就不再发作。假如起初能"辨病"，早把痔疮辨别出来，该病人就不致缠绵难愈了。

虽然各临床学科中，有些病的确是以主症命名的，如：咳嗽、喘证、吐血、便血之类，但并不是所有的病名都是如此。中医的病名，也有以病因命名的，如：惊悸、秋燥；也有以病位命名的，如：阳痿、脚气；也有以病理命名的，如痰饮、白内障之类；此外，还有以病因加病位命名的，如：肺燥之类；也有以病理加病位命名的，如肠痈之类。不管以何命名，在辨证上，都具有指导意义。在治疗上就有一套原则与方法，都可视之为病。

总之，病是从辨证中得出的。一种病有一种病的变化规律，这个病的规律又反过来指导辨证。

辨证 – 辨病 – 辨证，是一个诊断疾病不断深化的过程，我们绝不能以"辨证"为满足，必须既要"辨证"亦要"辨病"，由"辨证"再进一步"辨病"。各个临床科别，对该科所有的病，经过无数的实验研究，对每种病的病因病机、辨证治疗，已掌握了一般规律。只有学习临床各科才能胜任诊治工作。辨证与辨病的关系就是辨证的第五要点。

张炳厚临证以辨证为主，在西医诊断明确的前提下，他特别重视既辨证又辨病。

张炳厚以上的学术思想主要是学习中医二版教材，得到启发而建立的。他将这种学术思想灵活广泛地运用于临床中，并贯彻本书的始终。

三、四诊八纲、证候分类必须结合运用

张炳厚老中医强调四诊八纲与证候分类必须结合运用，这里概括提示，以利于临证时能灵活掌握。

（一）四诊

四诊是检查与搜集症状的四种方法，通过四诊把搜集来的所有症状作为辨证的基础，在这个基础上，再用八纲辨证与证候分类法去辨证。

（二）八纲

八纲是把四诊所搜集的资料按八纲理论进行归纳与分析，以疾病的各种现象为依据，求得阴阳表里寒热虚实，为治疗指出初步方向。

（三）证候分类

证候分类是把疾病过程中具有能反映病因、病机变化常规的一系列证候，分别归纳为若干类，作为辨别疾病，探求病因、病位和疾病发展趋势的诊法。八纲是辨证的纲领，证候分类是探查病机的理论，两者必须结合起来才能正确地诊断疾病。举例说明：

病例1，发病于春季，初起恶寒发热，少汗（或无汗），头痛，鼻塞，心烦，口渴，小便黄，舌苔黄，脉浮数。

病例2，久病，面色白，微恶寒，有时微发热，自汗，手足不温，唇白口淡，咳嗽频频，痰中带血，胸闷有时痛，倦怠无力，动则喘乏，饮食不馨，大便溏薄，舌苔白，脉虚大。

上述两个病例，根据上列症状，四诊已备，可以作为辨证的依据。

从病因辨证来看，病例1是六淫外感病，病例2是内伤病。

从八纲辨证来看，病例1为疾病初起，恶寒发热、少汗（或无汗）、头痛、鼻塞、脉浮者均属表证；心烦、口渴、小便黄、舌苔黄、脉数等又是里证、热证。病例2微恶寒、有时发热汗出，似表证，但病久咳血、手足不温、倦怠无力、苔白脉虚大，则是一派里虚证。可知微恶寒、有时发热，是内伤里虚的寒热而不是外感表证。

从证候分类辨证看，病例1病初即口渴、心烦、小便黄、苔黄、脉浮数，可知不是伤寒，应从温病辨证。恶寒、发热、少汗、头痛、脉浮等是外感热邪伤及卫分；口渴、小便黄、苔黄、脉数，是兼有里热。病发在春季，既有卫分表证又有内伤里证，可以断定病例1病人是春温病，治宜辛凉解表，兼清里热。病例2久病咳血、面色白、胸闷、气喘，可见其主要病位在肺，肺主皮毛，肺气损伤，所以微寒微热而自汗出、倦怠无力、饮食不馨、大便稀溏，这是脾虚证。面色唇白、手足不温、微恶寒、自汗、脉虚大、倦怠、便溏则又是阳虚的症状，可以断定病例2是肺脏损伤兼脾虚的阳虚劳瘵病。治宜固肺、健脾、扶阳。

综上所述，可见四诊八纲和证候分类在辨证与辨病过程中相互联合运用的具体情况。辨证、辨病像抽丝剥茧一样层层深入，越辨得细致，越辨得精确，对治病的立法与处方更加有利，但并不是说，在我们运用的时候，一定要从四诊到八纲，然后证候分类，只能这样一步步地走。一个临证经验丰富的医生当他四诊已毕之时，八纲证候分类等辨证也已经运用并得出结论了。当然，对那些比较复杂和疑难的疾病仍要经过一定时间的观察，甚至需要几天的观察和考虑，才能肯定诊断的结论，这也是常有的；可是对一般疾病，有经验的医生能随诊随辨，当机立断。只有打好中医的基础，学好临床各科，多临证勤临证，使理论与实践不断地结合，诊断水平才能不断提高，达到熟练与准确的境界。

四、以脏腑经络辨证为核心

中医的脏腑经络学说是研究人体脏腑形态、生理功能、病理变化及相互关系的学说。它以各脏为中心，气血津液精为物质基础，各脏腑既有其不同的功能，又以经络为通路，沟通内外，对脏与脏、脏与腑、腑与腑，以及五官、皮肤腠理、九窍等进行广泛的联系，构成统一的整体，进而对人体的生理、病理进行深入的探讨和研究，指导中医临床上的诊断和治疗，在中医学中占有极其重要的地位。故张炳厚老中医特别注意脏腑辨证，以脏腑辨证为所有辨证的核心。

掌握了四诊资料与八纲辨证所得的结果，它还只是一个比较概括的印象。比如说，经过四诊与八纲辨证可以得出阴阳表里寒热虚实的结论，但仍然是一个初步的概念，仅能给治疗指出方向，尚未落实到脏腑经络部位及该病的病因、病机变化等问题上。再进一步辨证就要依靠"证候分类"。

证候分类是中医辨证的主要内容，它是除八纲辨证之外的全部。

证候分类包括病因分证（病因辨证）、脏腑经络分证（脏腑经络辨证）、六经分证（六经辨证）、卫气营血分证（卫气营血辨证）、三焦分证（三焦辨证）。其中六经分证用于风寒，卫气营血与三焦分证用于温病，而它们也是属病因分证范畴。

证候分类并不是把疾病出现的症状简单地加以分类、排比，以求得所谓的证候群。证候分类的作用，在于根据发病的原因及其变化过程中的特点（如阶段前后或关键因素等），从而紧紧抓住病机、把握疾病的进退，做出预见性的判断，并对脏腑经络引起的"气血津液精"具体的病证明确指出客观指标，旨在使诊断进一步更为具体化。各种疾病所出现的证候，不论多复杂，其实也有一定规律，每个症状的出现，都与病因病机有着密切的关系，即所谓有是证必有是因。在同一病因或同一病位或同一病程中所出现的若干不同症状，都有其共同的生理、病理基础。因此，不难看出，疾病过程中的一系列证候是有一定规律性的，将这些具有规律的证候，系统地分别归纳为若干类型，作为识别疾病的诊法，这对于探求疾病的病因、病机、病位和疾病的发展趋势，确实有很大的帮助。这种诊法，就叫作证候分类。

证候分类是中医诊断学的重要组成部分，是历代前贤在长期的临床实践过程中总结出来的宝贵经验和理论。张仲景创伤寒"六经"分证；叶天士创温病的"卫气营血"分证；吴鞠通创温病"三焦"分证。病因分证、脏腑经络分证更是历代各医学家反复临床实践，逐渐补充而形成的，在内、妇、儿、外临床各科中广泛运用。

既然气血津液精是脏腑经络功能活动的物质基础，它与脏腑的生理功能和病理变化是紧密相连的，也是脏腑辨证不可缺少的部分。下面就将气血津液精分别做精要的介绍。

（一）气

中医学认为，人体的形态和生命活动都是由"气"构成并运动变化的，故谓"气聚则形成，气散则形亡"。

气有两个含义：一是维持生命活动的基础；二是指生命活动的内部动力。气分先天之气和后天之气，在不同部位又各有不同的名称，在脏腑的称为脏腑之气，如心气、肝气、脾气（又称为中气）、肺气、肾气，脏腑之气即指脏腑功能活动的能力。

1. 元气

元气又称先天之气，禀受于先天，是先天之精所化生，包括元阴和元阳之气，它是激发和推动各脏腑生理活动的动力，但它又需要后天之精气不断的资助，方能维持其功能。这些脏器一旦在致病因素的影响下出现盈亏，就产生病理变化，虚证如肺气虚、中气不足等，实证如肝气横逆、心火内燔等。

2. 宗气

宗气又称后天之气，积于胸中。是水谷之精气与吸入的自然之气在胸中结合而成，它能助肺司呼吸。凡语言、声音、呼吸的强弱均与宗气的盛衰有关。宗气由肺入心而输布全身各部，即"肺朝百脉""心主血脉"，以维持各脏腑经络、组织器官的机能活动。故气血的运行，肢体的寒温和活动能力的强弱，均与宗气有关。宗气又分营气和卫气。

（1）营气：宗气中具有营养作用的物质，即水谷精微经脾运化上输于肺，由肺入心，进入血脉而成营气（为血的重要组成部分），营气行于肺中，周流全身，营养脏腑四肢百骸。

（2）卫气：是宗气输布到体表，行于脉外的部分，因它有抗拒外邪的作用，故名卫气。卫气借助肺气的宣通，善于游走穿透，在外能温养肌肉，具有滋养腠理、润皮肤、启毛孔等作用；在内能温养五脏六腑。

在病理上，气病包括气虚、气滞和气逆，它们分别是由脏腑功能衰退或障碍或某些脏气上逆而致。有关气病的证治见表1。

表 1　气病的证治

证治分类	证候	例方
气虚	气短，语声低微，动则喘气，神疲体倦，脉虚无力	四君子丸、玉屏风散、补中益气汤
气滞	胸胁、胃脘、腹部胀痛	开气汤、星火逍遥丸、柴胡疏肝散
气逆	咳喘（肺气上逆），呃逆，呕吐（胃气上逆）	苏子降气汤、旋覆代赭汤

（二）血

血来源于水谷之精气，它是在脉中循环流动，运载精气、营养全身的赤色液体。

营和津液通过脏气的气化，生成血液，中医学对于血的生成部位有以下几种看法（图1）：

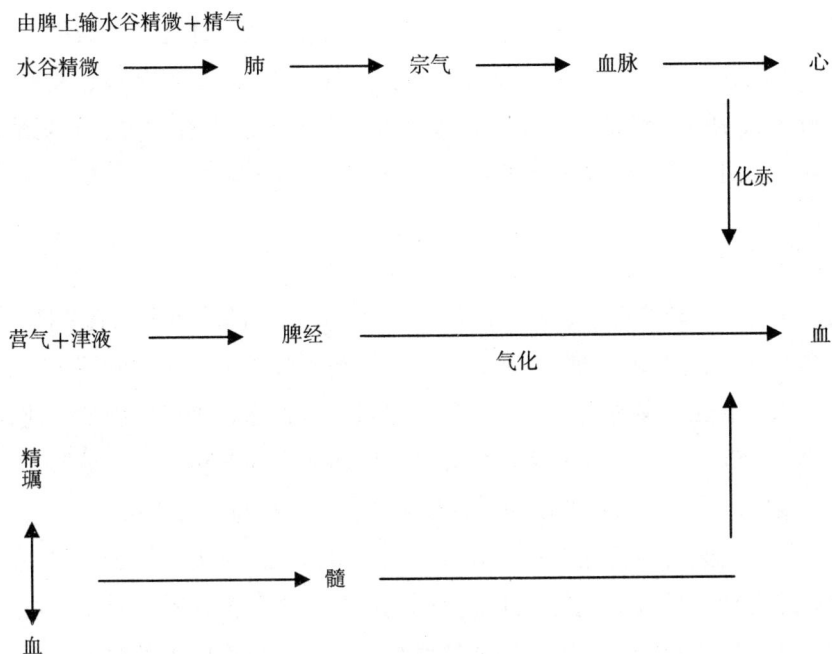

图1 血的生成示意图

在病理上，血病包括血虚和血瘀，有关血病的证治见表2：

表2 血病的证治

证治分类	证 候	例方
血虚	心悸，头晕目花，面色苍白或萎黄，疲困乏力，甚则失眠，肢麻，舌质淡，脉细	四物汤、人参养荣汤、妇宝、当归胶、八珍益母丸
血瘀	面色黧黑，唇舌青紫或舌有紫点瘀斑，痛有定处，拒按，甚则胸闷，心前区绞痛，腹有肿块	血府逐瘀汤、冠元颗粒、桃仁承气汤

（三）津液

津液是人体内正常水液的总称，主要指体液而言，还包括唾液、胃液、胆汁、肠液等，它是人体中不可缺少的营养物质。在脉内组成血，在脉外的可出入于肌腠之间以充润肌肤，内溉于五脏六腑，流行于关节、脑髓等处，以滋养脏腑、补益脑髓、润泽孔窍（耳、目、口、鼻、前后二阴）、滑利关节。

津液在滋养脏腑组织的同时，其中一部分成为气化的废料，出于腠理的为汗，下输膀胱的为尿。由于汗、尿均是津液化生，故津伤者汗尿必少；反之，汗尿排泄过多也会伤津。

濡养脏腑组织的津液，仍可渗入血脉充实血液，这就是津液的环流。

在病理上，若津液生成不足或大汗、大吐、大泻、大出血之后，或持续高烧损伤津液过多，均可出现伤津现象，则见唇舌燥裂，口渴咽干，便结尿少，皮肤干燥，舌红少津，脉细或细数。津伤者可用六味地黄丸、左归丸、大补阴丸、养阴清肺糖浆、杞菊地黄丸、麦门冬汤等，以滋补津液。

（四）精

精是人体生命活动的起源物质，也是生命活动最基本的物质，故有"精为身之本"的说法。精的盛衰关系到人的生、老、病、死。精可分为先天之精和后天之精。先天之精与生俱来，禀受于父母，藏于肾。后天之精由水谷之精微经脏腑的气化作用成为气、血、津液。气、血、津液的精华部分再经脏腑化生而为精，藏于五脏，为五脏之精。五脏之精盛，下注于肾。所以说，肾精包括先天之精与后天之精。

先天之精与后天之精相互依存，故有"先天生后天，后天养先天"之说。人到一定发育阶段，肾精通过肾的气化作用成为生殖之精，男子能排精，女子始有月经。所以人体的生殖、生长和发育，脏腑功能的盛衰以及人体抗病能力的强弱，无一不与精的盛衰有密切关系。如果机体精气亏损，则身体虚弱精力不足，常见腰酸腿软，头晕目眩，甚则不孕、不育、发育迟缓、机体抗病能力减弱。此时就须长服六味地黄丸、杞菊地黄丸、大补阴丸或至宝三鞭丸、海马补肾丸等。

（五）气、血、津液、精的相互关系

气、血、津液、精同源于水谷精微，但其生成、功能、分布及与脏腑的关系各有不同，而实际上又是相互联系的，形成了不可分割的整体，共同完成人体的生理活动。

气与精相对而言，气属阳，精属阴，阳根于阴，故精为机体功能活动的物质基础，气为机体的功能基础；就气血相对而言，气为阳，血为阴，血液之所以能循行于脉中，周流不息，除了与"心主血脉"的功能有直接关系外，与气的功能也有密切关系，因为血液赖阳气以运行，故有"气为血帅，血随气行"之说。津液循经脉内外环流，在经脉内的组成血液，在经脉外的遍布组织间隙之中，与气汇合，外充肌腠肤表，内养脏腑经脉，故有"津伤则气耗"或"耗气则伤津"之说。由此可见，气血、津液、精源同而流别，相互间互为依存，又互相转化。一般说，精、血、津液是脏腑经络生理

活动的物质基础，气是机体的机能表现；而脏腑经络则是气、血、津液、精生成转化的器官，其关系十分密切。

中医学把气、血、津液、精、脏腑、经络和精神思维活动在外部的综合表现称为"神"，在临床上作为判断精、气、血、津液的盛衰及脏腑经络功能状态的标志之一。

既然气血津液精是脏腑的物质基础，又是脏腑活动的动力，所以气血津液精亦是脏腑经络辨证中不可缺少的部分。

综上所述，显见脏腑辨证在中医诊断治疗上的重要意义，但要正确使用脏腑辨证，就要牢固地掌握五脏六腑各自的病证。五脏六腑的病证在中医诊断学中已有详述，本书不再重复，但希望青年中医师，还要对脏腑证候认真学习理解，最好是熟背内容，以供临证应用。

因为脏腑经络辨证与八纲辨证、病因辨证、六经辨证、卫气营血及三焦辨证有着密切的联系，因此，这些辨证也必须熟记。

（六）脏腑合病

脏腑合病有其中医理论根据，必须加以叙述。

脏腑之间以经络沟通，五行为径（相生相克），以气血津液精为脏腑的共同物质基础，所以各脏腑病证除本脏腑功能紊乱，直接受邪所致外，也受其他脏腑影响。现就各脏腑之间的生理病理关系讲述一下。

1. 脏腑病证

（1）肺脏的病证：由于肺有主全身之气，肺朝百脉，肺为水之上源等功能，所以肺的病变必然会影响他脏，相关脏腑的病变也会影响肺脏。若由脾胃之气失常导致肺气虚叫做"土不生金"；由于肝胆之火上炎，而使肺有热象的，叫做"木火刑金"；又有由于心火熏灼而呈现肺热证候的，如风寒外感兼有内饮而使肺寒气闭、肺气失宣的称为"外寒内饮"。尤其是肾阴亏损，每使虚火上炎，肺受熏灼，造成火灼津伤的虚损。此外还有如肾不纳气，是由于肾气不足，影响肺的功能失调，致使上气而喘。以上这些均为肺受他脏的影响而发生的病证。

（2）脾脏病证：由于肾阳不足而导致脾阳不振的即为脾阳虚，而脾受他脏影响最多的当属肝，即常称的"肝乘脾"，意思是说：脾病由肝旺所导致。或由脾气先虚，肝木乘之。两者虽有虚实之分，其影响是一致的。

（3）胃腑病证：胃腑与脾脏和大肠关系最为密切，如胃虚不能化谷，则常见脘腹作胀、大便不实等症；反之，若脾脏有病也必影响于胃，如脾虚不能健运，则有胃纳减少，食后作胀等症。至于胃实而见大便不通是因与大肠有关系。

（4）大肠病证：大肠与脾胃关系最为密切。因脾胃有病，消化失常，运输失职，就会直接影响大肠，导致大肠功能失司。肺与大肠相表里，如肺脏清肃功能失常，肺降无力，就会产生大便不通之症。如果肺阴不足，亦会导致肠液亏损，亦常使大便干燥难下，因是虚证，没有腹痛拒按等症。

（5）肝脏病证：与肝脏关系最密切者莫过肾脏，由于肾水不足，水不涵木，则会导致肝经火旺、肝火上炎或肝风上扰，或肝阳上亢。又肝主乙木，肾主癸水，故中医有"乙癸同源"或"肝肾同源"之说。因此，肾阴不足也必会引起肝阴不足，出现相应症状。

（6）胆的病证：胆与肝因属表里，关系最为密切，在胆的病理过程中，经常引起一部分肝的证候，如胁痛、口苦、头痛、目眩等。而肝病也常波及于胆，出现呕吐苦水、夜寐不安等，所以在病机方面两者相互影响。

（7）肾的病证：肾脏和脾脏的关系，前面已经讲过，肾脏与他脏关系亦十分密切。如肾阴不足可引起肝火亢盛，出现头目昏眩、口燥咽干、面红耳赤、耳鸣等症。亦可间接影响肺脏，出现咳嗽、咯血、夜热盗汗、消瘦等症，这是阴虚火旺上灼肺津的缘故。再如，肾阴虚不能上奉于心，则出现以肾阴虚为主导的心肾不交，导致心火上炎，出现心神不安、失眠等症。这些都是肾病而影响他脏造成的病证。

相反，如心火上炎，肺燥火灼，肝火亢盛也会吸烁真阴，伤及肾脏，这些相互关系，临证必须注意。

（8）膀胱病证：膀胱与肾脏互为表里，关系密切，膀胱与小肠也有关系，例如：小肠湿热渗入膀胱能引起小便黄赤，甚则出现尿频、尿急、尿痛等症。另外，肺脏与三焦对膀胱亦有影响，三焦主决渎，肺为水之上源，肺脏或三焦失调均会引起小便不利或遗尿等症。

（9）三焦病证：三焦具有气化、输津、通调水道的功能，所谓"上焦如雾"，是指布散津气；"中焦如沤"，是指转输水谷精华；"下焦如渎"，是指通调水道。因此，三焦的病证主要在于输布发生障碍方面，若上焦不利，则出现喘满；如中焦不利，水饮停滞，而出现中满；下焦不利，则出现肿满。另一方面，因为三焦又是内脏的外腑，包含相应脏器，如心肺位于胸腔，即为上焦；脾胃居于上腹，位于中焦；肝肾位于下腹，归于下焦。因此，凡上焦所出现的病证，主要指心肺两脏的病变，而中焦是指脾胃的病变，下焦是指肝肾的病变。

（10）心的病证：从"心主血脉""心主神明"等主要功能着眼，就不难看出，心脏与他脏关系是十分密切的。如肾阴不足，水火不能既济，而导致心火亢盛的，称为"水不济火"；如脾胃之虚而导致心虚的，称为"心脾两虚"；若因肝气过旺，造成心火亢盛的，称为"木旺生火"。诸如此类，其病证虽重点在心，而病机却关乎他脏。

在脏腑的复杂关系中，可以得到一个提示，那就是：无论哪个脏腑的病证，虽曰重点在本脏（腑），而病机往往关系他脏（腑），治疗时应考虑相关脏腑，兼筹并顾，或者竟至其原。

2. 脏腑兼证

脏腑辨证还有两脏以上合病者，称为脏腑兼证，在临床上每每多见，不可不知。下面将临床最常见的脏腑兼证的生理和病理联系介绍如下：

（1）心脾两虚：心主血而藏神，脾生血而统血。脾虚则血之生源匮乏，脾主统血，脾不统血则失血、亡血，均可导致血虚，血虚则心神失养，故出现心悸健忘，失眠多梦。心主神志，心不藏神则神志失常，也可影响脾的运化、生血统血的功能，故神志受伤、思虑过度可致心脾两伤（心脾同病）和心脾两虚，除见上述心血不足和心神不宁证候外，还可见到气短神怯，面黄少食，舌淡唇白，月经不调等征象，这些均属心脾两虚的证候和病理。

（2）心肾不交：心主火，肾主水，手少阴心经与足少阴肾经经脉相连，正常时肾水上济于心，心火下交于肾，使心火不致独亢，保持"心肾相交"和"水火既济"的协调共济关系。若肾阴不足不能上济于心，导致心火内炽，不能下交于肾，遂成心肾不交、水不济火的病理变化。而肾水不足和心火亢炽则是这一病理的两个方面，临床表现为烦躁不眠，五心烦热，焦躁不宁，男子遗精等症状。

（3）心肾阳虚：心肾同属少阳，故心肾阳虚亦即少阴阳虚火衰。心阳以肾阳为根本，肾阳衰惫，则心阳亦虚，心阳虚衰则肾阳亦亏，以致导致心肾阳虚，而出现心悸、短气、水肿、肢冷、脉微等病变。如果肾阳虚衰，化气行水功能减弱，即可导致水气凌心，阻遏心阳，发生心悸、水肿、肢冷、蜷卧。心阳不振，不能上交于心以化气利水，可导致水气停聚、水饮凌心、水寒射肺、水气泛滥等病变，临床多见下肢水肿。这些都是心病及肾、肾病及心和心肾阳虚的病理表现。

（4）心肺阴虚：心主血之运行，肺主布散津液，心肺与津血密切相关，而津血同源，又可相互资生转化。若素体阴虚或年迈津血渐亏，或热病损伤津液，或肺燥伤阴，肺热阴亏，津不化血，血不生津，久之可形成心肺阴虚的病变。心阴虚则心失所养，心神不宁而出现心悸、心烦不寐。肺阴受损，津液不布，肺失宣降，则口舌干燥，气逆短气。

（5）脾肺气虚：后天之气来源有二，肺主运纳，水谷化生于脾；肺司呼吸，清气摄于肺。肺的清气与脾的水谷精微注于心脉，而行于五脏六腑，成为脏腑功能活动的物质基础，所以说肺脾两脏均为后天之气的源泉，在生理上互相资生互相协同，在病理上也互相影响。如肺脏有病，不但清气吸入不足，水谷精微之枢也受影响，此谓子病及母，久之致肺脾两虚。或因脾的生化功能衰弱，生化之源不足，肺津失其滋养，导致肺脾气虚，此为土不生金。此病理变化，主要表现在清气与水谷精微的不足方面，故见面华不实、心悸、神疲、食少纳差等症状。

（6）肺胃阴虚：肺为水之上源，胃为水谷之海，两脏同属气分，热邪自呼吸感受从口鼻而入，或从肌表而入，肺胃首当其冲，故气分邪热炽盛最易烧灼肺胃津液，导致肺胃阴虚。肺阴受损，可由肺系累及于胃，又因肺津来源于胃，故必导致胃阴不足。反之，胃阴被劫，不能输津于肺，肺津来源匮乏，而导致肺阴亦虚。故均可形成口燥唇干、口干乏津的肺胃阴虚病变。

（7）肝肾阴虚：肝藏血，肾藏精，精血同源，血从精化，这是肝肾"乙癸同源"的生理关系。若肾精亏损或肾阴不足亦可导致肝阴虚，肝血不足；反之，肝阴不足或肝血虚耗，也可导致肾阴、肾精不足，而形成肝肾阴虚的病理。筋脉和肝阴又赖肾水的濡润滋养，此即水能涵木的关系。两脏又同司相火，而相火又需肝肾阴精的潜育。若肝肾阴虚，水不涵木，血不养筋，则筋脉失养，甚则拘急。水不生木，则肝血不足，肝阴亏损，肝阳上亢，阳失潜育，相火亢盛。故肝肾阴虚多出现头晕目眩、耳鸣眼花、筋脉挛痛、腰膝酸软、五心烦热、妇女月经量少等阴虚火旺的征象。

（8）肝脾不调：肝主木，脾主土，肝能克土，又能疏土，脾气的健运有赖于肝气的疏泄条达，若肝气太旺，疏泄过旺，脾土受肝气所克，以致脾气失调，就可导致腹痛便溏等证候，如肝气郁滞，木失条达，或脾失健运，使肝之疏泄无权，脾也不能正常运化而致食少纳呆、腹胀便溏等病变，这即是肝胃不调的病理。

张炳厚老中医诊病以脏腑辨证为核心，另一特点是脏腑辨证和其他辨证密切相连。就八纲辨证而言，阴阳表里寒热虚实，在脏腑辨证中均有体现。就病因辨证而言，外因六气，初犯经络，邪气传变可入脏腑（包括六经辨证、卫气营血辨证和三焦辨证）。就经络辨证而言，每个脏腑都有其经脉，并且相互沟通。经络之病，可内传脏腑，脏腑疾病也可以反映在经络的循行部位，两者紧密相连。所以张炳厚老中医以脏腑辨证为核心，实际也是以脏腑经络辨证为核心。

以脏腑经络辨证为核心，是本节的论点，本节的内容，有广泛而充分的论据，仅供同仁参考。

五、顺其性即为补，补其正即为顺

前4节介绍了张炳厚老中医辨证方面的学术思想，下面介绍张炳厚老中医在治法、选方、用药方面的学术思想。在治法上他除正确应用八法之外，还讲究应用"顺其性即为补""补其正即为顺"的方法。这两种方法他泛用于八法中，特别在补法中最为常用，可谓得心应手，受益匪浅。顺即指顺应各脏腑主要的功能运动，他是从钻研中医的升降出入理论悟而得之。

升降出入是脏腑气机的主要运动形式，如肺主宣发肃降，胃主降，大小肠、膀胱传导排泄亦主降。脾主升，肝主疏发亦为升，肾火温煦脏腑的功能活动亦为升，一旦因某些致病因素引起上述脏腑功能的升降气机紊乱，则会出现升降失常的病理变化，其病理变化主要表现为气机不利和气机逆乱。气机不利包括气郁、气滞和气闭；气机逆乱包括气逆、气陷、气不归根和气脱等。上述病理均为相应脏腑的气机升降太过或不及、失调与反作所致，如肝气不疏、气滞血瘀、脏腑气机不通，是属升降不及；肝气横逆、肝阳上亢、肝风上扰、肝火上升、暴注下迫是属升降太过；气虚下陷、心肾不交、上不制下、肾不纳气是属升降失调；肺失肃降、胃气上逆、清气在下、浊气在上、气血并走于上等是属升降反作。气机紊乱、升降出入失调进而引起气血津液精的流动与输布异常，会产生气郁、痰饮、瘀阻等病理产物，这些病变往往又是中医所称的怪证怪病。另外，脏腑气机升降失调也会导致气化失常，使气化发生亢奋和衰退的变化，严重的升降失常，还会危及生命。如《素问·调经论》云："血之于气，并走于上，则为大厥，厥则暴死，气复反则生，不反则死。"《素问·生气通天论》云："大怒则形气绝，而血菀于上，使人薄厥"。这些都是升降失常的严重病变，在中医临床上可称为急病重病。

"顺其性即为补"在治法的表现上就是在大队的补药中，加上一两味归经上符合正常气机运动顺气之品。这样不但无碍于补，反而加重其补之力。"补其正即为顺"，是在大队行气药中，加入一两味补正之品，不仅防止理气药辛香容易损正之弊，又可以加强行气药的作用。

张炳厚老中医之所以提出这两种治法，是学习归脾汤、麦门冬汤所得到的启发。归脾汤出自《济生方》，功用健脾养心，益气补血。主治：①思虑过度，劳伤心脾，怔忡健忘，惊悸盗汗，发热体倦，食少不眠。②妇人脾虚气弱，崩中漏下。方中参芪术草甘温补脾益气，茯神、远志、酸枣仁、龙眼肉、当归甘温酸苦，养血补血安神，以上诸品已完全符合该方的功用，而方中为何加入一味木香呢？此正是本方的妙趣。用木香理气（即顺其性）醒脾，不惧木香之香窜损其正，而用其辛香使其活，借以增强补气养血直达病所之功，以木香醒脾，使本方补而不腻，"不腻"其义有二，一是指方剂活而不呆，二是用木香调气，不障食欲，无碍脾胃气血生化之功。麦门冬汤出自《金匮要略》，功能生津益胃，降逆下气，主治肺胃阴伤、气火上炎、咳吐涎沫、咽喉干燥而渴、舌干红、脉虚数者。方中重用麦冬生津润燥，人参、甘草、粳米补养脾胃，使中气充盛则津液自能上输于肺，于是肺得其养，半夏降逆下气，化其痰涎，与诸药合用，不嫌半夏之燥而伤阴，用其降逆下气，化其痰涎进而增加生津润燥的功效，可谓互相成功。

张炳厚老中医对何脏何腑以及不同病位，在补剂中善用不同的顺气之品。在补剂中，病在肺者，用厚朴降气行气除满，用杏仁降气止咳平喘，用葶苈子、桑白皮降气除饮；病在胃肠者用木香、厚朴行气消胀，用代赭石降气止呕；病在脾者用升麻、柴胡升阳举陷，气陷甚者更加防风、羌活等祛风升阳之品，可参考《东垣书十种》中的补中气抑阴火升阳汤；病在肝者用柴胡疏肝解郁，将少阳之邪提发于外；肝胆郁热者用川楝子。用补气药，病位在上焦者，肺系疾病顺气用厚朴，心系疾病顺气用香橼皮；病在中焦者，顺气用木香、槟榔；病在胁肋者，顺气用薄荷、丝瓜络；病在少腹者，顺气用青皮；病在小腹者，顺气用乌药；病在肾，纳气用肉桂、磁石、沉香、蛤蚧。有时升降药并用更利于顺。中医所谓的"提壶揭盖法"，就是升降同用，以降为主。桔梗与枳壳并用，一升一降，可开胸气，用于胸闷、胸痹。细辛与木通并用，一升一降，治下肢外侧风寒湿痹。川芎与牛膝并用，一升一降，治下肢内侧风寒湿痹。但必须辨证清楚，是以升为主还是以降为主，用药剂量当有区别。以上药味作用时，请熟悉其功能主治与归经，此处不赘述。

六、师其法而不泥其方，治贵权变

这一节介绍张炳厚老中医使用方剂的学术思想，本节所述方剂即为成方，成方都是历代前贤和现代名医经过多年临床实践在中医理论指导下创立的，是中医瑰宝。每一个成方的方剂组成都有一定原则，但也不是一成不变的，在临证时应随着病情的变化，四季的变迁，体质的强弱，年龄的大小，社会环境以及风土习惯的不同，灵活地予以加减应用。只有这样才能理解"师其法而不泥其方，治贵权变"。有人说，欲用成方必先审患者所患之证，完全符合成方所列的证候，才能试用，否则必须加减，若无加减可言，则另选其方。由此可知，运用成方时必须加减化裁，才能切合病情，收到满意效果。

关于药物加减：成方常因药味的加减而改变其功用和主治。例如，桂枝汤方剂组成为桂枝、芍药、甘草、生姜、大枣，功用为解肌发汗，调和营卫，主治外感风邪表证，症见头痛，发热，恶风，自汗，舌苔薄白而滑，脉浮缓或浮弱，如果在这些证候基础上又出现喘息，就需加厚朴下气除满，杏仁降逆定喘（即成桂枝汤的类方——桂枝加厚朴杏子汤）。又如，桂枝汤误治使用下法，而出现胸满，这时桂枝汤的症状依然存在，但因桂枝汤中有芍药之酸收，对胸满不利，就应弃芍药，以专解肌散邪，这就是桂枝去芍药汤。

有人说，成方药味加减是在主症未变的情况下使用的，如若主症已变，那就是治法和方剂改变的问题了，不宜进行药味的加减变化。张炳厚老中医以为不尽其然，例如，由脾胃虚弱、中气不足、清气下陷所导致的脱肛、遗尿、泄泻等，显然主症不会相同，但其病因病机是一样的，主方均选补中益气汤，其不同仅在药物加减变化及药味用量上而已。遗尿者加缩尿或清心火之品，泄泻者酌加消导与涩便药，方中还需重用白术健脾燥湿，最好用土炒白术健脾止泻。脱肛者更加用升提药，如羌活、防风等风药。

关于药物的配伍：这里尤其提到使药的配伍。使药作用有二，一是辅助增强主药的作用，二是反佐主药的劣性与毒性。如在泻下药中以甘草为使，反佐缓其泻下之力。如主药为附子、川乌时用甘草反佐其毒性。如主药是熟地黄，治疗痹证时配麻黄，二者相配结果使熟地黄不滋腻，麻黄不发汗。

关于药量的不同：由同样几味药组成的方剂由于药量的不同，即可改变方剂的功能、主治、主病。如小承气汤、厚朴三物汤、厚朴大黄汤三方药物组成相同，均是大黄、枳实、厚朴。小承气汤以大黄为君药，原方用量四两，枳实三枚为臣药，厚朴二两为佐使药，主治阳明腑实、大便秘结、潮热谵语等症。厚朴三物汤用厚朴八两为君药，枳实五枚为臣药，大黄四两为佐使药，主治腹部胀满、大便秘结等症。厚朴大黄汤以厚朴一斤，大黄六两二药为君，枳实四枚为臣使，主治支饮、胸满。小承气汤证的病机是阳明腑实，治疗目的在于攻下，所以以大黄为君药。厚朴三物汤证的病机是气机阻滞，治疗目的在于除腹部满胀，故以厚朴为君药。厚朴大黄汤证的病机是胸有支饮，目的在于开胸泄饮，故厚朴、大黄用为君药。因为成方中各药的君臣佐使地位及药量有了变化，故治疗上完全不同，方名也随之而异。

关于剂型更换：剂型的应用主要根据疾病的需要而决定，凡久病不能急于求效，多采用丸剂，丸者缓矣，缓缓图之。新病、急病适宜汤剂，取其起效快、效果捷。丸剂和汤剂区别在于：丸剂用药物的全部，故作用长，药效持久，而取效较迟。汤用取其汁，去其体，故作用快，药力不持久。由此不难看出，丸剂适于轻病、慢性病，汤剂适于新病、急病、重病。至于成药丸剂易为汤剂，具体药物的用量，还需临床观察，加强研究，以提高疗效。

七、从简驭繁擅用类方

张炳厚老中医临床擅用类方治疗疾病。究其原，是受刘渡舟老先生影响，系统学习过刘渡舟老先生的桂枝汤类方、小柴胡汤类方在临床上的应用，辨证简洁，疗效卓著，是中医治病的一条捷径。

什么是类方呢？类方就是治一种疾病，选一个成方，或自拟一方，作为基础方，随疾病的不同病因、病机、辨证、兼证各异，在基础方上，进行加减变通，即称为类方。基础方解决疾病的共性，类方（加减变化）解决疾病的个性。类方起源于何人何著，未加考证，但擅用类方者，首应推叶天士、曹伯仁。

现以桂枝汤为例：桂枝汤加桂枝二两，即为桂枝加桂汤，桂枝加桂汤不仅解除外感，且能降逆平冲，可治疗邪气从少腹上冲心胸以致奔豚之证。桂枝汤再加芍药三两，即为桂枝加芍药汤，治太阳病，医反下之，因而腹满时痛者，加重芍药的目的是为了缓急止痛。再加大黄二两，即为桂枝加大黄汤，治疗太阳病表证未解，兼见腹满大实而痛。桂枝汤加葛根四两，桂枝、芍药各减一两，即为桂枝加葛根汤，治疗外感风邪，邪中太阳经腧，阻滞津液不能敷布，经脉失去濡养，以致项背强之证。

刘渡舟老先生将小建中汤、黄芪建中汤、当归建中汤也归入桂枝汤类方之列。

小建中汤是桂枝汤倍芍药，君饴糖组成，功用温中补虚，和里缓急。主治：①虚劳里急，得温按痛减。②虚劳发热，腹痛，得温则减。③心中悸动，虚烦不宁，面色不华。黄芪建中汤主治虚劳里急，诸不足。所谓"诸不足"，是指阴阳气血俱虚，加黄芪是增强补虚，益气通阳的作用。当归建中汤，主治产后虚羸不足，腹中疼痛不止，呼吸少气，或者小腹拘急，痛引腰背，不能饮食。

以上3个建中汤主要以桂枝通阳温里，芍药缓急止痛，桂枝配芍药，调和营卫，内调脾胃，外和阴阳。以上诸方均为桂枝汤类方。

以二陈汤为例：二陈汤加竹茹、枳实、大枣，即为温胆汤，主治胆虚痰热上扰，虚烦不得眠，惊悸，口苦吐涎等症，亦治疗湿痰郁久化热，外闭内扰等痰证。温胆汤加黄连，即为黄连温胆汤，泻火化痰安神，主治痰热之惊扰失眠。二陈汤加人参、菖蒲、竹茹、大枣，即为涤痰汤，化痰开窍，主治中风舌强不语。二陈汤加当归、熟地黄，即为金水六君煎，主治肺肾阴虚，湿痰内盛，咳嗽呕恶，喘逆多痰等症。

以上都是二陈汤类方。二陈汤类方的临床应用是以胸脘胀满，舌苔滑腻，脉弦滑等痰湿证为辨证要点，只要有痰湿的典型证候，不论新久，寒热虚实，均可用二陈汤加减变化施治。

张炳厚老中医还自拟许多类方，如川芎茶调散类方（外感风寒茶调散、外感风热茶调散、外感风湿茶调散、益气茶调散、养血茶调散、补肾茶调散、理气茶调散、化痰茶调散、活血化瘀茶调散、滋补肝肾茶调散、补气益血茶调散、益气滋肾茶调散）治疗诸般头痛。安神汤类方治疗失眠，大补阴丸类方治疗各种肾病，疼痛三两三类方治疗各种痛证等。以上类方详细内容参见中篇相关章节。

使用类方的意义：

1. 从类方的比较入手，循其源流，考其宗祖，推其演变，求其变法，确实是研究方剂学的一个捷径。根据对基础方的不同加减变化分析，可以看出各类方运用范围的异同，并从中探讨学术思想的演变。对复方的研究，也可以从基础方着手，弄清配伍原理，再参照类方变化，以触类旁通，以收事半功倍之效。

2. 类方对辨证和辨病施治均可应用，尤其对辨病施治尤为适宜，因为每个病都可以分为若干型，各型之间存在着共性与个性。就头痛而言，肾虚头痛表现为晕痛，常兼有腰痛腿软等肾虚证，痰浊头痛表现为重痛，常兼有咳痰，胸脘胀闷等痰浊内阻证，血瘀头痛表现为刺痛或跳痛，常兼有痛有定时定位，静止时痛增，活动后痛减等瘀血证表现。由此不难看出，头痛症是头痛病的共性，而疼痛的性质和兼症是头痛病的个性。用类方的基础方解决头痛的共性问题，用类方的药物加减变化来解决头痛的个性问题。可见采用类方形式，求其变化规律，是辨病施治的一个好方法，可以帮助医者执简驭繁，举一反三，便于记忆和掌握。对初进临床的中医师可以起到提纲挈领的作用，并使其有所适从。

八、选方新颖，遣药奇特

（一）选方新颖

张炳厚老中医临床治疗用方，讲究用成方。成方是指有文献记载的名医方剂（包括古今名医）。因为这些方剂均为历代前贤临床经验的结晶，绝大部分迄今用之有效，可谓"道真千古更光辉"。

张老运用成方绝不限于传统成方，所谓传统成方，即指中医院校教材所用之方剂和临床医者常用方剂。因为在这些成方中，有些成方效果并不理想。追求疗效是张老永恒的主题，因此，张老博览精研百家医籍及学说，觅求更高疗效而又不为当代医者所常用之方剂，再经临床反复观察，确有卓效的，张老在临证时经常使用。再加之张老在临证使用这些成方时，所加之品，遣药奇特，所以观之，选方新颖。下面将张老常用方剂，介绍如下。

如脾胃虚弱者，张老用开胃进食汤（《医宗金鉴·杂病心法要诀》）；肝胃不和兼有痰者，张老用爽胃饮（宋向元经验方）；治疗冠心病，张老常用冠心6号；肝胆湿热，张老常用清肝利胆汤；补肾清补法，张老常用地龟汤类方（又称大补阴丸类方）；治疗诸般疼痛，张老用疼痛三两三（江南铃医秘方）；治疗麻木，张老常用麻木三两三（江南铃医秘方）；治疗高血压病以眩晕为主症者，张老常用滋生青阳汤（《医醇賸义》）；治疗肾阴虚、虚火旺的病证，张老常用导火汤（《辨证录》）；治疗风寒痹证，张老常用阳和汤；治疗冲任虚寒之痛经，张老常用本事琥珀散（《医宗金鉴·妇科心法要诀》）；治疗肝郁气滞、经前乳胀，张老常用加味乌药汤（《医宗金鉴·妇科心法要诀》）；治疗癥结、肿块，张老常用消瘰汤；治疗肺系痰多吐血证，如支气管扩张，张老常用加味千金苇茎汤（方药中经验方）；治疗因痰而导致的癫痫等神经系统疾病，张老常用加味礞石滚痰丸（王文鼎经验方）；产后乳汁不通，张老常用下乳神效汤（《济阴纲目》）；治疗乳晕、乳炎、乳腺增生，张老常用神效瓜蒌散；治疗皮肤病，张老常用五皮五藤饮；治疗不寐彻夜不眠者，张老常用黄连阿胶鸡子黄汤（《伤寒论》）；治疗阴阳失调的偏乖病证，如左侧寒右侧热，一面出汗一面无汗等症，张老常用当归六黄汤。诸如等等，不能一一列举，具体临床应用，详见有关章节。

（二）遣药奇特

张老选药奇特，表现在以下几方面：

1. 擅用虫蚁药，详见学术思想相关章节。

2. 擅用毒麻药，如附子、乌头、制马钱子、细辛及虫蚁药。

回阳救逆，张老常重用附子15～30g；治风寒痹证，以寒为主，张老常用制川、草乌各 15～30g；治疗麻木，张老常用制马钱子 0.3～6g；治疗风寒痹证，特别是上肢冷痛，张老常用细辛 10～20g。

张老用马钱子治麻木，为了了解其毒性，曾亲自服用，从 0.3g 逐日递增到 6g，无不良反应。

临床运用毒麻药，要以证为主，自己经验为准，严防中毒和出现不良反应，望读者牢记。《神农本草经·序录》云："用毒药疗病，先起如粟粒，病去即止，不去倍之，不去十之，取之为度。"这说明使用毒药应从小量开始，逐渐增加，中病即止，慎之慎之。

3. 因为张老惯用成方，某些方剂中不免有些不为人常用之药，如土茯苓、干漆、硫黄等等。

4. 张老用成方加药，有方或有法，常用合方。如主方合用逍遥散，张老只取主药白芍、当归、柴胡 3 味，主方合用三仁汤，只取其薏苡仁、杏仁、豆蔻仁，主方合用三石汤，仅取其主药石膏、寒水石、滑石，诸如此类等等。

5. 张老加药注意有法。

补气：人参、黄芪	补血：黄芪、当归
温阳：黄芪、桂枝	固表：黄芪、防风
敛汗：黄芪、山萸肉	理气和血止痛：金铃子、延胡索
调气：佛手、枇杷叶	理血：当归、白芍
豁痰：橘红、半夏	解郁：苏梗、香附
疏风：防风、川羌活	暖寒：干姜、乌药
消暑：扁豆花、藿香	除湿：苍术、薏苡仁
润燥：麦冬、天花粉	清火：生地黄、玄参
安神：罂粟壳、甘松	固本：干姜、附子
补肾：杜仲、巴戟天	开肺：贝母、杏仁
运脾：白术、石斛	宣胃：麦冬、半夏
和营卫：桂枝、白芍	通经络：防己、木通
缓急止痛：芍药、甘草	开胸痛：瓜蒌、桔梗
利三焦：黄芪、厚朴	解肌：苏叶、薄荷
清表：浮萍、薄荷	化滞：枳实、莱菔子
清里：栀子、黄芩	解秽：菖蒲、泽兰
消毒：连翘、金银花	利水：猪苓、泽泻
清热解毒利湿：土茯苓、土大黄	通便：郁李仁、火麻仁
清肝：龙胆草、青蒿	镇惊：龙骨、牡蛎
疟疾：龙胆草、青蒿	痢疾：黄连、木香
热嗽：前胡、瓜蒌仁	寒嗽：紫菀、款冬花

虚喘：人参、附子　　　　　　　　　实喘：厚朴、杏仁

吐血：牡丹皮、半夏　　　　　　　　便血：槐花、地榆

大便初头硬：皂角子、晚蚕砂　　　　消胀、放屁：香附米、台乌药

尿血：白茅根、侧柏叶　　　　　　　诸血：桑白皮、茅根

胃痛：金铃子、延胡索　　　　　　　腹痛：白芍、乌药

腰痛：续断、杜仲　　　　　　　　　腿痛：牛膝、桂枝

头痛：甘松、菊花　　　　　　　　　咽痛：桔梗、青果

眼痛：桑叶、菊花　　　　　　　　　云翳：密蒙花、决明子

发颐：栀子、夏枯草　　　　　　　　止呕：砂仁、半夏

止泻：白豆蔻、半夏、茯苓　　　　　安蛔：川椒、黄连

除疸：茵陈、栀子　　　　　　　　　乳肿：橘叶、瓜蒌

安胎：黄芩、砂仁　　　　　　　　　骨蒸：青蒿、地骨皮

崩漏：阿胶、艾叶　　　　　　　　　止带：茯苓、泽泻

（三）马钱子临床运用一得

　　马钱子又名番木鳖，味苦性寒有大毒。虽然历代许多医书对其功效都有记载，但因其有大毒，故历来用者较少；即有应用也多做成丸散或外用；直接处方内服者少。近年来，笔者在临床应用煎剂的同时，加用制马钱子粉剂冲服治疗某些顽固性麻痹、疼痛疾患，取得明显疗效。现举治例 4 则如下，供参考。

　　肩关节周围炎：赵某，女，64 岁。1981 年 12 月 24 日诊。冬月常用冷水，近来左肩疼痛，半月来明显加重，左臂上举、旋转均困难，局部有凉感，夜间疼痛剧烈，不能入眠，需时常捶打与按摩以缓解疼痛，不思饮食，大便正常，脉沉细，舌苔薄白。诊断为左肩周炎。服消炎痛等不缓解。证属寒邪外袭，经络闭阻。法宜散寒通络。处方：制马钱子 0.3g（冲服），当归 30g，赤芍、白芍、川芎、桂枝、炒白芥子、鸡血藤各 15g，秦艽、地龙、防风各 10g，炙甘草 3g。4 剂后，疼痛明显缓解，每夜可入眠3 ～ 4 小时，饮食增加。连服 12 剂疼痛消失，活动如常（共服马钱子 3.6g）。

　　坐骨神经痛：赵某，男，46 岁。1982 年 2 月 20 日诊。腰部 5 年前曾扭伤。半年来左腰呈放射状疼痛，牵及左臀部、左下肢至足跟。局部灼热如针刺样，下蹲受限，脉弦，舌苔薄白。诊为左侧坐骨神经痛。证属经络损伤，气血瘀阻。法宜活血通络。处方：制马钱子 0.3g（冲服），当归、川芎各 15g，赤芍、怀牛膝、生地黄各 20g，桃仁、红花、地鳖虫各 10g，桑寄生 30g。5 剂后，痛减，可以蹲立；20 剂后疼痛明显减轻（共服制马钱子 3.6g）。后改用补肾丸剂善后。

　　骨质增生：唐某，男，58 岁。1982 年 5 月 12 日诊。近半年颈项转动不灵，伴有昏眩，肩臂时有麻木，入夜腰痛明显，脉弦细尺弱，舌苔薄白。X 线摄片诊断：第 7

颈椎及第 4、5 腰椎骨质增生。证属肝肾阴虚，筋脉失养。法宜滋补肝肾，活血通络。处方：制马钱子 0.3g 冲服，生地黄、熟地黄各 30g，当归、泽泻各 15g，茯苓、补骨脂、女贞子、枸杞子、肉苁蓉各 10g，赤芍 20g，三七粉 9g（冲服）。7 剂，肢麻略有缓解，续服 20 余剂，腰痛、肢麻均明显减轻（共用制马钱子 4.8g）。后用养血荣筋丸巩固疗效。

风湿性肌炎：高某，女，43 岁。1982 年 9 月 11 日诊。右上臂疼痛胀重，牵引及右侧头部疼痛 10 天，起于过劳并受凉，局部发凉感，常需用棉絮包裹，坐卧不安，不思饮食。脉沉弦，舌苔白。血沉 40mm/h，诊断为风湿性肌炎。证属寒凝脉滞，法宜温经通络。处方：制马钱子 0.3g 冲服，当归、赤芍各 30g，桂枝、白芥子各 15g，地龙、桃仁、乳香、没药、姜黄各 10g，熟附片 20g（先煎 30 分钟），甘草 3g。1 剂疼痛消失，6 剂痛止（共服制马钱子 3.6g）。

马钱子在古代医书中记载，可治跌打损伤、瘀血疼痛、喉痹。张锡纯认为有"开通经络，透达关节之力"，"远胜于他药"，并有健胃作用。从以上病例可以看出，凡由于经络痹阻，气血不通所致的疼痛、麻木、运动障碍等在应用煎剂内服的同时，加服制马钱子粉剂冲服，都有较好的疗效，且药后一般食欲均有增加。虽然这些疗效的取得，并非仅是制马钱子一药的功效，但可以肯定其有一定的疗效。

近代认为马钱子主要成分为生物碱，其中以士的宁为主。它具有兴奋中枢神经、肠黏膜，增加肠蠕动，增强骨骼肌紧张度及改善无力状态的效果。但因有剧毒，故须经过严格炮制方可应用，我们所用的马钱子均经过砂烫、去毛、压粉。马钱子排泄缓慢，有蓄积作用，故用量不可太大，也不可长期使用。一般每次以随汤剂冲服 0.3g，每日 2 次，不超过 0.6g 为宜，连服 2 日后，隔 4～5 日可再服。以采用小量、间断给药，症状缓解后即停药为宜。笔者在实践中未遇到过中毒现象发生。但对肝肾功能不全者慎用。

九、擅用虫蚁药津津乐道

中药分为植物药、动物药和矿物药。其中，动物药又分为补养药、凉血药和搜剔筋骨、通经活络之品。补养药，如龟甲、鳖甲、鹿茸、鹿角类及阿胶等；清热凉血药，如犀角、羚羊角、牛黄、猴枣、玳瑁等品。本章所介绍的为动物药中的虫蚁药。

搜剔筋骨、追风定痛、活血通络、搜诸血络是虫蚁药的共同功效。与他药为伍，治疗多种病证，特别是疼痛病证，往往取得预想不到的效果。

张炳厚老中医用虫蚁药是受宋向元老中医的启发。宋向元老中医擅用活血化瘀药，在中医界众口皆碑，堪称一绝。张老有幸从师宋向元，聆听教诲，但宋老师所用活血化瘀中药中，罕见加入虫蚁药。张老好奇地问之：您如此推崇虫蚁药，为何少见您用之？宋老说："张老治病求稳，性格所定也，但希望你一定学习使用虫蚁药，必会青出于蓝而胜于蓝。"于是，张老参考历代前贤有关文献，得到更大启发，临床中加以应用，受益匪浅。

唐容川在《本草问答》中指出："草本植物也，昆虫动物也，动物之功力，尤甚于植物，以动物之性，本能行，而又有攻性，则较之植物不能行者，其攻更有利也。"可见动物药功力远优于植物药。吴鞠通认为："食血之中，飞者，走络入血分，可谓无微不入，无坚不破。"所以，吴鞠通常在化瘀通络方中，在调血基础上，加入虫蚁药。叶天士认为："久则邪正浑处其间，草木不能见效，当以虫蚁药疏通诸邪。"所以，叶天士强调，痹证迁延不愈，治疗时必加入虫蚁药，叶氏还认为，虫蚁药能攻逐邪结，"借以虫蚁血之攻逐，以攻通邪结"。综上所述，不难看出，三大前贤对虫蚁药的运用十分重视，并成共识。

张老认为运用虫蚁药和毒药、猛药都要遵循一个要旨，凡重病用毒药猛药（包括虫蚁药），药力专一，能迅速驱病而不伤正气，处方用药该轻则轻，该重则重，必须权衡利弊，中病即止。

下面介绍张老常用的虫蚁药。

1. 全蝎

辛平，有毒。入肝经。

功效：息风止痉，解疮肿毒。

（1）息风镇痉：本品为治厥阴风痰之要药，功能息风镇痉，用于急、慢惊风，破伤风及一切痉挛抽搐、角弓反张等症。如牵正散中用全蝎。

（2）解疮肿毒：本品用于疮疡肿毒，用以毒攻毒之效，如《袖珍方》治疗痔疮发痒，用全蝎烧烟熏患部。

《开宝本草》："疗诸风隐疹，及中风半身不遂，口眼㖞斜，语涩，手足抽搐。"

《本草衍义》："大人小儿通用，惊风尤不可阙。"

《本草从新》："治诸风掉眩，惊痫搐搦，口眼㖞斜……厥阴风木之病。"

《本草纲目》："主小儿惊痫风搐……诸风疮。"还可治小儿惊痫风搐，耳聋疝气，诸风疮，女人带下阴脱。

2. 蜈蚣

性辛温。入肝经。

功效：祛风镇痉，解疮毒、蛇毒。

主治：内服治惊痫抽搐、角弓反张、目直视、上视；外用解蛇咬毒，止蛇咬伤痛。

《本草纲目》：治小儿惊痫风搐、脐风口噤、丹毒、秃疮、瘰、便毒、痔漏……蛇伤。

应用与鉴别：全蝎解痉强于蜈蚣，蜈蚣止痛优于全蝎，两者合用，相得益彰。

3. 白僵蚕

咸、辛、平。入肝、肺经。

功效：祛风解痉，化痰散结。

主治：惊痫中风、乳蛾、腮肿、瘰疬痰核、上焦风热诸病，外科痈肿疔疮及无名红肿诸毒。

应用与鉴别：白僵蚕性最平而药力轻，用于抽风之轻证；全蝎性平，药力亦薄，用于轻、重证抽搐；蜈蚣性猛、药力大，伍全蝎治重证抽搐。

4. 蚯蚓

味咸，性寒。入肝、肾二经。

功效：通经络，利水道。

主治：治热病惊痫、抽搐、拘挛及大人、小儿小便不利。

应用与鉴别：凡一切病在经络，或小儿小便不通等证，皆可用蚯蚓作向导，其解痉之力比全蝎、蜈蚣效力低，但性和平，活者力量较大。

5. 水蛭

味苦，咸，性微寒。入肝、膀胱二经。

功效：逐恶风，散癥瘕。

主治：治月经瘀血闭止，干血成痨，折伤坠仆，蓄血疼痛。

6. 虻虫

味苦，性微寒。入肝、三焦二经。

功效：能破血化瘀，通经破癥。

主治：治妇女经闭，下焦蓄血，消癥瘕积聚，疗瘀血发狂。

应用与鉴别：水蛭居水而潜伏，虻虫居陆而飞走。二味仲景每兼用之。一飞一潜，皆吸血之物。虻虫之性飞扬，治血竭而病在上者；水蛭之性下趋，治血竭病在下者。二者同用，功效犹彰。

7. 䗪虫（土元）

味寒，性咸。入肝经。

功效：下瘀血，续折伤，利水道，通月经。

主治：治妇人血瘀经闭，跌打损伤，或小便不利，小腹满胀。

应用与鉴别：瘀血宜桃仁、红花；干血宜干漆、五灵脂，死血宜啮齿虫类，借吸吮钻透之力，散通气血，故虻虫、水蛭、虫皆以祛死血著名。

8. 穿山甲

味咸，性微寒。入肝、肾二经。（有人说通行十二经）

功效：散血通络，溃疡、发痘。

主治：治痈疽已成，而疮头超顶，欲溃未溃，或乳汁闭塞不多，或月经瘀阻不通，或痘疮顶不起。

应用：凡痈疽初起，法当消散，不宜早用本品。本品能窜经络，直达病所，凡痈肿已成，内已化脓而疮头未溃，脓难外排等均可运用，为外科常用要药，与皂角刺同时用居多。

9. 白花蛇

味甘、咸，性温。入肝经。

功效：祛风通络定痛。

主治：风则善行，蛇则善窜，所以能透骨搜风，用于风温麻痹，筋脉拘急，口眼㖞斜，半身不遂等证。

应用与鉴别：功同乌梢蛇，效甚乌梢蛇，常用于酒剂。

10. 乌梢蛇

味甘，性平。入肝经。

功效：祛风通络定痛。

主治：同白花蛇，但力逊性善无毒。

《开宝本草》：治诸风顽痹，皮肤不仁，风瘙痒疮疥癣。

十、中药用量之不传之秘

中药用量之不传之秘是说同用一张方子治疗同一个人、同一种病，因为药物用量不同，往往疗效差距很大。不传之秘是强调药物用量的重要性。药物用量有其针对性。

（一）治疗主症药物必须重用

针对主症不同用量，随之而异，以《医方集解》的参苓白术散为例。

功用：补气健脾。

主治：脾胃虚弱，饮食不消，或吐或泻，形体虚羸，四肢无力，胸脘不宽，脉虚而缓。

方解：本方由四君加山药、扁豆、莲子肉、砂仁、薏苡仁、陈皮、桔梗等组成。用四君治疗脾胃气虚，用山药、扁豆、莲子肉以补脾，以砂仁和胃理气，以薏苡仁理脾渗湿，以陈皮理气化痰，以桔梗载药上行。

本方药性中和，无寒热偏胜之弊，对脾胃虚弱，饮食不消，气虚生痰，吐泻体虚等证，用以补气健脾、和胃渗湿，确有良效。

若以胃脘胀痛，饮食不馨为主症者，当重用党参30g以上，山药15g以上，取其健脾和胃。

若以腹泻为主，则重用白术30～50g，以健脾利湿止泻。

若以脾虚痰多为主症，则重用白术15g以上，茯苓20g以上，陈皮12g以上，以健脾理气化痰。

如此用量，临床反复观察，疗效倍增。

（二）重视影响主症较大的兼症，治兼症药必须重用

如用圣愈汤类治疗冠心病心绞痛，兼有汗出多者，治汗药物必须重用。因为汗为心之液，汗多必损心血，亡心气。自汗者，重用生黄芪30g以上，以益气卫表止汗；盗汗者，重用山萸肉20～30g，另煎，睡前服，以其滋阴敛汗。临床观察效果颇佳，尤其是后者，妙不可言。

（三）配伍应用，某些药物必须重用

如以麻杏甘石汤治疗热咳、热喘、热痰，以热尤甚者，须重用生石膏30～60g，幸得刘渡舟名家所授，麻黄配石膏用量为1:3～5，麻黄不过汗，石膏不过寒，二者皆为发汗药，用以上比例配伍，反而不发汗。再如治疗肾虚冷痹，张老以细辛配熟地黄1:3～5，张老常用细辛15g以上，临床反复观察，效果甚佳，只见利而未见弊。

历代前贤使用药量最悬殊者，当属王清任，其补阳还五汤、黄芪赤风汤、黄芪防风汤、黄芪甘草汤中黄芪用量均为四两（120g）。上4方均主治瘫痪，重用黄芪旨在生阳通阳。院校教材解释补阳还五汤重用黄芪意在补气，张老并不认同，张老认为重用黄芪重点不在益气，而在生阳通阳，如果意在补气，人参补气之力远胜于黄芪，何不用之？黄芪与人参的区别：人参、黄芪均为益气药，人参大补气津，守而不走；黄芪益气升阳，通阳生阳，走而不守。而补阳还五汤等以上方剂，又均治痿瘫之证，而痿瘫之证的病机虽有气虚，更有阳气不通，局部多表现寒证，重用黄芪不仅益气，关键在于通阳生阳，配合方中他药以达到温通的目的。

十一、讲究引经报使

治疗疾病，予其定位十分重要。疾病在人体中，发病部位特别广泛，可发病于五脏六腑之某一脏腑，也可发生在不同经络，或发生在里，或发生在表，或上或下，或发生在七窍九道，欲治某处之病，必须使药力达到病所，才能取得良效。方剂中载诸药达病所之药称为使药。在方剂组成中，即分君、臣、佐、使。使药有两种作用，一是引经报使，二是调和诸药。本节所讲之引经药，是属前者，又称向导，使用引经药为向导，所谓引经药，《素问·至真要大论》曰："帝曰：气有多少，病有盛衰，治有缓急，方有大小，愿闻其约，奈何？岐伯曰：气有高下，病有远近，证有中外，证有轻重，适其至所为故也。"适其至所，是要令药物能够到达病所，即适其病所，这提出了引经报使的问题。又如徐大椿谓之"归经络而无泛用之药，此谓向导之师"。就是说，在中药中，每味药均有其归经，而其中有些药，归经特别专注，引经药往往取用这些

归经专注之品。张老广泛参考古今医籍，经过长期临床观察，相对确认以下引经药。

肝——柴胡、地龙	胆——青皮
心——菖蒲、灯心草	小肠——黄柏
脾——茯苓	胃——石膏
肺——桔梗、杏仁	大肠——白芷
肾——蒺藜、鬼箭羽	膀胱——滑石
心包——钩藤	三焦——连翘
头——川芎	腰——桑寄生
命门——补骨脂	丹田——砂仁
上肢——桂枝	下肢——牛膝
督脉——鹿角类	任脉——龟甲或王不留行
冲脉——木香	带脉——川断
胞宫——童便	尿道——甘草梢
太阳经——羌活	阳明经——白芷或葛根
少阳经——柴胡	厥阴经——吴茱萸或藁本

以上引经药，仅供读者参考使用，望同仁对引经药加以深入研究，冀望发展。

十二、张炳厚老中医运用虫类药经验总结

张炳厚教授谙熟经典，精于医理，勤于临床，医术不凡，他精通中医内、外、妇、儿、皮科等诸科，擅长治疗各种疑难杂证，中医界冠以"医林怪杰""治痛名家"之称。张教授在潜方用药方面，君臣佐使配伍有序，轻重缓急主次分明，善用活血化瘀、涤痰滚痰，尤善用虫蚁之品、毒麻之剂，效果甚佳，堪称一绝。

虫类药是动物药的一部分，其中包括一些昆虫类、软体动物类、肢节动物类及一些小型爬行类脊椎动物。张老师认为虫类药补之则谓其为"血肉有情之物"，攻之则谓其为"虫蚁搜剔之能"，益气血疗虚疾无不常用之，愈顽疾起沉疴无不仰赖之。诚如叶天士所言："久则邪正浑处其间，草木不能见效，当以虫蚁药疏通诸邪。"强调对于久病入络，痰瘀互结，深入骨髓，必以虫蚁药搜剔络中之邪。张老师将虫类药分为两类，一为补养药，如：龟甲、鳖甲、蛤蚧、鹿茸、鹿角类及阿胶等；二为虫蚁药，如全蝎、蜈蚣、僵蚕、地鳖虫、水蛭、蜂房、地龙、白花蛇、乌梢蛇等。总结虫类药具有活血化瘀、散痛消肿、息风定惊、搜风止痛、疏风清热、行气和血、益肾壮阳等功用，常用于治疗头痛、三叉神经痛、痹证、胸痹、肾病、湿疹、阳痿、肿瘤等疾病，积累了丰富的经验，形成自己独到的认识。

善用虫类药是张教授潜方用药的一大特色，试将张师应用虫类药治疗头痛、痹症、肾病、妇科病的临证经验总结如下。

1. 头痛

张老认为，头痛病因虽多，但不外外感、内伤两大类，老师经多年精心研究，反复验证，总结出一套治疗头痛的经验：①川芎茶调散类方，治疗外感风寒、风热、风湿头痛及多种内伤头痛，分为清热茶调散、祛风胜湿茶调散、益气茶调散、补血茶调散、滋肾茶调散、理气茶调散、化痰茶调散、活血化瘀茶调散。②滋生青阳汤加减治疗肝风、肝阳、肝火头痛。③重用虫蚁药。老师认为头痛的临床表现十分复杂，往往是寒热虚实、瘀血痰浊，错综互见，临证时必须权衡主次，审证求因，辨证论治，才能获得预期效果。虫类药属血肉有情之品，而多具搜风通络、解痉息风之功，直趋高巅之位，常常是一般植物药或矿物药无法比拟的。老师常用全蝎 3～9g，蜈蚣 3～5条，白花蛇 2～4 条（另煎兑服），僵蚕 10～15g，制水蛭6g。蜈蚣、全蝎往往共同使用，痰浊者加僵蚕，血瘀者加水蛭，痛甚者四药同用，痛剧者加乌梢蛇或白花蛇。

张某，女，58 岁，2006 年 10 月 15 日初诊。主症：右侧头痛 3 年，以右侧头部跳痛、灼痛、刺痛为主，连及右额及眉棱骨、鼻翼旁、右齿龈痛。平素痰多黄稠，大便干，心烦易怒，尿黄，时有头晕。每日需服卡巴西平止痛。来诊时面色红赤，舌暗红，苔薄黄，脉弦细。头颅 CT：未见异常。中医诊断：头痛。辨证：肝阴不足，肝风上扰，流窜阳明。治以滋阴潜阳，养血柔肝，息风通络。方用滋生青阳汤加减。药用：杭白芍 30g，全当归 20g，双钩藤 20g，生石决 20g，大生地 15g，生石膏 15g，寸麦冬15g，粉丹皮 15g，白僵蚕 10g，香白芷 10g，粉葛根 10g，全蝎 5g，全蜈蚣 2 条，炙甘草 20g。7 剂水煎服。白花蛇 3 条，另煎兑服。服药 14 剂后，患者右侧头面痛明显减轻，且持续时间缩短，间断服用卡马西平，晨起咳稀白痰，舌暗红，苔薄白，脉沉细。上方加白附子 10g，继服 14 剂后，疼痛基本消失，不用服用卡马西平，随访年余，未复发。

2. 痹证

张老认为，痹证多由机体正气先虚，营卫不调，经络空虚，气血运行不畅，风、寒、湿、热邪乘虚而入所致。治痹证要辨寒热，调气血，分上下，在调气血的基础上，要辨偏胜，分部位。痹证的病机关键在于气血凝滞，故调理气血是痹证的治本大法。痹证大体分为热痹和寒痹。热痹可由直接感受热邪所致，也可因寒痹迁延日久化热而成，因于前者治以白虎加桂枝汤，因于后者治以桂枝芍药知母汤。治疗寒痹，张老根据多年临床经验，自拟"疼痛三两三"方，疗效卓著。疼痛三两三由当归、川芎、忍冬藤各一两，穿山甲三钱，三七三分组成，因其方总药量为三两三钱三分，故名三两三，主要功用和血祛风，通络蠲痹。老师治疗痹证还有以下特点：治痹重用黄芪，善用引经药，重视理气行气，尤善用虫类药物。在痹症的治疗中，虫类药活血化瘀，通经活络，搜剔诸邪，力专效宏，如白花蛇能搜风通络化瘀，尤其以追骨搜风力最强，能和缓因神经病变而引起的拘急、抽搐、麻木等症。老师根据不同病情还经常选用蜈蚣、全蝎、水蛭、地龙、僵蚕、土元、山甲之类，特别强调用全虫，因为全虫足尾头翅俱全，更能活血通络，用这些药治疗诸般疼痛，尤其是久痛，能取得显著效果。

陈某，女，37岁，2006年7月14日初诊。患者5年前产后出现双手指间关节、双肘、双膝及双髋关节疼痛，畏风畏寒，劳累及受凉后尤甚，阴雨天加重，伴关节僵硬、活动不利、周身肌肉酸痛，倦怠乏力，月经量少，色暗红，血块多，舌淡暗，苔白满布，脉沉无力。在外院查：血沉、类风湿因子、抗核抗体系列等免疫学检查及关节摄片均无异常。中医诊断：痹证。辨证：气血两虚，风寒湿痹，兼有血瘀。治以益气养血活血，和血祛风。方用疼痛三两三加味。药用：生黄芪50g，酒当归30g，大川芎30g，鸡血藤30g，青风藤20g，海风藤20g，炒穿山甲10g，飞滑石15g，炙甘草15g，血竭面6g，制乳香10g，制没药10g，川桂枝10g，杭白芍15g，全蝎3g，蜈蚣3条。7付水煎服。白花蛇3条另煎兑服。患者服药1周后，双手指关节、双肘、双膝及双髋关节疼痛明显减轻，小腿胫前肌肉疼痛，偶有尿痛，夜半咽干。舌苔白中微黄，脉细滑。继用前方加川牛膝10g，怀牛膝10g，大生地20g。服用上方1个月，患者关节痛完全缓解，随访至今，未有发作。

3. 慢性肾脏病

慢性肾脏病是指肾损害超过3个月，有或无肾小球滤过率下降。张老将慢性肾脏病大致分为肾阴虚和肾阳虚两大类，以肾阴虚者更为多见，自拟补肾地龟汤类方治疗慢性肾脏病。地龟汤类方基础方组成：熟地黄、龟甲、黄芪、当归、泽泻。所拟类方均以熟地黄为君药，熟地黄补肾阴，生肾血，为治肾病要药。重用龟甲20～30g补肾阴，敛虚火潜阳，其滋阴力最强，为臣药。当归补血活血，为血病常用之要药，也是血中之气药，基础方中常用全当归，既能补血又能活血，彻上彻下，可攻可补，亦为臣药，黄芪益气升阳，扶阳行阳以实表，为佐使药，泽泻利水道清湿热，能补肾亦为佐药，此二药相辅，既治标又治本。全方共奏补肾阴、生精水、益气通阳之功，方中常加用土茯苓、土大黄泄浊排毒，血尿酸高者加蓬莪术15g。张老认为慢性肾病多为虚损病，故常用血肉有情之龟甲、鳖甲、鹿茸、鹿角类、阿胶、蛤蚧等，而慢性肾病往往又夹杂血瘀、水湿，故方中多加用水蛭6g，蝼蛄6～12g（去头、足、翼）等活血利水。

王某，男，24岁，2007年7月12日初诊。患者3年前开始腰痛，发现尿中泡沫增多，查尿常规：蛋白（++），潜血（+++），红细胞满视野。尿沉渣示变形红细胞尿为主，24小时尿蛋白定量：2.78g。此后多次查尿常规均为持续镜下血尿，尿蛋白阳性，血压偏高，140/95mmHg，肾功能异常，血肌酐289μmol/L，在协和医院行肾穿刺活检病理为IgA肾病Ⅳ级，曾予激素治疗半年无效。症见腰酸痛，尿色深黄，尿中泡沫增多，大便稀溏，日2～3次，乏力，自汗盗汗，夜半咽干，手足心热。舌淡红苔薄白，脉沉细。实验室检查：尿常规：潜血（++），红细胞20～30个/HP。24小时尿蛋白定量 2.65g，血肌酐 281μmol/L。西医诊断：慢性肾小球肾炎（IgA 肾病Ⅳ级）。中医诊断：慢性肾衰病。辨证：肾阴阳两虚，重责于阴，膀胱气化失常。治以补肾阴，清利膀胱。方用补肾地龟汤加减。药用：人生地 15g，大熟地 20g，败龟甲 30g，炒知母 5g，炒黄柏 5g，石韦 40g，土茯苓 30g，土大黄 20g，建莲肉 20g，炒苍术 20g，炒白术 20g，木猪苓 30g，怀山药 20g，炙甘草 15g，生黄芪 30g，酒当归 12g，麻黄根 20g，山萸肉 20g，制水蛭 6g。经治 3 个月后患者血肌酐降至 132μmol/L，24 小时尿蛋白定量降至 0.6g，无不适主诉。

4. 妇科疾病

张老在治疗妇科疾病中也善用虫类药，认为虫类药以其血肉充养，填补冲任，飞灵走窜，疏经剔络，乃寻常草木之剂所不能及。常用龟甲、鹿角胶、紫河车等治疗子宫偏小、月经不调，以地鳖虫配大生地治疗瘀热闭经，以露蜂房配生麦芽治疗乳腺结肿，以海马配紫河车、大熟地治疗宫冷不孕，以失笑散加九香虫治疗痛经，以水蛭、三棱、莪术破血散结加炒山甲、制鳖甲、牡蛎软坚散结治疗子宫肌瘤，以"消疬丸"加炒山甲、三棱、莪术、山慈菇等治疗卵巢囊肿，可以使囊肿减小或消失。

关某，女，38 岁，2007 年 6 月 14 日初诊。患者 3 年前发现右卵巢囊肿，行手术切除，半年前体检发现左附件囊肿，大小约 3.5cm×2.4cm，建议患者再次手术切除，患者拒绝。症见时有左少腹隐痛，月经量少，色暗红，有血块，经行前乳房胀痛，心烦易怒，乏力气短，晨起咳嗽、咳痰，饮食、二便、睡眠正常，舌暗红有瘀斑，脉弦细。西医诊断：左附件囊肿。中医诊断：腹痛。辨证：气滞血瘀，痰瘀互阻。治以活血化瘀，消痰散结。方用消疬丸加减。药用：润玄参 30g，浙贝母 15g，生牡蛎 20g，猫爪草 30g，山慈菇 12g，夏枯草 15g，生麦芽 30g，露蜂房 6g，炒穿山甲 10g，生黄芪 50g，全当归 20g，京三棱 15g，蓬莪术 15g，大川芎 20g，焦三仙各 10g，制水蛭 6g。随症加减服用两月，患者在协和医院复查 B 超：左附件囊肿，大小约 1.5×1.2cm，较前明显缩小，又服药 3 个月，再次至协和医院复查 B 超示：左附件未见囊肿，后半年复查 B 超一次，未再复发。

张老对虫类药还有很多独到的见解，如："凡一切病在经络，或小儿不通等证，皆可用蚯蚓作向导，其解痉之力比全蝎、蜈蚣效力低，但性和平，活者力量较大。""水蛭居水而潜伏，虻虫居陆而飞走。一飞一潜，皆吸血之物。虻虫之性飞扬，治血竭而病在上者；水蛭之性下趋，治血竭病在下者。二者同用，功效犹彰。"以上种种新颖独到的观点，较前人有新的认识和补充，值得我们进一步深入挖掘和继承研究。

中卷　临证经验

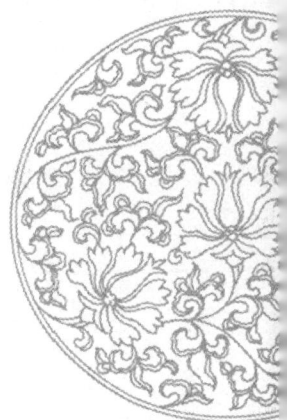

第一章 论病与治疗

第一节 论肾及治疗经验

一、论肾及治肾八法

肾脏藏精而主骨，开窍于耳，有纳气作用，司二便；腰为肾之府；肾为水火二脏，真阴真阳所居，为先天之本。肾为作强之官，伎巧出焉，男子以系藏精，女子以系胞宫，精神之舍，生命之源，造化之枢纽，阴阳之根蒂。因此，其病证关系面颇广，肾病大致可分为肾阴虚和肾阳虚两大类。

1. 肾阴虚证

腰痛遗精，腰酸腿软，痿弱无力，耳鸣耳聋，头晕目眩，或夜半咽干，夜热盗汗，咳嗽咯血，舌质红少苔或根有脱苔，脉细而数。

2. 肾阳虚证

精冷滑泄，阳痿，腰腿冷，痿软浮肿，或五更泄，腹部胀满。或两足逆冷，气逆而喘，舌质胖嫩或有齿痕或苔黑而润，脉沉迟无力。肾阳不足，水化失常，可使水气停聚，出现小便不利，唇淡口和，甚至发生身重浮肿，腹部胀满。若肾阳虚不能运化脾阳，脾失运化，可导致五更泄。若肾阳不能布液化水，则口渴小便增多，成为饮一溲二的"肾消"重证。若肾虚不能纳气，则出现虚喘，甚则气逆上脱，可发生两足逆冷，气逆喘息等症状，进而额头汗出，足跗浮肿，是病已垂危。

3. 命门火旺

阳强易举，多梦少寐，夜半咽干，小便短赤，阳胜阴虚，则舌红少苔欠津，脉象细数，两尺尤甚。

肾脏病证除与脾脏有关外，与他脏关系亦非常密切。如影响肺，则会出现咳嗽咯血，夜热盗汗，消瘦等症，此为阴虚火旺，上灼肺金之故。如肾阴不足，可使肝火亢盛，出现头目晕眩，口燥咽干，面红耳赤，耳鸣等症，若肾阴虚而心火上炎可导致心神不安，出现失眠等证。以上均为因肾病而影响他脏所造成的病证。

相反，如肝火亢盛，心火上炎，肺燥火灼都能吸铄真阴，损及肾脏。其中的相互关系，临证时最需注意。

治肾有八法，肾为先天之本，内含真阴真阳，所以其病虚证居多，故补肾方法在中医治疗中，占极其重要的地位。

1. 缓补法

适用于病程短，虚不甚，宜缓补收工，此即谓：补虚无速法。或大病后体虚，虚不受补，应缓补图之。

所指方剂，如六味地黄丸、青蛾丸、归肾丸、驻景丸、二至丸等。

以六味地黄丸为例，本方熟地黄为君，山萸肉、山药为臣，余药为佐使。六药三补为主，三泻为辅，组织结构严谨，有开合相济之妙，为历代医家视为缓补肾阴虚亏的主方。本方补中有泻，寓泻于补，为通补开合之剂。《医方论》云："此方非但治肝肾不足，实为三阴并治之剂。有地黄之腻补肾水，即有泽泻之宣，泻肾浊以济之；有山萸肉之温涩肝经，即有牡丹皮之清泻肝火以佐之；有山药之收涩脾经，即有茯苓之淡渗脾湿以和之，药只六味，而有开有合，三阴并治，洵补方之正鹄也。"

2. 峻补法

适用于肾之精气大伤，旨遵："精气夺则虚""虚则补之""精不足者，补之以味"等论说而设。需用大补精血之品组方，纯补而不泻。

所指方剂，如大补元煎、左归丸、右归饮、右归丸、斑龙丸等。

以大补元煎为例，本方气津双补，纯而不杂，药专而力宏，是用药贵在精一的具体表现。符合张景岳"以气精分阴阳，则阴阳不可离"的理论。本方以熟地黄补精、人参补气二者为君药。以山萸肉、芍药、当归之温柔养阴，助熟地黄以补精。枸杞、杜仲、甘草之温柔养阳，以助人参补气，是为辅佐。盖精虚者不热，气虚者无寒，精气两虚，寒热不著，立法温柔，实为峻补之佳剂。本方温而不燥，柔润和平，完全符合"形不足者温之以气，精不足者补之以味"之经旨。既适宜危急重证，亦可填油壮炎，而理久虚。

3. 清补法

本法为阴虚兼有热象者所设。"阴虚生内热"，阴虚者多兼有火动，张景岳说："阴虚多热者，宜补之以甘凉，而辛燥之类不可用。"故阴虚者补而兼清。

所指方剂，如大补阴丸、虎潜丸、化阴煎、一阴煎、玉女煎、自拟清肾丸等。

以大补阴丸为例，本方旨领丹溪的"阴常有余，阳常不足，宜常养其阴，阴与阳齐，则水能制火，斯无病矣"。方中黄柏、知母皆为苦寒坚阴之品，能平相火而保真阴，这是清源的一面。熟地黄滋阴补血，龟甲滋阴潜阳，猪脊髓以髓补髓，均能益水以制火，这是培本的一面，合用为壮水与制火并重的方剂，应用于阴虚火旺之证颇为适合，切合"壮水之主以制阳光"的经旨。

4. 温补法

本法适用于肾阳虚兼有寒证者，是遵"劳者温之"而设立的。张景岳说："阳虚者多寒宜补而兼暖。"即说明阳虚者，补虚当用甘温剂以养阳，并配桂附等热药以辅佐。

所指方剂，如金匮肾气丸、桂附八味丸、补火丸、四神丸、黑锡丹等。

以桂附八味丸为例，本方是肾气丸去干地黄易熟地黄而成。本方以熟地黄滋阴养血、补肾水为主药，山药培土从中宫输精济肾，山萸肉补肝，实子杜耗水之路，相须相使，其功益大。佐以少量附子、桂枝，取其温升之性，以暖水脏，促使蒸腾化气，以导引肾水上济，再以茯苓、泽泻、牡丹皮利水而导浊，使清者能升，浊者能降，而肾的气化功能自然能复。气化正常，肾气得振，借以化痰饮而利小便，后人谓之肉桂下行引肾阳以归原，不知肾气丸原方用桂枝是取其上行作用导水以上济。此一增一减，大别于肾气丸矣。

《医贯》云："是方也，熟地、山萸、牡丹皮、泽泻、山药、茯苓，皆濡润之品，所以能壮水之主。肉桂、附子辛润之物，能于水中补火，所以益火之源。水火得其养，则肾气复其天矣。益火之源，以消阴翳，即此方矣。"

5. 通补法

通补法是在补药中加入通药，以开气化之源，为"非通无以导涩"而设。

所指方剂，如济生肾气丸、真武汤、猪苓汤等。

以济生肾气丸为例，济生肾气丸较肾气丸化湿利水之功为强，适宜水气甚者，故本方在肾气丸中加入车前子、牛膝，倍茯苓，旨在增强其利水之力，方义同桂附八味丸。加牛膝入血分而通瘀，是秉"精不利则为水"之理论而用药。因水气太盛，故酌加活血之品，以增强利水之效。本方仍以桂附补相火而强脾，地黄、山萸肉滋真阴而利水，温补配通利，不会损真元，为水气较甚，为脾胃两虚者而设，此又为常用之要方。本方补而不腻，利而不伐，适用于中年人水肿，素体虚弱者。

6. 涩补法

涩补法适用于肾精亏损，固藏失职，为"非涩无以固精"而设。

所指方剂，如金锁固精丸、固阴煎、秘元煎、茯菟丹等。

以金锁固精丸为例，本方旨领"虚则补之，滑则涩之，非涩则精无以固"之论所设。本方立足于涩补，故以沙苑子补肾涩精为君药，治其不足。以芡实、莲须、龙骨、牡蛎等涩精秘气之品以辅之，更增强其止滑脱之效。莲须尤为涩精要药，又能交通心肾，合而用之，成为固肾涩精之良方。本方在于以收涩固精为手段，以止遗补虚为目的，亦即叶天士"非涩无以固精"之意。涩补一法，为滑脱无火者为宜。

7. 双补法

双补法是根据肾中阴阳互根而不可分而设。张景岳说："以精气分阴阳，则阴阳不可分；以寒热分阴阳，则阴阳不可混。"张景岳对运用双补法从理论上进行了阐发，他说："善补阴者必阳中求阴，则阴得阳生而源泉不绝；善补阳者必于阴中求阳，则阳得阴助，则生化无穷。"但阴阳两虚，则有偏重，故阴阳双补法，亦相应有所偏重。辨证精细，立法处方才有佳效。

所指方剂，如地黄饮子、当归地黄饮、黑地黄丸等。

以地黄饮子为例，本方以干地黄、山萸肉、巴戟天、肉苁蓉补益肾脏之不足，而以官桂、附子之辛热，挟上药以温养真元，摄纳浮阳。以麦冬、川石斛、五味子滋阴敛液，使阴阳相配，以济于平。以菖蒲、远志、茯苓交通心肾，开窍化痰，更少佐薄荷，搜其浮散不尽之邪，姜枣为引，和其营卫，益正气而除邪气。合而成方，具有温补下元、摄纳浮阳、交通心肾、开窍化痰之功。

本方一方面温补下元，摄纳浮阳，另一方面开窍化痰，宣通心气。治上治下，标本兼顾，而以治下为主。本方以温而不燥为其特长，擅长温补。

8. 间接补法

间接补法是肾虚而不直接补肾，采取隔一隔二治法者，谓之间接补法。在间接补法中，补土生水法最为重要。如薛立斋治肾虚，常用补中益气汤加麦冬、五味子之类以为治。此为补脾肺以生肾水之法，符合"精不足者，补之以味"之经旨。味者阴也，气者阳也，补精以阴，求其本也。故补之以味，如甘草、白术、熟地黄、泽泻、五味子、天门冬之类。用补中益气汤，旨在补脾土，滋精血生化之源，为间接补肾之法。又如一贯煎，乃治肝补脾之剂，而肾阴虚亏往往多用之，以补子即能实母，肝肾同源，肝肾自然可以同治。再如以生脉散间接补肾，生脉散乃治肺之剂，肺主金，肾主水，肾虚补肺，正合"虚则补其母"也，亦属本法范畴。

张老自拟地龟汤类方，符合补肾八法，临床随证加减治疗。临床取得满意效果，同时达到了执简驭繁的目的。

地龟汤类方基础方组成：熟地黄、龟甲、黄芪、当归、泽泻。所拟类方均以熟地黄为君药。熟地黄补肾阴，生肾血，为治肾主药。龟甲补肾阴，敛虚火潜阳，补火以滋阴，滋阴力最强，为臣药。当归补血活血，为血病常用之要药，也是血中之气药，基础方中常用全当归，既能补血又能活血，彻上彻下，可攻可补，亦为臣药。黄芪益气升阳，扶阳行阳以实表，为佐使药。泽泻利水道清湿热，能补肾为佐药，熟地黄得阴气最全，龟甲得阴气最厚，此二药为相辅，则既治标又治本。当归补阴血以助地黄生精血之力，黄芪辅地黄补精又益气。黄芪伍熟地黄大补气精，为君药，黄芪配当归为旺气生血，即当归补血汤之意，黄芪又能助阳通阳，使本方活而不滞。泽泻安五脏，伍地黄增强补肾之功，并佐地黄补而不腻，清相火而利尿，取其通也，全方共奏补肾阴、生精水、益气通阳之效，临证加减，符合补肾八法。

（1）缓补地龟汤：方剂组成：熟地黄、龟甲、黄芪、当归、泽泻，加山萸肉、生地黄。缓补地龟汤主治：一般性的腹胀腿软，头晕、目眩等症，也适宜于证属肾阴虚的泌尿系感染，肾盂肾炎恢复期和善后处理。泽泻泻中有补也，山萸肉补肝阴，敛津，敛汗，为防脱之要药，大凡阴虚者，多有盗汗，以山萸肉之味酸而收敛，并能固涩，为防脱之要药，山萸肉治汗出，无论阴虚、阳虚均有显赫效果。山药补脾肾，益脾肾，补而不腻，温而不燥，并有收敛之性，能固肾阴，封填下窍，为治阴虚遗精之要药。本方较六味地黄丸补力偏胜，于诸肾病恢复期使用，取其缓补，安全可靠，方中泽泻，在缓补肾阴中驱除余邪，实为佳品。以补肾杜其复发，以清热，清解余邪。或用于病后调理。

（2）峻补地龟汤：方剂组成：熟地黄、龟甲、黄芪、当归、泽泻，加人参、鹿角胶（鹿角镑）而成。主治：真阴精血亏损的虚损百病，尤其是肾劳，也适宜于慢性肾炎、肾衰、糖尿病肾病、肾炎蛋白尿。

峻补地龟汤多用于气精两虚证，张景岳云："以精气分阴阳，则阴阳不可分离，加人参、鹿角胶（鹿角镑）实为气精双补而制。人参大补气液，鹿角胶（鹿角镑）治虚损百病，鹿鼻常反向于后，故能通督脉，取其角补水以养阳。督脉上荣于脑，下络于肾，肾精不足，髓海空虚，欲大补精髓，温通督脉，为鹿角最优，无药可比。鹿角胶较鹿角镑填精髓功力更甚。"

（3）清补地龟汤：方剂组成：熟地黄、龟甲、黄芪、当归、泽泻，加黄柏、知母。主治：肾虚火旺，下焦湿热所造成的潮热，自汗，癃闭，淋浊，咳嗽，咳血等证，也适宜于慢性肾炎、肾衰、泌尿系感染等病。

此方以基础方补肾阴、生精血加黄柏苦以坚肾，寒能清热，以泻为补，加知母上清金水之化源，下滋肾燥平狂荡之火，虽有大补阴丸之意，其有别于大补阴丸以黄柏为君药，而本方以地黄为君药，大补肾阴，补水以泻火，所谓"壮水之主，以制阳光。"

（4）温补地龟汤：方剂组成：熟地黄、龟甲、黄芪、当归、泽泻，加肉桂、附子、补骨脂而成。主治：命门火衰，脾胃虚寒等引起的阳痿，精寒，脐腹疼痛，脾胃虚寒，五更泄，妇人精迟血少等证，亦适于慢性肾炎、肾衰、肾病综合征等病。

方中肉桂、附子取其温升之性，暖其水脏，促使蒸腾化气，补骨脂辛苦大温，善补肾阳之虚，本方虽曰温补，但仍以地龟汤为主方，乃取其善治阳者，阴中求阳故也。

（5）涩补地龟汤：方剂组成：熟地黄、败龟甲、黄芪、当归、泽泻，加沙苑蒺藜、莲须、莲肉、金樱子、芡实。主治：肾虚滑精，心肾不交，白浊，消渴等病证，亦适合于肾炎蛋白尿、劳淋等病。

用沙苑蒺藜取其补肾涩精，本方立足涩补，故沙苑蒺藜与熟地黄共为君药，用芡实补肾，固精，芡实何以保肾，以其味之故，芡实如何固肾，以其酸涩也。用金樱子涩精固精，味酸涩，善固后阴而止泻，莲须、莲肉均为涩精之品，上有交通心肾之功，对遗精、滑精者效果颇著。

（6）通补地龟汤：方剂组成：熟地黄、龟甲、黄芪、当归、泽泻，加车前子、茯苓、牛膝并且重用。通补地龟汤主治：肾脾俱虚不能制水，以致肚腹胀大，四肢浮肿，小便不利等病证。亦适用于水肿、慢性肾炎、肾盂肾炎、泌尿系感染等病症。

加车前子、茯苓、牛膝并且重用旨在增强利水之功，用牛膝入血分而通瘀，秉承精不利宜活血之意，凡水气太盛者，当配伍活血之品，可增强利水之功。

（7）双补地龟汤：方剂组成：熟地黄、龟甲、黄芪、当归、泽泻，加附子、肉桂。方剂雷同于温补龟地汤，其不同者，桂附用量较温补地龟汤量大，取其阴阳双补。双补地龟汤主治中风喑痱，足废不能行，阳痿、早泄等病证，亦适用于慢性肾炎、肾病综合征、肾衰、肾炎蛋白尿等病。另有肾脾双补地龟汤须加苍白术以健脾、燥脾、祛湿，以地龟汤滋肾阴，润肺，其方义请参考黑地黄丸。

（8）间接补地龟汤

①一贯地龟汤：方剂组成：熟地黄、龟甲、黄芪、当归、泽泻，基础方合一贯煎。取其肝肾同源，木水同治。

②四君地龟汤：方剂组成：四君合基础方。益脾肾为化精之源，补脾治肾，乃治精之化源也。

病案 1，钟某，男，33 岁。

主症：血尿、蛋白尿 18 年，肾功能异常 8 年。2001 年曾在广州中山医院行肾穿刺检查，诊断为"局灶增生性 IGA 肾病"，现症见：腰酸痛，房事后明显，疲乏无力，困倦，腿软，夜半咽干，纳食正常，大便正常，小便泡沫多，尿量正常。血压：110/70mmHg，血常规（－），尿 24 小时蛋白定量：1.81g/L，血肌酐 2.2mg/L。

辨证：肾阴虚，膀胱气化失常。

治法：补肾，清利膀胱。

方药：生地黄 30g，熟地黄 30g，败龟甲 30g，怀牛膝 20g，全当归 20g，生黄芪 30g，土茯苓 20g，建泽泻 20g，芦根 30g，茅根 30g，炙甘草 30g，锁阳 30g，石韦 40g，败酱草 30g，土大黄 20g，川萆薢 15g。

二诊：药后患者腰酸痛、疲乏无力、困倦均减轻，纳食正常，大便正常，尿中泡沫仍多。舌脉同前。

处方：上方加熟附片 5g，改生黄芪 40g，继服 14 剂。

三诊：药后患者诸症均减轻，查 24 小时尿蛋白定量降至 1.2g/L，血肌酐降至 1.8mg/L。余同前。

处方：上方改当归 30g，加炒知母、炒黄柏各 6g，广木香 10g，继服 14 剂。

四诊：药后诸症消失，查 24 小时尿蛋白定量降至 0.75g/L。余同前。

处方：上方去川萆薢，改熟附片 10g，加建莲须、建莲肉各 12g，继服 14 剂。

五诊：药后患者血肌酐降至 1.6mg/L，24 小时尿蛋白定量降至 0.6g/L，余未诉不适。

舌苔薄白，舌中根部厚，脉弦细。

处方：患者效果明显，继以前法治之。上方去芦根、茅根，改建泽泻40g，加益智仁15g。继服。

病案2，郭某，女，30岁。

患失眠两年余，多处求治无效，慕名前来就诊。虽主诉为失眠，细细询问其眠易醒，夜尿多，腰酸腿软。

其失眠是因夜尿多而影响睡眠，兼有腰酸腿软，夜半咽干，行走时足跟痛，尿频、尿热、尿急。舌尖红少苔，舌中根部淡黄，舌根有脱苔，脉沉细。纵观诸症，乃为肾阴虚，肾关不固，拟以涩补地龟汤加减，方药组成：熟地黄、龟甲、黄芪、当归、泽泻、芡实、金樱子、沙苑蒺藜、桑螵蛸、淡竹叶、建莲须/肉、炙甘草，7剂，共三诊，服上方加减，夜尿多明显减轻，逐日递减，腰酸腿软、尿频、尿热、尿痛等症明显减轻，最终夜尿1～2次，睡眠随之正常，唯足跟痛尚存，予上方加桑寄生40g而告愈，半年后病人因外感前来就诊，遂问前病，痊愈而未复发。本病前医过者，未细审病情，未察该病人失眠与夜尿多孰因孰果，所以医而无效。审病求因此乃肾阴虚，肾关不固。上方证药合拍，故取良效。

地龟汤类方的具体临床应用，请看相关章节。

二、消蛋白十法

肾炎的治法颇多，效果相对稳定。一般而言，治疗肾炎随着症状的好转与消失，尿蛋白也随之减少或消失，也有一些病例症状全失，唯尿蛋白犹存，单独消尿蛋白治疗十分棘手，现将张老的治疗经验介绍于下。

1. 健脾补气

可用补中益气汤，香砂六君子汤，黄芪粥，黄芪30g，赤小豆60g，糯米60g，煎粥常饮。

2. 温脾补肾

用温补地龟汤加西晒参3g或党参20g，鹿茸3g，紫河车10g。

3. 阴阳双补

用双补地龟汤加鹿角镑20g，或用地黄饮子。

4. 气血双补

用当归补血汤合八珍汤。

5. 清热利湿

用清补地龟汤加石韦、白茅根。

6. 滋肾养阴

用缓补地龟汤加山药、益智仁。

7. 固肾涩精

用涩补地龟汤或萆薢分清饮，或缩泉丸，或用九龙丸（金樱子、枸杞子、山萸肉、莲子肉、当归、熟地黄、芡实、茯苓）。

8. 气血双补法

用十全大补汤。

9. 单纯消蛋白法

蝉蜕炖牛肉或苏叶煎田螺丝。

10. 活血化瘀法

桃红四物去生地黄加益母草、丹参、板蓝根、金银花。

以上十法仅供参考，请读者加以试用。

三、滋阴清利汤治疗阴虚火旺型慢性肾衰

慢性肾衰竭（简称慢性肾衰）是指原发性或继发性慢性肾疾患造成肾结构和功能损害，并引起一系列代谢紊乱和临床症状所组成的综合征。引起肾衰的原发病有慢性肾小球肾炎、慢性肾盂肾炎、遗传性和先天性肾脏病、尿路梗阻和一些全身性疾病（如结缔组织病、糖尿病等）。肾脏病变引起的肾小球滤过率降低和肾小管机能障碍，导致水电解质、酸碱平衡障碍，毒性物质的潴留，内分泌代谢异常及免疫功能降低等。按肾功能损害的程度可分四期：肾功能不全代偿期、氮质血症期、肾衰竭期（尿毒症前期）、尿毒症期。

近年来的研究表明，阴虚火旺型是慢性肾衰较为常见的证型。症状表现：腰酸腿软，头晕耳鸣，视物不清，口干咽燥，手足心热，舌红苔少欠津，脉弦细等症状。根据张炳厚老师多年的治疗经验，采用滋阴清利汤（大补阴丸合当归补血汤加味）治疗阴虚火旺型慢性肾衰竭患者38例，取得了较好的临床疗效。

（一）一般资料

将76例慢性肾衰患者随机分为两组，治疗组（中西医结合组）和对照组（西医组）各38例。治疗组中，男18例，女20例；年龄18～65岁，平均年龄44.2岁；对照组中，男17例，女21例，年龄18～65岁，平均年龄43.9岁。原发病：慢性肾炎44例，慢性肾盂肾炎12例，糖尿病肾病17例，高血压肾病3例。均符合慢性肾衰诊断标准，其中氮质血症期41例，肾衰竭期（尿毒症前期）30例，尿毒症期5例。中医辨证符合阴虚火旺证标准（1987年于天津召开的慢性肾衰中医辨证分型诊断专题讨论会）。

（二）治疗方法

1. 治疗组

药用生地黄 20 ～ 40g，熟地黄 20 ～ 40g，败龟甲 20 ～ 40g（先煎），炒知母 6 ～ 10g，炒黄柏 6 ～ 10g，生黄芪 20 ～ 80g，全当归 15 ～ 30g，潞党参 10 ～ 30g，酒大黄 3 ～ 15g，云茯苓 15 ～ 30g，怀牛膝 15 ～ 20g，桑白皮 15 ～ 30g，石韦 20 ～ 40g，滑石 15 ～ 30g，生甘草 10g。水煎服，1 剂 / 日，分 2 次温服。

若阴虚较重者，可加麦冬 20g，杭白芍 15g；阴虚盗汗者，可加山萸肉 10 ～ 20g，地骨皮 20g；尿血、便血者，加茜草根 15 ～ 20g，白茅根 15 ～ 30g；腰痛甚者，加桑寄生 15 ～ 40g，炒杜仲 15 ～ 30g；夜尿频者，酌加金樱子 20g，炒芡实 20g，或桑螵蛸 20g，潼蒺藜 20g。

2. 对照组

西医对症治疗。

3. 相同处理

两组同时采用饮食疗法，有感染、高血压、酸中毒、电解质紊乱、心衰者，给予抗感染、降压、纠酸、调节水电解质平衡、强心等对症处理。所有患者均不用激素及透析疗法。30 天为 1 疗程，观察 3 个疗程。

（三）疗效观察

1. 疗效标准

参照 1987 年全国肾衰保守疗法专题学术会议拟定的标准。

（1）显效：①治疗后临床症状明显改善或消失；②内生肌酐清除率增加≥ 30%；③血肌酐降低≥ 30%。

以上①须必备，②③具备 1 项即可判定。

（2）有效：①治疗后临床症状改善或消失；②内生肌酐清除率增加≥ 20%；③血肌酐降低≥ 20%。

以上①必备，②③具备 1 项即可判定。

（3）无效：不符合显效和有效判定条件者。

2. 治疗结果

见表 3、表 4。

表3　两组临床疗效比较

	病例数	显效（%）	有效（%）	无效（%）	总有效率（%）
治疗组	38	9（23.68）	18（47.37）	11（39.47）	27（71.05）*
对照组	38	3（7.89）	17（44.74）	18（47.37）	20（52.63）

注：* 与对照组比较，P<0.05。

表4　两组治疗前后血 Hb、BUN、Scr 变化比较

		Hb（g/L）	BUN（mmol/L）	Scr（μmol/L）
治疗组	治疗前	70.39 ± 26.35	14.5 ± 6.3	516 ± 323
	治疗后	84.52 ± 24.33	11.2 ± 8.5**	437 ± 312* △
对照组	治疗前	70.32 ± 23.58	14.7 ± 6.2	521 ± 318
	治疗后	82.54 ± 22.61	12.8 ± 9.5	489 ± 341

注：与对照组比较，*P<0.05，**P<0.01，△与治疗前比较，P<0.01。

（四）讨论

慢性肾衰中医属"虚劳、肾劳、水肿、关格、癃闭、腰痛"范畴。中医认为本病是由禀赋素弱、劳累过度、饮食不节、感受外邪、久病不愈，造成肾气日衰，脏腑虚损；或脾虚健运无权，水谷不化，津液不布；湿毒壅塞三焦，清气不升，浊气不降，肾失开阖，气化无权，以致清浊不分，湿浊之邪内蓄体内，毒邪不得外解，于是邪陷心包，肾虚风动，直至心肾俱败而死亡。中医辨证论治的原则为补益与化浊排毒并举，标本兼治。治标常采取通便法、和胃降逆法、化湿分消法。治本则采用健脾补肾法、益气养阴法、滋补肝肾法、调和阴阳法等。

本文所论张炳厚老师为治疗慢性肾衰所拟滋阴清利汤，是由大补阴丸合当归补血汤加味变化而成。

大补阴丸出自《丹溪心法》，由炒黄柏、炒知母、熟地黄、龟甲为末，猪脊髓蒸熟和蜜为丸，功用滋阴降火，用于治疗由阴虚火旺导致的骨蒸潮热、盗汗、咳嗽、咯血、呕吐、烦热易饥、足膝痛热、舌红少苔、尺脉数而有力。朱丹溪云："阴常不足，阳常有余，宜常养其阴与阳齐，则水能制火，斯无病矣。"大补阴丸就是据此所制定的代表方剂。方中黄柏、知母皆苦寒坚阴之品，能平相火而保真阴，这是清源的一面。熟地黄滋阴，龟甲潜阳，猪脊髓以骨补髓，均能益水泄火，这是培本的一面。合用成为壮水与制火并用的方剂，壮水之主，以制阳光，应用于阴虚火旺之证，最为合宜。方中重用熟地黄、龟甲滋阴潜阳，壮水制火，即所谓培其本，共为君药。继以黄柏苦寒泻

相火以坚阴；知母苦寒而润，上能清润肺金，下能滋清肾水，与黄柏相须为用，苦寒降火，保存阴液，平抑亢阳，即所谓清其源，均为臣药。张炳厚老师强调大补阴丸的配伍特点是滋阴药与清热降火药相配，培本清源，两者兼顾。其中熟地黄和龟甲的用量较重，与知、柏的比例为3:2，表明是以滋阴培本为主，降火清源为次。对于阴虚火旺证，若仅滋阴而不降火，则虚火难清；若只降火而不滋阴，即使火势暂息，犹恐复萌，故必须滋阴与降火合用，方可两全。可见老师中医底蕴深厚，其真知灼见令我辈茅塞顿开。

当归补血汤出于《内外伤辨惑论》，由黄芪一两，当归二钱组成，功用补气生血，用于劳倦内伤，肌热面赤，烦渴欲饮，脉洪大而虚，以及血虚发热之证。方中黄芪五倍于当归，所以是补气生血之剂。由于有形之血生于无形之气，故重用黄芪大补脾肺之气，以裕生血之源，更以当归益血和营，如此则阳生阴长，气旺血生。张炳厚老师治疗中用当归补血汤实有妙趣。其义有：其一，慢性肾衰患者多数兼有血虚，以本方补血。其二，慢性肾衰患者多有虚热，有本方扶阳存真阴，补气生血，则阴平阳秘，虚热自止。其三，重用黄芪，大补肺气，取其通调水道，下达膀胱。其四，重用黄芪，大补肺气，取其健脾化湿，小便自利。这样，滋阴清利汤就将与水液代谢至关重要的肺、脾、肾、膀胱四脏腑融于一炉，以助气化。其五，慢性肾衰患者易感冒，而感冒后又加重慢性肾衰的病情。重用黄芪，取其益气固表而御风寒。其六，脾胃虚弱，食少便溏者，非大补阴丸所宜，重用黄芪大补脾胃之气，可杜其弊。张炳厚老师治疗阴虚火旺的肾衰，不仅用黄芪，还常并用少量附子、肉桂，以助气化。这就是他强调的"顺其性即为补"。由此可见，张炳厚老师用方之妙，遣药之精，顾及之全，真令人赞叹不已，可飨同仁。

张炳厚老师非常讲究辨证，用滋阴清利汤治疗慢性肾衰。方中以大补阴丸合当归补血汤为主方，用生地黄、熟地黄、败龟甲、炒知母，炒黄柏、生石决明滋补肝肾之阴以培本、降火强腰以清源，用生黄芪、全当归、潞党参益气养血、固本救虚，用怀牛膝活血祛瘀、引血下行、利尿通淋、补益肝肾。用酒大黄通腑泄浊，使脾气升、胃气降、肾气得以充养。云茯苓渗湿利尿，健脾补中，宁心安神。用桑白皮以降肺气。石韦、滑石清湿热利水道。甘草缓和药性，调和百药，为佐使药，以协调方剂中诸药药性。全方共奏滋阴生血、清热利尿之功。其症见腰酸腿软，手足心热，夜半咽干，小便短黄，或热或痛，此乃阴虚火旺肾衰的主症。若阴虚较重者，可加麦门冬、杭白芍以润燥养血敛阴、平抑肝阳；阴虚盗汗者，可加山萸肉、地骨皮以补阴退热；尿血、便血者，加茜草根、白茅根以凉血止血；腰痛甚者，加桑寄生、炒杜仲以补肝肾，强筋骨；夜尿频者，加金樱子、炒芡实或桑螵蛸、潼蒺藜以固涩精液。

现代医学证明黄芪可使冠状血管、肾脏血管扩张，有强心利尿和降低血压作用。能改善皮肤血液循环及营养，使坏死细胞恢复活力，可用治慢性溃疡。有类性激素作用及兴奋中枢神经作用。能保护肝脏，有增加总蛋白及白蛋白作用，防止肝糖原减少。对消除尿蛋白有一定疗效，对实验性大鼠肾炎有预防作用。能增强机体抵抗力，促进机体免疫功能，对血浆中 cAMP 含量有提高作用。有增强毛细血管抗渗透作用。对葡萄球菌、肺炎双球菌、溶血性链球菌、志贺痢疾杆菌、炭疽杆菌、白喉杆菌等有抗菌作用。大黄有泻下、排毒、活血化瘀等作用，能改善尿毒症病人的血液高凝、高黏滞度状态，改善肾血流量，并能使部分氮质从肠道排出体外。大黄还能抑制残余肾的高代谢状态，保护残余肾功能，明显延缓肾衰进展，尤以青壮年有瘀浊者，效果更好。人参及党参对中枢神经系统的兴奋、抑制均有影响，能增强大脑皮层兴奋过程的强度和灵活性，提高工作能力，减少疲劳，改善食欲和睡眠，增强机体抗病能力。兴奋垂体 - 肾上腺皮质系统，能提高机体对恶劣环境刺激的抵抗力，能改善消化吸收功能，增进食欲，使造血机能旺盛，提高白细胞的吞噬能力，促进蛋白质合成。人参（党参）茎叶对慢性肾上腺皮质功能减退症有一定疗效。人参（党参）常因病人机体机能状态不同呈双相作用，因此人参（党参）是中药中具有适应原样作用的典型代表。茯苓含有茯苓聚糖、茯苓酸、麦角甾醇、胆碱、钾盐、酶、腺嘌呤等。有缓慢而持久的利尿作用，能促进 Na^+、K^+ 等电解质的排出。此外还有祛痰、镇静与降低血糖的作用。泽泻能增加尿量及尿素和氯化钠的排泄量；有减轻尿素与胆固醇在血内滞留的作用；能使血中胆固醇含量轻度下降，减轻高脂血症，缓和动脉粥样硬化；有显著的利尿作用，且能使血压下降；有使血糖下降的作用；抑菌试验发现对金黄色葡萄球菌、肺炎双球菌、结核杆菌均有抑制作用。

中西医结合治疗慢性肾衰病人，症状改善明显，Scr、BUN 均有不同程度的下降，说明辨证施治对改善肾功能，保护残存肾单位，延缓肾脏疾病发展，延长病人生存期，确有积极作用。中药配合西药治疗主要在于调理机体阴阳平衡，增强病人体质，减轻并纠正患者症状，改善全身营养状况，从而减少并发症发生，提高病人的生活质量。笔者通过临床实践观察到，氮质血症期疗效较尿毒症期疗效更好。

参考文献

［1］王海燕，郑法雷，刘玉春，等.原发性肾小球疾病分型与治疗及诊断标准专题座谈会纪要.中华内科杂志，1993，32（2）：131

［2］王秀琴.慢性原发性肾小球疾病中医辨证分型.云南中医杂志，1988，9（3）：6

［3］杨俊伟，黎磊石.大黄延缓慢性肾衰发展的实验研究.中华肾脏病杂志，1993，9（2）：65

［4］魏练波，叶任高.肾脏病临床备要.北京：人民卫生出版社，1998：330～349

四、清肾丸治疗再发性尿路感染

尿路感染是常见疾病，据我国普查统计，0.91% 的人患有尿路感染，而女性的发病率则高达 2.05%。尿路感染中再发性尿路感染的患者所占比例相当大。所谓再发性尿路感染，是指患者尿路感染治愈后不久，原致病菌再次出现而复发或与原先不同的致病菌侵入尿路引起的尿路感染。再发性尿路感染易侵犯上尿路导致肾盂肾炎，长期反复发作的肾盂肾炎又会影响肾功能，甚至引起尿毒症的发生。1978 年 Zollinger 报告，尸解病例中慢性肾盂肾炎占 8.6%～15%，其中一侧病变者占 46%～54%。据欧洲透析中心 1972 年统计，因慢性肾盂肾炎引起肾衰竭者占 21.2%。可见尿路感染虽是常见病，但却是危害人类健康的重要疾病之一。控制再发性尿路感染对于保护肾功能、防止肾衰的发生至关重要。

近几十年来，虽广泛采用抗生素治疗尿路感染，但其发病率并未降低，特别是对再发性尿路感染，至今没有有效的治疗手段。在通常情况下，西医均采用小剂量、长疗程抗生素治疗本病。这不仅不易被病人接受，而且还可使耐药菌株增多，给治疗带来了相当大的难度。用中医中药治疗再发性尿路感染较单纯用抗生素治疗有一定的优势，并且方法很多。我们在多年的临床实践中经过反复筛选，总结前人的经验，研制出了清肾丸，经过 2 年的使用发现其疗效肯定，遂作为我科重点观察药物，旨在证实该药治疗再发性尿路感染的确切疗效，并与抗生素进行比较，以便能开发出一个疗效确切、服用方便的治疗顽固性尿路感染的新药。

我们从 1993 年 4 月至 1996 年 12 月用此方治疗再发性尿路感染病人 208 例，现报告如下。

（一）临床资料

1. 诊断标准

中医诊断标准参考人民卫生出版社出版的《中医证候鉴别诊断学》及国家中医药管理局发布的《中医病证诊断疗效标准》；西医诊断标准参照人民卫生出版社出版的第 2 版《肾脏病学》。

（1）病人有尿频、尿急、尿热、尿痛等膀胱刺激症状中的一种或多种，或仅有排尿不畅，可伴小腹胀痛，腰酸乏力，咽干夜甚，心烦口苦，或有发热，轻度浮肿，尿色红或黄。舌质红或暗红少津，苔薄白，薄黄或黄腻，脉滑或弦滑或沉细。

（2）病人至少患过一次以上的尿路感染，经治疗症状消失、尿菌培养转阴后再次出现尿路感染的症状，清洁中段尿培养细菌数 $>10^5$ 个 /mL 或有 L 型菌生长。

（3）尿常规中白细胞（LEU）（+）以上，镜检白细胞（WBC）>10 个 /HP，潜血（BLD）（-）～（+++），镜检红细胞（RBC）2～10 个 /HP，甚至可出现肉眼血尿。尿蛋白（PRO）（-）～（+）；尿中红细胞形态正常。

2. 一般资料

全部病例为 1993 年 4 月～ 1996 年 12 月北京中医医院门诊及住院病人，共 309

例，门诊病人 98 人，住院病人 211 人。一般及既往治疗情况见表 5。

表 5 入选病人的一般资料

性别	例数	平均年龄（岁）	平均病程（年）	发生 2 次感染例数	发生 2 次以上感染例数	使用过 1 种抗生素例数	使用 2 种以上抗生素例数
男	21	39.6	5.8	9	12	8	13
女	288	37.2	8.4	42	246	71	217
总计	309	38.4	7.1	51	258	79	230

（二）治疗方法

1. 分组

309 例病人随机分为 A 组（单纯使用清肾丸组）103 例，B 组（清肾丸加抗生素治疗组）105 例，C 组（单纯使用抗生素治疗组）101 例。3 组病人一般情况、既往情况及用药情况见表 6。

表 6 3 组病人的随机分组情况

		A 组	B 组	C 组
总例数		103	105	101
性	男	6	8	7
别	女	97	97	94
发生过 2 次感染		16	18	17
发生过 2 次以上感染		87	87	84
使用过 1 种抗生素		24	28	27
使用过 2 种以上抗生素		79	77	74

从表中可以看出三组病人分布情况相似（P>0.05）。

三组病人中医证型有以下 3 种：

（1）热淋为主要表现者：以尿频、急、热、痛为主要症状，伴小腹胀痛、发热、轻度浮肿。尿红或黄，舌红苔黄或黄腻，脉弦滑。

（2）劳淋为主要表现者：排尿不畅，小腹坠痛，腰酸乏力，咽干夜甚，心烦口苦，或有轻度浮肿，舌暗红少津，苔薄白，薄黄或少，脉沉细。

（3）热淋与劳淋并见者：热淋与劳淋症状并见。

3 组病人中医证型分布情况见表 7。

表 7　3 组病人的中医分型情况

	A	B	C
总例数	103	105	101
热淋	23	27	24
劳淋	34	33	36
热淋 + 劳淋	46	45	41

从表中可以看出 3 组病人中医证型分布情况基本相同（P>0.05）

2. 方药组成及制剂

清肾丸由生地黄、熟地黄、生黄芪、怀山药、桑寄生、五味子、润玄参、大乌梅、肥知母、川黄柏、瞿麦、白茅根、蒲公英、石韦等药组成。由北京中医医院中心制剂室制成水丸，每瓶装药 60g，约含生药 45g。

西药使用氟哌酸胶囊，每粒 0.2g，每日 3 次。

3. 给药方法

A 组每人每次服清肾丸 10g，每日 3 次。

B 组每人每次服清肾丸数量、次数同 A 组；同时口服氟哌酸每次 0.2g，每日 3 次。

C 组每人每次单纯服氟哌酸 0.2g，每日 3 次。

4. 疗程

2 周为 1 个疗程，共观察 3 个疗程，连续用药 2 周以上者均为观察病例。

实验室检查：尿常规、尿 Addis 计数、尿红细胞形态、清洁中段尿培养、清洁中段尿 L 型菌培养、肾图、血常规、血 BUN、SCr、ALT、AST 等。

（三）疗效分析

1. 疗效评定标准

参考国家中医药管理局发布的《中医病证诊断疗效标准》制定。

治愈：临床症状消失，各项化验指标正常，尿培养连续 3 次无细菌生长，停服药物 6 周以上不复发。

好转：临床症状明显减轻，各项化验指标接近正常或较前好转，普通尿培养或有细菌生长，或 L 型菌培养有的出现阳性。

未愈：治疗前后无明显变化。

2. 统计学处理

临床症状及尿常规化验结果采用自身前后积分对照方法，治疗结果采用百分比法。实验室部分指标采用成组比较和成对比较 T 检验法进行统计学处理。治疗结果见表 8。

表 8　3 组治疗结果疗效统计表

	A组		B组		C组	
	N	%	N	%	N	%
总例数	103	100	105	100	101	100
治愈	23	22.33	36	34.29	13	12.87
好转	64	62.14	58	55.24	31	30.69
未愈	16	15.53	11	10.47	57	56.44
总有效	87	84.47	94	89.53	44	43.56

由表中可以看出，A 组（清肾丸治疗组）和 B 组（清肾丸加氟哌酸治疗组）在疗效上明显优于 C 组（单纯氟哌酸治疗组）。经统计学检验有显著差异（卡方检验）$P<0.001$。A 组与 B 组比较，B 组治愈率比 A 组高，但总有效率两组比较差别不大，$P>0.05$。

（四）病案举例

王某，女，43 岁，主诉尿频、急、热、痛反复发作 7 年，每次服呋喃坦丁、氟哌酸或复方新诺明等药治疗，症状可暂时缓解，但每隔几周发作一次，不耐劳累。逐渐发展至用多种抗生素治疗效果都不好。伴腰酸乏力、口渴、心烦、尿黄、小腹坠痛、晨起眼睑浮肿，舌质暗红少津，苔薄黄，脉沉滑。查尿常规:LEU（+++），BLD（++），PRO（±），镜检 WBC 10～23 个/HP，RBC 1～3 个/HP，尿 RBC 形态正常。血常规：WBC 5.4×10^9/L，淋巴细胞（L）46.5%，中性粒细胞（N）52.1%。尿 12 小时 Addis 计数 WBC 152 万，RBC 73 万，清洁中段尿培养：大肠埃希氏菌阳性。肾图：右肾轻度受损。肝功能、肾功能正常。中医辨证为气阴两虚，湿热下注。予清肾丸 10g，每日 3 次口服。嘱大量饮水，注意清洁；连续 3 个疗程后患者症状完全消失，尿常规、尿 Addis 计数检查恢复正常。清洁中段尿培养连续 3 次，未检出细菌。肝肾功检查无异常。随访一年病未复发。

（五）讨论与体会

再发性尿路感染属中医淋证范畴。"淋"之名称始见于《内经》，而《金匮要略·消渴小便不利淋病》则对本病的症状进行了描述："淋之为病，小便如粟状，小腹弦急，痛引脐中。"可见古人总结"淋"是以排尿不畅，尿痛为主要症状的。以后人们对"淋"的认识逐渐丰富，并根据临床表现的不同将"淋"分为多种类型。故有"七淋""五淋"之说，并创立了多种治疗方法。多数医家认为"淋"早期以热为常见，多因喜食辛热肥甘之品，或嗜酒太过，酿成湿热，下注膀胱；或下阴不洁，秽浊之邪下注膀胱酿成湿热。后期则以劳淋为常见，多因久淋不愈，湿热耗伤正气及阴液，或久病体弱、劳累过度、房室不节导致肾气亏虚、下元不固。无论病史长短，多数病人"虚"与"热"并存。这与西医认为尿路感染是由于机体抵抗力薄弱、不良的生活习惯导致病原体入侵尿路所致是一致的。

肺、脾、肾三脏与水液运行密切相关，肺为水之上源，主宣发、肃降，脾为后天之本，主运化水湿，肾为水之下源，主气化，司膀胱的开合。三脏相互配合完成水液的运化。急性尿路感染以热淋、气淋为主要表现时，往往肺失宣肃的症状表现明显。而在再发性尿路感染中，由于膀胱湿热久稽不去，湿热由腑传至脏，使肾阴耗伤，一方面使膀胱开合不利，另一方面不能滋养脾气，日久脾失所养，使脾气亏虚，不能运化水湿。因此再发性尿路感染在肺、脾、肾三脏中是以脾肾亏虚为主，兼有膀胱湿热为特点的。

我们创立的清肾丸一方，以补为主兼以清利，既能滋补脾肾、增强机体抵抗力，又有清利湿热之功效。我们认为健康的人体本身就有一套完整周密的防御体系，病人之所以生病是其防御系统功能失调，导致外邪乘虚而入，即所谓"邪之所凑，其气必虚"。因此充分调整人体阴阳的平衡、调动体内的积极因素达到祛邪外出的目的是创立清肾丸的思路。清肾丸中用生地黄、熟地黄补肾阴凉血，用山药补脾阴以养肾阴，黄芪益气通阳利尿，三药相合共为君药。用乌梅补肺金以生肾水，桑寄生、五味子、玄参、知母、黄柏滋阴清热利尿，共为臣药。瞿麦、茅根、蒲公英、石韦清热、凉血利尿共为佐药。滑石清热利尿为使药。诸药相合共奏滋阴益气凉血、清热利尿之功。

使用清肾丸治疗复发性尿路感染是通过调补阴阳、清利膀胱达到祛邪外出目的的，因此病人临床症状改善十分明显，特别是尿频、急、热、痛等膀胱湿热症状及腰酸、乏力、口渴心烦等脾虚、肾阴不足的症状改善更是十分显著；相反单纯使用抗生素治疗的病人，有的在尿常规检查及尿培养恢复正常后，仍有排尿不畅及口干、腰酸、乏力等表现。说明中药在于整体的调整而西药只是单纯地杀菌。对于耐药菌株来说，单纯口服使用氟哌酸就更显得势单力薄了。因此 C 组的有效率明显低于 A、B 两组。从 A、B 两组的治疗结果看，它们的总有效率相差无几，但 B 组治愈率高于 A 组。因此在经济条件允许的情况下采用中西医结合治疗复发性尿路感染能更好地提高治愈率。

五、滋肾祛风汤治疗慢性肾功能不全患者急性痛风性关节炎

痛风是嘌呤代谢紊乱及／或尿酸排泄减少所引起的一种晶体性关节炎，临床表现为高尿酸血症和尿酸盐结晶沉积所致的特征性急性关节炎等。痛风可分为原发性和继发性两大类，其与肾脏病的关系是：既可为原发性痛风急性发作导致肾功能受损而出现肾功能不全；亦可为多种肾脏病导致继发性痛风急性发作。对于慢性肾功能不全的患者，急性痛风性关节炎可能对患者的肾功能带来严重影响，而用来治疗痛风的西药副作用明显，亦可能使肾功能进一步恶化。因此，既能治疗慢性肾功能不全患者急性痛风性关节炎，又能减少患者肾功能进一步损伤，是问题的关键。以下是我们临床应用滋肾祛风汤治疗此类患者 30 例的临床观察，特总结如下。

（一）临床资料

1. 一般资料

30 例患者全部来自我院 2002 年 2 月～ 2005 年 12 月的住院及门诊患者。住院患者 18 例，门诊患者 12 例；其中男性 22 例，女性 8 例；年龄 32 ～ 64 岁，平均 44.2 岁；病程 0.5 ～ 6 天，平均 2.4 天。

30 例患者发病前均有慢性肾功能不全病史。发病前血肌酐在 198 ～ 402μmol/L，平均 282.20μmol/L；肾小球滤过率（eGFR）（MDRD）15.8 ～ 35.5mL/min/1.73m²，平均 22.75mL/min/1.73m²；全部患者按慢性肾脏病分期属于 CKD 3 ～ 4 期（K/DOQI 分期）。

2. 诊断标准

全部病例均符合 1977 年 ACR 急性痛风关节炎分类标准，同时除外了风湿热、丹毒、蜂窝织炎、化脓性关节炎、创伤性关节炎、假性痛风等疾病。

（二）治疗方法

1. 全部病人均采用低嘌呤饮食。根据肾功能情况限制患者蛋白质摄入量。

2. 口服碳酸氢钠片碱化尿液，控制尿 pH 值在 6.5 ～ 6.8，防止尿酸结石形成。

3. 采用自拟滋肾祛风汤为基本方：熟地黄 20g，龟甲 20g，知母 10g，黄柏 6g，青风藤 15g，海风藤 15g，忍冬藤 15g，白鲜皮 15g，海桐皮 12g，桑白皮 12g，土茯苓 15g，车前子 15g，生黄芪 15g，炙甘草 12g。加减：发热重者加生石膏、寒水石、飞滑石，觅紫雪散中三石之义，取其得庚金之气，清热除湿利窍；疼痛明显者加姜黄、白花蛇、三七粉；皮色紫暗，舌有瘀斑等瘀滞重者加炒山甲、川芎。煎服法：水煎两次，分两次温服，每日 1 剂。全部病例均未服用秋水仙碱、激素、非甾体类抗炎药。

全部病例发病前及缓解后均检查了血 BUN（尿素氮）、SCr（肌酐）、Alb（白蛋白），

并计算 eGFR（采用 MDRD 公式进行计算）。

（三）统计学处理

运用 SPSS12.0 软件进行统计学处理，计量数据以均数 ± 标准差表示，采用 T 检验，$P<0.05$ 为差异有显著性意义。

（四）治疗结果

1. 疗效评定标准

依据《中药新药治疗痛风临床研究指导原则》的疗效评定标准。临床治愈：症状完全消失，关节功能恢复正常，主要理化检查指标正常；显效：主要症状消失，关节功能基本恢复，主要理化检查指标基本正常；有效：主要症状基本消失，主要关节功能及主要理化指标有所改善；无效：与治疗前相比各方面均无明显改善。

2. 疗效评定结果

本组 30 例病人，用药时间最短者 4 天，最长者 18 天，平均 8.8 天。其中临床治愈 6 例，占 20%；显效 8 例，占 26.67%；有效 16 例，占 53.33%（有效患者中，有 12 例症状消失，关节功能恢复正常，但因有慢性肾功能不全，血尿酸未能恢复正常）；无效 0 例，总有效率 100%。

3. 治疗前后肾功能情况比较

结果见表 9。

表 9　治疗前后肾功能情况比较

	BUN（mmol/L）	SCr（μmol/L）	eGFR（mL/min/1.73 m²）
治疗前	22.79 ± 4.87	282.20 ± 60.30	22.75 ± 5.32
治疗后	22.69 ± 5.15	280.87 ± 63.93	22.76 ± 5.84

治疗前后肾功能变化无显著性差异，经检验，$P>0.05$。

（五）讨论

对于单纯急性痛风性关节炎而无其他合并症的患者，西药秋水仙碱、非甾体类抗炎药有明确疗效。但是，对于既往有慢性肾功能不全的患者，应用非甾体类抗炎药会导致肾脏缺血或过敏，从而发生急性肾小管坏死或急性间质性肾炎，损伤肾功能；而秋水仙碱的有效药物浓度与中毒剂量之间范围较窄，对于肾功能不全的患者更易产生毒性反应，因此秋水仙碱和非甾体类抗炎药的副作用可能会加重肾功能的损害。

中医药组方灵活，在治疗不同病因导致的同一种疾病方面有其优越性。我们应用自拟滋肾祛风汤治疗慢性肾功能不全患者急性痛风性关节炎，取得了一定的疗效，达到了既治疗急性痛风性关节炎，又保护肾功能的目的。

急性痛风性关节炎属于中医痹证范畴，我们认为有慢性肾功能不全的患者，多是由于脾肾两虚，水湿内蕴，郁久化热，湿热流注关节而发病。脾为后天之本，主运化，脾气不足，则脾失运化，水湿内停；肾主水，与膀胱相表里，肾虚则水无所主，膀胱气化失司，水湿停聚，因此肾衰患者多有水肿。水湿停蓄日久，郁而化热，湿热流注于关节，则会发为痹证。此为热痹，属本虚标实。

根据以上病机，我们采用标本兼治之法。以清热利湿、通络止痛治其标；以滋阴益肾、益气健脾治其本。滋肾祛风汤中，治标我们采用藤类、皮类药较多，其中青风藤、海风藤、忍冬藤为祛风湿、清热通经之品；白鲜皮、海桐皮亦可祛湿通络，桑白皮泻肺利水以除湿，白鲜皮亦有清热之功。另外，应用土茯苓清热祛湿解毒，知母滋阴清热，车前子利尿除湿。方中以大补阴丸滋阴清热治其本，大补阴丸为张炳厚老师治疗肾衰病人常用之方，治疗肾衰病人确有疗效。同时以黄芪、甘草益气健脾，杜水湿之化源，且甘草调和诸药。在治疗热痹之方中，应用黄芪，是本方一要点，此时应用黄芪，是以黄芪益气健脾，通阳利湿，湿去热竭；另外，以黄芪补肺气，通调水道，下达膀胱，肺主一身之气，气化则湿热俱化；还用黄芪补肾气，助膀胱导水下行。因此，黄芪是针对本类病人的病机而用。此外，《温热论》云："热病救阴犹易，通阳最难……通阳不在温，而在利小便。"应用车前子利尿，使湿去热透，阳气得通，既不助邪，也不伤阴。全方合用，标本兼治，清而不伤肾，补而不滋腻。

经过观察，此方对急性痛风性关节炎有良好的治疗效果，同时，对于患者的肾功能没有损害作用，因此，对于此类病人，中医药治疗有一定的优势。

参考文献

［1］美国 NKF-K/DOQI 工作组.王海燕，王梅译.慢性肾脏病及透析的临床实践指南.北京：人民卫生出版社，2003：7

［2］中华医学会.临床诊疗指南·风湿病分册.北京：人民卫生出版社，2005：120 — 126

［3］王海燕.肾脏病学.北京：人民卫生出版社，1996：967 — 980

六、张炳厚运用大补阴丸的经验

吾师全国名老中医张炳厚先生业医 50 余载，以治疗疑难杂症见长。吾师治学严谨，中医学理论功底深厚，临床经验丰富。笔者随师侍诊，研读医案，受益良多，吾师善于一方多用，擅用大补阴丸治疗多种疾病。

大补阴丸始载于《丹溪心法·补损五十一》，有降阴火，补肾水之功效。原方组成：熟地黄（酒蒸）、龟甲（酥炙）各六两，黄柏（炒褐色）、知母（酒浸，炒）各四两。用法：上为细末，猪脊髓蒸熟，炼蜜为丸。每服 70 丸（6～9g），空心盐白汤送下。主治阴虚火旺证。症见骨蒸潮热，盗汗遗精，咳嗽咯血，心烦易怒，足膝疼热，舌红少苔，尺脉数而有力。功用滋阴降火。方中君药熟地黄、龟甲滋阴潜阳，壮水制火。臣药黄柏、知母苦寒降火，保存阴液，平其阳亢。佐药猪脊髓、蜂蜜助龟、地滋补精髓以培本，又能制约黄柏之苦燥。诸药合用，滋阴精而降相火，以达培本清源之效。

吾师用大补阴丸类方治疗多种疾病，举凡心肾不交之不寐；肾阴虚之虚劳、水肿、淋证、脱发、耳鸣头鸣；肝肾阴虚之血精早泄；风寒湿痹之腰腿痛等，每每临证加减化裁，皆获佳效。兹选吾师灵活运用大补阴丸验案 8 则，以探讨吾师的学术思想。

1. 不寐案

张某，男，22 岁。2006 年 1 月 12 日初诊。失眠史 2 年，近 1 周加重，曾各处求治，收效甚微。刻下：入睡困难，神思纷杂，烦躁不安，夜梦多，易早醒，醒后不易再眠，腰酸腿软，夜半咽干，左侧偏头痛，跳痛，纳呆口干，乏力，自汗，二便调，舌质暗苔黄腻，脉细滑。

综观脉证，证属肾阴亏虚，心肾不交。治以滋补肾阴，交通心肾。宜大补阴丸加味治疗。

药用：大熟地 30g，败龟甲 20g（先煎），炒黄柏 6g，肥知母 12g，山萸肉 20g，枸杞子 15g，大川芎 30g，炒酸枣仁 60g，柏子仁 40g，珍珠母 40g，紫贝齿 40g，全蝎 3g，全蜈蚣 3 条，生甘草 15g，首乌藤 20g，朱砂 0.5g（冲）。

二诊：服药 7 剂，寐眠明显改善，夜梦减少，早醒瘥，自汗止，头痛减轻，烦躁减，但入睡仍有困难，口干不甚，腿胀腰痛不明显，舌暗苔薄黄，脉细弦。初诊方去全蝎 3g，全蜈蚣 3 条，加玄参 10g，败龟甲改为 30g。

三诊：再服 7 剂，睡眠安好，平稳入睡，无头痛，证治相符，上方去朱砂继进。一年后随诊，一直夜眠安和，精神饱满。

按：不寐是以经常不能获得正常睡眠为特征的一类病证，主要表现为睡眠时间、深度的不足，轻者入睡困难，或寐而不酣，时寐时醒，或醒后不能再寐，重则彻夜不寐，常影响人们的正常工作、生活、学习和健康。不寐多为情志所伤，饮食不节，劳逸失调，久病体虚等因素引起脏腑机能紊乱，气血失和，阴阳失调，阳不入阴而发病。不寐在《内经》称为"不得卧""目不瞑"，认为是邪气客于脏腑，卫气行于阳，不能入阴所得。《景岳全书·不寐》云："真阴精血不足，阴阳不交，而神有不安其室耳。"本案属肾水亏虚，不能上济于心，心火炽盛，不能下交于肾。引起心神失宁所致，治当滋阴清热，交通心肾，佐以养心安神。吾师选大补阴丸为主方，以大熟地、山萸肉、枸杞子滋补肾阴，填精益髓；败龟甲育阴潜阳；炒黄柏、肥知母滋阴泻火；炒酸枣仁、柏子仁、首乌藤养血安神；珍珠母镇心安神；紫贝齿、朱砂重镇安神；全蝎、蜈蚣、大川芎活血通络止痛；生甘草调和诸药。仅服药 7 剂，宿疾已有明显改善。1 年后随诊，症情改善显著。

2. 水肿案

连某，女，82岁。2005年8月4日初诊。下肢水肿1年余，曾多方求治，皆以利水消肿法治疗，屡治不效，遂慕名来诊。症见：双下肢水肿，眼睑浮肿，四肢麻木，尿频，夜尿20次，尿量少，大便不爽、三四日一行，腰酸腿软，手足热，舌边尖根无苔中淡黄，脉浮滑。

综观脉证，证属肾阴亏虚，水湿内停。治以滋补肾阴，利水渗湿法。

药用：大熟地20g，败龟甲20g（先煎），炒黄柏6g，肥知母6g，茯苓皮20g，茯苓块20g，大腹皮12g，桑白皮20g，黑白丑各10g，建泽泻20g，生黄芪30g，益母草20g，木猪苓30g，飞滑石15g，炙甘草12g。

二诊：服药7剂，双下肢水肿明显减轻，眼睑浮肿消退，四肢麻木消失，尿量增多，尿频减轻，夜尿4～6次，大便二三日一行，腰酸腿软减轻，舌苔少，脉浮滑。初诊方加熟大黄10g，地骨皮10g。

三诊：再服7剂，双下肢水肿消退，夜尿2～3次，大便调。上方去黑白丑、白通草继服而愈。

按：水肿是指体内津液输布失常，水液潴留，泛滥于肌肤，引起头面、眼睑、四肢、腹背甚至全身浮肿。《灵枢·水胀》曰："水始起也，目窠上微肿，如新卧起之状，其颈脉动，时咳，阴股间寒，足胫肿，腹乃大，其水已成矣。"晋·葛洪《肘后备急方》曰："水病之初，先目上肿起如老蚕色，挟颈脉动，股里冷，胫中满，按之没指，腹内转侧有节气，此其候也。不即治，须臾身体稍肿，肚尽胀，按之随手而起，则其病已成。"《内经》治水三法："发汗，利小便，逐水。"《金匮要略》："诸有水者，腰以下肿，当利小便；腰以上肿，当发汗乃愈。"肺脾肾三焦功能失职，肾失开合，泛滥肌肤，则发水肿。水肿之为病，以肾为本，以肺为标，以脾为制水之脏。本案属肾阴亏虚，水湿内停。治以滋补肾阴，利水渗湿。吾师用大补阴丸为主方，配以淡渗利湿之品，效若桴鼓。方中以大熟地滋补肾阴；败龟甲育阴潜阳；炒黄柏、肥知母滋阴泻火；茯苓皮、茯苓块、木猪苓健脾利湿；大腹皮、桑白皮化湿利水；黑白丑、建泽泻利尿消肿；生黄芪益气通阳；益母草养阴益肾；飞滑石清热利湿；炙甘草调和诸药。诸药配合共奏养阴通阳利尿之奇效，前医单以利水消肿法治之而未效，是治病未求其本也。

3. 淋证案

王某，女，42岁。2004年3月23日初诊。患者既往有泌尿系感染病史8年，就诊前1周开始出现尿频，尿急，尿赤，尿痛等症状，继而寒战发热，腰部酸痛，尿常规检查：白细胞（+++），红细胞（+），蛋白（+）。诊断为急性尿路感染，经抗炎及中药清利湿热法治疗效不显。就诊时症见：发热，体温37.8℃，尿频，尿急，尿赤，尿痛，尿不尽，劳累后尿频加重，腰痛，大便干两日一行，面颊红赤，夜半咽干，呃逆，手足热，左侧肾区叩击痛明显，舌红苔黄腻，脉来弦滑而数。

综观脉证，证属肾阴亏虚，下焦湿热，中气不足。治以滋补肾阴，清利下焦，兼以益气升阳。

处方：生地黄 15g，熟地黄 30g，败龟甲 30g（先煎），炒黄柏 3g，炒知母 12g，土茯苓 30g，土大黄 20g，飞滑石 20g，生甘草 12g，淡竹叶 10g，白通草 10g，生黄芪 30g，焦四仙各 10g，醋柴胡 15g，潞党参 20g，大枣 6 枚。每日 2 剂。服药 4 天后，尿常规正常，发热退，再服 3 天，尿路刺激症状全部消失。效不更方，以冀后效，前方继服 7 剂，遂病瘥。随访 2 年，未见发作。

按： 淋证是指因饮食劳倦、湿热侵袭而致的以肾虚，膀胱湿热，气化失司为主要病机，以小便频急，滴沥不尽，尿道涩痛，小腹拘急，痛引腰腹为主要临床表现的一类病证。《金匮要略·消渴小便不利淋病脉证并治》描述了淋证的症状："淋之为病，小便如粟状，小腹弦急，痛引脐中。"隋代《诸病源候论·淋病诸候》对本病的病机做了详细的论述，并将本病的病位及发病机理做了高度明确的概括："诸淋者，由肾虚而膀胱热故也。"巢氏这种以肾虚为本，以膀胱热为标的病机理论，已为后世所宗。本案属肾阴亏虚，湿热蕴结下焦，膀胱气化受阻，兼有中气不足。故吾师以滋补肾阴，清利下焦，兼以益气升阳之法治疗。方选大补阴丸加味，效果显著。吾师强调淋证的病位在肾与膀胱，且与肝脾有关。其病机主要是肾虚，膀胱湿热，气化失司。肾与膀胱相表里，肾气的盛衰，直接影响膀胱的气化与开合。淋证日久不愈，热伤阴，湿伤阳，易致肾虚；肾虚日久，湿热秽浊邪毒容易侵入膀胱，引起淋证的反复发作。因此，肾虚与膀胱湿热在淋证的发生、发展及病机转化中具有重要的意义。淋证有虚有实，初病多实，久病多虚，初病体弱及久病患者，亦可虚实并见。实证多在膀胱和肝，虚证多在肾和脾。因此有些医者治淋时单纯清利下焦，往往效果不佳。如与补肾、健脾兼施，则可事半功倍。

4. 脱发案

梁某，女，23 岁。2005 年 11 月 10 日初诊。近 3 月头发变得柔细，毛发发黄、发干易断，同时伴有头皮发痒，多头屑，头顶头发脱落，脱发区皮肤仅遗留少许毳毛。且盗汗，眠差，入睡难，眼圈黑，困倦，耳鸣，夜半咽干，手足热，月经量偏少，色黯，经行腹痛，舌淡红苔少，脉弦细。

综观脉证，证属肝肾不足，阴虚血少，头发失养。立法：补益肝肾，养血生发。

药用：大生地 15g，大熟地 30g，败龟甲 30g（先煎），炒黄柏 6g，炒知母 6g，何首乌 30g，润玄参 20g，全当归 15g，杭菊花 10g，川羌活 10g，醋柴胡 15g，粉丹皮 20g，建泽泻 15g，南红花 10g，柏子仁 40g，大川芎 15g，炒酸枣仁 60g，生甘草 12g。

二诊：服药 14 剂后，脱发减少，眠差减轻，盗汗减轻，眼周晦暗，舌淡红苔薄黄，脉沉细数。上方去杭菊花、建泽泻。加紫草 20g，山萸肉 20g，大川芎加量为 30g。

三诊：服药 7 剂，脱发明显好转，夜眠安和，无盗汗，眼周晦暗减轻。上方加冰片 3g，继服 14 剂病瘥。

按：脱发病，系指头发的脱落超正常代谢的生理限度，每天脱落超过 50 根以上者。正常的掉发每天在 30 根以下，冬夏掉发，正常发质是满头乌发，整齐并有光泽。中医认为：头发生长的好坏，主要与肾、肝、气血有直接关系，但与心、肺、胆、小肠、大肠、胃、膀胱也有关系。脱发是一种慢性皮肤疾病，是内在的病变，外在的临床表现，变化多端，病因很多，虚实夹杂，大多数是肝肾阴虚，兼有湿热内蕴、气滞血瘀、气血不足、肝火上炎等。吾师认为发的生长、全赖于精和血，肾藏精，故说"其华在发"。发的生长与脱落，润泽与枯槁，不仅依赖于肾中精气之充养，而且亦有赖于血液的濡养，故称"发为血之余"。青壮年由于精血充盈，则发长而光泽；老年人的精血多虚衰，毛发变白而脱落，一般说来，这是正常规律。但临床所见未老先衰，头发枯萎，早脱早白者，与肾中精气不足和血虚有关。本案为青年女性因思虑过多，精神紧张，过度的劳累，且长期睡眠不足，工作、生活节奏紊乱，造成兴奋和抑制失去平衡，导致脱发，眠差。证属肝肾不足，阴虚血少，头发失养。吾师以补益肝肾，养血生发之法治之。以大补阴丸加益肝养血之品，获得奇效。方中以二地滋补肾阴；败龟甲育阴潜阳；炒黄柏、肥知母滋阴清内热；何首乌补肝肾、益精血；润玄参清热凉血，滋阴解毒；全当归入肝肾经，补血生肌，活血润肠；杭菊花、川羌活入肺引药上行，取其肺主皮毛故也；醋柴胡疏肝解郁；粉丹皮清热凉血；建泽泻清湿热；南红花活血通经；柏子仁养心安神；大川芎活血行气；炒酸枣仁安神养血；生甘草调和诸药。诸药配合，共奏补益肝肾、养血生发之效。

5. 虚劳案

郑某，女，58 岁。2003 年 8 月 12 日初诊。症状表现：腰酸腿软，全身乏力，头晕耳鸣，视物不清，口干咽燥，手足心热，纳呆，舌红苔少欠津，脉弦细。有慢性肾衰病史 2 年，血肌酐：452μmol/L，血红蛋白 76g/L。

证属肾气亏虚，阴虚火旺，浊毒内蕴。立法：补肾泄浊，养阴益气。

药用：生地黄 20g，熟地黄 20g，败龟甲 20g（先煎），炒知母 10g，炒黄柏 10g，生黄芪 20g，全当归 30g，潞党参 10g，酒大黄 10g，云茯苓 15g，怀牛膝 15g，桑白皮 15g，石韦 40g，滑石 15g，生甘草 10g。水煎服，1 剂 / 日，分 2 次温服。

二诊：服药 14 剂后，腰酸腿软、乏力明显减轻，无头晕，仍耳鸣，视物不清，口干咽燥，手足心热，纳呆，舌红苔少欠津，脉弦细。血肌酐：375μmol/L，血红蛋白 87g/L。上方加麦冬 20g，杭白芍 15g；去桑白皮、滑石。生黄芪改为 50g。

三诊：再服药 14 剂，无明显乏力，无腰酸腿软，耳鸣消失，纳食正常，舌淡红苔薄白，脉弦细。血肌酐：308μmol/L，血红蛋白 92g/L。上方加桑寄生 40g，去杭白芍，改生地黄 30g，熟地黄 30g，败龟甲 30g（先煎），潞党参 20g。

四诊：再服药 1 个月后，纳佳，眠安，二便调，无腰酸乏力。血肌酐：229μmol/L，血红蛋白 102g/L。以后随访 2 年，血肌酐稳定在 220 ～ 250μmol/L，血红蛋白 98 ～ 109g/L。

按： 张炳厚老师非常讲究辨证，本案以大补阴丸合当归补血汤为主方治疗肾气亏虚，阴虚火旺，浊毒内蕴之慢性肾衰，获得佳效。方中用生地黄、熟地黄、败龟甲、炒知母、炒黄柏、生石决明滋补肝肾之阴以培本，降火强腰以清源，用生黄芪、全当归、潞党参益气养血，固本救虚，用怀牛膝活血祛瘀，引血下行，利尿通淋，补益肝肾。用酒大黄通腑泄浊，使脾气升、胃气降、肾气得以充养。云茯苓渗湿利尿，健脾补中，宁心安神。用桑白皮以降肺气。石韦、滑石清湿热利水道。甘草缓和药性，调和百药，为佐使药，以协调方剂中诸药药性。全方共奏滋阴生血、清热利尿之功。本案张炳厚老师治疗合用当归补血汤实有妙趣。其义有：其一，慢性肾衰患者多数兼有血虚，以本方补血。其二，慢性肾衰患者多有虚热，用本方扶阳存真阴，补气生血，则阴阳秘，虚热自止。其三，重用黄芪，大补肺气，取其通调水道，下达膀胱。其四，重用黄芪，大补肺气，取其健脾化湿，小便自利。其五，慢性肾衰患者易感冒，而感冒后又加重慢性肾衰的病情。重用黄芪，取其益气固表而御风寒。其六，脾胃虚弱，食少便溏者，非大补阴丸所宜，重用黄芪大补脾胃之气，可杜其弊。张炳厚老师治疗阴虚火旺的肾衰，不仅用黄芪，还常并用少量附子、肉桂，以助气化。这就是他强调的"顺其性即为补"。由此可见，张炳厚老师用方之妙，遣药之精，顾及之全，真令人赞叹不已，可飨同仁。

6. 耳鸣头鸣案

黄某，女，51 岁。2005 年 3 月 20 日初诊。症状表现：耳鸣头鸣 6 月余，曾多方求治，屡治不效。耳内犹如蝉鸣，头鸣时作，伴有腰膝酸软，眼花，眼干涩，夜半咽干，后背疼痛，舌红少苔，脉弦细。

辨证：肝肾阴虚，耳窍失养。立法：滋补肝肾，益精潜阳。

药用：大熟地 30g，败龟甲 30g（先煎），炒知母 10g，炒黄柏 10g，生黄芪 20g，当归尾 15g，煅磁石 40g，紫丹参 20g，石菖蒲 15g，净蝉蜕 10g，醋柴胡 15g，怀牛膝 30g，鹿角镑 20g，枸杞子 15g，杭菊花 10g，炙甘草 10g，桑寄生 40g。水煎服，1 剂 / 日，分 2 次温服。

二诊：服药 7 剂后，耳鸣头鸣明显减轻，腰膝酸软减轻，无咽干，眼干涩好转，后背疼痛消失，舌红少苔，脉弦细。上方去枸杞子，加川石斛 20g，炒杜仲 15g。

三诊：再服 14 剂后，耳鸣头鸣消失，无腰膝酸痛，无目干涩。1 年后因感冒复诊，称耳鸣头鸣未复作。

按：耳鸣是指患者自觉耳内有鸣响而周围环境中并无相应的声源，是一种病因复杂的临床常见症状。据临床统计，17％～20％的成人有耳鸣，65岁以上的老年人中耳鸣的发生率可达到28％，患耳疾的患者中耳鸣的发生率可达85％。对于耳鸣的治疗，方法虽然繁多，但直到目前为止尚无一种是医学界公认的有确切疗效的治疗方法。从临床治疗情况来看，中医治疗耳鸣具有一定的优势。耳是五官九窍之一，是人体的一部分；十二经脉、三百六十五络其气血皆上于面而走空窍，会聚于耳，构成耳与五脏六腑及全身各部广泛的联系。《内经》中有许多论述，如：肾开窍于耳，耳为心之客窍，耳者宗脉之所聚等等。观历代医家，也都是从注重整体调节、强调辨证论治出发进行探索，才形成了中医治疗耳鸣的独特优势。辨证论治是中医的精华，准确的辨证是提高疗效的前提，肾虚耳鸣临床较为多见。吾师张炳厚先生临证治疗耳鸣见解独到，疗效显著，他认为可根据耳为清阳之窍的特点，适当选用升阳通窍的药物，如柴胡、葛根、升麻升阳的效果很好；菖蒲、蝉蜕、白芷可以通窍，可以作为引经药使药物上达；血瘀也是一个容易产生的病理变化，适当的选用活血化瘀药物可以提高疗效，如丹参、当归尾等；磁石有重镇安神、纳气平喘、平肝潜阳、聪耳明目的功能，以上各类药对各种耳鸣均可酌情应用。

7. 痹证案

张某，男，66岁，2004年1月12日初诊。患者于3年前开始双膝关节红肿、疼痛，又出现腰部疼痛，近年来关节疼痛加剧，行走困难。在外院诊治，确诊为"类风湿性关节炎"，经多次住院均未能控制病情。现腰部僵硬，腰椎压痛明显，活动受限，两肩髋关节酸痛隐隐，双膝关节肿大，入夜疼痛加重，关节局部发热。伴低热起伏，午后为甚，身体消瘦，夜间盗汗，胃纳不香。舌红少苔，脉弦细。血沉：110 mm/h，抗"O"850IU/mL，类风湿因子阳性。

辨证：阴虚内热，筋骨失养，经络闭阻。立法：滋阴降火，清热蠲痹。

药用：大熟地30g，败龟甲30g（先煎），炒黄柏3g，炒知母12g，生黄芪30g，当归尾15g，锁阳20g，怀牛膝20g，青皮10g，陈皮10g，羌活12g，独活12g，鸡血藤20g，建泽泻30g，三七面3g（冲）。

二诊：每日1剂，2周后腰及膝关节疼痛明显减轻，腰部僵硬感缓解。上方去建泽泻，加补骨脂20g，土大黄15g。

三诊：守方治疗2个月后关节疼痛消失，肿胀明显减轻，血沉、抗"O"恢复正常，类风湿因子阴性。效不更方，以冀后效，继续巩固治疗3个月，症状基本消除。随访至今，其类风湿性关节炎愈后未发。

按：吾师尝云："治疗痹证，非独辨其寒热，亦应辨其虚实。痹证之后期，更应偏重治本。"《类证治裁》有痹证"久而不愈，宜峻补真阴，使气血流行，则病邪遂去"之论。本案患者属阴虚内热之痹，选用大补阴丸滋阴降火，配合养阴清热，散瘀通络之品组方治疗，切中病机，故数年顽疾，得以治愈。倘泥于外邪杂至，专事攻逐，置虚虚之诫而不顾，则病未愈而根本已摇，必致沉疴难起。《素问·至真要大论》曰"诸寒之而热者取之阴"，故治宜壮水制火。本案吾师以大补阴丸加味，方中熟地黄、龟甲培本，知母、黄柏清源，更佐当归、鸡血藤、三七面补血活血通经，锁阳强筋壮阳、补阴气、益精血，牛膝益肝肾、强筋骨、活血祛瘀。诸药合用，共奏滋阴降火、清热蠲痹之功。

8. 血精早泄案

郭某，男，27 岁，2005 年 7 月 23 日初诊。血精早泄 3 个月，既往有手淫史，有饮酒嗜好，精液呈鲜红色，现感会阴部不适，尿道灼痛，尿后滴白，尿流细，尿分叉，早泄，晨间尿道有分泌物，腰膝酸软，体倦神疲，目干涩，腹胀，大便时干，两日一行，阴囊潮湿，舌红苔黄，脉弦细。曾在当地医院诊为前列腺炎。

辨证：阴虚火旺。立法：滋阴清热，凉血止血。

方药以大补阴丸加减：生地黄 30g，熟地黄 30g，败龟甲 30g（先煎），炒黄柏 6g，炒知母 12g，川厚朴 15g，花槟榔 15g，山萸肉 20g，覆盆子 20g，粉丹皮 20g，生甘草 12g，潼蒺藜 15g，炒芡实 30g，金樱子 30g。水煎，每日 1 剂，分 2 次服。

二诊：服药 14 剂后，血精瘥，会阴部不适减轻，尿道灼痛减轻，早泄减轻，乏力减轻，仍腰膝酸软，目干涩，阴囊潮湿，舌红苔黄，脉弦细。上方加锁阳 30g、败酱草 20g。

三诊：服药两月后随诊，血精未作，会阴部不适、腰膝酸软均消失。

按： 血精大多见于 40 岁以下的男性，且大多数属于良性病变，主要由精囊炎、前列腺炎引起，特别是慢性精囊炎和慢性前列腺炎，而且这两者不容易区分，并经常同时存在。慢性精囊炎多因急性精囊炎病变较重或治疗不彻底发展而成。另外，经常使性神经处于兴奋状态或手淫过频，可引起精囊、前列腺充血，随后继发感染，从而形成慢性前列腺炎、精囊炎。吾师认为，本案血精早泄属阴虚火旺证，多因房室不节，或久服辛燥动火之食物或药物，致使阴耗精伤，阴阳失去平衡，虚火浮动扰动精室迫血妄行，则精液夹血而出。相火炽盛者，多见于青壮之年，情欲旺盛，若过于放纵，或强力入房或手淫频繁，则原属人身生机之相火受扇升腾，成为贼邪，逼令血动随精而出，导致发生血精症。治宜滋阴清热，凉血止血。可获佳效。

结语： 大补阴丸作为滋阴降火的代表方剂，吾师强调应在辨证施治的基础上应用本方。临证时应掌握同病异治、异病同治的灵活性，不可一概而论。滋阴降火为临床证治大法，临床医家对朱氏大补阴丸均较推崇，认为有"骤补真阴，承制相火"之专功。本方适应范围广，在一定程度上可归因于阴虚体质及阴虚火旺病理变化的普遍存在。但由于本方药仅 4 味，在实际应用时宜适当加减化裁；可同时配合其他方剂，以提高疗效。此外，还应注意本方的应用宜忌。对实火证，或脾胃虚寒、食少便溏者，则不宜使用。正如《医宗金鉴·删补名医方论》朱震亨所云："阴常不足，阳常有余，宜常养其阴，阴与阳齐，则水能制火，斯无病矣。今时之人，过欲者多，精血既亏，相火必旺，真阴愈竭，孤阳妄行，而痨瘵、潮热、盗汗、骨蒸、咳嗽、咯血、吐血等症悉作。所以世人火旺致此病者十居八九，火衰成此疾者百无二三。是方能骤补真阴，承制相火，较之六味功效尤捷。盖因此时以六味补水，水不能遽生；以生脉保金，金不免犹燥；唯急以黄柏之苦以坚肾，则能制龙家之火，继以知母之清以凉肺，则能全破伤之金。若不顾其本，既使病去，犹恐复来，故又以熟地黄、龟甲大补其阴，是谓培其本，清其源矣。虽有是证，若食少便溏，则为胃虚，不可轻用。"

张炳厚老师强调大补阴丸的配伍特点是滋阴药与清热降火药相配，培本清源，两者兼顾。其中熟地黄和龟甲的用量较重，与知母、黄柏的比例为 3 : 1，表明是以滋阴培本为主，降火清源为次。对于阴虚火旺证，若仅滋阴而不降火，则虚火难清；若只降火而不滋阴，即使火势暂息，犹恐复萌，故必须滋阴与降火合用，方可两全。吾师亦云，原方大补阴丸以相火旺为主，临证若见阴虚火旺不甚者，亦可少加炒知母 3g，炒黄柏 3g，其缘由阴虚生内热，上工治未病，预防内热故也。可见老师中医底蕴深厚，灵活运用古方，临证化裁应用，手到病除，其证治精髓，可飨同仁。老师善于在基础方上加减，给辨证治疗开辟了一条捷径。且善用类方，简便灵活，使后学者有所适从，不愧为当代大医。

七、张炳厚治疗慢性肾病临床数据挖掘分析研究

张炳厚教授有多年治疗慢性肾病的临床经验，对于慢性肾病的理解及治疗具有自己的特色，临床疗效明显。现为北京中医医院肾病科学术带头人。研究者通过跟师抄方，运用客观评价体系验证张老的临床经验，并将所有信息用计算机数据库进行数据分析、整理，总结出张老对该病的辨证要点、治法、治则、用药方面的特征，总结其学术经验。本题前瞻性（2007-2010）地整理了其治疗慢性肾病（主要包括慢性肾衰竭、慢性肾炎）的临床经验，并将其资料整理输入由中国中医科学院研发的临床数据采集平台，通过分析归纳，总结出张炳厚教授诊治慢性肾病的特色经验、创新见解、认证技巧、思辨过程、用药规律。

（一）研究对象

整理了张炳厚教授于 2008 年 1 月～2010 年 12 月在北京中医医院门诊治疗的慢性肾病患者 233 名，其中慢性肾炎患者 129 名、慢性肾衰竭患者 104 名。

1. 诊断标准

慢性肾衰竭、慢性肾炎诊断标准参照《肾脏病学》（王海燕主编，第二版，人民卫生出版社）。

2. 辨证分型标准

依照中华中医药学会肾病分会 2006 年肾病年会通过的慢性肾炎及慢性肾衰辨证分型标准。

（1）慢性肾炎中医辨证分型：指导思想是"本虚为纲，标实为目"，"以本为主，标本结合"。

①本证

肺肾气虚证：而色少华，而浮肢肿，倦怠乏力，易感冒，自汗，腰膝酸软，手足不温，尿频数清长或夜尿多。舌淡红，苔白，脉弱。

脾肾气虚证：腰脊酸痛，疲倦乏力，而浮肢肿，纳少或腹胀，少气懒言，尿频或夜尿多，大便溏。舌质淡红、有齿印，苔薄白，脉细。

气阴两虚证：而色少华或而色晦暗，倦怠乏力，易感冒，腰膝酸软，手足心热，口干咽燥，午后潮热，下肢浮肿。舌红，少苔，脉细数或细涩。

肝肾阴虚证：头晕耳鸣，腰膝酸软，咽干舌燥，五心烦热，潮热盗汗，失眠多梦，目睛干涩或视物模糊，性功能低下或月经失调。舌红，少苔，脉弦细或细数。

脾肾阳虚证：面色㿠白，形寒肢冷，腰膝酸软，尿少浮肿，甚则出现胸腹水，神疲乏力，腹胀纳差，大便稀溏，性功能低下或月经失调。舌淡胖、有齿印，苔白滑，脉沉细或沉迟无力。

②标证：凡具备下列任何 1 项者，即可确定。

湿热：全身中度以上水肿或胸腹水；皮肤疖肿、疮疡，咽红肿痛、扁桃体肿大；脘闷纳呆，口干不思饮；小便黄赤、灼热或涩痛不利；腰困痛，肉眼血尿或镜下血尿；舌苔黄腻，脉濡数或滑数。

血瘀：而色黧黑或晦暗；腰痛固定或呈刺痛；肌肤甲错或肢体麻木；舌色紫暗或有瘀点、瘀斑，脉细涩；尿纤维蛋白降解产物（FDP）含量升高；血液流变学检测全血黏度、血浆黏度升高；咽部暗红反复发作。

湿浊：口干咽燥或肿痛；脘闷纳呆、恶心呕吐；面浮肢肿或身重困倦或精神萎靡；血尿素氮、肌酐升高；小便涩痛、尿浊、尿黄；舌淡或红，苔白腻或黄腻，脉沉滑数或脉濡数。

（2）慢性肾衰中医辨证分型

①本证

脾肾气虚证：主症：腰膝酸软，倦怠乏力，浮肿难消，纳呆腹胀。次症：畏寒喜暖，夜尿清长，大便稀溏。舌淡紫，脉细涩，沉迟。

肝肾阴虚证：主症：腰膝腿软，头晕耳鸣，五心躁热，少气乏力。次症：口燥咽干，大便干结，尿少色黄，面色暗紫。舌暗淡，或有瘀斑（点），脉沉细无力。

脾肾阳虚证：主症：畏寒肢冷，脘冷喜热饮或泛吐清水，腰膝冷痛，大便溏泄或五更泄。次症：面色㿠白或黧黑，发脱齿摇，性功能减退明显，夜尿频多或小便清长。舌胖嫩有齿印，脉沉细或沉弱。

以上证型诊断需具备主症二项或主症一项，次症二项即可。

气阴两虚证：诊断需具备脾肾气虚证和肝肾阴虚证主症各一项，或一证主症一项和另一证次症二项。

阴虚可兼有血虚，如面黄无华，面色黧黑，舌体瘦小，脉细弱。

阴阳俱虚证：在病程日久基础上具备神疲无力、纳差少尿、腰膝酸痛、面色无华、头晕目眩其中二项者即可诊断。

②兼证

湿浊证：恶心呕叶，口干口苦，纳呆腹胀，便干尿少。舌苔黄腻厚或干，脉弦滑。

湿热证：小便频数黄赤，或涩痛不利，小腹胀满。舌苔黄腻，脉濡数。

热毒证：咽干咽痛，烦热口渴，小便短赤，大便秘结。舌红，苔黄，脉数。

血瘀证：唇甲紫暗，肌肤甲错，腰痛固定或刺痛。舌质紫暗或舌有瘀点、瘀斑，脉涩或细涩。

风动证：手足震颤，抽搐痉厥，神昏谵语，舌体蠕动，脉浮。

（二）研究方法

建立电子病历，主要采集（观察内容）。

1. 病人的基本信息

与疾病的发生、发展可能有关的各种信息以及各种临床发现（包括证候信息要素）。

2. 病人的诊断信息

诊断及其依据、诊断的修正和补充（包括患者的实验室检查信息）。

3. 病人的治疗信息

治疗过程及其相应的疗效信息。

研究模式：师带徒，跟师抄方。将所有电子病历进行整理，总结出张老的学术思想，包括辨证特点、诊疗逻辑、用药思路等。

（三）结果

1. 主要辨证分布、治法情况

总就诊次数为 233 次，其中慢性肾炎 129 次，慢性肾衰 104 次。频次指在慢性肾炎 129 次，慢性肾衰 104 次就诊中，指定证型出现的次数；频率为证型出现次数与慢性肾炎或慢性肾衰总就诊次数的百分比。

表 10 慢性肾炎主要辨证分布、治法情况

	辨证分型	辨证施治	频数（次）	频率
本证	气阴两虚证	益气养阴	45	34.88%
	肝肾阴虚证	滋补肝肾	33	25.58%
	脾肾气虚证	益气健脾补肾	22	17.05%
	脾肾阳虚证	温补脾肾	14	10.85%
	肺肾气虚证	补肺纳肾	6	4.65%
	其他		9	6.99%
	总就诊数（次）		129	100%
兼证	湿热证	清利湿热	42	32.56%
	血瘀证	活血化瘀	36	27.91%
	湿浊证	化湿泄浊	28	21.70%
	其他		23	17.83%
	总就诊数（次）		129	100%

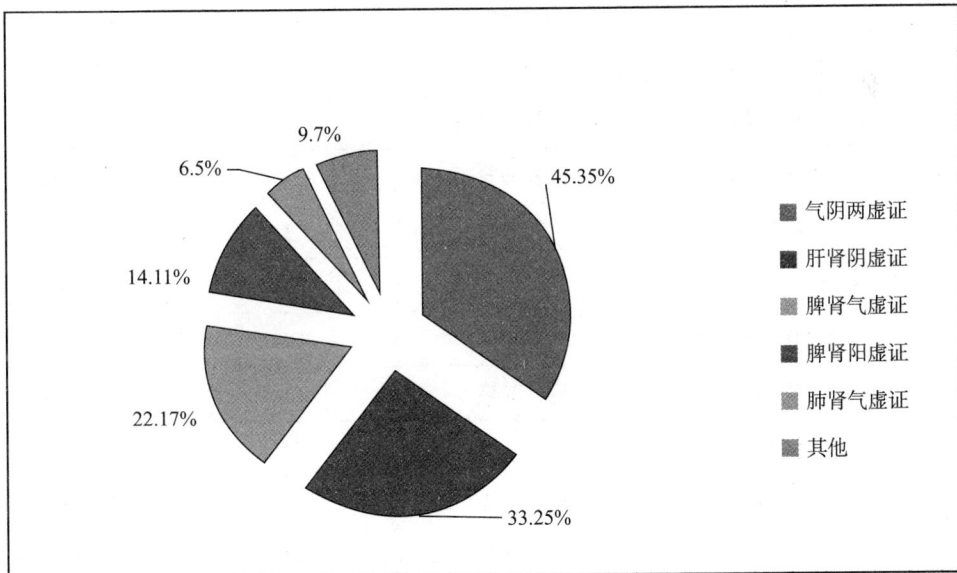

图 2 慢性肾炎本证频率（共 129 次）

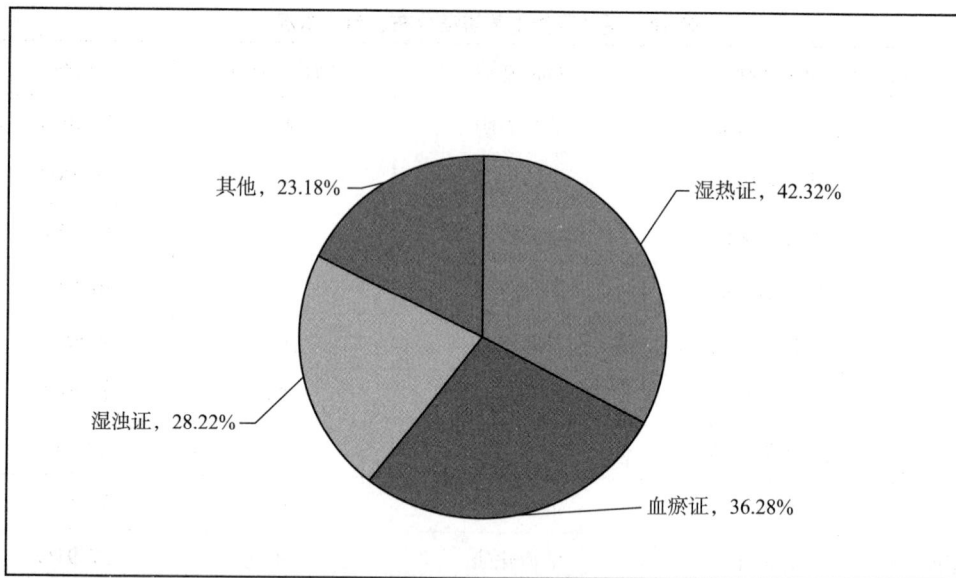

图 3　慢性肾炎兼证频率（共 129 次）

表 11　慢性肾衰主要辨证分布、治法情况

	辨证分型	辨证施治	频数（次）	频率
本证	气阴两虚证	益气养阴	31	29.81%
	肝肾阴虚证	滋补肝肾	13	12.50%
	脾肾气虚证	益气健脾补肾	43	41.35%
	脾肾阳虚证	温补脾肾	11	10.58%
	阴阳俱虚证	阴阳双补	3	2.88%
	其他	－	3	2.88%
	总就诊数（次）	－	104	100%
兼证	湿热证	清利湿热	20	19.23%
	血瘀证	活血化瘀	26	25.00%
	湿浊证	化湿泄浊	34	32.69%
	热毒证	清热解毒	11	10.58%
	其他	－	13	12.50%
	总就诊数（次）	－	104	100%

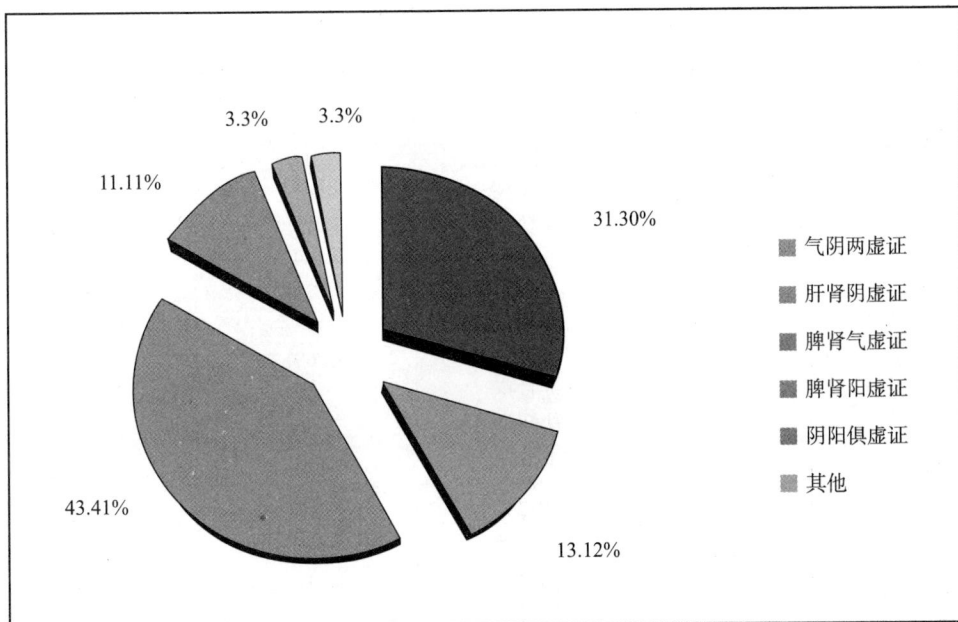

图 4　慢性肾衰兼证频率（共 104 次）

图例：气阴两虚证、肝肾阴虚证、脾肾气虚证、脾肾阳虚证、阴阳俱虚证、其他

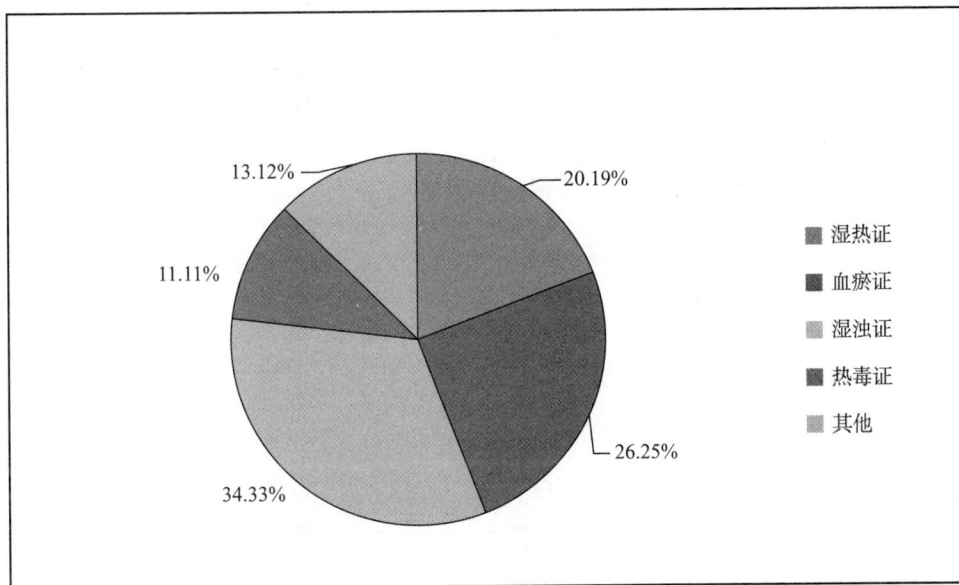

图 5　慢性肾衰兼证频率（共 104 次）

图例：湿热证、血瘀证、湿浊证、热毒证、其他

2. 药物选用的频率分布

总就诊次数为 233 次，其中慢性肾炎 129 次，慢性肾衰 104 次。频次指在慢性肾炎 129 次，慢性肾衰 104 次就诊中，指定药物出现的次数。频率为药物出现次数与慢性肾炎、慢性肾衰各自总就诊次数的百分比。

表 12　慢性肾炎药物选用的频率分布

频率范围	药物种数	药物名称	频数（次）	频率
>40%	11	熟地黄	105	81.40%
		龟甲	100	77.52%
		生黄芪	83	64.34%
		土茯苓	83	64.34%
		泽泻	79	61.24%
		土大黄	77	59.69%
		石韦	76	58.91%
		盐黄柏	69	53.49%
		炙甘草	69	53.49%
		盐知母	66	51.16%
		生地黄	64	49.61%
30%～40%	6	山药	51	39.53%
		炒白术	48	37.21%
		滑石	47	36.43%
		牛膝	43	33.33%
		生甘草	41	31.78%
		败酱草	40	31.01%
20%～30%	5	莲须	32	24.81%
		莲子肉	32	24.81%
		桂枝	31	24.03%
		柴胡	29	22.48%
		苍术	26	20.16%
10%～20%	20	附子	24	18.60%
		青风藤	24	18.60%
		鬼箭羽	23	17.83%
		茯苓	22	17.05%
		玄参	21	16.28%
		当归	20	15.50%
		瞿麦	18	13.95%
		海风藤	17	13.18%
		全蝎	17	13.18%
		白芍	16	12.40%
		萹蓄	16	12.40%
		黄连	16	12.40%
		麦冬	16	12.40%
		桑白皮	16	12.40%
		山萸肉	16	12.40%
		党参	15	11.63%
		黄精	14	10.85%
		锁阳	14	10.85%
		苦杏仁	13	10.08%
		续断	13	10.08%
<10%	152	（略）		

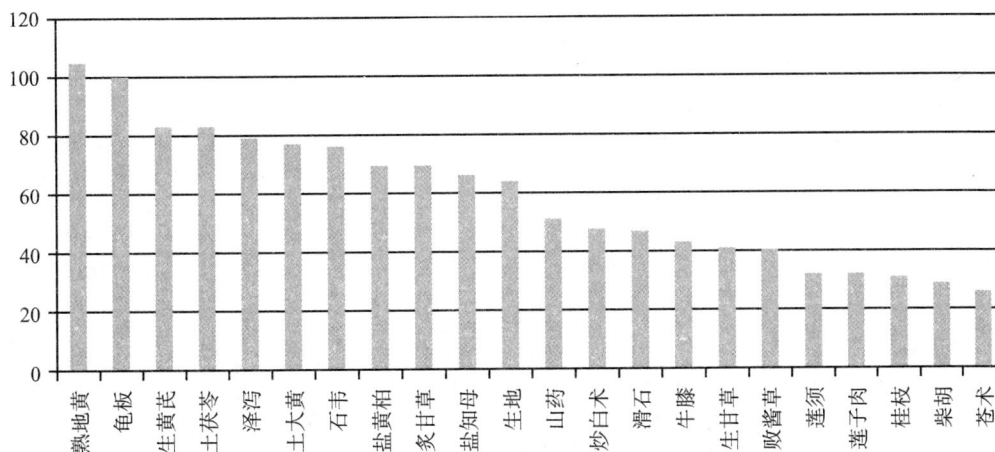

图6　慢性肾炎药物选用的频率分布

表 13　慢性肾衰药物选用的频率分布

频率范围	药物种数	药物名称	频数（次）	频率
>40%	15	熟地黄	98	94.23%
		龟甲	96	92.31%
		土茯苓	95	91.35%
		土大黄	93	89.42%
		生黄芪	80	76.92%
		石韦	77	74.04%
		当归	69	66.35%
		泽泻	65	62.50%
		炙甘草	64	61.54%
		盐黄柏	60	57.69%
		盐知母	60	57.69%
		生地黄	59	56.73%
		山药	55	52.88%
		牛膝	50	48.08%
		炒白术	43	41.35%
30%～40%	3	莲须	37	35.58%
		莲子肉	37	35.58%
		苍术	35	33.65%

续表

频率范围	药物种数	药物名称	频数（次）	频率
20%～30%	6	附子	31	29.81%
		茯苓	25	24.04%
		桂枝	21	20.19%
		佩兰	21	20.19%
		青风藤	21	20.19%
		鲜藿香	21	20.19%
10%～20%	11	阿胶珠	20	19.23%
		海风藤	20	19.23%
		滑石	20	19.23%
		石决明	19	18.27%
		败酱草	17	16.35%
		玄参	17	16.35%
		生甘草	14	13.46%
		白芍	13	12.50%
		酒大黄	12	11.54%
		黄连	11	10.58%
		焦麦芽	11	10.58%
<10%	126	（略）		

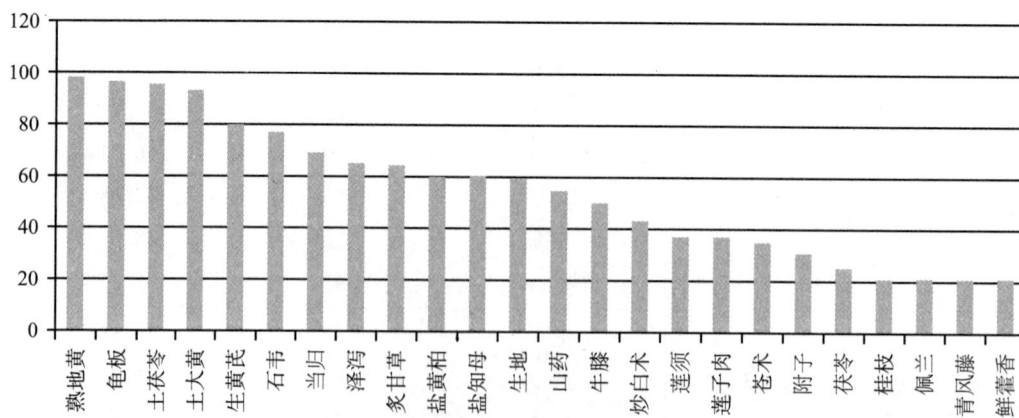

图 7　慢性肾衰药物选用的频率分布

（五）讨论

1. 张老对慢性肾炎的主要辨证治法分布

由表 10 可见张老治疗慢性肾炎辨证主要以气阴两虚证为主，治法为益气养阴，出现频次为 45 次，占总的就诊频次的 34.88%；其余依次为肝肾阴虚证，治法为滋补肝肾，频次为 33 次，占 25.58%；脾肾气虚证，治法为益气健脾补肾，频次为 22 次，占 17.05%；脾肾阳虚证，治法为温补脾肾，频次为 14 次，占 10.85%；肺肾气虚证，治法为补肺纳肾，频次为 6 次，占 4.65%；其他证型频次为 9 次，占 6.99%。由此可见气阴两虚证、肝肾阴虚证、脾肾气虚证出现频率明显高于其他各证。张老认为慢性肾炎的中医发病机制中阴虚、气虚多见，病位在肾，又肝肾同源、先天肾与后天脾密切相关，故又需注意补肝、健脾。

2. 张老对慢性肾衰的主要辨证治法分布

由表 11 可见张老治疗慢性肾衰辨证主要以脾肾气虚证为主，治法为益气健脾补肾，出现频次为 43 次，占总的就诊频次的 41.35%；其余依次为气阴两虚证，治法为益气养阴，频次为 31 次，占 29.81%；肝肾阴虚证，治法为滋补肝肾，频次为 13 次，占 12.50%；脾肾阳虚证，治法为温补脾肾，频次为 11 次，占 10.58%；阴阳俱虚证，治法为阴阳双补，频次为 3 次，占 2.88%；其他证型频次为 3 次，占 2.88%。由此可见脾肾气虚证、气阴两虚证出现频率明显高于其他各证。张老认为慢性肾衰的中医发病机制中气虚、阴虚多见，病位在肾，先天肾与后天脾密切相关，故尤需注意后天之本的调养。

3. 张老治疗慢性肾炎的常用药物

由表 12 可见张老治疗慢性肾炎用药中用药频率超过 40% 的药物有 11 种，分别是熟地黄、龟甲、生黄芪、土茯苓、泽泻、土大黄、石韦、盐黄柏、炙甘草、盐知母、生地黄；而药物选用频率低于 40%，高于 30% 的药物有 6 种，分别是山药、炒白术、滑石、牛膝、生甘草、败酱草；药物选用频次小于 30%，大于 20% 的药物有 5 种，分别是莲须、莲子肉、桂枝、柴胡、苍术。总用药种数 194 种，说明了张老临床用药之广博。由此可见，张老对于慢性肾炎的总体治疗以补肾养阴益气、清热利湿、固涩精微为主。

4. 张老治疗慢性肾衰的常用药物

由表 13 可见张老治疗慢性肾衰用药中用药频率超过 40% 的药物有 15 种，分别是熟地黄、龟甲、土茯苓、土大黄、生黄芪、石韦、当归、泽泻、炙甘草、盐黄柏、盐知母、生地黄、山药、牛膝、炒白术；而药物选用频率低于 40%，高于 30% 的药物有 3 种，分别是莲须、莲子肉、苍术；药物选用频次小于 30%，大于 20% 的药物有 6 种，分别是附子、茯苓、桂枝、佩兰、青风藤、鲜藿香。总用药种数 161 种，亦说明了张老临床用药之广博。由此可见，张老对于慢性肾衰的总体治疗以补肾养阴益气、解毒泄浊、清热利湿为主，有时兼以固涩精微、温阳。

（六）结语

张炳厚教授行医数十载，对治疗各种内科疾病均有极其丰富的临床经验，治疗肾病亦有其独到的临证思路，张老通过临证积累及推陈出新，总结出治肾八法，临床施用，疗效颇佳。

张老认为肾为先天之本，内含真阴真阳，所以其病虚证居多，故补肾方法在中医治疗中，占极其重要的地位。

张老的治肾八法：①缓补法：适用于病程短，虚不甚，宜缓补收工者，即所谓：补虚无速法。或大病后体虚，虚不受补者，应缓补图之。②峻补法：适用于肾之精气大伤者，旨遵"精气夺则虚""虚则补之""精不足者，补之以味"等论说而设。需用大补精血之品组方，纯补而不泻。③清补法：为阴虚兼有热象者所设。"阴虚生内热"，阴虚者多兼有火动。张景岳说："阴虚多热者，宜补之以甘凉，而辛燥之类不可用。"故阴虚者补而兼清。④温补法：适用于肾阳虚兼有寒证者，是指遵"劳者温之"而设立的。张景岳说："阳虚者多寒，宜补而兼暖。"既说明阳虚者，补虚当用甘温剂以养阳，并配桂附等热药以辅佐。⑤通补法：通补法是在补药中加入通药，以开气化之源，为"非通无以导涩"而设。⑥涩补法：涩补法适用于肾精亏损，固藏失职，为"非涩无以固精"而设。⑦双补法：双补法是根据肾中阴阳互根而不可分而设。张景岳说："以精气分阴阳，则阴阳不可分；以寒热分阴阳，则阴阳不可混。"张景岳对运用双补法从理论上加以阐发，他说："善补阳者，必于阴中求阳，则阳得阴助，则生化无穷；善补阴者，必于阳中求阴，则阴得阳升而源泉不绝。"但阴阳两虚，则有偏重，故阴阳双补法，亦相应有所偏重。辨证精细，立法处方才有佳效。⑧间接补法：间接补法是肾虚而不直接补肾，采取隔一隔二治法者，谓之间接补法。在间接补法中，补土生水法最为重要。如薛立斋治肾虚，常用补中益气汤加麦冬、五味子之类以为治。此为补脾肺以生肾水之法，符合"精不足者，补之以味"之经旨。味者阴也；气者阳也；补精以阴，求其本也。故补之以味，如甘草、白术、熟地黄、泽泻、五味子、天门冬之类。用补中益气汤，旨在补脾土，滋精血生化之源，为间接补肾之法。又如一贯煎，乃治肝补脾之剂，而肾阴虚亏往往多用之，以补子即能实母，肝肾同源，肝肾自然可以同治。再如以生脉散间接补肾，生脉散乃治肺之剂，肺主金，肾主水，肾虚补肺，正合"虚则补其母"之意。亦属本法范畴。

张老自拟地龟汤类方，符合补肾八法之旨，临床随证加减治疗。临床取得满意效果，同时达到从简驭繁的目的。

地龟汤类方基础方组成：熟地黄、龟甲、黄芪、当归、泽泻。所拟类方均以熟地黄为君药。熟地黄补肾阴,生肾血,为治肾主要药。龟甲补肾阴,敛虚火潜阳,补火以滋阴,滋阴力最强,为臣药,当归补血活血,为血病常用之要药,也是血中之气药,基础方中常用全当归,既能补血又能活血,彻上彻下,可攻可补,亦为臣药,黄芪益气升阳,扶阳行阳以实表,为佐使药,泽泻利水道清湿热,能补肾为佐药,熟地黄得阴气最全,龟甲得阴气最厚,此二药相辅,则既治标又治本。当归补阴血以助地黄生精血之力,黄芪辅地黄补精又益气。黄芪伍熟地黄大补气精,为君药,黄芪配当归为旺气生血,即当归补血汤之意,黄芪又能助阳通阳,使本方活而不滞。泽泻安五脏,伍地黄增强补肾之功,并佐地黄补而不腻,清相火而利尿,取其通也,全方共奏补肾阴、生精水、益气通阳之效。

1. 缓补地龟汤

组成:熟地黄、龟甲、黄芪、当归、泽泻,加山萸肉、生地黄。缓补地龟汤主治:一般性的腹胀腿软,头晕、目眩等症,也适宜于证属肾阴虚的泌尿系感染,肾盂肾炎恢复期和善后处理。泽泻泻中有补也,山萸肉补肝阴,敛津,敛汗,为防脱之要药,大凡阴虚者,多有盗汗,以山萸肉之味酸而收敛,并能固涩,为防脱之要药,山萸肉治汗出,无论阴虚、阳虚均有显赫效果。山药补脾肾,益脾肾,补而不腻,温而不燥,并有收敛之性,能固肾阴,封填下窍,为治阴虚遗精之要药。本方较六味地黄丸补力偏胜,对于诸肾病恢复期使用,取其缓补,安全可靠,方中泽泻,在缓补肾阴中驱除余邪,实为佳品。以补肾杜其复发,以清热清解余邪。或病后调理。

2. 峻补地龟汤

组成:熟地黄、龟甲、黄芪、当归、泽泻,加人参、鹿角胶(鹿角镑)。主治:真阴精血亏损的虚损百病,尤其是肾劳,也适宜于慢性肾炎、肾衰、糖尿病肾病、肾炎蛋白尿。

峻补地龟汤多用于气精两虚证,张景岳云:"以精气分阴阳,则阴阳不可分离,加人参、鹿角胶(鹿角镑)实为气精双补而制。人参大补气液,鹿角胶(鹿角镑)治虚损百病,鹿角常反向于后,故能通督脉,取其角补水以养阳。督脉上荣于脑,下络于肾,肾精不足,髓海空虚,欲大补精髓,温通督脉,以鹿角最优,无药可比。鹿角胶较鹿角镑填精髓功力更甚。"

3. 清补地龟汤

组成:熟地黄、龟甲、黄芪、当归、泽泻。常用本方加黄柏、知母应用。主治:肾虚火旺,下焦湿热所造成的潮热、自汗、癃闭、淋浊、咳嗽、咳血等症,也适宜于慢性肾炎、肾衰、泌尿系感染等病。

此方以基础方补肾阴、生精血,加黄柏苦以坚肾,寒能清热,以泻为补,加知母上清金水之化源,下滋肾燥平狂荡之火,虽有大补阴丸之意,其有别于大补阴丸以黄柏为君药,本方以地黄为君药,大补肾阴,补水以泻火,所谓"壮水之主,以制阳光"。

4. 温补地龟汤

组成：熟地黄、龟甲、黄芪、当归、泽泻，加肉桂、附子、补骨脂而成。主治：命门火衰，脾胃虚寒等引起的阳痿、精寒、脐腹疼痛、脾胃虚寒、五更泄、妇人精迟血少等症，亦适于慢性肾炎、肾衰、肾病综合征等病。

方中肉桂、附子取其温升之性，暖其水脏，促使蒸腾化气，补骨脂辛苦大温，善补肾阳之虚，本方虽曰温补，但仍以地龟汤为主方，乃取其善治阳者，阴中求阳故也。

5. 涩补地龟汤

组成：熟地黄、败龟甲、黄芪、当归、泽泻，加沙苑蒺藜、莲须、莲肉、金樱子、芡实。主治：肾虚滑精、心肾不交、白浊、消渴等病证，亦适合于肾炎蛋白尿、劳淋等病。

用沙苑蒺藜取其补肾涩精，本方立足涩补，故沙苑蒺藜与熟地黄共为君药，用芡实补肾，固精，芡实何以保肾？以其味之故，芡实如何固肾？以其酸涩固肾。用金樱子涩精固精，味酸涩，善固后阴而止泻，莲须、莲肉均为涩精之品，上有交通心肾之功，对遗精、滑精者效果颇著。

6. 通补地龟汤

组成：熟地黄、龟甲、黄芪、当归、泽泻，加车前子、茯苓、牛膝并且重用。通补地龟汤主治：肾脾俱虚不能制水，以至肚腹胀大、四肢浮肿、小便不利等病证。亦适用于水肿、慢性肾炎、肾盂肾炎、泌尿系感染等病证。

加车前子、茯苓、牛膝并且重用旨在增强利水之功，用牛膝入血分而通瘀，秉承精不利则活血之意，凡水气太盛者，当配伍活血之品，可增强利水之功。

7. 双补地龟汤

组成：熟地黄、龟甲、黄芪、当归、泽泻，加附子、肉桂。本方雷同于温补龟地汤，其不同者，桂附用量较温补地龟汤量大，取其阴阳双补之意。双补地龟汤主治中风喑痱、阳痿、早泄等病证，亦适用于慢性肾炎、肾病综合征、肾衰、肾炎蛋白尿等病。另肾脾双补地龟汤须加苍白术以健脾、燥脾、祛湿，其中以地龟汤滋肾阴，润肺。

8. 间接补地龟汤

一贯地龟汤方剂组成：熟地黄、龟甲、黄芪、当归、泽泻，合一贯煎。取其肝肾同源，木水同治。

四君地龟汤方剂组成：四君合基础方益脾肾为化精之源，补脾治肾，乃治精之化源也。

综上所述，从张炳厚教授治疗慢性肾病的用药频次可看出，地龟汤类方组成中熟地黄、龟甲、黄芪、当归、泽泻为用药频次最高的药物，说明张老治疗慢性肾病的主要治法为补肾阴，生精水，益气通阳。而土茯苓、石韦用药频次亦名列前茅，说明张老近年来在慢性肾病治疗中更为重视兼证的施治，常佐以解毒凉血、除湿利水之品。

总之，中医学的复杂性决定了名老中医的某些经验是在多年的临证过程中形成的行之有效的思维沉淀结晶，在临床总结和继承中有一定难度，这种状况成为名老中医经验不断丢失的原因之一。利用数据挖掘所得结果基本符合张炳厚教授临证学术思想，总体上可以反映张老治疗慢性肾病的临床规律，临床信息采集系统可以在保持老中医个体诊疗特色的前提下，以结构化形式存储大量诊疗信息，不断积累，便于以后的海量数据挖掘，能够更好地保留和继承名老中医经验，弘扬名老中医的学术观点，发展中医事业。

在挖掘分析过程中，某些情况难以用数据统计与挖掘的方法解决，仅以客观数据进行名老中医经验的整理研究存在不足，甚至可能会出现偏差。如由于疾病症状变化进行的药物加减等，就要通过深度访谈得以补充和完善。老中医亲自参与经验的总结，是"人机结合、以专家为主"的关键。张炳厚教授本人亲自参与指导，使研究顺利实施，且留下许多宝贵的影像资料，为进一步挖掘整理提供了有利的资源。

第二节　论疼痛及治疗经验

一、论疼痛证治

疼痛是人群中最常见、最多发的症状。人体内部的五脏六腑，外部的脉、肉、皮、骨、筋等组织器官，上起头目，下至腿足，到处都可以出现疼痛。所以说疼痛在人体可谓无处不有，因此说它是最多发的症状。世界上许多国家都有专门治疗疼痛的门诊和医院。西医认为，疼痛与神经系统关系最为密切，因此临床诊断受到一定限制，而中医对疼痛的病因病机和诊治有一套非常系统和完整的理论，更有行之有效的治疗方法。中医理论认为，疼痛的病因都是"不通"造成的，治疗强调一个"通"字，所以有"痛则不通，通则不痛"，万病求治于通的理论。中医对"通"是很讲究的，因为导致"不通"的原因很多，外感六淫，内伤七情，寒热虚实，痰气瘀血，均可导致不"通"，进而导致疼痛，而在辨证论治时要询其因、辨其证、觅其果。综上所述可见，矛盾的性质不同，解决"不通"的方法也不一样。血瘀者，行之谓之"通"；气滞者，达之谓之"通"；寒者，温之谓之"通"；热者，寒之谓之"通"；火实者，泻之谓之"通"；水亏者，润之谓之"通"。虽治法各殊，然均离不开以"通"为目的，以求"通则不痛"为治。所以说，治疗疼痛无固定方法与方剂，必须随证加减。正如俗语所说：一把钥匙开一把锁，有人以泻法概括其通，则妄矣，误杀人也，学者须领其旨趣而求其所以然，知实际也，扼其要而令其通。

下面具体介绍致痛原因不同，治法亦殊。

1. 寒邪盛而在表的，宜温经散寒以止痛，如神术散。

苍术、藁本、白芷、细辛、羌活、川芎、炙甘草各一钱，生姜三片，葱白三寸。

2. 寒邪盛而在里的，宜温中散寒以止痛，如丁香止痛散治胃脘剧痛。

丁香五钱，高良姜二两，小茴香一两半。共研细末，每服二钱，开水送。

3. 虚寒疼痛，宜扶阳温里以止痛，如济生二至丸治肾虚腰痛。

川附片、肉桂、炒杜仲、补骨脂各一两，鹿角霜、酒炙鹿茸、青盐（另研）各半两，共为末，酒煮糊丸，如梧桐子大，每服70丸，用胡桃肉细嚼，盐汤送下，早晚各服1次。

4. 热郁疼痛，宜清热解郁以止痛，如化肝煎之治肝郁气逆胁痛。

青陈皮各二钱，赤芍二钱，牡丹皮、炒栀子、泽泻各一钱半，土贝母三钱。水煎，分2次温服。

5. 气滞疼痛，宜行气导滞以止痛，如加味瓜蒌薤白半夏汤之治心绞痛。

全瓜蒌三钱，薤白三钱，半夏二钱，山楂四钱，降香三钱，川芎二钱，延胡索三钱，桂枝三钱，炙甘草三钱。水煎，分两次热服，临服时冲入米醋一汤匙。

6. 血滞疼痛，宜通经活血以止痛，如趁痛散之治关节痛。

乳香一钱，没药一钱，桃仁二钱，红花二钱，当归、羌活各三钱，广地龙一钱半（酒炒），牛膝四钱（酒炒），制香附、五灵脂各三钱，甘草一钱。共研末，每服二钱，温酒调服，日服2次。

中医治任何病都强调辨证论治，以上仅是举例而言，不能概治疼痛之全。只要做到认真辨证，论治才无偏向。宋代著名法家王安石解释"痛随利减"时说："治法云：诸痛为实，痛随利减，世俗以利为下也。假令痛在表者，实也；痛在里者，实也；痛在血气者，亦实也。故在表者，汗之则愈；在里者，下之则愈；在血气者，散之、行之则愈。岂可以利为下乎？宜作通字训，则可。"

这对疼痛的实证来说虽充分体现了辨证论治的精神，但对虚证的认识还不够，所以明代张介宾又进一步说："实则可利，虚者亦可利乎？不当利而利之，则为害而不浅。故凡治表虚而痛者，阳不足也，非温经不可；里虚而痛者，阴不足也，非营养不可；上虚而痛者，心脾受伤也，非补不可；下虚而痛，脱泄亡阴也，非速救脾肾，温补命门不可。夫以温补而治痛者，古人非不多也，唯近代薛立斋、汪石山辈尤之，奈何明似丹溪，而亦曰诸痛不可补气，局人意见，岂良法哉！"

总之，"痛无补法""痛随利减""通则不痛，痛则不通"等说法，都有一定道理，但都有片面性，过分强调，便不符合辨证论治的精神了。

二、学习张炳厚老师治疗胁痛、胃痛、腰痛的体会

（一）理气为通补亦通，辨证运用治胁痛

胁痛因肝胆疾病引起者为多见，张老师对近年来逐渐增多的胆囊炎、胆石症、脂肪肝等引起的胁痛在治疗上形成了自己的特点，对胁痛的辨证有独到的见解。胁痛的病因有湿热、寒湿、气滞、气虚、血瘀等。张老师认为胁痛的辨证关键在于辨清胁痛属虚、属实或虚实夹杂。若胁痛压按加重，痛势持续，兼见呃逆口苦，厌油腻，喜冷饮，大便干，急躁易怒，舌苔黄腻脉弦滑，为湿热瘀阻的实证。因为肝气郁而化火，或胆火旺盛，正盛邪实，正邪交争，木旺克土，脾虚失运，水湿内停，肝气郁而生热，湿热交蒸，阻遏气机，发为胁痛。主张以祛邪求通为治则，疏肝理气，清热化湿止痛。张老师用自拟清胆利湿汤治疗常常收到满意效果。清胆利湿汤的药物组成有：嫩茵陈、炒黄芩、炒枳壳、醋延胡索、醋柴胡、炒川楝、广郁金、青陈皮、杭白芍、广木香、川厚朴、广砂仁。

胁痛隐隐，喜按喜压，痛势绵绵，劳累后加重，气短乏力，不厌油腻，纳少，便溏或初硬后软，舌苔薄白，脉弦沉者为脾气虚证。张老师认为肝胆气郁，日久传脾，或素来脾气虚弱，复受木邪所乘，脾气益虚，健运失职，生化乏源，气机无力运行。若兼口渴欲饮，双目干涩，为肝阴虚。乃为肝胆气郁，日久化热，热必伤阴，肝病日久及肾，肾水亏乏，肝木失养致肝肾阴虚，肝木燥急，失其柔润条达之性，故胁痛。治宜补虚求通。正如张景岳在《质疑录·论诸痛不宜补气》中曰："凡属诸痛之虚者，不可能不补也。"健脾益气选用香砂六君汤加减；滋阴柔肝，选用一贯煎加减。张老师临床应用补法治胁痛，因辨证准确而疗效显著，以补为通，不止痛而痛自止。

临床见到患者胁痛时轻时重，或痛处不移，不喜按压，脘腹胀满，口黏有异味，口渴不欲饮，神疲乏力，纳少便溏，舌苔白厚，脉濡缓。张老师辨此证为虚实夹杂证，认为其病机是湿热瘀于肝胆，失其条达之性，木郁克土，子病及母。脾为后天之本，脾失健运，气血生化乏源，脾主血，肝藏血，气为血帅，血为气母，气行血行，气虚血滞，故脾虚肝旺血瘀虚实夹杂之证迭出。治宜攻补兼施，常用自拟宁胆和胃汤加减治疗，健脾和胃，疏肝理气。药用：潞党参、炒白术、云茯苓、醋延胡索、醋柴胡、炒川楝、广郁金、青陈皮、广木香、川厚朴。血瘀证加桃仁、红花；湿邪重加茵陈、白豆蔻、生薏苡仁等。

例：马某，女，68 岁，右胁胀痛 1 年余。胃脘胀满，病初进食油腻食物后加重，夜间经常痛醒。西医诊为"胆囊炎，胆石症"，建议手术治疗。因患者畏惧手术，治疗拖延。近 4 个月乏力气短，纳少便溏，体重减轻 10kg，胁痛不减。服用多种治疗胆结石的中西药物不效，求治于张老师。诊其舌脉，舌淡苔白腻，脉细无力，辨证为肝郁

脾虚。拟补脾理气疏肝法，予四君子汤和清胆利湿汤加减治疗。方药有：潞党参、炒白术、云茯苓、青陈皮、川厚朴、醋延胡索、醋柴胡、炒川楝、广郁金、杭白芍、炙甘草、建神曲。服药 3 周后疼痛消失，继服 2 月后，饮食正常，体重上升 5kg。

（二）病理机制分析明，前贤成方治胃痛

张老师认为成方是前人长期临床经验的结晶，药物配伍精当合理，好的成方如同一颗重型炸弹。前贤的成方都是根据中医基础理论，按君臣佐使的原则由多种药物组合而成，要把成方使用得得心应手，就必须不断地通过临床实践提高辨证、立法、选方用药三位一体的水平。辨证准确，选方恰当，就能收到显著的疗效，事半功倍。张老师在用方选药上推崇《医宗金鉴》，但临床应用成方时无门户之见，选方新颖而不失规矩，只要临床验之有效，皆视为良方。他经常用《医宗金鉴》的爽胃饮治偏热有痰的胃脘痛；用《景岳全书》的驻景丸治肝肾阴虚的眼疾；用《医学发明》的复元活血汤治疗有外伤史的疼痛；用费伯雄的滋生青阳汤治三叉神经痛；用《医门法律》的清燥救肺汤治干咳等，均取得良效。

张炳厚老师在治疗胃脘痛中善于用理气之品调节气机升降。他认为脾与胃同居中焦，互为表里，脾主运，胃主纳，脾升胃降，相辅相成，共同完成饮食水谷的消化吸收作用。而脾胃之纳运升降，有赖于肝之疏泄。正如《血证论》曰："食气入胃，全赖肝木之气以疏之，而水谷乃化。"若肝失疏泄，横逆犯胃，则气机阻塞可致胃脘痛，故胃脘痛与肝之关系甚为密切。临床上因情志不畅，郁怒不释，肝气郁结引起的胃脘痛非常多见。张老师常用解肝煎治疗肝胃不和型胃脘痛。该方出自《景岳全书》，方由广陈皮、云茯苓、法半夏、川厚朴、紫苏梗、杭白芍、广砂仁七味药组成。方中杭白芍养肝柔肝，广陈皮、广砂仁、紫苏梗芳香疏郁，降气和胃；云茯苓、法半夏、川厚朴疏肝理气，调畅气机；全方使肝气得疏，病机祛除，气复条达，疏泄司职，中焦得以健运，胃气升降有序，疼痛自止。正如《素问·宝命全形论》曰"土得木而达"也。

胃脘痛的流行病学研究发现，胃脘痛的病人中有 70.55% 属于虚证，其中尤以虚寒者为多。胃为水谷之海，胃主受纳，饮食不洁，过食寒凉，饥饱失宜，外邪入侵，寒邪直中均可损伤脾胃阳气；久病消耗人体正气，间接损害脾胃之阳，均可致脾胃虚寒。前一病机以年轻人为多，后者以老年、体弱者为多。主要症状表现：胃痛隐隐，喜温喜按，遇冷痛甚，得热痛减，进食脘胀，纳少便溏，倦怠乏力，神疲肢冷。张老师重视脾胃虚寒型胃脘痛病人的治疗，依据痛重、寒重、胀重的不同，分别选用经典方剂参芪建中汤、附子理中汤和香砂六君汤加减。痛甚加川楝子、醋延胡索；纳少加广砂仁、建神曲、焦三仙等；疼痛伴胀满者，依据不同的部位选用既可消胀止痛又有引经作用的多功能药物，如脘胀加木香，两胁胀加香附，少腹胀加青皮，小腹胀加乌药，对于胀甚而部位广泛者重用广郁金理气消胀止痛，每获良效。

临床还常见以胃脘隐痛为主症，无明显畏寒喜暖，纳少食后腹胀，便溏的患者，痛虽不重，但往往病程较长，伴神疲乏力。病机乃饮食劳倦损伤脾胃，致脾胃气虚，运化无力，胃纳呆滞，日久精微化生乏源，四肢百骸失养。张老师常用《医宗金鉴》的开胃进食汤治之：原方由潞党参、炒白术、云茯苓、炙甘草、广木香、广砂仁、广陈皮、法半夏、川厚朴、莲子肉、公丁香、广藿香、寸麦冬、建神曲组成。方中六君子健脾益气，补虚扶正，和胃理气止痛，以治脾虚为本，使脾胃之气健旺，运化复常，资生气血；同时用莲子肉、公丁香、广藿香、寸麦冬、建神曲、川厚朴芳香理气开胃之品，化湿消导，开胃进食，使受纳增加，精气化生有源，肢体肌肉得以充养则神疲乏力等诸症消失。用此方治疗的病人，常因服药后饮食增加而心情愉快，信心大增，依从性加强，使得治疗顺利，疗效满意。

（三）湿热伤阴辨证明，自拟"清肾"治腰痛

腰为肾之府，以补肾法治疗腰痛是常规之法，如风寒湿邪侵袭经络，病延日久肝肾两亏，气血不足所致的风湿性腰痛，治以独活寄生汤加减。肾阳虚衰之腰痛，用肾气丸或右归饮加减治疗。寒湿袭络之腰痛，肾着汤加减治之，以上治法张老师经常应用。然对湿热之邪所致腰痛的治疗有其独到之处。临床上常见的泌尿系统感染后引起的腰痛多因膀胱湿热引起，经过西药抗炎或中药清利膀胱湿热治疗后，尿频、尿急、尿痛等尿道刺激症状能较快得到控制，但腰痛作为慢性泌尿系感染的症状之一，西药没有有效的药物。中药治疗，若辨证不准，疗效亦不理想，病情往往迁延日久。张老师认为：膀胱湿热，久必伤阴。湿邪是由体内阴液不能正常运行气化而积聚形成的病理产物，有湿邪产生就有阴液的损伤。热邪蒸耗津液，有一分热，伤一分阴。肾与膀胱相表里，膀胱湿热之邪必累伤肾阴，因此湿热愈重，病程愈长，阴伤愈甚。阴愈虚，火愈盛，虚火更伤阴。依此因果关系形成恶性循环，所以治疗时要以滋补肾阴，清利湿热为法。用自创的清肾汤治疗，往往取得理想的效果。清肾汤由下列药味组成：生地黄、熟地黄、润玄参、炒知母、炒黄柏、瞿麦、石韦、白茅根、怀山药、生黄芪、桑寄生、五味子、大乌梅。该方不仅对慢性泌尿系感染有效，对肾结石、肾囊肿、慢性肾炎等泌尿系统慢性病属肾阴不足，湿热下注的腰痛均有效。湿热重者加飞滑石、生甘草；肾虚重加枸杞子、何首乌、山萸肉；有瘀血加当归等。此方运用的关键在辨清肾虚与湿热以谁为主，加减用药因人而异。

三、医林怪杰张炳厚治痛绝招

疼痛是人群中最常见多发的症状。人体内部的"五脏六腑"，外部的"脉、肉、皮、骨、筋、组织器官"，上起头目，下至腿足，到处都可以出现疼痛。所以说，疼痛在人体可谓无处不有。世界上许多国家都有专门治疗疼痛的门诊和医院。西医强调，

疼痛和神经系统关系最为密切，因此，临床诊断受到一定局限。而中医对疼痛的病因病机和诊治有一套非常系统和完整的理论，更有行之有效的诊治方法。中医理论认为，疼痛的病因都是"不通"造成的，治疗方法强调一个"通"字，所以有"痛则不通，通则不痛""万病求一通"的理论。中医对"通"是很讲究的，因为导致"不通"的原因很多，外感六淫，内伤七情，痰气瘀血，寒热虚实，均可导致不通而致疼痛。矛盾的性质不同，解决"不通"的方法也不一样。血瘀者行之谓之"通"；气滞者达之谓之"通"；寒者温之谓之"通"；热者寒之谓之"通"；火实者泻之谓之"通"；水亏者润之谓之"通"。虽治法各异，但达到的目的都是"通"，即以"通"为治。所以说，治疗疼痛没有固定的治疗原则和方剂，必须随证施治。正如俗话所说，一把钥匙开一把锁。

北京中医医院国家级老中医张炳厚教授根据中医理论，对疼痛病证潜心研究50年，从疼痛病证的辨证到治疗，均有独到之处。他研究出相应的许多方药，效果显著，在国内外享有盛誉。以下是张炳厚教授治疗疼痛病证的几个病例，足以说明问题。

一32岁男性司机，因宿室外引起右腿疼痛半年，行走痛甚。足腿寒凉，如置冰中，惧风恶寒。经多方诊治无效，疼痛日渐加重，夜不能寐，甚至不能驾驶。每次服止疼片10余片，痛仍不止。求治于张教授，诊为风寒湿痹，拟祛邪和血，通络止痛法，予和血祛风汤加减。3剂后疼痛大减，10剂后疼痛全消。随访1年，未再复发。

一29岁男性，左侧偏头痛2年余，空痛且晕。来诊时表情痛苦。自述近半年因工作紧张，头痛加重，持续不断。伴腰痛耳鸣，失眠健忘，口渴欲饮，五心烦热，已不能坚持正常工作。张教授看后，诊为肝肾阴虚，拟滋补肝肾止痛法，予滋补肝肾茶调散加减。服药半月，头痛明显减轻，1月后疼痛全消，恢复正常工作，半年后赴美留学。临行前带张教授之方制成的成药滋补肝肾头痛丸备用。

一62岁男性，双下肢疼痛3年，加重半年，双足着地疼痛难忍，不能行走，呻吟不止，夜间痛甚，不能自制。西医诊为"糖尿病合并末梢神经炎"，治疗无效。张教授诊其舌脉后，触其下肢，凉如扶冰，辨证为寒凝血滞，筋脉失养。拟温经散寒，活血通脉法，予三乌汤加减。半月后痛减，夜能安睡。3月后可自行外出散步。半年，疼痛消失，间断服药维持。

一37岁女性，三叉神经疼痛4年余，初始左面颊抽痛间断发作，近半年发作频繁，常年服卡马西平不间断，疼痛仍逐渐加重。洗脸、咀嚼、说笑时，可引起疼痛突然加剧，甚至痛不欲生，不能正常工作生活。张教授询问病史得知，该病始发于人工流产后恶露不尽，经止血治疗，血虽止而遗留头痛一症。观舌质暗有瘀斑，脉沉弦，遂拟活血化瘀通络法，予滋生青阳汤和通窍活血汤加减，服药1个月后，疼痛减轻，3

个月后，恢复正常工作。坚持服药 1 年，疼痛未再发作。

一 65 岁女性，右上腹胀痛 1 年余，胃脘胀满，进食油腻食物后加重，夜间经常痛醒，纳差便溏，体重减轻 10kg。西医诊为"胆囊炎、胆石症"，建议手术。后求治于张教授。诊其舌脉，苔白腻，脉弦，辨证为湿热蕴阻中焦，肝胆疏泄失职。予清胆利湿汤加减治疗。服药 3 周后疼痛消失，继服 2 月后，饮食正常，体重上升了 5kg。

第三节　论头痛及治疗经验

一、论头痛证治

头痛病因虽多，但不外外感、内伤两大类。中医理论认为"头为诸阳之会""清阳之府"，又为髓海所在，凡五脏精华之血，六腑清阳之气，皆上注于头。

何谓诸阳之会？手三阳从手走头，交于足三阳，足三阳从头走足，头是诸阳经交会的地方，故曰头为诸阳之会。六淫之邪外袭，即可循经上犯于头，清阳之气被阻，引起头痛。

另外，五脏精华之血，六腑清阳之气，皆上注于头，凡内伤诸疾引起脏腑失调，气血逆乱，瘀阻经络，脑失所养，均可导致头痛。

所以头痛在临床见症非常广泛，治疗也很棘手。张老 50 多年来，精心研究，反复验证，揣出一套治疗头痛的方法，大致分为三类。

（一）川芎茶调散加味治疗外感风寒、风热、风湿头痛及多种内伤头痛

外感头痛发病机制是风寒或风热或风湿外袭，循足太阳经上犯于头，清阳之气被阻，发生头痛。

1. 川芎茶调散

主治：风寒头痛。

主症：头痛时作，痛连项背，恶风畏寒，苔薄白，脉浮。

方剂组成：川芎、荆芥各 10g，羌活、白芷、防风、薄荷、细辛、甘草各 6g，茶叶 3g。

本方疏风解表止痛，是治疗风寒头痛的名方。

2. 清热茶调散

主治：风热头痛、感染性头痛、中毒性头痛。

主症：头痛且胀，甚则如裂，发热恶风，面红目赤，口渴欲饮，便秘尿黄，舌质红苔黄，脉浮数。

方剂组成：川芎、菊花、桑叶、黄芩各 10g，荆芥、羌活、白芷、防风、细辛、薄荷、甘草各 6g，生石膏 20g，茶叶 3g。

3. 祛风胜湿茶调散

主治：风湿头痛。

主症：头痛如裹，肢体困重，尿少便溏，苔白腻，脉濡。

方剂组成：川芎、薏苡仁、茯苓各 15g，荆芥、羌活、白芷、防风、细辛、薄荷、甘草各 6g，葛根 12g，全蝎 2g，蜈蚣 1 条，茶叶 3g。

本方祛风胜湿，加葛根解肌，是治疗风湿头痛的佳方。

4. 益气茶调散

主治：气虚头痛、血压低头痛、老年性头痛、紧张性头痛、儿童头痛。

主症：头痛且晕，短气心悸，神疲乏力，舌苔薄白，脉沉弱。

方剂组成：黄芪、党参各 30g，川芎、白术各 15g，荆芥、羌活、白芷、防风、细辛、薄荷、甘草各 6g，全蝎 2g，蜈蚣 1 条，茶叶 3g。

气虚头痛发病机制是气虚则清阳不升，浊气不降，清窍不利，导致头痛。

本方重用黄芪、党参、白术大补元气，借川芎茶调散引经，载益气药上升至头，使清气得升，浊气得降，头痛自止。

5. 补血茶调散

主治：血虚头痛，贫血头痛，血管神经性头痛，更年期头痛，偏头痛。

主症：头痛且晕，心悸不宁，失眠多梦，面色苍白，舌质淡，苔薄白，脉细。

方剂组成：白芍、熟地黄各 30g，当归 20g，川芎 15g，荆芥、羌活、白芷、防风、细辛、薄荷、甘草各 6g，茶叶 3g，全蝎 2g，蜈蚣 1 条。

血虚头痛发病机制是营血不足，不能上荣于头，头失所养，脉络不通，故发头痛。

本方重用白芍、当归、熟地黄大补营血，借川芎茶调散引经，载补血药上行至头，使头得血养，脑络复通，头痛自止。

6. 滋肾茶调散

主治：肾虚头痛、紧张性头痛、老年头痛、血管神经性头痛、外伤头痛。

主症：头痛且空，多兼眩晕，腰酸腿软，神疲乏力，遗精带下，耳鸣失眠，舌红苔少，脉沉细。

方剂组成：熟地黄 30g，枸杞子、何首乌、川芎各 15g，荆芥、羌活、白芷、防风、细辛、薄荷、甘草各 6g，全蝎 2g，蜈蚣 1 条。

肾虚头痛发病机制：肾主骨生髓通于脑，脑为髓海，肾虚髓不能上充，脑海空虚，脑络不通，故发头痛。

本方重用熟地黄、枸杞子、何首乌大补肾阴，借川芎茶调散引经，载补肾药上头，使髓充，脑海得养，脑络复通，头痛自止。

若除见上症外，另见身寒肢冷，尿清脉迟，是属肾阳虚头痛，可在上方基础上加附子、肉桂等壮阳药。

7. 理气茶调散

主治：气滞头痛、血管神经性头痛、更年期头痛、偏头痛。

主症：头痛且眩，情志不遂则加重，两胁胀痛，寒热往来，舌苔薄白，脉弦细。

方剂组成：白芍、当归、柴胡、香附各 10g，川芎、荆芥、羌活、白芷、防风、细辛、薄荷、甘草各 6g，全蝎 2g，蜈蚣 1 条。

气滞头痛发病机制是肝郁气滞，气滞血瘀，脑络不通。或因肝郁化火，血滞瘀阻，络脉不通，故发头痛。

本方用逍遥散主药白芍、当归、柴胡，加香附疏肝理气，借川芎茶调散引经，载理气药上行至头，使气行血畅，脑络复通，头痛自止。若肝郁化火头痛，可在上方加山栀、牡丹皮，以增清泻肝火之功。

8. 化痰茶调散

主治：痰浊头痛、紧张性头痛、偏头痛。

主症：头痛昏蒙，胸脘满闷，呕恶痰涎，头皮麻木，舌苔白腻，脉滑或弦滑。

方剂组成：陈皮、半夏、天麻各 10g，茯苓 30g，川芎 15g，荆芥、羌活、白芷、防风、细辛、薄荷、甘草各 6g，全蝎 2g，蜈蚣 1 条，茶叶 3g。

痰浊头痛发病机制是痰浊中阻，蒙闭清阳，痰随气上，脑络不通，故发头痛。

本方以二陈汤重用茯苓，加天麻化痰，借川芎茶调散引经，载化痰药上行至头，使痰化气展，清升浊降，脑络复通，头痛自止。

9. 活血化瘀茶调散

主治：外伤头痛、顽固性头痛、血管神经性头痛、紧张性头痛、颈椎病头痛。

主症：头痛经久不愈，痛有定处，刺痛木痛，舌质暗或有瘀斑，脉细涩。

方剂组成：当归、赤芍、川芎各 30g，桃仁、红花各 10g，荆芥、防风、白芷、羌活、细辛、薄荷、甘草各 6g，全蝎 2g，蜈蚣 1 条，茶叶 3g。

瘀血头痛发病机制是血瘀气滞，脑络不通，故发头痛。

本方用当归、赤芍、川芎、桃仁、红花、全蝎、蜈蚣活血化瘀，借川芎茶调散引经，载活血药上行至头，使瘀血化，气得行，脑络通，头痛自止。

例 1，谭某，女，37 岁。

主诉：前额头痛 3 年。

症状：3 年前行人工流产，术后当风，引起前额胀痛，痛连巅顶，头面发冷，四肢不温，足如履冰，逢寒触冷自觉寒气攻头，遂发头痛，冬秋春三季头不离巾，惧出门户，胃脘胀痛，舌苔薄白，脉沉细寸浮。

辨证：中阳不足，清阳不升，脑络受阻。

诊断：西医：血管神经性头痛；中医：阳虚头痛。

立法：助阳益气，升阳通络。

方药：益气茶调散加味。

黄芪 30g，党参 20g，附子 12g，肉桂 10g，川芎 20g，荆芥、防风、羌活各 6g，白芷 10g，细辛 12g，甘草 10g，薄荷 5g，全蝎 2g，蜈蚣 1 条。

服法：水煎，日 1 剂，分两次温服。

疗程：7 天 1 个疗程，3 个疗程痊愈。

禁忌：避风寒，忌生冷。

第 1 疗程用益气茶调散，头痛小有减轻，第 2 疗程加附子、肉桂各 10g，头痛明显减轻，第 3 疗程附子加量至 12g，肉桂 10g，头痛瘥，诸症除。

例 2，刘某，男，72 岁。

主诉：头痛 22 年，反复发作。

症状：头痛且空，痛连巅顶，近 10 年来，多呈刺痛，痛而遗尿，痛甚则尿闭，午后或过劳则加重，左足跟不能任地，胃脘胀痛，神疲喘乏，舌苔薄白根有剥苔，脉沉细关滑。

检查：脑血流图提示：脑动脉硬化 II 度。

辨证：肾阴不足，中气虚弱。

诊断：西医：脑动脉硬化性头痛，老年性头痛；中医：气阴两虚头痛。

立法：补肾益气，荣养头目。

方药：滋肾益气茶调散。

熟地黄 20g，何首乌、枸杞子、黄芪、白术各 15g，川芎 30g，当归尾 15g，羌活、防风、蔓荆子、薄荷各 6g，全蝎 2g，蜈蚣 1 条，茶叶 3g。

服法：水煎，日 1 剂，分两次温服。

疗程：7 天为 1 个疗程，2 个疗程疼痛消失。用补中益气丸、六味地黄丸善理其后。

按：本例为年高肾阴大亏，脾胃虚弱，清阳不升，脑海失养。方中重用熟地黄、何首乌等大补肾阴，黄芪、白术益气，川芎茶调散引经报使，升阳通络止痛，旨在使肾阴充，清阳升，脑络通，所以头痛臻效。

例 3，李某，男性，36 岁。

主诉：散发性脑炎病史 3 个月。

现病史：3 个月前因发热、语言含糊、意识障碍 1 天，住铁路医院治疗。查颅神经正常，两下肢巴宾斯基征（+），查多克征（+）。脑电图示：中度不正常。头颅 CT 示：左枕叶低密度影。核磁共振提示：左枕低密度，考虑炎症。确诊为散发性脑炎。给予抗炎、能量合剂、激素治疗。病情好转后出院，遂来我院就诊。

症状：两侧头痛头木，闷胀欲裂，枕部刺痛，耳重听，两目发呆直视，失眠

健忘，口渴心烦，腰酸腿软，舌苔白，脉弦细。查血压 180 ～ 160/110 ～ 90mmHg
（24 ～ 21/15 ～ 12kPa）。

辨证：肝阳上亢，风阳上扰，瘀血阻闭。

诊断：西医：散发性脑炎；中医：肝阳头痛，瘀血头痛。

立法：平肝息风，活血通络。

方药：羚角钩藤汤加减（以玳瑁粉代羚羊粉）。

玳瑁粉 15g（冲服），钩藤、石决明各 20g，天麻、菊花、桑叶各 10g，赤白芍、桃仁、生地黄各 15g。

服法：水煎，日 1 剂，分两次温服。

疗程：7 天为 1 个疗程，5 个疗程痊愈。

疗效观察，病人自诉，服本方至第 3 剂时，犹如头有容水，骤然下注，豁然神清气爽，耳聪目明，如痴如梦，判若两人，头痛减轻 90%。以后疼痛递减，仅在用脑过度时小有疼痛，至第 5 疗程时，疼痛基本消失，复查脑颅 CT 恢复正常。余留头晕，腰酸腿软，遂以滋肾茶调散配丸药善理其后。半年后随访，诸症消失，全如常人。并告之 1991 年 6 月在日本先后两次复查脑颅 CT 均正常。

治疗前 CT 所见，脑实质普遍密度减低，以脑室周围为主。治疗后 CT 所见，脑实质密度恢复正常，脑沟裂清晰，脑室正常。

按：本例虽为"散脑"，细审其证为肝阳上亢，瘀血阻络，素体肾虚，故用羚角钩藤汤加活血药治疗，后以滋肾茶调散善理其后而奏效。

（二）用经验方剂治疗五官疾病头痛

1. 苍辛合剂

主治：急性鼻炎、过敏性鼻炎、额窦炎、前筛窦炎所致头痛。

鼻炎所致头痛的发病机制：鼻为肺之窍，鼻脑相通，肺气不宣，鼻脑窍道不通，不通则痛。

方剂组成：苍耳子、白芷、藁本、荆芥、防风、川芎各 10g，辛夷、薄荷、甘草、木通各 6g，蜈蚣 1 条。

本方轻清上达，兼以温通，芳香透利，使气血并走于上，肺气宣，经脉通，头痛止。

2. 益气聪明汤加味

主治：目耳疾患所致的头痛，如中央性视网膜炎头痛、神经性耳聋头痛、青光眼头痛。

本方治疗目耳疾患所引起头痛的机制：李东垣认为脾虚则九窍不通，即脾虚清阳不升，七窍失养，七窍通于脑，清窍亦失养，故发头痛。

方剂组成：党参、黄芪各 15g，葛根、蔓荆子、白芍、黄柏、升麻、甘草各 10g，另加川芎 15g。

本方以黄芪、党参、甘草温补脾胃，益气升阳，葛根、升麻、蔓荆子鼓舞胃中清阳之气上升于头目，白芍敛阴和血以平肝，黄柏降火以补肾。全方旨在中气得补，清阳得升，肝肾受益，头耳目疾得以清除，故名益气聪明汤。

3. 凉膈散

主治：胃火、齿龈炎或牙髓炎所致的齿痛、头痛。

主症：头痛每兼齿痛，牙龈肿热，面红目赤，口舌生疮，尿赤便秘，苔黄，脉数。

方剂组成：大黄、芒硝、甘草、山栀、黄芩、薄荷各 6g，竹叶 10g，连翘 15g，当归 10g，另加蜈蚣 1 条。

本方以大黄、芒硝荡涤中上焦邪火，导火下行，重用连翘清热解毒，黄芩清上焦郁热，山栀清泻三焦之火，阴火下行。薄荷、竹叶外疏内清，全方旨在清上泻下并行，火泻络通，头痛自止。

例 4，孙某，女，38 岁。

主诉：6 年前在某医院五官科诊断为过敏性鼻炎，久治罔效。

症状：经常鼻塞流涕，前额头痛，鼻腔和两目作痒，逢寒遇冷则发，易感冒，舌苔薄白，脉浮弦。

辨证：风邪束肺，肺窍不通。

诊断：西医：过敏性鼻炎；中医：鼻渊。

立法：疏风宣肺，开窍通络。

方药：苍辛合剂。

苍耳子、川芎、防风、荆芥穗、白蒺藜各 10g，辛夷、白芷、羌活、藁本、薄荷各 6g，蜈蚣 1 条。

服法：水煎，日 1 剂，分两次温服。

疗程：7 天 1 个疗程，3 个疗程痊愈。

禁忌：避风寒，忌食生冷。

（三）用经验方剂治疗肝阳、肝风、肝火头痛

滋生青阳汤加减主治肝阳、肝风、血压高头痛、动脉硬化性头痛。

肝阳头痛主症：头痛且眩而胀，心烦易怒，失眠多梦或兼见腰酸胁痛，苔黄脉弦。

肝火头痛主症：除肝阳头痛主症外兼见面红目赤，口苦尿黄，便秘，苔黄，脉弦数。

肝风头痛主症：除肝阳头痛主症外兼见眩晕，肢体麻木，颤抖，甚至挛急，舌质红，脉浮弦。

肝阳上亢的头痛机制是：素体阳盛，肝阳上亢；肝肾阴虚，肝阳上亢。

肝火头痛机制是：肝郁化火，肝火上炎；肝肾阴虚，虚火上炎。

肝风头痛机制是：热极生风，肝风内扰；血虚生风，肝风上扰。

方剂组成：石决明 30g，草决明、生地黄、麦冬各 15g，白芍 20g，天麻、钩藤、菊花、桑叶、牡丹皮、竹茹、半夏各 10g，全蝎 2g，蜈蚣 1 条。

本方以石决明、草决明、天麻、钩藤平肝息风；麦冬、白芍、生地黄育阴和血；牡丹皮、菊花、桑叶清泻肝火；竹茹、半夏清热化痰；全蝎化瘀通络。全方旨在阳平风息，热清瘀化络通，痛晕自止。

例 5，田某，男，69 岁。

主诉：头痛 20 余年。

现病史：20 年前在某口腔医院诊断为三叉神经痛，曾作激光治疗无效。10 年前在该院手术治疗，疼痛消失。术后 2 年疼痛复发，逐年增剧，多治无效。1990 年 1 月来我院治疗。

症状：右颜面拘急疼痛，口角疼痛尤甚，向颞部放射，一日数发，以索密痛（somedon）每次 1g，每日 3 次维持。说话咀嚼疼痛必作。常垂泪惧餐，终日不语，疼痛难忍，痛苦不堪。痰多而黏，腰酸腿软，夜半咽干，身痒手颤，舌苔白滑，脉弦细。血压波动在 160～180/90～110mmHg（21～24/12～14kPa）。

辨证：肝肾阴虚，肝风内动，夹痰阻络。

诊断：西医：三叉神经痛；中医：偏头痛。

立法：平肝息风，化痰解痉，开窍通络。

方药：滋生青阳汤加减（亦为天麻钩藤饮加减）。

白芍 30g，生地黄、石决明、磁石各 20g，草决明 12g，天麻、竹茹、半夏、白僵蚕各 10g，白附子 6g，全蝎 5g，蜈蚣 1 条。

服法：水煎服，日 1 剂，分两次温服。

疗效观察：前 3 个疗程疼痛明显减轻，第 4、第 5 疗程疼痛相对加重，血压升高，加重石决明等平肝药物剂量后，疼痛又明显减轻。至第 9 疗程时，疼痛又剧增，遂加白花蛇 1 条，疼痛递减。至 15 疗程时，痛止症消，随访 3 个月未发。

按： 本例实属顽疾，顽就顽在风火相扇，瘀痰共患，以瘀为主，绝非一般药物所能奏效，必加大量蚁虫之品，搜剔化瘀，果然事遂心愿，症愈痛除。

小结

1. 头痛的临床表现十分复杂，往往是寒热虚实，瘀血痰浊，错综互见，临证时必须权衡主次，审证求因，辨证论治，才能获得预期效果。

2. 川芎茶调散的方剂组成，除甘草外，皆为祛风升浮药，肝阳、肝火、肝风及血压过高引起的头痛，非其所宜，用之犹如风火相扇，必助其焰。

3. 众多医家认为：用川芎茶调散为内伤头痛所禁忌。我越此篱障，以其全方引经治标，佐治本药，深受其益。治其标者，用量宜轻（用 6g），多用喧宾夺主；治其本者，用量宜重（用 15 至 30g），取其量大力宏，不失其主宰，所以获卓效。

4. 蜈蚣或全蝎，在所必加，二者同用，效果更捷，虫类药善能通经窜络，剔剔瘀垢，我治疗头痛反复验证得出，方中有无蜈蚣、全蝎功效竟能增损各半，一药之差，效果判然。

二、川芎茶调散类方治疗偏头痛虚证

偏头痛为临床常见病、多发病，临床见症错综复杂，治疗十分棘手。我们以川芎茶调散（以下称茶调散）类方治疗偏头痛，取得了显著的疗效。现仅将用茶调散类方治疗的 168 例虚证偏头痛报告如下。

（一）临床资料

1. 一般资料

全部病例均为 1992 年 3 月～ 1993 年 3 月北京中医医院门诊病人，共 216 例，随机分为治疗组 168 例，对照组 48 例。其中男性 68 例，女性 148 例；年龄最大 78 岁，最小 9 岁，平均 39.3 岁；病程最长 31 年，最短 10 天，平均 6.8 年。

2. 诊断依据与诊断标准

中医诊断参考《中医证候鉴别诊断学》及全国虚证与老年病研究专业委员会 1986 年修订的中医虚证诊断参考标准。西医诊断参照国际头痛学会 1988 年修订的头痛性疾患偏头痛的诊断标准及实用内科学诊断标准。

（1）诊断要点

①发作性偏侧或双侧搏动性头痛，有 5 次以上发作史。

②疼痛程度为中等～严重，可由劳累、情绪及月经周期诱发或加重。一般持续 4 ～ 72 小时。

③多伴有恶心、呕吐、羞明、面色苍白、出汗等明显自主神经症状。

④脑血流图提示：头痛前期呈低血容量型，头痛期呈高血容量型。

⑤除外器质性疾病引起的头痛。

本研究仅以内科偏头痛虚证为讨论范围。

（2）辨证分型

①气血两虚型：头痛头晕、劳则加重，神疲乏力，少气懒言，心悸失眠，恶心呕吐，面色白，唇甲色淡，起立时眼前昏暗黑蒙，舌质淡，苔薄白或少苔，脉细弱或弦细。

②气阴两虚型：头痛眩晕、劳则加重，神疲乏力，少气懒言，恶心呕吐，腰酸腿

软，自汗盗汗，咽干口燥，舌质淡红，苔白或少苔，脉沉细或沉弱。

③肝肾阴虚型：头痛且空，眩晕目涩，耳鸣失眠，潮热盗汗，夜间咽干，男子遗精，女子月经不调，舌红少苔，脉沉细数。

3. 中医症状学

对 216 例患者的头痛性质、部位及兼症等进行了详细的统计，结果如下：隐痛 129 例、刺痛 71 例、胀痛 24 例、重痛 15 例、空痛 17 例（一个患者症状若交叉出现，则分别计算，如隐隐刺痛，则分别计为隐痛 1 例、刺痛 1 例，以下类同）；疼痛部位：一侧 80 例、双侧 22 例、巅顶 59 例、前额 30 例、后头 58 例、全头 39 例；主要兼症：眩晕 161 例、恶心 24 例、神疲乏力 156 例、腰膝酸软 125 例、心悸失眠 38 例、面色白 71 例、潮热盗汗 87 例；舌象：舌质正常 55 例、舌淡 61 例、舌红 100 例；舌苔薄白 61 例、苔白 63 例、苔白厚 36 例、少苔 56 例；脉象：细弱 44 例、沉弦细 75 例、弦细 56 例、弦细数 41 例。

（二）方法与结果

1. 治疗方法

（1）治疗组选方用药

①川芎茶调散组成：川芎、荆芥、白芷、羌活、甘草、细辛、防风、薄荷。

②川芎茶调散类方：a. 补气养血茶调散，用于气血两虚之偏头痛，由党参、白芍等合上方组成；b. 益气养阴茶调散，用于治疗气阴两虚之偏头痛，由党参、熟地黄等合川芎茶调散组成；c. 滋补肝肾茶调散，用于治疗肝肾阴虚之偏头痛，由熟地黄、枸杞子等合川芎茶调散组成。茶调散类方中，治本药药味虽少，但用量甚大；治标引经药药味虽多，但用量很小。全方重点仍在补益治本。

（2）对照组选用方剂

①气血两虚型用八珍汤。

②气阴两虚型用四君子汤合六味地黄汤。

③肝肾阴虚型用杞菊地黄汤。

（3）服法及疗程：每日 1 剂，水煎，分 2 次温服。7 天为 1 个疗程。一般治疗 3 个疗程。

2. 疗效评定标准

采用王氏标准。

痊愈：头痛及兼症完全消失，停药 3 个月到半年无复发者。

好转：头痛及兼症基本消失，停药 3 个月有复发，但发作次数减少，疼痛程度减轻者。

无效：治疗 3 个疗程，疼痛发作无改善者。

3.治疗结果

全部病例疗程最短者为 2 天，最长者为 56 天，平均 18.6 天。治疗结果见表 14、15、16、17。

表 14　气血两虚型偏头痛治疗结果

组别	例数	痊愈	好转	无效	总有效
		例数%	例数%	例数%	例数%
治疗组	38	25（65.79）	11（28.95）	2（5.26）	36（94.74）
对照组	11	2（18.18）	5（45.45）	4（36.36）	7（63.36）*

* 与治疗组比较，χ^2=10.79，P<0.01。

表 15　气阴两虚型偏头痛治疗结果

组别	例数	痊愈	好转	无效	总有效
		例数%	例数%	例数%	例数%
治疗组	52	37（71.15）	12（23.08）	3（5.77）	49（94.23）
对照组	17	2（11.76）	7（41.78）	8（47.06）	9（52.94）

* 与治疗组比较，χ^2=23.19，P<0.01。

表 16　肝肾阴虚型偏头痛治疗结果

组别	例数	痊愈	好转	无效	总有效
		例数%	例数%	例数%	例数%
治疗组	78	59（75.64）	16（20.51）	3（3.85）	75（96.15）
对照组	20	5（25.00）	7（35.00）	8（40.00）	12（60.00）*

* 与治疗组比较，χ^2=25.36，P<0.01。

表 17　216 例偏头痛治疗结果

组别	例数	痊愈	好转	无效	总有效
		例数%	例数%	例数%	例数%
治疗组	168	121（72.02）	39（23.21）	8（4.76）	160（95.23）
对照组	48	9（18.75）	19（39.58）	20（41.67）	28（58.33）*

* 与治疗组比较，χ^2=83.08，P<0.01。

由表 14～17 可见，茶调散类方治疗组在分型治疗及总有效率方面均高于对照组，经统计学检验均有显著性差异，P<0.01。

（三）疗效机理研究

1. 观察对象

选 20 例健康志愿者为正常组，81 例治疗组的患者为观察组。81 例患者中，气血两虚型 20 例，气阴两虚型 27 例，肝肾阴虚型 34 例。

2. 观察指标

（1）D- 木糖试验：反映小肠吸收功能，为中医脾虚证参考诊断指标，用金氏法测定。

（2）血浆皮质醇水平：反映肾上腺皮质功能，为中医肾虚证诊断参考指标，用放射免疫法测定。

（3）血浆中 SP 水平：是一种与疼痛有关的脑 – 肠肽（又叫肽能神经递质），能引起内源性鸦片样物质释放，有止痛作用，用放射免疫法测定。

（4）血浆中 VIP 水平：是与血管舒张有关的一种脑 – 肠肽，对全身血管有很强的舒张作用。用放射免疫法测定。

3. 结果

实验结果见表 18、19。

表 18　不同证型患者生化指标对比

组别	例数	D- 木糖排泄率 /%	皮质素 /μg/L	VIP/ng/L	SP/ng/L
正常组	20	26. 37 ± 3.96	208. 5 ± 57.2	32. 63 ± 6.08	66. 95 ± 14.77
气阴两虚	27	19. 92 ± 7.39**	183. 6 ± 44.3	18. 58 ± 10.64**	51. 67 ± 26.61
肝肾阴虚	34	22. 61 ± 9.89*	183. 3 ± 48.0	25. 77 ± 13. 43*	57. 86 ± 28.50
气血两虚	20	26. 47 ± 10.60	182. 4 ± 52.0	26. 90 ± 10.49*	55. 88 ± 26.50

注：与正常组比较，* P<0.05，* * P<0.001。

表 19　治疗前后生化指标变化情况

项目	例数	D- 木糖排泄率 /%	皮质素 /μg/L	VIP/ng/L	SP/ng/L
治疗前	22	18. 30 ± 9.30	167. 8 ± 33.1	22. 45 ± 13.78	58. 41 ± 23.40
治疗后	22	22. 92 ± 9.62	183. 6 ± 41.3	3. 91 ± 19.26*	75. 68 ± 32. 36*

* 与治疗前比较，P<0.001。

由表 14 可见，气阴两虚和肝肾阴虚型病人的小肠吸收功能明显低于正常组，以气阴两虚型更明显；3 种证型病人的血浆皮质素水平均低于正常组，但无统计学差异；血浆中 VIP 水平均明显低于正常组（P<0.05），尤以气阴两虚型最明显（P<0.001）；血浆中 SP 水平均低于正常组，尤以脾肾两虚最显著（P<0.01）。

由表 15 可见，治疗后 4 项生化指标均有不同程度回升，尤以 VIP 和 SP 两项回升明显，与治疗前比较 P<0.001。

（四）讨论

偏头痛可分为实证、虚证、虚实夹杂证 3 种证型，本文仅论述其虚证的病因病机及治疗机理。中医认为"头为诸阳之会""脑为髓之海"，气虚则清阳不升、清窍不利，血虚则髓海失养，且气与血关系密切，因而气虚血虚常并见，治疗则应补气养血以治本，重用党参、白芍以补气养血，配伍茶调散载药上行头目，即补气养血茶调散，临证可用于气血两虚之偏头痛的治疗。肾主骨生髓通于脑，肾阴亏虚，无以上荣，可致头痛；脾为后天之本，脾气虚，生化无权，髓海失养亦可致头痛；且脾与肾为先天与后天的关系，两者往往相互影响，因而临床上又常见气阴两虚型偏头痛。治疗宜重用党参、熟地黄等补气填髓之品以固其本，再以茶调散载药上行以治其标，即益气养阴茶调散。另肝肾同源，肝肾阴虚在临床上往往同见，肝血虚、肾阴亏皆可导致髓海空虚，而致头痛，故设滋补肝肾茶调散以治之，方中重用熟地黄、枸杞子等以补阴填髓生血，并借茶调散载药上行，可使髓海充盈而头痛止。

本组方剂虽取名为茶调散类方，但其用药重点却在补虚治本。治本药味虽少，但用量重，茶调散药味虽多，但用量轻，仅取其轻清引经之用，观整个方剂仍以补虚治本为主。另外，川芎为血中之气药，走而不守，可上行巅顶，下彻血海，旁达四肢，是治疗头痛的圣药，亦列为类方中的君药之一。

通过实验发现，头痛病人的 D- 木糖吸收率降低，皮质素、VIP 和 SP 亦均下降，表明头痛病人有生理生化功能减退的现象，且不同证型的患者其下降水平亦不一致，尤以气阴两虚型下降明显。通过对 22 例病人进行治疗前后的对比观察发现：用茶调散类方治疗后 VIP 和 SP 明显升高。已知 VIP 是一种肽能神经递质，与血管的舒张有关，能对全身血管产生很强的舒张作用。VIP 减少则可产生血管痉挛。本组类方能明显提高 VIP，可使血管痉挛缓解，此为其镇痛作用机理之一。SP 是与疼痛有关的一种肽神经递质，SP 生理性升高，能引起内源性鸦片样物质的释放，而起到镇痛作用，这也是川芎茶调散类方的作用机理之一。

另外，实验还发现，22 例患者 D- 木糖吸收率和皮质素虽有所升高，但无统计学意义，可能与疗程太短（平均 20.3 天）有关，也说明治标镇痛祛风快，而治本补虚则需要一个较长的过程。

参考文献

［1］张炳厚.川芎茶调散加减治疗多种内伤头痛.北京中医，1986，3（2）：20

［2］张炳厚.川芎茶调散类方治疗头痛简介.中国医药学报，1993（8）：39

［3］赵金铎.中医症状鉴别诊断学.北京：人民卫生出版社，1983

［4］沈自尹.中医虚证辨证参考标准.中国中西医结合杂志，1986，6（10）：598

［5］戴瑞鸿.内科疾病诊断标准.上海：上海科技教育出版社，1991

［6］戴自英.实用内科学：下册.第8版.北京：人民卫生出版社，2001

［7］王永炎.近10年中医治疗头痛的临床研究述评.北京中医学院学报，1992，15（1）：5

［8］金敬善.尿中D－木糖的简易测定方法.中华医学检验杂志，1979，2（2）：91

三、张炳厚治疗头痛的经验

北京中医医院内科张炳厚主任，以善于治疗头痛闻名。笔者侍医半年余感到张主任治头痛有独到之处。在第5版《中医内科学》教材中，头痛被分为8型，而张主任并不拘泥于此，把头痛分为12个证型，增加了4个证型，使头痛的辨证论治更臻精确，故临床疗效甚佳。笔者侍诊期中抽样126例头痛患者统计，明显好转者（指停药3个月未复发者）62例，占49.2%，有效者（指头痛减轻）55例，占43.7%。无效或头痛加剧者9例，占7.1%。在每型的辨证上又有其关键的主症，若抓住了每型的主症，各型的辨证便可既简便又准确。在方药上张主任主要采用自己创制的川芎茶调散系列方予以治疗。

头痛的病因病机在第5版《中医内科学》当中，认为外感头痛主要感受风寒或风热或风湿之邪，上犯巅顶，邪气稽留，阻遏清阳。内伤头痛主要因于肝肾脾三脏及气滞血瘀。因于肝者，可由肝郁化火，上扰清空而为头痛，或由水不涵木肝肾阴亏、肝阳上亢上扰清空而致头痛；因于肾者，由肾精久亏脑髓空虚而致头痛，由阴损及阳，清阳不展而为头痛；因于脾者，可由脾胃虚弱生化不足，而或由营血亏虚，不能上荣脑髓脉络而致头痛，或脾失健运，痰湿内生，阻滞清阳而致头痛。外伤跌仆，久病入络，气滞血瘀，脉络瘀阻，不通则痛，每易致头痛。除此之外，张主任经过大量临床实践认识到，还有劳倦过度，病后体虚，使脾胃虚弱，中气下陷，清阳不升所致头痛；饮食不节，脾失健运，痰湿滋生，郁而化热，痰火上扰所致头痛；房室不节、七情内盛致心肾不交，此类多有不寐之症，不寐是张主任治疗的重点，治之可间接治疗头痛；若患者睡眠6小时以上者，乃主治头痛，兼治不寐；肾气不足，清阳不展所致头痛。故在临床证型上增加了中气不足型、痰热阻滞型、心肾不交型、肾阳虚型。

在辨证上张主任认为关键在于抓住各型的主症（所谓主症是对辨证起重要作用的症状），每型的每个症状都有一定的分值，对于辨证意义大的症状分值则高为2分，次要的症状分值低为1分，如果患者出现2个或2个以上的主要症状或一个主要症状和一个以上次要症状（即症状的总分值大于 4 分），就可以定为某型的头痛，如果出现多型的症状而分值达到标准，便是多证型的兼杂型。而对每型头痛张主任基本上用自己独到的一套川芎茶调散系列方辨证治疗。兼杂型则基本上用单型方药的合方。张主任认为，外感头痛是由于感受外邪而产生以头痛为主的病患。外感头痛的特点是恶寒，古人云有一分恶寒，便有一分表证。如果有恶寒则属外感头痛，若没有恶寒则属于内伤头痛。外感头痛又分为三型，即风寒型、风热型、风湿型。

风寒型的症状是：恶寒（占 2 分），头喜包裹（占 2 分），项强痛（占 2 分），头痛持续（占 1 分），头痛遇风加重（占 1 分），口不渴（占 1 分），舌苔薄白（占 1 分），脉浮（占 1 分）。张主任说，《伤寒论》中有："太阳之为病，脉浮，头项强痛而恶寒。"太阳膀胱经经过人体项背，太阳主表，风寒之邪客于足太阳经，所以项背强，寒邪客于头面，阳气受遏，所以头喜包裹，这些是重要症状。若患者出现症状分值大于或等于 4 分，即可定为风寒证，单纯的风寒证，用川芎茶调散。煎药最后 5 分钟，放入茶叶一撮，3 剂，水煎服，日 2 次。

风热型症状有：恶寒（占 2 分），咽痛（占 2 分），头胀痛（占 1 分），头痛如裂（占 1 分），发热（占 1 分），口渴喜饮（占 1 分），便秘（占 1 分），溲黄（占 1 分），面红（占 1 分），目赤（占 1 分），舌红（占 1 分），苔黄（占 1 分），脉浮数（占 1 分），若患者出现的症状分值超过 4 分，定为风热型头痛。热为阳邪，其性炎上，袭表，上扰清窍，故头痛而胀，风热犯表，肺合皮毛，咽为肺之门户，故而单纯风热型咽痛治疗用菊花茶调散。煎药最后 5 分钟放入茶叶 6g。

风湿型症状有：恶寒（占 2 分），头痛如裹（占 2 分），胸闷（占 2 分），肢体困重（占 1 分），小便不利（占 1 分），大便黏不成形（占 1 分），舌苔白腻（占 1 分），脉濡（占 1 分）。若患者出现的症状分值超过 4 分，定为风湿型头痛。因为外感风湿上犯巅顶，清空为邪阻遏，故头痛如裹。单纯的风湿型用川芎茶调散加味，煎药最后 5 分钟放入茶叶 6g。张主任认为，外感引起头痛恶寒消失而仍头痛者，可按内伤头痛辨证，因此患者只要不存在恶寒，便可按内伤头痛辨证。

瘀血型头痛：头跳痛或刺痛（占 2 分），头痛夜间加重（占 2 分），头痛由外伤引起（占 2 分），头痛经久不愈（占 1 分），头痛固定不移（占 1 分），舌质紫（占 1 分），舌苔薄白（占 1 分），脉涩（占 1 分）。若患者出现的症状分值超过 4 分，定为瘀血型头痛。瘀血之痛，痛性为刺痛，血脉欲通不通，故跳痛，瘀血为患，夜间阴盛阳虚，阳虚则血运无力，故入夜加重，外伤亦为瘀血重要原因，单纯的瘀血证用活血祛瘀茶调散，煎药最后 5 分钟放入茶叶 6g，水煎服，日 2 次。

痰湿型：头昏蒙（占 2 分），胸闷（占 2 分），呕吐痰涎（占 1 分），苔白腻（占 1 分），脉滑或弦滑（占 1 分）。若患者出现的症状分值超过 4 分，定为痰湿型头痛因痰浊中阻上蒙清窍，清阳不展，故头痛昏蒙，痰阻胸膈，所以出现胸脘满闷，单纯的痰湿型用化痰祛湿茶调散。痰热型头痛主要症状是：头昏蒙（占2分），胸闷（占2分），口苦（占2分），大便不畅（占1分），苔黄（占1分），脉滑数（占1分），若所出现症状分值超过4分，定为痰热型头痛。痰热阻于胸脘，会出现胸脘满闷，口苦为热象，单纯痰热型头痛治疗用化痰渗湿茶调散加减。煎药最后5分钟放入茶叶6g，水煎服，日2次。

肾阴虚型头痛主要症状是：腰酸或腰痛（占2分），头空痛（占2分），夜半咽干（占2分），眩晕（占1分），神疲乏力（占1分），耳鸣（占1分），舌红（占1分），苔少（占1分），脉细无力（占1分）。若患者出现的症状分值超过4分，可定为肾阴虚型头痛。脑为髓海，其主在肾，肾虚髓不能上荣于脑，脑海空虚，故头空痛，腰为肾府。肾虚故腰酸痛，足少阴肾经上夹咽，肾阴不足，不能上润于咽喉，夜间阳气虚不能布津，所以咽干夜甚，单纯的肾阴虚头痛用补肾茶调散。煎药最后5分钟放入茶叶6g，水煎服，日2次。

肾阳虚型：头冷痛（占2分），双足畏寒（占2分），心不烦（占2分），面白（占1分），双手畏寒（占1分），舌淡（占1分），脉沉细而缓（占1分），若患者出现的症状分值超过4分，可定为肾阳虚头痛。肾阳为一身阳气之本，肾阳不足故头冷痛，足畏寒，单纯肾阳虚证，心火不亢，故心不烦，肾阳不足型用补肾茶调散加减，煎药最后5分钟放入茶叶6g，水煎服，日2次。

心肾不交型：双足畏寒（占2分），心中烦热（占2分），头晕痛（占1分），少寐（占1分），心悸（占1分），善恐（占1分），溲短赤（占1分），舌红（占1分），脉细数（占1分），若出现的症状分值超过4分，可定为心肾不交型头痛。心火不降，不助肾阳，故足畏寒，火久阴伤，阴虚火旺，故心中烦热。单纯心肾不交型头痛用补肾茶调散，煎药最后5分钟，放入茶叶6g，日2次。

血虚型头痛：头痛易头晕（占2分），活动后心慌，气短明显（占2分），心跳不安（占1分），面色苍白或黄而枯萎（占1分），舌质淡（占1分），舌苔薄白（占1分），脉细弱（占1分），若患者出现分值超过4分，可定为血虚型头痛营血不足不能上荣清窍，血虚及气故乏力，气短，动则加重。单纯型血虚头痛用补血茶调散，煎药最后5分钟，放入茶叶6g。水煎服，日2次。

中气不足型头痛：胃脘胀、腹中坠痛（占2分），头痛劳则加剧（占2分），头痛上午较重（占1分），头隐痛（占1分），气短乏力（占1分），纳少（占1分），便溏（占1分），舌苔薄白（占1分），脉沉细弱（占1分）。若患者出现分值超过4分，便可定为中气不足型头痛。中气不足，托举无力，故腹中坠痛，劳则气耗，故头痛动则加剧，单纯中气不足型头痛用益气茶调散治疗。煎药最后5分钟放入茶叶6g。日2次。

肝阳型头痛：眩晕（占2分），头胀痛（占2分），头痛遇情绪变化加重（占2分），有时头重足轻（占1分），心烦易怒（占1分），夜寐不宁（占1分），胁痛（占1分），面红（占1分），舌苔薄黄（占1分），脉弦有力（占1分）。若患者出现的症状分值超过 4 分，可定为肝阳型头痛。诸风掉眩皆属于肝，肝失调达，肝阳偏亢，循经上扰清窍，故头胀而眩。易怒则肝阳暴张，清窍更为不利，故头胀痛，遇怒加重。单纯的肝阳型头痛用平肝方，水煎服，日 2 次。

例 1，李某，女，45 岁，头痛以前额为主，痛而畏寒。病史 5 年，遇劳累即发。伴有疲乏无力，胃脘满，喜暖喜按，纳少面黄，大便头干，舌苔薄白，脉寸浮弦细，综上病情，为气虚头痛。拟益气茶调散加减。黄芪、党参各 15g，川芎 12g，白芷、羌活、防风、甘草各 6g，蔓荆子 10g，细辛 3g，薄荷 3g（后下），蜈蚣 2 条，茶叶一撮（后下），水煎 3 剂。患者半年后来看胃痛时，追问得知，服上药 1 剂后头痛明显减轻，2 剂后头痛即止，连服 3 剂，至今未犯。

例 2，刘某，女，41 岁，左侧头痛且头昏蒙 3 周。平素白黏痰多，胸闷，微有恶心，舌苔白腻，脉象弦滑。揆诸病情，诊为痰浊头痛。拟化痰祛湿茶调散加减，半夏、茯苓、白术各 15g，泽泻 20g，陈皮、川芎、竹茹各 10g，防风、羌活、白芷、蔓荆子、僵蚕各 6g，蜈蚣 2 条，薄荷 3g（后下），茶叶一撮（后下）。进上药 3 剂后，左侧头痛、头昏蒙、痰多消失，但仍胸闷，余症均已愈，上方加枳壳 10g，继服 7 剂，善理其后，追访半年，未曾复发。

从张主任头痛辨证论治中，笔者感到其中有很多地方有着特别的意义。例如：对头痛的关键症状和次要症状分别给予评分，使中医由传统的相对性向精确的量化迈进一步。另外，在方药上，大胆实践吸收古方之长，创制自己独特的头痛方药系列，尤其是采用了以方作为引经药而不是过去多用的单味药引经。此又可谓一大突出进展，望中医界有志之士能够从中得到启发，在上述诸方面有所创新与发展。

四、滋生青阳汤加减治疗三叉神经痛

笔者在跟随擅治各种疑难怪证的张炳厚教授学习期间，运用滋生青阳汤加减治疗三叉神经痛，常取得满意的疗效。现将 1992～1994 年所治疗的 63 例病例总结报道如下。

（一）临床资料

1. 一般资料

本组 63 例均为门诊患者，其中男性 24 例，女性 39 例；年龄最大 72 岁，最小 23 岁，平均 47.9 岁；病程最短者 20 天，最长者 20 余年，平均 7.2 年。治疗时间最短者 3 周，最长者 3 个月。

2. 诊断标准

所有病例均符合"国际头痛学会 1988 年原发性三叉神经痛诊断标准"。

3. 中医辨证分型

辨证分肝风上扰、风痰阻络及肝风夹痰 3 型。①肝风上扰型 47 例，占 74.6%，症见伴头痛，头晕，视物旋转，手足麻木，步履不止，舌红苔白或腻，脉弦而有力。②风痰阻络型 9 例，占 14.3%，症见伴头晕目眩耳鸣，烦躁不宁，口苦呕恶，胸闷胁胀，舌苔黄腻，脉弦滑。③肝风夹痰型 7 例，占 11.1%，症见伴头晕目眩，手足麻木，胸闷呕恶，舌苔厚腻，脉滑。

（二）治疗方法

1. 基础方滋生青阳汤（生地黄、白芍、牡丹皮、麦冬、石斛、天麻、甘菊、石决明、柴胡、桑叶、薄荷、灵磁石）原方去柴胡、薄荷，加当归、葛根等。

2. 随症加减：肝风上扰型加钩藤、草决明；风痰阻络型加半夏、竹茹，并重用天麻。此外，加白僵蚕、全蝎、蜈蚣、乌梢蛇、白花蛇等虫类药。

（三）疗效分析

1. 疗效标准

临床治愈：症状及体征消失，一年内无复发。显效：症状及体征明显改善。发作次数明显减少，发作时不影响日常生活。有效：症状及体征有所改善，发作次数有所减少，发作严重时仍影响正常生活。无效：症状及体征无改善。

2. 治疗结果

见表 20。

表 20　63 例三叉神经痛患者疗效表

治愈		显效		有效		无效		总有效	
n	%	n	%	n	%	n	%	n	%
10	15.9	35	55.6	14	22.2	4	6.3	59	93.7

（四）病案举例

杨某，男，50 岁。右侧颜面、鼻旁区跳痛、灼痛、刺痛 5 年。痛甚连及右齿、右侧前额、眉棱骨，因痛苦不堪而纳呆少言。平日痰多色黄而黏，大便干燥。曾用激光、局部封闭及口服止痛剂治疗，疗效不显，来诊时面色红赤，舌苔薄白，脉沉细。张师揆诸病情，诊为肝阴不足，肝风上扰，流窜阳明。遂用滋生青阳汤加减：白芍 40g，钩藤、生石决、炙甘草各 20g，生地黄、麦冬、生石膏、牡丹皮各 15g，白僵蚕、白芷、葛根各 10g，全蝎 5g，全蜈蚣 2 条，白花蛇 1 条。水煎，日 1 剂，分温两服。进药 14 剂后，患者喜而告之：疼痛大减，且疼痛持续时间明显缩短。效不更方，上方加白附子 10g，继服 14 剂后，疼痛消失，状若常人。又予 10 剂以巩固疗效。随访 1 年，未再复发。

（五）讨论

滋生青阳汤出自清代医家费伯雄所著《医醇賸义》，本方原为主治中风头目眩晕，肢节摇颤，如登云雾，如坐舟中之症。三叉神经痛的病机以肝肾阴虚、肝风上扰最为多见。张师取该方滋阴潜阳，养血柔肝，息风通络之性。方中白芍、当归养血敛阴，柔肝止痛，平抑肝阳；石决明、天麻平肝潜阳，息风止痉；生地黄、麦冬、牡丹皮、石斛清热凉血，养阴生津，全方旨在滋阴潜阳，柔肝息风。临证中重用白芍、当归，取其"治风先治血，血行风自灭"之意。

中医理论认为：通者不痛，痛则不通，故疼痛之证应以通为治。阳明热结者，通腑泄热为通。心脉瘀阻者，活血祛瘀为通。三叉神经痛乃肝风上扰，故育阴柔肝，息风通络亦是通法，同样取得止痛效果。方中重用白僵蚕、全蝎、蜈蚣、乌梢蛇、白花蛇等大队虫蛇药，取其入肝经及善走之性，透骨搜风，息风通络止痛。疼痛剧烈不止时，是否用虫蛇药如白花蛇能使疗效增减各半，效果判然。张教授用方特别重视引经药。尤其在治疗诸般疼痛时选用全蝎、蜈蚣、白花蛇之类，走肝入络，即含引经之意。此外，方中每每选用葛根，系因三叉神经痛病变脏腑虽然在肝但常常累及阳明之络，而葛根入阳明经，走颈面，可引诸药直达病所，使疗效增强。

在临床观察的 63 例患者中，血压偏高者 56 例，占 88.9%，但亦有 7 例血压正常甚至偏低，在治疗中同样用生石决、草决明等，亦无弊端。由此可见，中药中重镇之药对血压高者可降，但对血压正常或偏低者则无降压作用，体现了中医以辨证为法，辨证施治的特色。

第四节　论心及治疗经验

一、论心及治疗冠心病和心律失常的经验

"心藏神""心主血脉""舌为心之苗""汗为心之液""心与小肠相表里""诸痛痒疮，皆属于心"，这是中医学对心脏生理和病理的概括。心脏的病证，主要也离不开这几方面。

心脏病证除本脏外，常因受他脏的影响而导致。如肾阴不足，可导致心火亢盛，称为"水不济火"；因脾胃之虚导致心虚，导致心脾两虚；肝气过旺造成心火亢盛，称为木旺生火。治疗时应考虑相关脏腑，兼筹并顾，以求治其本源。

（一）治疗冠心病经验

冠心病属中医"胸痛""心痛""真心痛""胸痹"的范畴。

《灵枢·五邪》说："邪在心，则病心痛。"《素问·脏气法时论》说："心病者，胸中痛，胁支满，胁下痛，膺背肩胛间痛，两臂内痛。"《灵枢·厥论》说："真心痛，手足青至节，心痛甚，旦发夕死，夕发旦死。"这说明真心痛是心痛之重证。《金匮要略》把胸痛称为"胸痹"，《胸痹心痛短气病》篇说："胸痹之病，喘息咳唾、胸背痛，短气……瓜蒌薤白白酒汤主之。""胸痹不得卧，心痛彻背者，瓜蒌薤白半夏汤主之。"强调了胸阳不足，阴寒阻滞，是胸痹发生的主要病因。

中医治疗冠心病，约分 10 个方法。

1. 补气养血法

主症：心绞痛，气虚，周身乏力，舌淡苔白，脉沉细。

心电图：ST 段下移，T 波倒置。

方药：益气养血汤（自拟方）。

黄芪、党参、当归、川芎、赤芍、干地黄、桃仁、红花、延胡索、郁金、香橼皮、瓜蒌、三七面。

2. 活血化瘀法

主症：心绞痛，疼痛剧烈，痛有定处，舌暗有瘀斑，脉涩。

方药：血府逐瘀汤去柴胡加香橼皮、蒲黄、五灵脂、三七面。

3. 温阳通痹法

主症：心绞痛，胸发凉，或胸痛彻背，舌苔薄白，脉沉弱。

方药：芪桂通阳汤（自拟方）。

黄芪、桂枝、瓜蒌、薤白、吴茱萸、生姜、郁金、延胡索、三七面。

4. 平肝育阴法

主症：心绞痛，头痛眩晕或头胀，腰酸腿软。（可合并高血压）

方药：地龟二至汤（自拟方）。

熟地黄、龟甲、女贞子、旱莲草、桑寄生、钩藤、延胡索、郁金、三七面。

5. 疏肝解郁法

主症：心绞痛，连两胁肋，情志不舒则胸痛加重，舌苔薄白，脉弦。

方药：逍遥散合爽胃饮加减。

白芍、当归、柴胡、瓜蒌皮、香橼皮、玫瑰花、炒川楝、延胡索、郁金、三七面。

6. 理气和胃法

主症：心绞痛，或上腹部疼痛，嗳气吞酸，舌苔薄白，脉弦。

方药：平胃散加味。

苍术、陈皮、半夏、苏梗、枳壳、乌药、川楝子、延胡索、郁金、三七面。

7. 养血安神法

主症：心绞痛，失眠多梦，烦躁不安，舌苔薄白，脉弦细。

方药：四物安神汤。

熟地黄、白芍、当归、川芎、酸枣仁、茯神、菖蒲、远志、延胡索、郁金、三七面。

8. 清热宣痹法

主症：心绞痛，胸中灼热，口渴喜冷饮，舌苔黄，脉弦数。

方药：瓜蒌、黄芩、牡丹皮、延胡索、郁金、三七面。

9. 补肾法

主症：心绞痛，腰背酸痛，腿软无力，记忆力减退。

方药：偏阳虚者，桂附八味加补骨脂、延胡索、郁金、三七面。偏阴虚者，二至丸加补骨脂、延胡索、郁金、三七面。

10. 调理冲任法

主症：心绞痛，更年期症候群患者。

治法：调理冲任。

方药：二仙汤加延胡索、郁金、三七面。

以上10法均佐活血通络之品。

例，郭某，女，75岁，老干部。

主症：阵发心前区疼痛10余年，加重6月余，以闷痛为主，无明显放射痛，每次持续10分钟左右，含服硝酸甘油可缓解，活动时易出现，行走10分钟即气短，手足心热，时有心慌，卧下时头胀，纳食量少，大便干，小便正常。既往有冠心病史10余年，3年前行心脏搭桥术，一年前行冠脉内支架术，6个月前发作后于阜外医院行冠状动脉造影，发现支架内再狭窄，未再给予其他介入性治疗，口服扩冠药及血小板解聚药出院，症状一直未缓解，遂来求诊。观其：面色萎黄，形体消瘦，神疲体惫，舌质淡，苔少，脉沉细无力。查心电图示：完全性左束支传导阻滞，ST-T改变。

辨证：气血两虚，心脉失养，气血痹阻不通。

治法：益气养血，活血化瘀止痛。

处方：生黄芪20g，潞党参20g，全当归30g，大川芎15g，赤白芍15g，净桃仁10g，南红花10g，广郁金30g，香橼皮10g，广砂仁10g，炙甘草12g，三七面3g（冲）。7剂。

二诊：药后患者心前区闷痛程度减轻，发作次数减少，气短乏力减轻，纳食增加，便秘好转。唯手足心热，腰酸腿软，视物模糊不减。考虑心肾同属少阴，其病在心，其本在肾，遂以上方加败龟甲20g，炒知母6g，炒黄柏6g，车前子10g，继服7剂。

三诊：药后患者胸痛明显减轻，手足心热，腰酸痛缓解，气短乏力减轻，视物模糊好转，饭后腹胀，二便正常。舌苔白，脉沉细。

处方：调其脾胃，强其气血化源，遂以上方去知柏，加建神曲15g，半夏曲15g，炒鸡内金 10g，继服 7 剂。

四诊：药后近 1 周胸痛未发作，饮食增加，腹胀减轻，活动耐量明显增强，行走 30 分钟未见不适，有时胸闷，二便正常。舌苔白，脉沉细。

遂以上方去鸡内金，加炒枳壳 12g，苦桔梗 10g，取其一升一降，疏理胸气。继服 7 剂。后经加减治疗 3 月余，患者胸痛、胸闷未再发作，复查心电图，完全性左束支传导阻滞消失，ST-T 段轻度改变。患者惊呼：如此神奇，堪为少见，难以理解。嘱其继续中医治疗，与阜外医院随时联系，定期复查。继此，多为患者书其病情，保姆代诊，每周服药 7 剂，坚持 1 年余。随诊 3 年，胸痛罕有发作，余症若失，精神颇好，体重增加，散步养花，甚为乐观。

（二）治疗心律失常的经验

心律失常属中医"惊悸""怔忡"范畴，一般多呈阵发性。"惊悸"和"怔忡"有所不同。《秘传证治要诀及类方·怔忡》说："怔忡……与惊悸若相类而实不同。"惊悸多由外因引起，偶因惊恐、恼怒而发，全身情况较好，其证较为浅暂；怔忡每由内因而成，外无所惊，自觉心中惕惕，稍劳即发，全身情况较差，其来也渐，其病程较为深重。故《红炉点雪·惊悸怔忡健忘》说："惊者，心卒动而不宁也；悸者，心跳动而怕惊者。怔忡者，心中躁动不安，惕惕然如人将捕之也。"

据上所述，可以看出，惊悸怔忡虽以虚证为多，但亦有属于实证，或虚中夹实者，临证时应予详辨。

复脉汤是治疗心律失常的主要方剂。

功用：益气滋阴，补血复脉。

主治：气虚血少引起的心悸动，脉结代，虚羸少气，舌光少苔或质干而萎者。

本方以炙甘草甘温益气，通经脉利气血，治心悸，脉结代，为方中主药；人参、大枣补气益胃，以资脉之本源；桂枝、生姜行阳气，调营卫；地黄、麦冬、阿胶、麻仁滋阴补血，以养心阴。合而用之，使气血充足，阴阳调和，则心之动悸，脉之结代者，自能恢复正常。

本方为治脉结代、心动悸的主方，因其能复脉、定悸，故名复脉汤。

张老用本方必重用炙甘草 15～30g，临床观察，效果甚佳。重用地黄，酒炒。取其酒之辛热，可以行药势，通经脉。地黄得酒，养血通脉之力益著，所以前人有"地黄得酒良"。

气虚甚者，加黄芪以益气助阳；心阴虚火旺者，生、炙甘草并用，以生甘草清心火故也。

复脉汤虽然是治心律失常的主要方剂，尽管临床见症适宜复脉者十之六七，但也不能赅括之，因其他病因病机所致的心律失常，亦常有之，下面将经治的 7 例重症心律失常介绍如下，望读者参考。

例1，魏某，男39岁。新疆石河子，工人，住院号48924。

患者自1965年起病，多在感冒、生气、劳累后出现阵发性心悸，曾3次在新疆石河子医专附院住院治疗，2次在我院住院治疗，均诊断为"室上性心动过速"。1978年1月24日又因感冒后出现室上性心动过速，收住我院内科。本次住院先后用西地兰、利多卡因、心得宁、心得安、溴苄胺及镇静剂（如安定、安宁）等，均无效。

1978年1月31日采用中医辨证治疗：

查证：阵阵心动悸，胸脘痞闷，头昏痛而重，发热恶寒，口干不欲饮水，每发心悸必兼有恶心呕吐，肠鸣腹泻，舌质正常，苔白厚滑，脉濡滑而数。

查体：体温37.6℃，脉搏180～192次/分，血压110/70mmHg，心律不齐，心脏无杂音，两肺（－）。

心电图：心脏无扩大。

中医辨证：湿痰中阻，风寒外束。

治疗：解表和中，理气化浊，以藿香正气散加减。

广藿香12g，佩兰12g，紫苏梗6g，香白芷6g，大腹皮9g，云茯苓15g，炒白术15g，广陈皮9g，半夏曲9g，姜厚朴9g，苦桔梗9g，炙甘草6g，淡干姜2片，大红枣5枚。急煎，日服2剂。

进药4剂，心悸胸闷，呕恶腹泻诸症消失。查心电图，房室率均为83次/分，心律整齐。患者尚有乏力，舌苔白滑，脉濡滑，上方改为白术9g，加生黄芪24g，全当归15g，继服7剂，3次查心电图正常而出院。

讨论：本例证属湿痰中阻，风湿外束，脾胃升降失司，清阳不能上荣于头则头昏痛而重；湿困脾，脾失健运，症见肠鸣腹泻；胃大络入于心，湿痰、风寒由经络上乘于心，阻遏心胸之阳，阳气不展，故胸脘痞闷；心阳虚，心气不均，则见脉律不整，阵阵心悸，恶寒发热，苔白厚滑，均呈一派寒湿之象。用藿香正气散加味治疗，达到风寒得解寒热除，气机通畅心胸舒，脾胃调和吐泻止，芳香化浊正气复。

例2，胡某，男，50岁。干部。住院号51136。

两年来冠心病、陈旧性下壁心肌梗死并室性期前收缩病史。1977年12月6日上病加重，第4次收住我院。本次住院曾先后用低分子右旋糖酐、极化液、潘生丁、乳酸心可定、苯妥英钠、安定等对因对症治疗，室性期前收缩未能纠正。

查证：阵阵心悸，短气，胸闷胸疼，胃脘冷痛，喜温按热饮，舌质淡，苔薄白，脉沉弦而缓。

查体：体温36.5℃，脉搏68次/分，血压120/70mmHg，心脏不大，心音正常，心律不齐，频发期前收缩（二联或三联），两肺（－）。

心电图：下壁心肌梗死，频发室性期前收缩，室内传导阻滞。

中医辨证：心脾气血两虚。

治疗：仿冠心病六号，益气活血，通阳行痹。

进药 10 余剂未效，细审，心悸发作或加剧均在早晨，心悸前皆有胃脘冷痛，证属脾心阳虚，投附子理中合黄芪建中加味，温中祛寒，补气生血，调和营卫。

熟附片 9g，党参 15g，淡干姜 9g，炒白术 9g，炙甘草 15g，生黄芪 30g，川桂枝 9g，杭白芍 9g，朱茯苓 9g（代茯神），全当归 15g，全瓜蒌 15g，薤白头 12g。水煎，早晚温服。

连服 10 剂，诸症减轻。查心电图，偶发早搏，上方去干姜加高良姜 9g，制香附 9g，又进 10 剂，多次查心电图，心律整齐而出院。

讨论：本证责在心脾阳虚而又以脾为主，中阳不足，寒从内生，阴寒之气上逆乘心，痹阻心脉，心阳受累，症见胸闷，心胸冷痛，正如《素问·举痛论》曰："寒气入经而稽迟，滞而不行，客于脉外而血少，客于脉中则气不通，故卒然而痛。"此外，脾阳虚，运化失常，气血生源匮乏，不能上奉于心，导致心气、血两虚，心主血脉，心气不足，功能低下，气来不匀则脉律不整，心律不齐，症见心悸而短气。所以，用附子理中汤温中祛寒，黄芪建中汤加当归补气生血，调和营卫而收效。

例 3，马某，男，56 岁。职工。住院号 60144。

患者 1978 年 4 月初，感冒后出现阵发性心悸、短气、胸闷，夜间呼吸困难，加重 3 天。经查心电图、胸透，诊断为冠心病（心肌硬化型），慢性充血性心衰，收住我院。

住院后曾先后用低分子右旋糖酐、极化液、潘生丁、利多卡因、心得宁等对症对因治疗无效，而改用中医辨证治疗。

查证：阵阵心悸，气上冲胸，起则头眩，胸胁支满，咳嗽吐稀白痰，舌苔白滑，脉沉滑。

查体：体温 36.5℃，脉搏 84 次 / 分，血压 110/70mmHg，颈静脉轻度怒张，两肺呼吸音粗糙，肺底部有小水泡音，心尖搏动弥漫，心音低钝，各瓣膜听诊区均可闻及 II 级收缩期吹风样杂音，A2>P2，肝大，剑下 3 指，肋下 2 指，肝颈静脉回流试验阳性。

心电图：慢性冠状动脉供血不足，频发室性期前收缩，第一度房室传导阻滞。

中医辨证：脾阳不足，饮停于下。

治疗：健脾渗湿，温阳化饮，苓桂术甘汤加味。

云茯苓 12g，炒白术 9g，川桂枝 9g，炙甘草 9g，广藿香 12g，佩兰各 12g，广陈皮 9g，清半夏 9g，建泽泻 12g，全瓜蒌 15g，薤白头 15g，潞党参 15g。水煎，早晚温服。

进上药后，诸症日益减轻，期前收缩减少，服 20 剂，除尚有轻微胸闷外，余症消失，3 次查心电图，心律整齐，冠状动脉供血不足亦有改变。但又出现不典型心绞痛，遂用益气活血之品，疼痛消失，期前收缩未出现，自动要求出院。

讨论：本例证属脾阳虚弱，痰湿内停。脾阳虚弱，运化无权，聚湿成饮，停于心下，饮不得下而上冲，水气凌心则动悸不安，水寒射肺而咳嗽、咳痰。尤在泾说："痰饮阴邪也，为有形，以形碍虚则满，以阴冒阳则眩，苓桂术甘汤温中祛湿，治痰良剂也，盖饮为结邪，温则易散，内属脾胃，温则能运耳。"方中加党参重补脾气，加泽泻助苓、术利水，加二陈祛痰。且停饮者多气滞，加陈皮能行气化饮，又一治也。

例 4，秦某，女，32 岁。石河子教师，住院号 62528。

6 年来风心病（二尖瓣关闭不全并狭窄）并频发室性期前收缩，1978 年 4 月 25 日转入我科，曾先后用心得宁、利多卡因、安定及大剂量抗风湿药（如阿司匹林、抗炎松）等对症对因治疗，心律失常未能纠正，5 月 2 日改用中医辨证治疗。

查证：阵发性心悸、短气，持续性胸闷，胸疼彻背，活动后上症加剧，伴有汗多，心烦，失眠多梦，舌燥咽干，易感冒，舌红少苔，脉细数，强弱快慢不一。

查体：体温 37℃，脉搏 84 次 / 分，血压 120/70mmHg，心界不大，心尖部可闻及 II 级收缩期吹风样递减性杂音和 I 级舒张期雷鸣样杂音，两肺（－）。

心电图：频发室性期前收缩（三联律），偶有短暂的室性心动过速。

中医辨证：气阴两虚。

治疗：益气滋阴，通阳复脉，以炙甘草汤加减。

炙甘草 15g，潞党参 15g，真阿胶 9g，大生地 6g，川桂枝 6g，杭白芍 9g，寸麦冬 12g，火麻仁 9g，王不留行 15g，石菖蒲 9g，炙远志 9g。水煎，早晚温服。

进上药 6 剂，除仍多汗、胸痛外，余症明显减轻，脉弦细，脉律整齐。查心电图，心律整齐，持续达 52 天，心律未见异常。

同年 6 月 21 日，又突然出现阵发性心慌，胸闷，胸胁胀痛，急查心电图提示为间位性偶发室性期前收缩，投上方 10 剂未效，细询问得知，本次发作因与同室病人生气引起，选解肝煎加味，舒肝理气，以活血化瘀。

青皮 9g，陈皮 9g，云茯苓 9g，清半夏 9g，川厚朴 9g，紫苏梗 9g，广木香 3g，制香附 9g，醋柴胡 6g，缩砂仁 9g，大川芎 9g，五灵脂 9g，生蒲黄 9g，王不留行 15g。水煎，早晚温服。

进上药 9 剂，查心电图，心律整齐出院。

讨论：本例属气阴两虚。气虚责在脾肺，脾肺气虚，营血生源不足，不能上奉于心，导致心血不足。经曰："脾气散精，上输于肺，此地气上升也，肺主治节，通调水道输膀胱，此天气下降也，脾肺虚，则上下不交而为痞，荣血无借以生。"心主血而藏神，经曰："静则神藏，躁则消亡。"心血虚心阳易动，故怔忡，心悸，脉律不整，心律不齐，炙甘草汤益气生血复脉，故取效。第 2 次心悸，心律失常，诱因为肝郁气滞，故用解肝煎，舒肝理气，佐以活血化瘀而奏效（见例 6）。

例 5，李某，男，51 岁，住院病历号 43304。

两年来冠心病，第二度房室传导阻滞病史，于 1978 年 2 月 7 日第 2 次收住我科。

住院后曾先后用极化液、低分子右旋糖酐、潘生丁、乳酸心可定、安宁、安定等对症对因治疗，第二度房室传导阻滞依然反复发作，后采用中医辨证治疗。

查证：阵发性心前区疼痛，伴有心前区压迫、窒息感，心悸短气，腰疼腿软，头晕目眩，五心烦热，失眠多梦，小便频数有灼热感，口干口苦，欲饮水，舌质红少苔，脉细数。

查体：体温 36℃，脉搏 83 次 / 分，血压 150/110mmHg。两肺（－），心界不大。心脏无杂音。

心电图：第二度房室传导阻滞。

化验：尿糖定性（＋＋＋＋），空腹血糖 272mg/dL。

中医辨证：胃肾阴虚。

治法：滋补胃肾。

大生地 30g，桑寄生 30g，怀山药 30g，女贞子 15g，川石斛 30g，北沙参 30g，生黄芪 24g，云茯苓 18g，肥知母 24g，天花粉 30g，灯心草 6g。水煎，早晚温服。

进上药 10 剂后，诸症日渐减轻，共进药 54 剂，诸证明显减轻，查尿糖定性（＋），空腹血糖 211mg/dL，第二度房室传导阻滞基本控制。

讨论：本例责在胃肾阴虚。肾阴虚，不能上济于心，心肾不交，导致心血不足，心火妄动，胃肾阴虚，"阴虚生内热"，火性炎上，相火扰动君火，均易症见心悸，胸痛，心律不齐，故用上方而取效。

例 6，胡某，女，28 岁，石河子售货员，住院病例号 63302。

心律失常（频发结性期前收缩），12 年病史，每因情绪波动而发。1978 年 5 月 2 日，又因月经过多，情志抑郁，阵发性心悸加剧，又住我院。曾用谷维素、利多卡因、心得宁和大剂量镇静剂如安定等，对症对因治疗无效，后采用中医辨证治疗。

查证：阵阵心悸短气，胸闷憋气，心烦易怒，失眠多梦，多悲善忧，胸胁少腹游走性疼痛，月经不调，舌质红少苔，脉弦细数。追问病史，起病因与顾客吵架。

查体：体温 37℃，脉搏 82 次 / 分，血压 100/60mmHg。两肺（－）；心界不大，心无杂音，肝脾不大。

心电图：频发结性期前收缩（三联律）。

中医辨证：肝气郁结，郁久化火。

治法：舒肝解郁，以清肝活血，拟解肝煎加味。

青皮 9g，陈皮 9g，清半夏 9g，云茯苓 9g，川厚朴 9g，赤芍 9g，白芍 9g，制香附 9g，醋柴胡 9g，全当归 12g，粉丹皮 12g，炒山栀 6g，甘草 15g，生小麦 30g，大枣 5 枚。水煎，早晚分服。

进上药 10 剂，诸证减轻，查心电图偶发结性期前收缩，活动后频发，再投 5 剂仍无明显变化。细审，两尺脉浮大无力，耐心询问证实患者长期有梦交、白淫。改用秘阴煎合交泰丸，大补肾阴，交通心肾，佐以固涩。

生地黄 30g，熟地黄 30g，怀山药 15g，女贞子 15g，枸杞子 12g，菟丝子 15g，金樱子 15g，潞党参 15g，煅龙骨 24g，煅牡蛎 24g，肉桂 3g，川黄连 3g，朱远志 12g。水煎，早晚分服。

进上药 10 剂，梦交、白淫症愈，查心电图正常，再进 15 剂，除轻度腰疼乏力外，余症消失，多次查心电图正常出院。

讨论：本例为肝失疏泄，气滞血瘀，闭阻心脉，郁久化火，肝火扰动心火。郁久化火，也耗伤肝血，肝肾同源，肝血不足导致肾阴虚，相火扰动精室则梦交、白淫。肾阴不足，不能上潮，心阳不敛，火不下降，心肾不交，气血支离，孤阳独越，营卫闭塞，血脉阻闭不通，症见脉律不整，心律不齐，阵阵心悸动，所以初用解肝煎，疏肝解郁活血通络。虽有效而不能痊愈，治其标也。改用秘阴煎合交泰丸，壮水之主，交通心肾而痊愈，治其本也。

例 7，吕某，男，61 岁，职工，住院病历号 63292。

冠心病（心肌硬化型）病史半年，1978 年 4 月 20 日，感冒发烧后出现房颤，收住我院，静注西地兰 6 小时后，查心电图房颤纠正，但出现持续性频发室性早搏（二联律或三联律），先后用极化液、利多卡因、心得宁、心得安、苯妥英钠、低分子右旋糖酐、大剂量镇定剂（如安定）等，毫无效果，后采用中医辨证治疗。

查证：持续性心动悸，短气，胸闷，心前区胸骨后刺痛，有灼热感，夜有低烧 37.2℃，口干舌燥，失眠多噩梦，舌质绛，边有瘀斑，苔黄厚少津，脉弦滑有力，快慢不一。

查体：体温 37℃，脉搏 86 次 / 分，左心界轻度扩大，心音强，心尖部和主动脉第二听诊区可闻及 II 级收缩期吹风样杂音，两肺（－）。

心电图：冠状动脉供血不足，频发室性期前收缩（三联律）。

中医辨证：先用滋阴活血和活血化瘀方剂 20 来剂，自觉病状时轻时重，对心律失常无效。细审，少腹拘急，疼痛拒按，烦躁不安，大便秘结，6 天未解，舌燥脉滑有力，考虑阳明腑热，伤津蓄血，而以桃仁承气汤合增液汤。

桃仁 12g，川桂枝 9g，炙甘草 6g，生大黄 9g（后下），芒硝 9g（后下），寸麦冬 12g，润玄参 12g，大生地 15g。

进上药 2 剂，腹疼加剧，大便亦未解，增量大黄至 15g，2 剂后腹痛更重，大便亦未解，又增量大黄至 21g，1 剂药后，解黑色燥屎多半痰盂，心悸胸闷、烦躁腹痛顿时大减，即刻查心电图：偶发室性早搏，又用通幽汤加味。

桃仁 9g，红花 9g，炙甘草 6g，火麻仁 15g，全当归 15g，川石斛 15g，全瓜蒌 15g。

进药 6 剂，心悸胸闷消失，查心电图，心律整齐，但活动后仍有偶发性期前收缩，上方加半夏 9g，莲子 15g，又进 5 剂，活动后心律保持整齐，并维持 32 天。

后来又出现持续性心悸，原因不明，伴有胸闷，腰酸痛，查心电图，频发室性期前收缩（偶二联律），再用活血通便法，无效；继用益气补血、滋阴活血等方剂20余剂，亦无效。

细查其症，脉沉迟，两尺无力，别无其他寒象，弃症从脉，予附子理中丸，早晚各1丸试之，5天后自觉心悸胸闷减轻，精神好转，参合腰膝疼痛，拟右归饮合黄芪建中汤加减，温补心脾肾三焦阳气，调和营卫。

熟地黄15g，炒杜仲9g，枸杞子9g，怀山药12g，肉桂6g，熟附片6g，鹿角霜12g，白芍9g，炙甘草9g，全当归15g，黄芪30g，干姜3g，大枣5枚。水煎，早晚分服。

进上药15剂，自觉症状基本消失，查心电图，除心律正常外，冠状动脉供血不足亦有改善，自动要求出院。

讨论： 本例为表热未解，传入阳明，又传下焦，热与血相搏，症见少腹胀满疼痛拘急，而小便自利，知其蓄血而非蓄水，血热相搏，灼伤津液，其热越甚，邪热上扰心胸，症见心悸胸闷，烦躁不安，口渴咽干，舌燥，舌有瘀斑，均呈一派血瘀火热之象，故用大剂量桃仁承气汤破瘀通便，合增液汤，增液行舟，泻下黑便后，诸症大减而未瘥，遂改用通幽汤，徐徐奏效，两方继用，达到邪热去，阴阳合，神明安，诸症瘥。

第2次出现心律失常，证属肾阳虚，肾阳对人体各脏腑起着温煦和生化作用，为人体四气之根，本例肾阳虚，不能温煦和激发心阳推动血液运行。另外，心气不足，推动血运不力，导致心血瘀滞，脉涩不畅，均沉，心悸胸闷，脉律不整，心律不齐，故用右归饮温补心肾阳气，合黄芪建中汤加当归，益气生血，调和营卫而收效。

体会

心律失常为西医诊断病名，常见于各种器质性心脏病，尤其是心肌疾病，亦可见于健康者，如饱餐、运动、情绪波动等不明原因引起，其临床症状与中医学的"心悸""怔忡"颇相近似，中医学有"心动悸""脉结代"的记载，本病的发生多因阳气虚弱，心血不足，也可因情志不舒，外感六淫，水饮内停，瘀血，痰火所致，因此，它完全可以采用中医辨证论治。

关于心律失常的辨证论治，中医强调治疗上的个体化，体现了人体内外，局部与整体，机体与外界环境相结合的整体观，对各种症状，不是孤立地去认识它，是重视局部病变，也重视病理状态下不同的机体反应，综合全身症状，四诊合参，辨证求因，采取相应的治法。就心律失常而言，虽为心脏局部病变，但其发生非独在于心，也关乎他脏，特别与脾胃肾息息相关。现将心律失常与相应脏腑的关系浅谈于下。

（1）心律失常与脾胃的关系：一方面因为脾胃有经络与心相通，在生理病理上均相互影响，因此历代医家很重视"胃心同治"，如《金匮要略·胸痹心痛短气》治疗"胸痹心痛"就应用了很多治胃的药物，临床上因饱餐后诱发规律性心律失常者也不罕见，况且部分心律失常者，就有心下（胃脘）动悸之症（因脾虚运化失常，水饮停滞心下而致）。另一方面，中医特别重视脾胃元气的论点，即所谓"脾胃虚，脏腑经络皆无所受气而俱病"，是指脾主升清，胃主降浊，脾胃者，水谷精微赖以运化，气血赖以化生，假若脾胃功能失调，五脏六腑失养，元气就会匮乏和消沉，功能就会低下，失其常道而发病，具体论心，就会造成心气（阳）衰弱，心血不足，心气虚则不足以息，血运过缺，可致脉结代，或缓急不整。如例1为湿痰中阻，例3为饮停心下，水气凌心，均为湿困脾土，脾失健运所致。例2为脾胃阳虚，寒邪上乘于心，心血不足，心失所养，心气不匀，则脉律不整，心律不齐。

（2）心律失常与肾的关系：肾阳又称"元阳、真阳"，肾阴又称"元阴、真阴"，人体五脏六腑之阳都来源于肾阳，五脏六腑之阴都来源于肾阴，肾为先天之本。"五脏之阴气非此不能滋，五脏之阳气非此不能发"。张景岳说："肾与命门为元阴元阳之舍，元阳为先天之真火，元阴为先天之真水。心赖之则君火以明，肺赖之则治节以行……"若心阳失去肾的温煦，心气不足，推动血运无力，则脉律不整，心律不齐，如例7。另外，心与肾具有上下相交，阴阳相济的关系，若心阳不能下降，肾阴不能上济，则成心肾不交，症见脉来不整，心悸不宁，如例6。肾阴虚又可导致肝阳上亢，肝火扰动心火，或火熬津液而成痰，痰火干扰神明，"静则神藏，躁则消亡"，亦可出现心悸，脉律不整。中医传统理论"阳统乎阴，心本于肾""肾为脉之根"，可见心律失常亦和冠心病一样，其标在心，其本在肾。

（3）心律失常与肝的关系：肝虽不能直接推动血行，但因肝主疏泄，若肝失其条达之性，就不能帮助心推动血运。此外，肝阳妄动，耗伤肾阴，亦可致心肾不交。

（4）心律失常与肺的关系：肺失治节，不能宣发肃降，贯血脉，亦可造成心气、心血不足，导致心律失常。

（5）心律失常可能关乎一脏，也可关乎多脏，若关乎多脏，须分清主次，权衡轻重缓急，适应病情，才能取得满意疗效。如例6，责在心肝肾，重在肾。

（6）心律失常与有关脏腑的多重关系见图2。

中医辨证论治另一特点要求随其不同病因、阶段而变，即所谓药随病变，不拘于一法一方一药，灵活机动，始终严守辨证论治原则。如例4、例7，先用之方药，再用无效。

多数医者认为，本症虚证多，虚中夹实多，单纯实证少，上述病例亦可证实。且实从虚来，因此治法除"急者治其标"外，多"以补为主，以通为用"。

我们对虚证心律失常，多合用黄芪建中汤加当归益气生血，补诸不足，调和营卫，是遵循中医的理论，"损其心者，调其营卫"。阴血虚者，多用熟地黄，《本草正经》说："阴虚而神散者，非熟地黄之守不足以聚之……阴虚而躁动者，非熟地黄之静不足以镇之。"在大部分滋补之剂中，每每加入少量理气药，如香附、陈皮等，既防滋腻之弊，又收滋阴益气之力，相得益彰。

```
┌──────────┐    ┌──────────┐    ┌──────────┐    ┌──────────┐
│ 肝郁气滞 │───▶│ 气滞血瘀 │───▶│ 闭阻心脉 │───▶│ 脉涩不通 │──────────────┐
└──────────┘    └──────────┘    └──────────┘    └──────────┘              │

                         ┌──────────┐                    ┌──────────────┐  │
                         │ 煎液成痰 │───────────────────▶│ 痰火扰动神明 │  │
                         └──────────┘                    └──────────────┘  │

          ┌──────────┐   ┌──────────┐   ┌──────────┐   ┌──────────────┐
          │ 肝失水涵 │──▶│ 肝阳亢盛 │──▶│ 阳盛阴耗 │──▶│ 相火扰动君火 │
          └──────────┘   └──────────┘   └──────────┘   └──────────────┘

┌──────────┐
│   衰老   │
└──────────┘     ┌──────────┐   ┌──────────┐   ┌──────────────────────┐
                 │  肾阴虚  │──▶│ 心肾不交 │──▶│   心血不足心经受阻   │
┌──────────┐     └──────────┘   └──────────┘   └──────────────────────┘
│   劳伤   │─▶┌──────┐
└──────────┘  │ 肾虚 │  ┌──────────┐   ┌──────────────┐   ┌──────────┐
              └──────┘  │  肾阳虚  │──▶│ 不能助心阳搏动 │──▶│ 心阳不足 │
┌──────────┐            └──────────┘   └──────────────┘   └──────────┘
│   七情   │
└──────────┘   ┌──────────────┐                      ┌──────────────┐
               │ 不能助脾运化 │                      │  心律失常    │
               └──────────────┘                      └──────────────┘
                                        ┌──────────┐
                         ┌──────┐       │ 水气凌心 │
               ┌──────┐  │运化失司│     └──────────┘
               │ 脾虚 │─▶│      │─▶┌──────────┐
               └──────┘  └──────┘   │ 痰饮内生 │
                                    └──────────┘
┌──────────┐  ┌──────────┐                  ┌──────────────┐
│ 膏粱厚味 │─▶│  湿困脾  │                  │ 痰浊阻塞心络 │
└──────────┘  └──────────┘                  └──────────────┘

┌──────────┐  ┌──────┐  ┌──────────┐  ┌──────────┐  ┌──────────┐
│   六淫   │─▶│ 胃燥 │─▶│ 胃气不降 │─▶│ 邪火上炎 │─▶│ 扰动心火 │
└──────────┘  └──────┘  └──────────┘  └──────────┘  └──────────┘

              ┌──────────┐  ┌──────────┐  ┌──────────┐  ┌──────────┐
              │  肺气虚  │─▶│ 肺失治节 │─▶│ 不贯血脉 │─▶│ 心血心气 │
              └──────────┘  └──────────┘  └──────────┘  └──────────┘
```

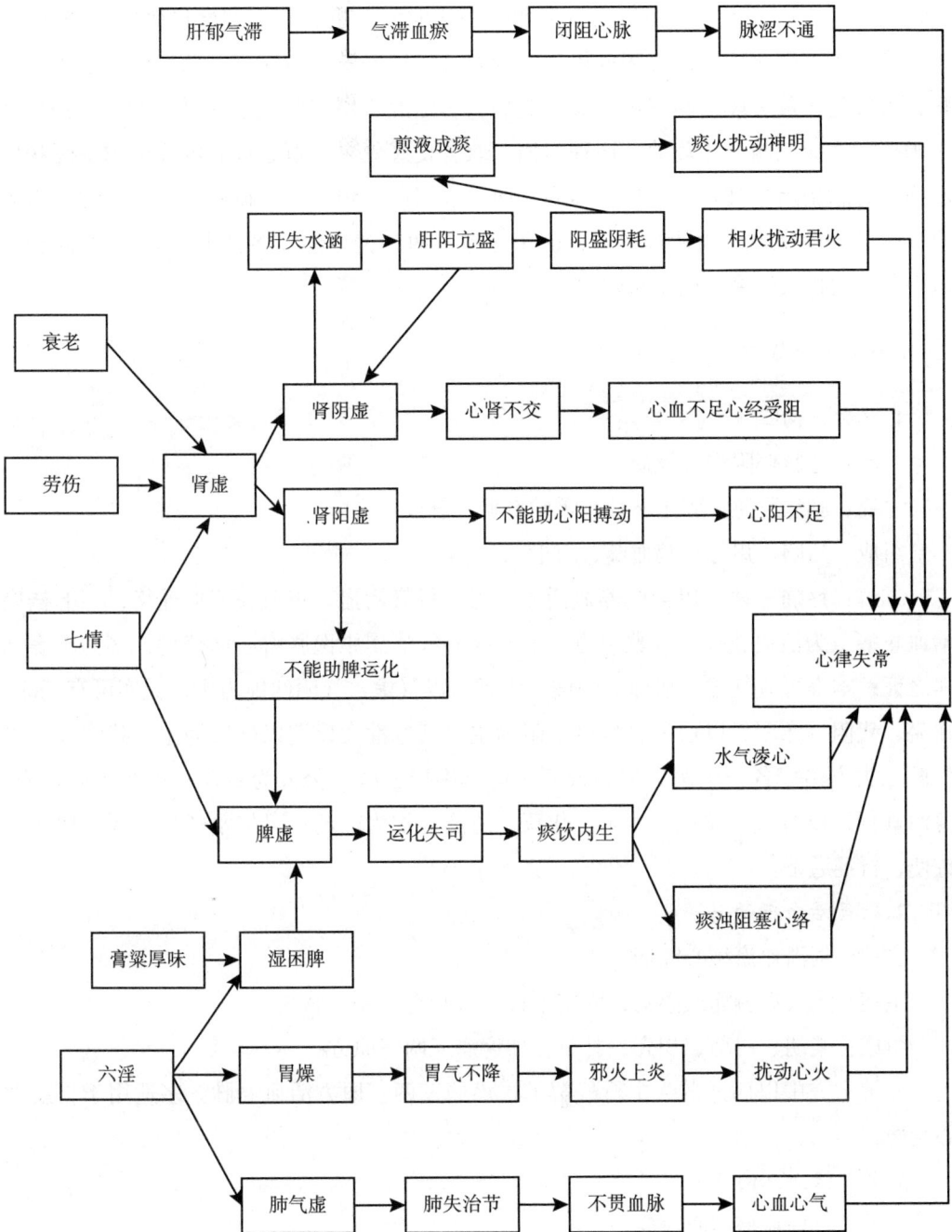

图 8 心律失常发生示意图

二、疼痛三两三类方治疗冠心病心绞痛

三两三是流传民间的中药秘方，还有三两三钱三，前者为三味三两药物、一味三钱或三分的药物，共 4 味药组成，后者为三味三两药物、一味三钱药物、再加一味三

分药物，共 5 味药组成。相传出自河北名医宋向元，也有出自湖南铃医袁国华之说。近代诸多医家变化应用，临床取得良好疗效，如周平安教授应用三两三治疗顽固性热病，宋效芝化裁头风三两三治疗头风头痛，房定亚应用三两三治疗疑难杂症。张炳厚老师擅用疼痛三两三化裁治疗诸种疼痛，取得良好效果。冠心病心绞痛证属中医胸痹心痛，心脉瘀阻是其直接病机；疼痛三两三以当归、川芎、鸡血藤、三七组方，为活血逐瘀的经典组方。我从师学习，应用疼痛三两三类方治疗多种类型冠心病心绞痛，取得良好的临床效果，现简介如下。

（一）类方简介

1. 疼痛三两三

主治：心脉瘀阻型心绞痛。

主症：胸痛胸憋，固定不移，舌暗有瘀，脉弦。

组成：当归、川芎、鸡血藤、三七。

方解：疼痛三两三以当归养血活血，川芎行气活血，鸡血藤养血通络，三七祛瘀活血止痛，为活血止痛的经典组方。冠心病心绞痛属中医胸痹心痛范畴，多为本虚标实之证；本虚可有气虚、血虚、阴虚、阳虚，以气虚、气阴两虚为主；标实可有气滞、血瘀、痰阻、寒凝，以血瘀、痰瘀交阻为主。其急性发作期以标实为主。我们以疼痛三两三类方治疗各种中医证型心绞痛，均以疼痛三两三全方为君药，重在活血化瘀，急治其标；以行气、益气、养阴、化痰、清热药物为辅药；可加水蛭、土元、地龙为佐使，行经通络。

2. 行气活血三两三

主治：气滞血瘀型心绞痛。

主症：生气后胸痛或憋闷，固定不移，舌暗有瘀斑，脉弦。

组成：柴胡、白芍、枳壳、甘草，加疼痛三两三原方。

方解：方中以四逆散为主行气解郁，疼痛三两三原方活血通脉。多适用于自发性心绞痛。

3. 益气活血三两三

主治：气虚血瘀型心绞痛。

主症：劳累后胸痛或憋闷，休息可以改善，伴乏力自汗、心悸气短，舌暗有瘀斑，脉弦细或细弱。

组成：黄芪、党参、甘草，加疼痛三两三原方，血瘀重者加水蛭、土元。

方解：气虚不运，血脉不畅，而致心脉瘀阻，劳则伤气，诱发胸痛。方中重用黄芪、党参、甘草益气扶正，疼痛三两三原方活血通脉，水蛭、土元两味药物，活血逐瘀而不伤正气。多适用于初发劳力心绞痛。

4. 益气养阴三两三

主治：气阴两虚、心脉瘀阻型心绞痛。

主症：劳力后胸痛或憋闷，休息后好转，伴乏力口干、自汗盗汗、心悸气短，舌暗红有瘀斑，脉弦细。

组成：黄芪、党参、玄参、丹参、延胡索，加疼痛三两三原方，经年日久者加水蛭、土元、地龙。

方解：黄芪、党参益气扶正，玄参、丹参育阴养血，疼痛三两三原方活血通脉，经年日久者加水蛭、土元两味药物，活血逐瘀而不伤正气，地龙行经通络。适用于恶化劳力性心绞痛。

5. 化痰逐瘀三两三

主治：痰瘀交阻型心绞痛。

主症：胸中闷痛或窒闷，固定不移，体胖多痰，舌暗有瘀，舌苔厚腻，脉弦而滑。

组成：瓜蒌、半夏、薤白、陈皮、茯苓，加疼痛三两三原方，加水蛭、土元、地龙。

方解：本方以瓜蒌薤白半夏汤合疼痛三两三方为基本方，加陈皮、茯苓理气化痰，行气活血，加水蛭、土元、地龙活血逐瘀，通络止痛。适用于各种类型心绞痛属于痰瘀交阻型患者。

6. 清化逐瘀三两三

主治：痰热内阻、血瘀心脉型心绞痛。

主症：胸中闷痛或窒闷，固定不移，体胖多痰，舌红有瘀，舌苔黄腻，脉弦滑数。

组成：瓜蒌、半夏、黄连、黄芩、竹茹，加疼痛三两三原方，加水蛭、土元、地龙。

方解：本方以小陷胸汤合疼痛三两三方为基本方，加黄芩、竹茹清化热痰，水蛭、土元、地龙活血逐瘀、通络止痛。适用于各种类型心绞痛属痰热内阻、血瘀心脉型患者。

7. 益气养阴、化痰逐瘀三两三

主治：气阴两虚、痰瘀交阻型心绞痛。

主症：劳力后胸痛或憋闷，休息后好转，伴乏力口干、自汗盗汗、心悸气短，体胖多痰，舌暗红有瘀斑，舌苔厚腻，脉弦细。

组成：黄芪、党参、玄参、延胡索、瓜蒌、半夏、薤白，加疼痛三两三原方，经年日久者加水蛭、土元、地龙。

方解：方中黄芪、党参益气扶正，玄参养阴软坚，延胡索行气止痛，瓜蒌、半夏、薤白化痰，疼痛三两三活血化瘀，水蛭、土元活血逐瘀，地龙行经通络。

（二）病案举例

赵某，男性，52 岁。2003 年 12 月初诊。患者近两月来工作劳累，常于活动量较大时发作胸骨后疼痛，休息数分钟可缓解，既往有高血压病史，吸烟 20 年。在外院诊断为劳力性心绞痛，经服用消心痛、倍他乐克、阿司匹林等药物，反复调整用药剂量，症状有所好转。但近期仍常于回家上 4 层楼时发作胸痛，需要休息 10 分钟缓解。因拒绝介入治疗，转来中医医院就诊。症见劳累时胸痛，乏力气短，舌暗苔白，脉弦而细。证属气虚血瘀。治以益气活血，方用益气活血三两三，黄芪、党参、甘草、当归、川芎、鸡血藤各 30g，三七、水蛭、土元各 3g，每日 1 剂。7 剂后患者述胸痛发作减少，仅于快速上楼时有胸痛发作，继服 21 剂后胸痛未再发作，随访半年亦无胸痛发作。

按：本患者为较典型的劳力性心绞痛。患者既往高血压、吸烟、工作劳累，耗伤正气，气虚不能运血，而致血瘀脉络，心脉不畅；近期工作强度加大，耗伤心气，故因劳而发胸痛，休息可缓解，平时乏力气短，且胸痛固定于胸骨后，舌暗脉弦，证属气虚血瘀。患者气虚为本、血瘀为标，合方以疼痛三两三为君，急治其标，黄芪、党参、甘草补气为辅，水蛭、土元活血祛瘀辅佐三两三活血之功效，取得良好疗效。

魏某，男性，75 岁。2004 年 10 月就诊。患者冠心病病史 5 年，5 年前因非 ST 抬高心肌梗死在外院行冠状动脉球囊扩展加支架治疗，近 3 个月心绞痛频繁发作，再次冠状动脉造影显示 3 支血管弥漫性病变，无法介入及手术治疗，经多种抗心绞痛药物治疗，仍有心绞痛发作，每于解大便时即有心绞痛发作，需含服硝酸甘油，室内活动亦受限制。既往有高血压、高脂血症及糖尿病病史，现血压、血脂及血糖控制尚可。症见胸痛胸闷时作，活动及安静时均有发作，夜间亦有发作，乏力气短，口干口渴，头晕头重，舌质暗红，舌苔黄腻，脉细弦滑。证属气阴两虚，痰瘀交阻。治以益气养阴，化痰逐瘀，通络止痛。方用益气养阴、化痰逐瘀三两三，药用黄芪、党参、玄参、瓜蒌、当归、川芎、鸡血藤各 30g，半夏、黄芩、延胡索各 10g，三七、水蛭、土元各 3g，地龙 6g；每日 1 剂。服药 14 剂后胸痛发作明显减少，解大便时无心绞痛发作，再服 14 剂，患者心绞痛基本控制，两周内仅有 1 次发作，生活可以自理。

按：本例患者属恶化劳力加自发性心绞痛。患者患病日久，久病入络，一方面耗气伤阴，一方面气虚不运，血瘀痰阻，阻于心脉。症以发作性胸痛，痛有定处、入夜亦作，伴头重苔腻，当以血瘀为主，兼有痰热；其乏力气短、口干口渴为气阴不足之候。方中疼痛三两三活血化瘀，共为君药；黄芪、党参补中益气，配玄参育阴软坚，共奏益气养阴之功；瓜蒌、半夏、黄芩理气宽胸、清热化痰；水蛭、土元活血逐瘀，皆为辅药；水蛭、土元活血逐瘀为佐，延胡索行气止痛，地龙通络止痛共为使药。全方益气养阴，化痰逐瘀，瘀血得祛，痰浊得消，心络得通，故获临床佳效。

（三）体会

《素问·痹论》云："心痹者，脉不通。"《金匮要略·胸痹心痛短气病脉证治》云："夫脉当取太过不及，阳微阴弦，即胸痹而痛。"冠心病心绞痛属中医胸痹心痛范畴，其胸痛的直接病机即为心脉不通，病因病机多为本虚标实。现代中医临床研究显示，心绞痛本虚以气虚为主，可兼有阴血不足，重证可有阳虚；标实以血瘀最多，兼有痰浊、气滞、寒凝。

心绞痛不稳定期频繁发作时中药治疗应紧紧抓住血瘀这一主要矛盾，采用类方形式，以疼痛三两三为主，急则治其标，活血逐瘀。我们组方时重用疼痛三两三合方为君药，活血化瘀，通络止痛；同时根据本虚的不同及兼夹病机，选用益气、养阴、化痰、行气之药为辅；冠心病经年日久，久病入络，病势凶顽而又虚实相杂，我们根据唐容川《血证论》"非寻常行血之品所能治也，故用诸虫啮血之物，以消蚀干血"之说，选用土元、水蛭破血逐瘀。《本草经百种录》亦谓水蛭"性迟缓善入，迟缓则新血不伤，善入则坚积易破"。《长沙药解》谓土元"善化瘀血，最补损伤"。两药虽有破血攻坚之效，却无破气伤正之虞。延胡索行气止痛，气行则血行，血行则痛止，地龙通经活血，化痰通络，常作引经报使之药。

以疼痛三两三类方治疗冠心病心绞痛，特别是不稳定心绞痛，取得较好的临床效果。其临证抓住血瘀证这一直接病机，应用疼痛三两三作为君药，药尽其用，同时执简驭繁，灵活加减而不失其主，形成独特的临床治疗经验。

参考文献

[1]王玉光，杨效华.周平安教授应用"三两三"治疗顽固性热病的经验.中国中医急症杂志，2002，11（1）：38－39

[2]宋效芝，刘昌海.头风三两三治疗头风痛.山东中医药杂志，2002，21（8）：454

[3]樊相军，房定亚."三两三"治疗疑难病经验.中医杂志，2001（11）

[4]刘红旭，金玫.冠心病心绞痛血瘀证研究.北京中医杂志，1998，（4）：14－15。

三、滋生青阳汤加减方治疗阴虚阳亢型围绝经期高血压

高血压是威胁人类健康的最重要的心血管危险因素之一。围绝经期妇女常出现血压波动，与围绝经期雌激素水平降低，削弱了血管紧张素转换酶（ACE）产生的抑制作用，使不同程度的血管收缩和肾素－血管紧张素系统（RAS）的活性增高以及绝经前后女性盐敏感性变化、骨质疏松有关。围绝经期高血压的特点是：血压变异性大，血压随症状变化而波动。近年来一些研究证实血压变异性（BPV）与靶器官损害密切

相关，血压变异性越大，靶器官损害越重。绝经期后女性由于血压波动所导致心血管事件高于男性。因此平稳控制血压达标，减少靶器官损害，降低心血管疾病事件风险受到广泛关注，特别是干预血压变异性才能达到改善长期预后的目的。在围绝经期这一特殊时期，血压变异性受到多因素影响，单用西药难以取得满意疗效。中草药通过整体调节，避免了西药相对单一作用机制的弊端，在降压同时不仅能够缓解围绝经期症状，对于改善血压变异性具有独特优势。现选用滋生青阳汤加减方治疗阴虚阳亢型围绝经期高血压35例，收效满意，整理如下，以飨同道。

（一）临床资料

1. 一般资料

入选病例均为2011年9月至2012年9月在本院门诊和住院患者，共70例，按随机数字表法分为2组。治疗组35例，对照组33例（观察期间失访2例）。治疗组年龄46～56岁，平均（48.25±4.62）岁；病程5个月～4年；血压140～169/92～109mmHg，平均155.29±8.46/99.37±3.996mmHg；其中高血压1级25例，高血压2级10例。对照组年龄45～56岁，平均（52.21±3.54）岁；病程4个月～4年3个月；血压142～165/90～111mmHg，平均153.81±5.57/98.87±4.29mmHg；其中高血压级1级22例，高血压2级11例。中医辨证均为阴虚阳亢。2组病例一般资料及入组前检查、中医证候评分等，经统计学分析比较无显著性差异（P>0.05），具有可比性。

2. 诊断标准

高血压诊断标准参照2010年版《中国高血压防治指南》；更年期的诊断参照《妇产科学》2002年版围绝经期综合征的定义；阴虚阳亢证的证候诊断标准参照《中药新药临床研究指导原则》2002年版。

3. 病例纳入标准

①女性，年龄41～60岁；②符合更年期综合征诊断；③符合原发性高血压病1级或2级诊断标准；④中医辨证属阴虚阳亢证候者；⑤知情同意并签署知情同意书。

4. 病例排除标准

①不符合纳入标准者；②合并严重心脏、肝脏、肾脏疾患、脑血管病、造血系统、内分泌及代谢性疾病者；③合并急性感染或慢性消耗性疾病；④伴有严重精神疾患者；⑤3个月内用过性激素类制剂或避孕药；⑥高血压病3级或继发性高血压；⑦过敏体质，或多种药物过敏者。

（二）治疗方法

1. 药物服用方法

入选患者均未服过降压药物，或停药 14 天以上。两组均服用氯沙坦钾片（杭州默沙东制药有限公司，批准文号：国药准字 H20030654），每日晨起服用一次，每次 50mg。治疗组除服用氯沙坦钾片外，还服用中草药代煎汤剂（方药组成：白芍 25g，生地黄 15g，熟地黄 25g，生石决明 40g，草决明 15g，天麻 15g，桑叶 10g，薄荷 10g，麦冬 30g，钩藤 30g，野菊花 15g，葛根 15g，柴胡 6g，当归 15g，怀牛膝 15g）每日 1 剂，分早晚 2 次服用（药物由首都医科大学附属北京中医医院中药代煎室提供）。对照组仅服用氯沙坦钾片。2 组治疗观察期均为 8 周。

2. 监测方法

24 小时动态血压监测采用在服药前及服药后 8 周，应用美国美林 ABPM-04 无创便携式自动血压监测仪对患者进行 24 小时动态血压监测，袖带固定于受试者右上臂，白天（7∶00 ～ 20∶00）每隔 30 分钟自动充气测压；夜间（20∶00 ～ 7∶00）每隔 60 分钟自动充气测压。监测过程中坚持日常活动，袖带充气时被测上肢保持静态。有效测量次数≥设定次数的 80% 时记入统计分析。收缩压（SBP）<70mmHg（1mmHg=0.133kPa）或 >260mmHg，舒张压（DBP）<40mmHg 或 >150mmHg 为监测无效。动态血压监测结果由动态血压分析系统通过电脑分析并按时间顺序自动打印，记录 24 小时平均 SBP、24 小时平均 DBP、白昼平均 SBP、白昼平均 DBP、夜间平均 SBP、夜间平均 DBP。

3. 观察指标

所有病例均在服药前及服药 8 周后进行 24 小时动态血压监测，计算 24 小时血压均数的标准差作为 BPV 指标。观察指标包括 24 小时 SBP、24 小时 DBP、24 小时平均收缩压变异性（24h SBPV）、24 小时平均舒张压变异性（24h DBPV）。

4. 降压疗效判定标准

参照 2002 年版《中药新药临床研究指导原则》制定疗效判定标准：

（1）显效：①舒张压下降 10mmHg 以上，并达到正常范围；②舒张压虽未降至正常但已下降 20mmHg 或以上；③动态血压（ABP）昼夜正常数值的次数下降至正常 >90%。须具备其中 1 项。

（2）有效：①舒张压下降不及 10mmHg，但已达到正常范围；②舒张压较治疗前下降 10 ～ 19mmHg，但未达到正常范围；③收缩压较治疗前下降 30mmHg 以上；④ ABP 昼夜正常数值的次数下降至正常 >50% ～ 90%。须具备其中 1 项。

（3）无效：未达到以上标准者。

5. 中医证候疗效判定标准

参照 2002 年版《中药新药临床研究指导原则》中高血压病阴虚阳亢证主症确定中医证候疗效评定标准，选取眩晕 / 头痛、腰酸 / 膝软、五心烦热为观察证候，根据症状无、轻、中、重，分别给予 0、1、2、3 分。

（三）统计学分析

用 SPSS 17.0 统计软件处理数据，各分组所得计量数据采用均数 ± 标准差（$\bar{x} \pm S$）表示，组间及组内比较采用 T 检验和秩和检验，以 P<0.05 有统计学意义。

（四）结果

1. 治疗前后血压的比较

两组治疗前后 24 小时平均血压比较均存在显著性差异（P<0.05），但组间比较无显著性差异（P>0.05），BPV 比较均存在显著性差异（P<0.05），但治疗组明显优于对照组（P<0.05），见表21。

表 21　两组治疗前后 24 小时平均血压及 BPV 比较

血压监测指标	治疗组（mmHg）（n=35）		对照组（mmHg）（n=33）	
	治疗前	治疗后	治疗前	治疗后
24h SBP	155.29 ± 8.46	138.11 ± 15.48*	153.81 ± 5.57	142.64 ± 8.57*
24h DBP	99.37 ± 3.99	79.69 ± 10.78*	99.87 ± 4.29	87.18 ± 8.89*
24h SBPV	14.78 ± 2.67	10.58 ± 1.59* △	14.25 ± 2.89	12.17 ± 1.65*
24h DBPV	12.54 ± 2.37	9.58 ± 1.54* △	12.78 ± 2.45	10.67 ± 1.90*

注：治疗前后对比 *P<0.05，治疗组与对照组对比△ P<0.05。

2. 降压疗效比较

治疗组总有效率 97.1%，治愈率 40%；对照组总有效率 90.9%，治愈率 24.2%；治疗组明显优于对照组（P<0.05）。见表22。

表 22　两组间降压疗效比较 [例（%）]

组别	例数	痊愈	显效	有效	无效	总有效率	完全治愈（率）
治疗组	35	14	16	4	1	97.1% △	14（40.0%）△
对照组	33	8	12	10	3	90.9%	8（24.2%）

注：与对照组比较，△ P<0.05。

3. 中医证候评分

治疗组治疗后中医证候评分较治疗前有显著改善（P<0.05），对照组治疗前后比较无显著性差异（P>0.05），治疗后治疗组较对照组有统计学差异（P<0.05）。见表23。

表 23 两组治疗前后中医证候评分比较

中医证候评分	治疗组（mmHg）（n=35）		对照组（mmHg）（n=33）	
	治疗前	治疗后	治疗前	治疗后
眩晕/头痛	2.51±0.56	0.66±0.73*△	2.54±0.62	2.39±0.70
腰酸/膝软	2.23±0.60	0.72±0.64*△	2.24±0.61	2.19±0.58
五心烦热	2.34±0.71	0.67±0.68*△	2.35±0.64	2.33±0.62
总分	6.86±1.63	3.72±1.51*△	6.94±1.64	6.64±1.71

注：治疗前后对比 *P<0.05，治疗组与对照组对比△ P<0.05。

（五）讨论

围绝经期高血压患者情绪波动大，ABP 呈现非构型分布曲线，较一般原发性高血压人群更突出，白昼血压波动且无规律，另外部分患者睡眠质量差，ABP 呈现反构型分布，因此围绝经期高血压治疗相对棘手。常规西医降压药难以控制血压变异性，中草药在改善血压变异性方面具备一定优势，且安全性稳定。此研究表明，服用中药加氯沙坦钾组较氯沙坦钾组治疗后白昼 BPV 改善更理想。原因考虑如下：①中药能显著改善更年期症状，稳定患者情绪，提高睡眠质量，（地黄多糖对中枢神经系统具有抑制作用，天麻素、天麻苷元、石决明均具有镇静作用），从而获得更平稳降压。②不同的中药降压作用靶点不同，使组方降压更持久，相对于西药单一的作用机制更具优势。纵观本方现代单味中药研究药理实验提示：白芍总苷、葛根素具有拮抗内皮素（ET）、RAS 的作用；石决明水提物能够在一定程度上抑制 ACE 的活性；野菊花挥发油能增加一氧化氮合酶（NOS）的活性而提高一氧化氮（NO）的含量；钩藤碱能抑制细胞内外 Ca 离子内流；石决明能影响血清 Ca 浓度及钙通道；天麻中的天麻素可以降低外周血管和冠状血管阻力；决明子中有效成分可解除血管平滑肌痉挛。

围绝经期高血压患者以肝肾阴虚，肝阳上亢者居多，属中医"眩晕"范畴。肝风是眩晕的最主要的病机之一。肝为风木之脏，《素问·至真要大论》曰"诸风掉眩，皆属于肝"，将眩晕责之于肝。而肝肾乙癸同源，《素问·上古天真论》曰："女子……七七任脉虚，太冲脉衰少，天癸竭……"《素问·阴阳应象大论》曰："人年四十而阴气自半也。""肾气盛，月经始；肾气衰，月经绝。"可见肾水亏虚，阴竭于下，则肝枯木动，风火相扇，真阳不能潜藏，腾越于上，故呈现上盛下虚之象，既见肝阳上亢风动之头晕头胀，烦躁易怒；又见肝肾血虚阴亏之腰膝酸软，月经量少，还有相火妄动内燔之五心烦热、夜半咽干。因此治以滋补肝肾，平肝潜阳。故选用主治肝风、入肝经之滋生青阳汤加减方。滋生青阳汤出自清代著名医家费伯雄著作《医醇賸义》卷一。原方组成：生地四钱，白芍一钱，丹皮一钱五分，麦冬一钱五分（青黛拌），石斛二钱，天麻八分，甘菊二钱，石决明八钱，柴胡八分（醋炒），桑叶一钱，薄荷一钱，灵磁石五钱（整块同煎）。青阳是春天的别称，《尔雅·释天》曰"春为青阳"，肝木应春，故青阳即肝阳之意。朱丹溪云："阴常不足，阳常有余，宜常养其阴与阳齐，则水能制火，斯无病矣。"故君以酸甘敛阴，"壮水之主"。李中梓云："治风先治血，血行风自灭。"故重用养肝血，补肾阴之白芍、熟地黄、当归共为君治本，达到王太仆"以制阳光"的目的。臣以咸寒平逆，导火下行。然费氏有云"壮水制火，究竟苦寒太过，徒伤胃气，水亦无以滋生，不如用介类潜阳生精益髓为妥"，故去灵磁石而辅以生石决明沉重下伏，怀牛膝引血下行，使真阳重返其宅，共为臣治标。佐以苦寒清热，苦辛解郁，补中有清，补中有行。生地黄、麦冬滋水涵木；天麻、钩藤定眩息风；草决明、野菊花、桑叶清肝凉血；柴胡、薄荷疏肝解郁；葛根善治项强共为佐使以助君臣。另外，《素问·脏气法时论》曰："肝欲散，急食辛以散之，用辛补之。"肝为刚脏，喜条达而恶抑郁，"宜柔而不宜伐"，故寓逍遥散于其中，可谓神来之笔，柔肝顺补，以防重镇郁闭；使全方滋阴有法，重镇有功，清火有力，既逆其乱，又顺其性，而不寒、不腻、不滞，正应费伯雄力倡和缓之风。

中药辅助治疗高血压病，不仅需要缜密的组方思路、科学的制剂量化，降压作用机理和量效关系更值得我们深入思考。滋生青阳汤是否能够影响外周女性激素水平，针对不同类型的血压昼夜节律应如何调整处方，制定更合理的个体化方案，将是我们今后研究方向。

参考文献

［1］孙宁玲.重视女性高血压的治疗，中国妇产科临床杂志，2009，10（6）：406-408.

［2］曾力，动态血压监测在妇女围绝经期疑诊高血压中的应用，中国妇幼保健杂志，2007,22(3)：425-427.

［3］盛伟，龙黔清，杨梅，等，原发性高血压血压变异性的临床应用，黔南民族医专学报，2003，16（2）：78-79.

［4］中国高血压防治指南修订委员会，中国高血压防治指南2010，中华高血压杂志，2011，19（8）：701-743.

［5］张惜阴，实用妇产科学，北京：人民卫生出版社，2003：845.

［6］郑筱萸，中药新药临床研究指导原则（试行），北京：中国医药出版社，2002：73.

［7］崔豪，冯静，崔瑛，熟地黄及其多糖中枢抑制作用研究，河南中医学院学报，2006，21（6）：18-19.

［8］王兴，周明眉，天麻中有效成分的提取工艺，华西药学杂志，2003，18（4）：269.

［9］雷载权，中药学，上海：上海科学技术出版社，1995：257.

［10］冯瑞儿，郑琳颖，吕俊华，等，白芍总苷对代谢综合征 – 高血压大鼠改善胰岛素敏感性、降压和抗氧化作用，中国临床药理学与治疗学，2010，15（2）：154.

［11］冯瑞儿，葛根素对代谢综合征 – 高血压大鼠胰岛素抵抗、高血压的干预作用及机制研究，中国中医药现代远程教育，2010，8（8）：187-189.

［12］马爱翠，杨雪，姜莹，等，海洋平肝潜阳中药石决明对血管紧张素转化酶抑制作用研究，中国海洋大学学报，2012，42（7）：135-137.

［13］张忠，程富胜，张霞，等，野菊花提取物对小鼠血清 NO、NOS 的影响，中兽医医药杂志，2006，25（1）：21-23.

［14］张丽心，孙涛，曹永孝，钩藤碱的降压及舒张血管作用，中药药理与临床，2010，26（5）：39-41.

［15］徐国兴，林媛，王婷婷，等，石决明药理研究及眼科应用进展，国际眼科杂志，2009，12（9）：2389.

［16］王正荣，罗红琳，肖静，等，天麻素对动脉血管顺应性以及血流动力学的影响，生物医学工程学杂志，1994，11（3）197-201.

［17］成光宇，决明子的药理作用与临床应用，中国医药指南，2010，30（8）：217.

［18］费伯雄，医醇賸义，北京：人民卫生出版社，2006：16.

［19］费伯雄，医方论，北京：中医古籍出版社，1987：4-76.

第五节　论脾胃及治疗经验

一、脾胃病治疗经验

（一）脾脏病证

脾主中州，与胃相表里，主运化水谷，营养周身，主肌肉，统血液。脾以升为和，喜燥恶湿。脾脏有病，则运化失职，湿气停聚，血不归经。

脾脏病证与胃、肾、肝三脏腑关系最为密切。若因肾阳之虚导致脾阳不振的，即为脾肾阳虚。脾病由肝旺所导致的，称为"肝乘脾"。或因脾气亏虚，而肝木乘之，称为"脾虚肝侮"。二者统称肝脾不和。

（二）胃腑病证

胃为水谷之海，凡饮食不节，饥饱失时，或冷热不当，都能影响胃的正常功能。脾为燥土，而胃本性喜润恶燥，故一般口渴、便秘等燥热证，均属于胃。又胃主受纳，以降为顺，故临床上常以呕吐为胃病的主要见症。

胃腑病证常与脾脏、大肠有关。比如胃虚不能化谷，则常见脘腹作胀，大便不实等症。反之，若脾脏有病，亦影响及胃，如脾虚不能健运，则见胃纳减少，食后作胀等症。至于胃实而见大便不通，则更与大肠有着密切关系。

（三）治疗脾胃病的经验

脾胃病是临床常见病、多发病，相应方剂颇多，效果比较理想。下面介绍张老最常用且有心得的几张方剂。

1. 开胃进食汤（《医宗金鉴·内科心法要诀》）

方剂组成：党参、白术、茯苓、甘草、陈皮、半夏、藿香、丁香、砂仁、厚朴、麦芽、神曲。

主治：脾胃虚弱诸般病证。

脾胃虚弱，或因劳倦过度，或因久病脾胃受损，临床表现为脘腹痞闷，饮食不馨，腹胀便溏，嗳气呕吐，或大便不实，或浮肿，或便血，或崩漏，舌质淡苔薄滑，脉虚缓。

本方由多方合成，内含四君子汤甘温益气，健脾养胃；内含五味异功散健脾益气；内含六君子汤理脾和胃；内含香砂六君子汤理脾醒胃；内含二陈汤和胃化痰，另有厚朴降肺胃之气，与甘温补气之品为伍，有升有降，亦利亦通；有藿香芳香化浊；有丁香暖胃止呕；有麦芽、神曲开胃消导。由此不难看出，本方实为治疗脾胃虚弱的良方。

主治病：胃溃疡辨证属于脾胃虚弱、十二指肠球部溃疡、纳呆、呕吐、腹泻者，尤其适用于久病之后，脾胃气虚、饮食不馨和小儿消瘦体弱，西医检查各种功能正常，只因纳呆影响体格发育，用此方20余剂，饮食增加，随之身长提高、体重增加，一两年后即可与同龄人媲美。

2. 参芪建中汤（自拟方）

方剂组成：黄芪、党参、桂枝、芍药、甘草。

主治：脾胃虚寒，临床表现为脘腹疼痛，痛势绵绵，四肢清冷，喜温喜按，或泛吐痰涎，或泄泻清冷，或小便不利，舌质淡，苔白薄滑，脉沉迟。

本方由黄芪建中汤变化而成，虽曰建中不以饴糖为君，而以黄芪为君，并且重用30～60g，重在温阳祛寒，益气补虚，治虚劳里急诸不足。

加减：脘腹痛重而腹胀不显者，重用炙甘草30g，另加金樱子、醋延胡索各10g；

呕吐明显者，加姜半夏 15 ～ 20g；腹泻甚者，加炒白术 30 ～ 60g；四肢厥逆，加熟附片 10 ～ 20g；消瘦明显者，加黄精 30g；有溃疡者，加乳香、没药各 10g。

主治病：胃和十二指肠溃疡、胃炎、久病脾胃气虚者。以上辨证属脾胃虚寒者。

3. 爽胃饮（宋向元经验方）

方剂组成：瓜蒌皮、玫瑰花、川楝子、佛手、半夏、茯苓、当归。

主治：胁脘胀痛，有痰，证属肝脾不和者。

本方选药新颖，配伍精当，治肝脾不和兼有痰或痰多者，颇有疗效。

张老临证许多病人，在使用诸多疏肝健脾之方无效者，用此方每每取得满意效果。有痰者，正治，无痰者亦效，可谓妙不可言。

4. 济生橘皮竹茹汤

方剂组成：橘皮、竹茹、人参、麦冬、半夏、炙枇杷叶、甘草、大枣、生姜。

主治：阴虚胃热多渴，呕秽不食。

济生橘皮竹茹汤是橘皮竹茹汤的复方，也是橘皮竹茹汤与麦门冬汤的合方。

治脾胃病多用补中益气，温中祛寒，缓急止痛的方剂。治脾胃阴虚病证的方剂，可谓寥寥无几，临床常用者只有益胃汤和麦门冬汤。医者遇脾胃阴虚病证时，有恨病无方之感。济生橘皮竹茹汤，为橘皮竹茹汤复方，罕为人重视。本方内含麦门冬汤，重用麦冬生津润燥，人参、甘草、大枣补养脾胃，使中气充盛，则津液自能上输于肺，肺得其养，得以肃降；半夏降逆下气，化其痰涎，与诸药合用，非不嫌其燥，且可相互成功。橘皮理气和胃，竹茹清热和胃，枇杷叶降逆化痰，共奏生津益胃，降逆下气，实为脾胃阴液不足、呃逆所设。本方补虚理气，清而不寒，气顺热清，阴充火降，胃得和而呃逆可止。

张老用此方诊疗脾胃阴伤，气火上炎，咳吐涎沫，口燥而渴，尤其对阴虚呕恶者颇有良效。临床运用请见相关章节。

5. 健脾四神丸（自拟方）

方剂组成：党参、白术、补骨脂、吴茱萸、肉桂、五味子。

主治：泄泻日久，肾阳虚弱，不能温养脾胃，运化失常，黎明之前，阳气未振，阴寒较盛，故腹部作痛，肠鸣腹泻，又称为五更泄，形寒肢冷，腰膝酸软，舌淡苔白，脉沉细。

方中以补骨脂温补命门之火；黄芪补气健脾升阳；白术健脾利湿止泻；吴茱萸温中散寒；肉豆蔻行气消食，暖胃涩肠；五味子敛阴益气，固肠止泻；生姜暖胃；大枣补土，合用共奏温肾暖脾、固肠止泻之功。治疗五更泄效果甚佳。

临床反复观察，五更泄单用四神丸效果甚不理想，于是精研五更泄的病因病机和四神丸组方配伍，觉得四神丸补命门相火，温中祛寒有余，而健脾止泻之功不足。而五更泄的致病机理是肾阳虚衰，不能温养脾胃，必然导致脾胃虚寒，所以必须加入重量黄芪、白术温暖脾阳，方能达到止泻效果。本方可谓源果兼治。临床反复验证，效果倍增。

6. 金铃子散加味治疗胃痛

方剂组成：金铃子（川楝子）、延胡索。

主治：肝气郁滞，或肝郁化火所致的胸腹胁肋疼痛，或疝气痛，妇人痛经，时发时止，食热物则痛增，舌红苔黄，脉洪而数。

本方所治诸痛，以肝郁气滞偏于热者尤宜。肝主疏泄，肝气郁滞，疏泄失常，气机壅塞，血行不畅，则造成胸脘胁肋疼痛，肝郁化火，故见舌红苔黄，脉数。得热而痛益增。治以疏肝泄热，行气止痛，方中金铃子苦寒清热行气，泄气分之热，通以止痛；延胡索辛平，行血分之滞而止痛，二药相须为用，气分、血分兼入，通则不痛，故本方为气滞血郁诸痛的常用方、最佳方。

金铃子散中用金铃子理气清热，利湿止痛，延胡索理气活血，二药合用，理气活血，清热利湿。因此，在临床广泛应用本方治疗疼痛，就脏腑而言，肝、胆、脾、胃、大小肠，各脏腑之疼痛，就人体部位而言，胸、胁肋、胃脘、上腹、脐腹、少腹、小腹及睾丸之疼痛。因为本方利气活血，清热止痛，上述诸般疼痛，最终均可致气滞血瘀，就气血而言，气滞会引起血瘀，血瘀也能导致气滞。川楝子疏肝利气，而肝主一身之疏泄，所以每个脏腑疏泄不利，可与其有一定关系。睾丸是足厥阴肝经循行部位，足厥阴肝经绕阴器夹少腹，布两胁。即便是寒证，在大队温热药中加入川楝子10g，亦不过杯水车薪，无碍大局，且用川楝子之苦寒，以杜寒邪化热。

下面介绍张老用金铃子散加味治疗胃痛的经验：

1. 热性者，重用川楝子20～30g，另加黄芩、白芍。

2. 寒性者，合黄芪建中汤。

3. 气虚者，合六君子汤。

4. 气滞者，合保和丸。

5. 湿胀者，合平胃散。

6. 实满者，合小承气汤。

7. 呕吐者，合左金丸。

8. 呃逆者，加丁香、柿蒂，或合旋覆花、代赭石。

9. 吞酸者，加瓦楞子、乌贼骨、牡蛎。

10. 气郁者，加玳玳花、玫瑰花。

11. 嗳气者，加豆蔻仁、佛手。

12. 胸闷者，加瓜蒌、薤白。

13. 剧痛者，加制乳香、制没药。

14. 出血者，加仙鹤草、侧柏叶。

以上方剂在临床的具体应用，请见相关章节。

二、张炳厚老师诊治肝脾（胃）合病的经验

肝脾（胃）合病属于脏腑兼病范畴，凡两个或两个以上脏腑同时发病者，称为脏腑兼病。肝脾（胃）合病是其中比较常见的一种类型，其证型多为肝胃不和证和肝脾不和证。一般医师辨证至此即止，因此往往影响了临床疗效。我的老师张炳厚教授强调，辨证必须细致入微，肝脾（胃）合病时，首先要分清是肝脾不和还是肝胃不和。同时，老师还特别强调，凡是两个病因或两个脏腑以上合病，都要全力找出以孰为主，即肝脾不和时，要辨清是以肝为主，还是以脾为主；肝胃不和时，也要辨清是以肝为主，还是以胃为主。据此采取不同的治法方药，才能达到辨证准确，从而提高疗效。现将老师经验总结介绍如下，以飨同仁。

（一）肝脾不和证

1.脾虚肝郁，肝脾不和

（1）辨证要点：以脾虚表现为主，临床多见胃脘胀满、疼痛，但疼痛不重，食后胀甚，纳食减少，大便溏薄或大便头干后稀，神疲倦怠，同时可有喜温热饮食或进冷食后易腹泻等脾胃虚寒表现，兼有易生气、喜太息、情志抑郁等肝郁表现。舌淡苔白，脉沉弦。

（2）治法方药：治以疏肝健脾为主。此证由脾虚日久，招致肝克，致成肝脾不和，故见诸症。老师选用香砂六君子汤加减。香砂六君子汤出自《医方集解》。方中以四君子汤健脾，加砂仁增强健脾和胃之效，陈皮、半夏理气化痰止呕，木香疏理肝气，全方共奏健脾和胃、理气止痛之效。胃痛重者，加醋延胡索、炒川楝；神疲倦怠明显者，加生黄芪；纳食少者，酌加藿香、佩兰、焦四仙等。

（3）病案举例：患者张某，女，43岁。

主症舌脉：胃脘胀满2年余。胃痛不明显，进食稍多则胃胀加重，进生冷饮食后容易腹泻，神疲乏力，手足冷，头晕目眩，心悸短气，动则喘乏，平素易生气，喜太息，纳食量少，大便头干，小便正常。舌质淡，苔白，脉沉弦。血压：90/60mmHg。

治法方药：健脾疏肝，调和肝脾。香砂六君子汤加减。

潞党参30g，生黄芪20g，云茯苓15g，炒白术15g，广陈皮10g，法半夏10g，广木香10g，广砂仁10g，炒川楝子15g，全当归12g，焦三仙各10g，炙甘草10g。7剂。

二诊：药后胃脘胀满明显减轻，纳食增多，手足冷好转，精神渐旺，心情舒畅，大便正常，一日一行，小便正常。舌苔薄白，脉弦滑。

处方加减：上方改生黄芪40g，继服7剂。

三诊：药后胃已不胀，饮食倍增，手足温暖，精力逐渐好转，二便正常，舌脉同

前。继服前方 7 剂以收功。

按： 本例患者以胃脘胀满为主症求诊，初看似胃腑之病，但细诊之下，则又见进食稍多则胃胀加重，进生冷饮食后容易腹泻，神疲乏力，手足冷，头晕目眩，心悸短气，动则喘乏，纳食量少，大便头干等一派脾失运化，脾气不足之象，而老师并未停留于此，进一步详诊，发现患者有平素易生气，喜太息，脉弦等肝郁之征，故考虑脾虚日久，招致肝郁，脾虚为重，辨为脾虚肝郁证。据此，老师选用香砂六君子汤加减。其中，老师重用党参以健脾益气，重用黄芪以益气通阳，焦三仙醒脾消导以助脾运，炒川楝子助木香理气疏肝，全方共奏健脾疏肝、调和肝脾之效。纵观证脉，理法方药丝丝入扣，所以取得佳效。

2. 肝郁血虚，肝脾不和

（1）辨证要点：以肝郁血虚症状为主，临床多见情志抑郁，易怒，善太息，咽部异物感，头晕目眩，视物模糊，肢体麻木，肌肉瞤动，女性兼见月经量少有血块，经前乳胀，兼见便溏纳呆，腹胀，食后胀甚等脾虚之证。舌苔白，脉弦细弱。

（2）治法方药：治以养血疏肝，调和肝脾。肝为藏血之脏，性喜条达而主疏泄，肝失条达或肝体失养，皆可使肝气横逆，克伐脾土，而见诸症。老师选用逍遥散加减。逍遥散出自《太平惠民和剂局方》，方中以柴胡疏肝解郁，当归、白芍养血柔肝，此三药为治肝之妙药，白术、茯苓健脾祛湿，助脾胃之运化，炙甘草益气补中，缓肝之急，用烧过之生姜温胃和中，薄荷助柴胡散肝郁而生之热，全方既补肝体，又助肝用，肝脾并治。为增强疏肝之力，可酌加炒川楝子、广郁金、川厚朴、炒枳壳；大便溏薄者，可选用土炒白术。

（3）病案举例：李某，女，45 岁。

主症舌脉：腹胀 3 个月。进食后腹胀加重，无胃、腹疼痛，无泛酸烧心，平素心烦易怒，喜太息，视物模糊，纳食量少，大便偏溏，一日两行，小便正常。月经量少有血块，经前乳胀，经行腹痛。舌苔白，脉弦细。

治法方药：疏肝解郁，调和肝脾。逍遥散加减。

醋柴胡 15g，当归尾 12g，杭白芍 12g，土炒白术 30g，云茯苓 10g，南薄荷 6g，炒川楝 15g，炒枳壳 10g，青皮 10g，陈皮 10g，白蒺藜 10g，太子参 12g，炙甘草 10g。7 剂。

二诊：药后患者腹胀减轻，视物模糊好转，大便已成形，每日一行，纳食仍少，小便正常。舌苔白，脉弦细。

处方加减：上方改当归尾 15g，焦三仙各 10g，继服 7 剂。

三诊：药后诸症减轻，纳食增加，继以前方加减治疗。后共治疗 1 月余而痊愈。

按： 本例患者有腹胀，纳食量少，大便偏溏等脾虚表现，但表现不重，询问之，则心烦易怒，喜太息，视物模糊，月经量少有血块，经前乳胀，经行腹痛等肝郁血虚血瘀之征跃然而前，故老师辨证为肝郁血虚，肝脾不和，选用逍遥散补肝体，助肝用，肝脾同治。其中针对大便溏薄，老师重用土炒白术30g以健脾止泻，白蒺藜既可疏肝，又可明目，以治视物模糊。

（二）肝胃不和证

1. 阴虚肝郁，肝胃不和

（1）辨证要点：以肝阴虚、肝郁表现为主，临床多见两目干涩，视力减退，头晕咽干，五心烦热，心烦易怒；脾虚症状不明显，胃部症状突出：胃脘胀满疼痛，吞酸嘈杂，舌苔薄白或薄黄，脉弦细数。

（2）治法方药：治以养阴柔肝，疏肝和胃。肝阴不足，阴虚血燥，肝失所养，肝气横逆犯胃而致诸症。老师选用一贯煎加减。一贯煎出自《柳州医话》。方中重用生地黄为君，以滋阴养血；沙参、麦冬、当归、枸杞子为臣，配合君药滋阴养血生津以柔肝；川楝子为佐使，疏泄肝气。全方共奏滋阴疏肝之效。肾阴虚明显者，酌加熟地黄、龟甲；虚热明显者，加牡丹皮、地骨皮。

（3）病案举例：朱某，男，38岁。

主症舌脉：胃胀痛1月余。与饮食关系不明显，吞酸嘈杂，心烦易怒，口苦咽干，两目干涩，畏光，五心烦热，纳食尚正常，小便稍黄，大便正常。舌苔薄白，脉弦细略数。

治法方药：养阴柔肝，疏肝和胃。一贯煎加减。

生地黄30g，全当归20g，枸杞子15g，北沙参15g，寸麦冬15g，炒川楝子10g，醋延胡索15g，川石斛20g，炒枳壳10g，地骨皮12g，粉丹皮15g，炙甘草10g。7剂。

二诊：药后患者胃胀痛减轻，咽干、两目干涩好转，五心烦热减轻，仍泛酸恶心，口苦，纳食正常，小便黄，大便正常。舌苔薄白，脉弦细。

处方加减：上方加广陈皮10g，淡竹茹10g，姜半夏10g，继服7剂。

三诊：药后患者上症均明显缓解，效不更方，继服7剂以巩固疗效。

按：本例患者主症亦为胃部症状，但经仔细诊察，患者并无脾虚之象，却见心烦易怒，口苦咽干，两目干涩，畏光，五心烦热，脉弦细略数等肝郁阴虚表现明显，经过综合分析，老师认为其胃部症状，乃由于肝阴虚，肝气横逆犯胃所致，故选用一贯煎治其本，其中川楝子疏肝，延胡索止痛，石斛养肝阴，枳壳理气，地骨皮、牡丹皮清热除烦，标本兼治，故取得疗效。

2. 肝气郁滞，肝胃不和

（1）辨证要点：以肝郁及胃部症状为主，无脾虚症状，临床多见情志抑郁，胃脘、胸胁、少腹胀满窜痛，善太息，呃逆嗳气，吞酸嘈杂，烦躁易怒，纳食减少，舌苔薄白，脉弦。

（2）治法方药：治以疏肝解郁和胃。由肝气郁滞，横逆犯胃，未伤脾土而见上症。老师选用解肝煎加减。解肝煎出自《景岳全书》，方用陈皮、半夏、厚朴理气消胀，芍药缓肝之急，苏叶散肝之郁而和胃，生姜、茯苓、砂仁和胃。胁肋胀痛者，加炒川楝、醋延胡索、炒白芥子；胸膈气滞，加枳壳、香附、藿香等。

（3）病案举例：王某，男，35岁。

主症舌脉：胸胁胃脘胀痛3天，生气后引发，呃逆频作，吞酸嘈杂，烦躁易怒，纳食少，小便黄，大便稍干。舌苔白，脉弦。

治法方药：疏肝解郁和胃。解肝煎加减。

广陈皮10g，姜半夏15g，川厚朴10g，杭白芍12g，紫苏叶5g，云茯苓12g，广砂仁10g，炒川楝20g，醋延胡索15g，广郁金30g，炙香附10g，炙甘草10g。5剂。

二诊：药后患者胸胁胃脘胀痛基本缓解，呃逆吞酸减轻，纳食增多，二便正常。舌苔白，脉弦滑。

处方加减：药后效果明显，继以上方加生姜3片，续服7剂巩固疗效。

按：本例患者有明显生气诱因及肝气郁滞表现，并有胃部表现，故辨证为肝气郁滞，肝胃不和证明确。老师喜用《景岳全书》中解肝煎加减治疗，其治疗暴怒伤肝诸症效果明显，方中老师重用姜半夏以降逆化痰，广郁金理气活血止痛以治疗胁痛，尤其老师在肝郁气滞而无阴伤之时，重用川楝子20～30g，对于疏肝解郁每每起到良好疗效。

3.肝胃不和，偏有热象

（1）辨证要点：临床多见胃脘胀满、疼痛，咽部异物感，呃逆嗳气，吞酸嘈杂，心烦易怒，喜冷食，舌苔薄黄，脉弦略数。

（2）治法方药：治以疏肝和胃，佐以清热。老师选用爽胃饮加减。爽胃饮方用瓜蒌皮、川楝子、玫瑰花、佛手、当归、茯苓、半夏。其中川楝子、玫瑰花、佛手疏肝理气解郁；茯苓健脾以防肝气克脾；当归和血柔肝；半夏、瓜蒌皮化痰止呕。胃脘灼热者，加净连翘；胃痛者，加醋延胡索。

（3）病案举例：王某，女，44岁。

主症舌脉：胸部正中偏下疼痛1年余，呈阵发，胀痛，睡前明显，反酸，烧心，胸胁胀满，心烦易怒，喜冷饮食，有痰色白，阵发咳嗽，纳食正常，小便黄，大便不爽，一日一行。舌苔薄白，中微黄，脉弦细略数。

治法方药：疏肝和胃，理气宽胸。爽胃饮加减。

瓜蒌皮12g，玫瑰花10g，陈佛手10g，炒川楝子10g，醋延胡索10g，全当归12g，清半夏10g，云茯苓12g，广郁金30g，白蒺藜15g，苦桔梗10g，炒枳壳12g，三七面3g（冲）。7剂。

二诊：药后疼痛明显减轻，胃胀消失，胸胁胀满减轻，咳嗽好转，仍有反酸、烧心，小便黄，大便正常。舌脉同前。

处方加减：上方改炒川楝子 15g，加净连翘 12g，继服 7 剂。

后继以前方加减治疗 1 个月而痊愈。

按：本例患者初看与肝气郁滞，肝胃不和一证有相似之处，但仔细辨证可发现其不同之处，本例患者有喜冷饮食，小便黄，舌苔薄白，中微黄，脉弦细略数等胃热表现，此为二者之不同。爽胃饮是名老中医宋向元的经验方，本方治疗肝胃不和，稍偏热象兼痰诸病证，药简力宏，效果神奇，方中老师加用醋延胡索、三七面以增加止痛之力，白蒺藜平肝疏肝，桔梗、枳壳一上一下，宽胸理气，全方合用，使痼疾得除。

4. 肝胆湿热，肝胃不和

（1）辨证要点：以湿热及胃部表现为主，临床多见胃脘胀痛，胁肋灼热胀痛，厌食口苦，恶心吞酸，烦躁易怒，舌红苔黄腻，脉弦滑数。

（2）治法方药：治以清利肝胆，疏肝和胃。老师选用清肝利胆汤加减。方用茵陈、枳壳、木香、砂仁、青皮、陈皮、厚朴、姜半夏、川楝子、延胡索、郁金、柴胡、黄芩，方中茵陈清利肝胆湿热，枳壳、木香、青皮、川楝子、郁金疏肝理气，厚朴、陈皮、砂仁理气和胃，用柴胡、黄芩、半夏和解少阳，降逆止呕。

（3）病案举例：黄某，女，62 岁。

主症舌脉：胃脘压痛 10 余年，伴腹胀肠鸣、呃逆恶心、口苦咽干、纳少不欲食，进肉食胃痛加重，胃痛时向肩部放射，右胁胀，大便头干，3～4 日一行，小便正常。血压：110/70mmHg，心电图：正常心电图。既往有胆囊炎、胆结石病史 10 余年。舌苔黄厚，脉弦滑。

治法处方：疏肝利胆，祛湿和胃。清肝利胆汤加减。

嫩茵陈 10g，炒枳壳 12g，广木香 6g，广砂仁 6g，青皮 10g，陈皮 10g，川厚朴 10g，姜半夏 10g，炒川楝子 30g，醋延胡索 10g，广郁金 30g，醋柴胡 10g，炒黄芩 10g，杭白芍 20g，北杏仁 10g，炙甘草 12g。7 剂。

二诊：药后患者胃痛胁胀减轻，恶心口苦好转，饮食稍增加，大便两日一行，不干，小便正常。舌苔黄稍厚，脉弦滑。

处方加减：上方改姜半夏 15g，加全当归 15g，继服 7 剂。

后经加减治疗 4 周而愈。

按：本例患者初诊时为胃部压痛，胃痛时向肩部放射，但持续时间长，反复查心电图等均正常，可除外冠心病。患者除胃部症状外，尚有呃逆恶心、口苦咽干、右胁胀等肝经证候，故考虑胃痛可能与肝有关，结合患者既往有胆囊炎、胆结石病史，及舌苔黄厚，考虑存在肝胆湿热，而患者进肉食胃痛加重，考虑与肉食可化火生痰，从而加重病情有关。故而辨证为肝胆湿热，肝胃不和。治疗采用清肝利胆汤加减。清肝利胆汤是老师经多年临床经验总结而成，主治由肝胆湿热引起的肝胃不和，对急、慢性胆囊炎的治疗在辨证的前提下效果甚佳。

（三）讨论

针对肝、脾、胃合病，老师认为：必须首先区分是肝脾合病，还是肝胃合病。肝脾合病者必见脾虚表现，肝胃合病者则以胃部表现为主，无明显脾虚表现。肝脾合病要辨明是脾虚肝郁，还是肝郁血虚，以上两型各有不同特点。脾虚肝郁以脾虚表现为主，肝郁表现为辅，同时可兼有轻度中焦脾胃虚寒表现，正合香砂六君子汤之治；肝郁血虚以肝郁及肝血不足表现为主，脾虚表现为辅，故用逍遥散补肝体，助肝用，肝脾同治。肝胃合病则要辨明是阴虚肝郁、肝气郁滞，还是稍有热象或肝胆湿热。以上 4 型均既有肝经表现，又有胃部症状，但无明显脾虚表现，且每型亦有其各自特点。一型的特殊表现为肝阴虚症状，二型以肝郁症状为主，三型肝郁症状同时兼有胃热表现，四型以肝胆湿热为主要表现。临证之时一定要分清每型的各自特点，才能辨证准确。老师强调，脏腑辨证的关键，是围绕主症所涉及的脏或腑，依据五行理论的相生相克关系及脏腑之间的辨证联系，去辨明是一脏为病，还是脏腑兼病，如为脏腑兼病，则一定要辨明脏腑之间引发病证的因果关系，再分清孰主孰辅、孰轻孰重，辨准寒、热、虚、实，才能有的放矢地去遣方用药，做到药到病除。

三、解肝煎治疗慢性胃炎

解肝煎始载于《医方考》，后记于《医方集解》。原方药物为陈皮、半夏、茯苓、厚朴、苏叶、白芍、砂仁、煨姜。近年来笔者有幸跟随张炳厚主任医师在临床上应用此方加减治疗慢性胃炎，取得了较好的疗效。现将临床观察体会，选方要则，总结如下，供同道斧正。

（一）临床资料

1. 对象

本组病例均为 1992 ～ 1999 年在我院内科门诊就诊，并接受纤维胃镜或上消化道钡餐造影检查诊断为慢性胃炎者。

2. 一般资料

84 例中男性 37 例，女性 47 例；病程 1 ～ 10 余年不等；平均年龄 48 岁。病种包括：慢性浅表性胃炎、慢性萎缩性胃炎、胆汁反流性胃炎。

3. 临床主要表现

胃脘部胀痛、隐痛、灼痛或脘腹胀满不舒，嗳气反酸、恶心、嘈杂、纳呆、便秘或大便不爽。舌苔白厚或黄，脉弦细或弦滑。剑突下轻度压痛，中医辨证分型大多属肝胃不和，肝郁气滞型。

（二）治疗方法

1. 基本方

陈皮 10g，茯苓 10g，半夏 10g，厚朴 10g，苏梗 10g，砂仁 10g，炒莱菔子 15g，白芍 10g，焦三仙各 1 0g，蒲公英 10g。

2. 加减

脘腹胀闷加炒枳壳、大腹皮；嗳气频作加生赭石、旋覆花；热郁甚者加连翘、炒山栀；胸脘痛甚加檀香、延胡索、荜茇；舌苔厚腻者加茵陈、莪术、藿香。上方日 1 剂，水煎分 2 次温服。连服 7 天为 1 疗程。

3. 对照组

服西沙必利 5mg，日 2 次，餐前 15 分钟服用。

（三）治疗结果

1. 疗效标准

按照 1989 年 11 月中国中西医结合研究会消化疾病专业委员会制定的《慢性胃炎中西医结合诊断、辨证和疗效标准》确定疗效评定标准。显效：主症消失，理化检查明显好转。有效：主症基本消除，理化检查有所好转。无效：主要症状无好转，理化检查无改变。

2. 疗效统计

参见表 24，表 25。

表 24　解肝煎的疗效

	例数	显效	有效	无效
慢性浅表性胃炎	45	25（56%）	20（44%）	0
慢性萎缩性胃炎	24	11（46%）	12（50%）	1（40%）
胆汁反流性胃炎	15	9（60%）	5（33%）	1（60%）
合计	84	45（54%）	37（44%）	2（20%）

表 25　解肝煎与对照组疗效比较

	例数	显效	有效	无效	合计
解肝煎组	84	45（54%）	37（44%）	2（2%）	82（98%）
对照组（两沙必利）	30	4（13%）	20（67%）	6（20%）	24（80%）

两组比较 P<0.05。

（四）病案举例

白某，女，45 岁，工人。1992 年 9 月初诊。患者胃脘胀痛、痞满半年余，加重 1 日。伴有呕逆，食后脘堵，纳少便干，疲乏无力，舌尖红苔白，脉弦细。我院胃镜示：慢性萎缩性胃炎。病理检查胃黏膜呈重度慢性炎症伴中度肠上皮化生，予解肝煎加减治疗，1 周后胃胀痛明显减轻，食欲增加。连服 1 个月，精神好，面色红润，体重增加。半年后复查胃镜诊为慢性浅表性胃炎。病理检查肠化生消失。随诊近 1 年未见复发。

（五）讨论

肝胃不和是慢性胃炎的基本病机，治疗方法多采用理气和胃，重在疏通气机，通而痛止。但通法不可仅局限于通下，应从广义上去理解和运用，即祛除病邪，疏通肝胃气机亦属通法。解肝煎能疏理肝气，和胃降逆，使气机上下通行。选用厚朴、枳壳行气除痞消滞；陈皮、半夏、茯苓取二陈汤之意，以健脾化湿和中；原方去煨姜，苏叶改苏梗，加炒莱菔子以消食导滞；砂仁醒脾消积；白芍缓急止痛、柔肝养阴；蒲公英清泄肝胃郁热。另外近年来对中药的现代药理学研究发现：陈皮、半夏、枳壳、白芍等对缓解胃肠平滑肌的痉挛，解除胃肠痉挛性疼痛；增强胃肠蠕动，排除胃肠积气积滞，增加消化液分泌，抑制溃疡形成均有很好的作用。临床观察结果说明：解肝煎组的疗效明显优于使用胃肠动力药（西沙必利）对照组。另外，我们还发现解肝煎对于气滞血瘀型的冠心病、更年期综合征及许多月经失调的妇科病也有很好的疗效。临床应用非常广泛，值得进一步探讨研究。

第六节　论肝胆及治疗肝炎、胆囊炎的经验

肝为风木之脏，内藏相火，其性易动，喜舒畅条达，开窍于目，主筋。其病多为风火气郁之证。肝与肾关系密切，因为导致肝经火旺或肝阳上亢的，除肝脏自病外，每由肾水不足，水不涵木所致，又有"乙癸同源"之说。肾精可以化为肝血，肝血亦可化为肾精。肾水不足，可以引起肝血不足，肝血不足也常导致肾阴不足，故临床常见肝肾两虚症状。

胆为"中清之腑"，具少阳升发之性，有升发清阳的作用。胆与肝脏关系密切，二者相表里（在胆病过程中，往往可以引起一部分肝的证候），如头痛、涎苦、目眩，而肝病也常波及于胆（如呕吐苦水，夜寐不安等），所以在病机方面，二者是相互影响的。

下面介绍张老治疗肝炎与胆囊炎的经验。

一、肝炎证治

（一）概念

肝炎相当于中医学的"阳黄"（包括胆结石、胆道感染）。症状以目黄、身黄、小便黄为主症。《灵枢·论疾诊尺》说："身痛而色微黄，齿垢黄，爪甲上黄，黄疸也。"《伤寒论》曰："伤寒七八日，身黄如橘皮色，小便不利，腹略满者，茵陈蒿汤主之。""中焦湿蕴，栀子柏皮汤主之。"

《金匮要略》把黄疸分为五疸：黄疸、谷疸、酒疸、黑疸、女劳疸。后世医家谓黄汗为黑疸，亦称为五疸。

（二）病因病机

1. 实邪外袭，感受四时不正之邪，邪郁不达，和体内湿邪结合，郁而化热，影响胆汁排泄，胆汁不循常规流行，入于肌肤、血液而发黄。

2. 饮食不洁，损伤脾胃，或饮酒、过食肥甘，使酒食酿成湿热，郁而化热，滞而发黄。

3. 素体脾气虚弱，导致中阳不振，运化失常，湿热阻滞，发为阴黄。

4. 阳黄迁延失治，日久阳气受损，脾阳不振，转化为阴黄。

总之，黄疸的发生是湿热不化，如湿郁化热，使胆汁排泄受阻，不能运行常规而发阳黄，若寒湿困脾，脾气虚弱，不能化湿则发生阴黄。

（三）辨证论治

1. 阳黄

（1）热重于湿

主症：身目黄色明显，发热口渴，口苦口臭，小便短少而色黄赤，大便秘结或腹部胀满，右胁肋疼痛，或心中懊侬，恶心呕吐，舌苔黄腻，脉弦数或弦滑。

治法：清热解毒，佐以利湿。

方剂：轻证，用茵陈蒿汤：茵陈 30～60g，栀子 10～50g，大黄 6～10g，郁金 15g，可加茯苓、泽泻、车前草以利湿。重证，用茵陈蒿合黄连解毒汤。

（2）湿重于热

主症：身目发黄，但不如热重者鲜明，口黏口淡，不欲饮水，头重身困，胸脘痞满，右胁肋痛，纳少便溏，苔白腻或微黄，脉滑。

治法：利湿为主，佐以清热。

方剂：茵陈五苓汤加减。茵陈 30～60g，苍白术、厚朴、半夏、黄柏、栀子、车前草、板蓝根、茯苓各30g。

苔垢腻加藿香、佩兰；发热加金银花；鼻衄加白茅根；身痛加秦艽（可祛风退黄止痒）。

（3）湿热并重

主症：具有以上两型特点。

治法：清热解毒利湿。

方剂：茵陈蒿汤合四苓散加减。茵陈、黄柏、栀子、大黄、黄芩、白术、茯苓、泽泻、车前草、板蓝根。

发热加金银花、连翘；大便稀去大黄，加连翘、秦艽。

（4）痰热结胸（黄疸结胸）

主症：恶心呕吐，食少厌油，渴欲饮冷，胸脘痞满，按之痛，小便短少色黄赤，大便秘结，面目及全身皮色鲜黄，舌苔黄腻，脉弦滑或浮滑。

治法：清热利湿，辛开苦降，宽胸散结。

方剂：小陷胸汤加茵陈、枳实。茵陈30～60g，枳实10～15g，黄连6～10g，半夏10～15g，瓜蒌30g。

2. 阴黄

主症：黄色晦暗，食少脘闷，或见腹胀便溏，胃寒乏力，舌质淡苔白腻，脉沉迟。

治法：健脾和胃，温化寒湿为主。

方剂：茵陈术附汤加减。茵陈15～30g，熟附片6～10g，白术10g，干姜3～10g，炙甘草10g，可加茯苓、车前草以利湿。

3. 急黄

相当于重症肝炎或亚急性、急性肝坏死，来势很快，病情险恶，多是邪热炽盛，内传营血，或毒邪攻于心包。

主症：黄疸显著加深，烦躁，神昏谵语，衄血或便血，舌红绛，苔黄腻，脉弦数或弦细。

治法：清热解毒，利湿开窍。

方剂：重用五苓散加服苏合香丸。热盛，用犀角地黄汤加减。

4. 急性无黄疸性肝炎

治法：清热解毒利湿。

方剂：可用柴胡疏肝散加山栀、郁金、丹参以清热泻火，疏肝利胆，活血通络。

5. 慢性迁延性肝炎

相当于中医学的"胁痛""积聚""阴黄"的范畴，多为急性肝炎失治或误治而来。

（1）湿热内蕴

主症：口苦、便秘，胁痛腹胀，尿黄或烦热，或面色皮肤发黄，舌苔黄腻，脉弦滑或弦数。

治法：清热解毒，佐以利湿。

方剂：茵陈蒿汤或栀子柏皮汤加减，或茵陈金花汤加减。湿重加四苓；腹胀加枳壳、木香；肝脾肿大加桃仁、红花、莪术、鳖甲；鼻衄加生地黄、白茅根。

（2）痰热结胸

主症：右胁灼痛，呕恶便秘，胸脘痞满，按之痛，尿黄，苔黄腻，脉弦滑。

治法：清热利湿，宽胸散结。

方剂：小陷胸汤加茵陈、枳实。若有黄疸，茵陈重用，且加板蓝根、金钱草；舌有瘀斑加桃仁、红花。

（3）肝郁气滞

主症：右胁胀痛，痛有定处，善太息，易烦躁，口苦腹胀，神疲纳少，妇女月经不调，乳房胀痛，苔薄白，脉弦。

治法：疏肝解郁，健脾和营。

方剂：逍遥散加减。赤芍、当归、柴胡，川楝子重用 20～30g，延胡索、郁金、夏枯草、板蓝根、金银花、木香、枳壳。

（4）脾胃虚弱

主症：右胁疼痛，面色㿠白，疲乏无力，食欲不振，腹胀便溏，舌苔薄白，脉细无力。

治法：健脾和胃。

方剂：参苓白术散加川楝、延胡索、板蓝根、金银花。

（5）气滞血瘀（慢性肝硬变）

主症：胸胁胀痛或刺痛，面色晦暗，肝脾肿大，唇紫，乏力腹胀，面有痤疮，舌赤暗，或有瘀斑，脉弦涩。

治法：疏肝理气，活血化瘀。

方剂：桃红四物汤合柴胡疏肝散，或用膈下逐瘀汤加减。肝脾肿大加莪术、鳖甲、郁金。

（6）肝肾阴虚

主症：右胁引痛，绵绵不休，头晕耳鸣，少寐多梦，五心烦热，大便干，舌赤暗有瘀斑，少苔，脉弦细或细数。

方剂：一贯煎加川楝、延胡索、郁金、玫瑰花；有瘀血者可予桃仁、红花、四物汤等。

（7）气血两虚

主症：右胁隐痛，头晕乏力，面色苍白，食欲不振，腹胀便溏，舌淡苔薄白，脉沉细。

治法：气血双补。

方剂:养荣汤重用黄芪 30 ～ 60g，腹胀加木香、砂仁;食欲不振加生山楂、生麦芽。

（8）寒湿困脾（慢性肝硬变腹水期常见）

主症：面色晦紫，形寒肢冷，饮食不馨，腹胀便溏，舌质淡苔白厚，脉沉迟。

治法：温中散寒，健脾利湿。

方剂：茵陈理中汤加减。茵陈、白术、干姜、甘草、党参、厚朴、茯苓、半夏、猪苓、薏苡仁、藿香、佩兰、甘草。

二、清胆利湿汤（丸）治疗肝胆湿热型慢性胆囊炎

（一）一般资料

全部病例均为 1994 年 1 月～ 1997 年 6 月北京中医医院门诊及住院病人。共 271 例，其中含清胆利湿汤（丸）治疗组（简称治疗组）241 例，随机对照阶段胆乐胶囊对照组（简称对照组）30 例。治疗组中，男性 86 例，女性 155 例；年龄最小 20 岁，最大 70 岁，平均年龄 48.87 ± 12.72 岁；其中单纯慢性胆囊炎 47 例，合并胆囊结石 181 例，合并胆囊息肉 13 例；重证 48 例，中证 111 例，轻证 82 例。

（二）病例选择

1. 诊断标准

（1）西医诊断标准：参照《实用内科学》（1993 年）及卫生部中药新药临床指导原则（1993）慢性胆囊炎诊断标准。

（2）中医诊断标准：参照卫生部中药新药临床指导原则（1993 年）胁痛及痞满的诊断标准。

（3）中医辨证标准：参照《中医证候诊断学》（1987 年）肝胆湿热证诊断标准。

2. 中医证候评分方法

参照卫生部中药新药指导原则胁痛及痞满症症状评分方法制定，见表 26。

表 26　中医症状评分方法

症　状	4分	3分	2分	1分
胁肋疼痛	反复严重	疼痛 >4h	疼痛 <4h	偶有疼痛
脘腹痞满	整日胀甚	整日可忍	2 — 4h/ 日	偶有胀闷
口苦尿黄	整日口苦	抑郁时苦	偶有口苦	短时缓解
食少纳呆	>1/2	1/3 ～ 1/2	<1/3	饮食乏味
体重肢倦	难以活动	不欲活动	活动减少	不影响工作

中医证候积分在 5～9 分者属轻证，10～14 分为中证，大于 15 分为重证。

3. 入选病例标准

（1）符合上述西医诊断标准、中医诊断标准及中医辨证标准。

（2）中医证候评分大于 5 分，其中必有胁肋疼痛和 / 或脘腹痞满症。

（3）年龄在 18～70 岁之间。

4. 排除病例标准

（1）年龄在 18 岁以下，70 岁以上及孕妇。

（2）症状积分小于 5 分。

（3）有急腹症指征。

（4）有严重心、肝、肾、造血系统及精神神经系统疾病者。

（5）对本药过敏、不能按疗程完成用药或资料不完整影响疗效及安全性观察者。

（三）观察方法

1. 服药方法

入选病例予清胆利湿丸，每次 6g，每日 3 次；清胆利湿丸由北京中医医院中心制剂室提供制剂，水丸，瓶装 60g。对症状较重者，先予清胆利湿汤，水煎服，每日 1 剂；获效后改服清胆利湿丸，每日 3 次，每次 6g。疗程 4 周。

清胆利湿汤（丸）主要由茵陈、黄芩、栀子、柴胡、延胡索、半夏、枳壳、青皮、陈皮、川楝子、郁金、白芍等组成。

2. 观察指标

（1）安全性观察：一般体格检查，血、尿、便常规检查，心、肝、肾功能检查。

（2）疗效性观察：观察并记录用药前后每周的临床症状，详细记录证候积分变化，注意患者腹部体征变化，疗程前后进行必要的西医客观检查。

3. 疗效判定方法

参照卫生部中药新药临床指导原则（1993）慢性胆囊炎、胆石症、胁痛及痞满症疗效评定方法制定。

（1）临床疗效判定

① 治愈：症状完全消失，疗后总积分为 0。

② 显效：症状明显好转，疗后总积分改善大于 / 等于 2/3。

③ 有效：症状有所好转，疗后总积分改善大于 / 等于 1/3，小于 2/3。

④ 无效：症状改善不明显或有所加重，疗后总积分改善小于 1/3。

（2）影像学判定

① 治愈：影像学检查恢复正常，或结石消失。

② 显效：影像学检查明显改善，或结石明显减少达 1/2 以上，或结石变小达 1/2 以上。

③有效：影像学检查有所改善，或结石较治疗前减少，或变小。

④无效：影像学检查无改善，或结石较治疗前无变化，或加重。

（3）症状疗效判定

①治愈：症状完全消失。

②显效：症状减轻（++）。

③有效：症状减轻（+）。

④无效：症状减轻不及（+）或症状加重。

4.统计方法

计量资料采用 T 检验，计数资料采用卡方检验，以 P<0.05 为具有差异显著性。

（四）治疗结果

1.清胆利湿汤（九）治疗组治疗结果

（1）241 例患者中，症状改善获效最佳者仅服药 1 剂，多数患者在 1 周内症状改善，3 周时达到最大疗效。第 4 周疗程结束时，临床治愈 51 例，显效 103 例，有效 56 例，无效 31 例，总有效率 87.14%。见表 27。

表 27　241 例患者治疗效果评价

	轻 证 %（82）	中 证 %（111）	重 证 %（48）	合 计 %（241）
治愈	30.48（25）	18.92（21）	10.42（5）	21.16（51）
显效	43.90（36）	40.54（45）	45.83（22）	42.74（103）
有效	18.29（15）	24.32（27）	29.17（14）	23.24（56）
无效	7.32（6）	16.22（18）	14.58（7）	12.86（31）
总有效	92.68（76）	83.78（93）	85.42（41）	87.14（210）

（　）内为各型组病例数，下同。

（2）241 例患者经治疗证候积分有明显改善，各组积分均有下降，与治疗前比较，P<0.01。见表 28。

表 28　241 例患者证候积分变化

	轻 证（82）	中 证（111）	重 证（48）	合 计（241）
治疗前	6.94 ± 1.10	11.50 ± 1.36	16.36 ± 1.22	10.91 ± 3.60
治疗后	1.83 ± 2.02*	4.14 ± 3.35*	6.06 ± 4.16*	3.74 ± 3.50*

＊与治疗前比较：P<0.01。

（3）241 例患者各组症状均有明显改善，尤以胁肋疼痛、脘腹痞满两组症状改善明显，见表 29。

表 29　241 例患者各组证候改善情况（%，n）

症状	N	治愈率	显效率	有效率	无效率	总有效率
胁肋疼痛	241	53.11（128）	18.67（45）	28.22（55）	5.39（13）	94.61（228）
脘腹痞满	239	38.49（92）	31.80（76）	21.76（52）	7.95（19）	92.05（220）
口苦尿黄	223	45.74（102）	12.11（27）	22.87（51）	19.28（43）	80.72（180）
食少纳呆	233	40.07（112）	14.59（34）	18.88（44）	18.45（43）	81.55（190）
肢体困重	181	44.75（81）	9.39（17）	22.10（40）	23.76（43）	76.24（138）

（4）103 例患者 4 周疗程结束时复查了 B 超，与治疗前比较，影像学方面基本恢复正常者 10 例，明显改善者 18 例，有所改善者 32 例，无效者 43 例，影像学判定总有效率 58.25%，低于临床症状改善总有效率，P<0.05。

（5）部分病人服药初期有轻度腹泻，继续服药或适当减量即可控制，均不需停药；治疗前后血、尿、便常规及肝、肾功能检查比较，未见明显不良反应；服药 1 年以上的结石患者中 48 例随访肝功能，2 例转氨酶轻度升高，1 例停药后恢复，1 例变化不明显，提示长期服药应注意监测肝功能。

2. 不同亚组治疗结果

241 例患者中，单纯胆囊炎 47 例，合并胆石症 181 例，为两个主要亚组，其治疗结果分析如下。

（1）两组临床症状疗效相近，单纯胆囊炎组稍高，单纯胆囊炎组临床治愈率明显高于合并胆石症组，见表 30。

表 30　单纯胆囊炎 47 例与合并胆石症 181 例患者治疗效果评价

	轻证 单纯胆囊炎% 合并胆石症% （12）（66）		中证 单纯胆囊炎% 合并胆石症% （26）（78）		重证 单纯胆囊炎% 合并胆石症% （9）（37）		合计 单纯胆囊炎% 合并胆石症% （47）（181）	
治愈	41.67（5）	27.27（18）	30.78（8）	14.10（11）	33.33（3）	5.41（2）	34.04（16）	17.13*（31）
显效	33.33（4）	45.45（30）	30.78（8）	43.59（34）	44.44（4）	48.68（18）	34.04（16）	45.30（82）
有效	25.00（3）	18.18（12）	30.78（8）	23.09（18）	11.11（1）	32.43（12）	25.55（12）	23.20（42）
无效	0（0）	9.09（6）	7.09（2）	19.23（15）	11.11（1）	13.51（5）	6.38（3）	14.36（26）
总有效	100（12）	90.91（60）	92.31（24）	80.72（63）	88.88（8）	86.49（32）	93.62（44）	85.64（155）

　　* 与单纯胆囊炎组比较：P<0.05。

（2）两组证候积分均有明显改善，与治疗前比较，P<0.01；其中单纯胆囊炎重证患者治疗后积分下降较合并胆石症患者更为明显，P<0.01，见表31。

表31　单纯胆囊炎47例与合并胆石症181例患者证候积分变化（$\bar{x} \pm SD$）

	轻 证 单纯胆囊炎 合并胆石症 （12）（66）	中 证 单纯胆囊炎 合并胆石症 （26）（78）	重 证 单纯胆囊炎 合并胆石症 （9）（37）	合 计 单纯胆囊炎 合并胆石症 （47）（181）
治疗前	7.00 ± 1.41 6.91 ± 1.06	12.12 ± 1.61 11.32 ± 1.25	16.78 ± 1.56 16.30 ± 1.13	11.70 ± 3.64 10.73 ± 3.63
治疗后	1.41 ± 1.51 2.02 ± 2.11	3.62 ± 3.38 4.35 ± 3.24	2.44 ± 2.24 6.65 ± 3.94*	2.38 ± 2.92 3.97 ± 3.84

* 与单纯胆囊炎组比较：P<0.01。

（3）经对两组患者4周疗程结束时共99例B超复查，显示影像学标准判定，单纯胆囊炎组治愈率、显效率、总有效率明显高于合并胆石症组，P<0.05。单纯胆囊炎组总有效率为86.96%，与临床症状改善总有效率相近。合并胆石症组无效患者39例，占51.32%，分析无效患者，影像学无变化35例，加重4例。见表32。

表32　单纯胆囊炎23例与合并胆石症76例患者影像学效果评价

	N	治愈率	显效率	有效率	无效率	总有效率
单纯胆囊炎	23	30.43（7）	34.78（8）	21.17（5）	13.04（3）	86.96（20）
合并胆石症	76	3.95*（3）	10.53*（8）	34.21（26）	51.32（39）	48.68*（37）

* 与单纯胆囊炎组比较：P<0.05。

3. 随机对照研究

在临床观察过程中，我们阶段性地设计了清胆利湿丸与胆乐胶囊治疗的随机对比研究。随机对照研究阶段，入选患者按1:1随机分为清胆利湿丸治疗组与胆乐胶囊对照组，各30例。两组患者性别、年龄、病情轻重无明显差异，具有可比性，如表33。

表33　清胆利湿丸组与胆乐胶囊组一般情况比较

	N	性别 男 女	年龄 $\bar{x} \pm SD$	病情轻重 轻 中 重	病情分类 单纯胆囊炎 并胆石症 并胆息肉
治疗组	30	13 17	53.37 ± 15.34	7 17 6	3　　26　　1
对照组	30	15 15	49.57 ± 11.44	7 18 5	5　　24　　1

治疗组服用清胆利湿丸，方法同前。对照组服用胆乐胶囊［浙江黄岩生物化学制药厂生产，浙卫药准字（1996）第037301号］，每次4粒，每日4次，共4周。

结果表明治疗组与对照组治疗后证候积分均较治疗前有明显下降，二者均有较好的临床疗效且作用相近，但清胆利湿丸组治疗显愈率明显高于胆乐胶囊组，分别为66.67%，30.00%（P<0.05）。见表34、表35。

表34　清胆利湿丸组与胆乐胶囊组治疗情况比较

	N	治 愈 率	显 效 率	有 效 率	无 效 率	总有效率
治疗组	30	13.33（4）	53.33（16）	20.00（6）	13.33（4）	86.67（26）
对照组	30	10.00（3）	20.00*（6）	50.00（15）	20.00（6）	80.00（24）

* 与治疗组比较：P<0.05。

表35　清胆利湿丸组与胆乐胶囊组治疗前后证候积分变化（$\bar{x} \pm SD$）

	N	治疗前	治疗后	下降值
治疗组	30	12.19±3.86	4.42±3.28*	7.77±3.96
对照组	30	11.83±3.31	5.67±4.23*	6.17±3.47

* 与治疗前比较：P<0.01。

（五）讨论

1. 慢性胆囊炎中医属胁痛、痞满范畴，以肝胆湿热型最为常见，临床可见胁肋疼痛、脘腹痞满、口苦尿赤、食少纳呆、肢体困重及舌苔黄厚、脉弦滑数等症状。其病因病机可由情志失调，造成肝气郁结，郁而化热，克犯脾胃，以致运化失司，湿热内阻；或由外侵内湿、饮食不节，造成脾失健运，胃失和降，湿食中阻，郁而化热，熏蒸肝胆；致使肝络不得畅达，胆腑失于通利，胃腑失其和降，中焦气机失畅，湿热熏蒸，日久尚可煎熬成为砂石，并与虫卵、败脂结为胆石。同时湿热又可耗伤肝阴，久病入络成瘀，进一步阻塞气机，使湿热之邪缠绵难去。湿热蕴结于肝胆，络脉失于畅达，故见胁肋疼痛；肝气横犯，湿热中阻，气机不畅，而见脘腹痞满、食少纳呆；湿热上蒸，而见口苦；湿热下注，可见尿黄；湿热困脾，而见肢体困重；舌红苔黄厚，脉弦滑数均为湿热之证。

我们针对肝胆湿热型慢性胆囊炎的病因病机及证候特征，辨证立法组方。方中茵陈、黄芩、栀子清利肝胆湿热，柴胡、延胡索疏肝理气止痛，半夏、枳壳和胃降浊消痞，青皮、陈皮分入肝、脾二经，青皮气峻力猛，主入肝、胆二经，重在疏肝理气消积，陈皮辛散苦降，重在理气健脾燥湿。

　　方中重用川楝、郁金、白芍 3 味，为使用清胆利湿汤的独到经验。肝胆湿热型慢性胆囊炎病机本为肝胆湿热，然肝主气之疏泄，又主血之藏化，气滞日久可使血运不畅，湿热熏蒸又可耗伤肝阴，造成瘀血内阻，进而又可加重气之不疏、湿之不化，使湿热之邪更加缠绵难去；疏肝理气之药多辛温香燥之品，也易耗伤阴血。清胆利湿汤方中，重用川楝苦寒入肝，既可行气止痛，又可清热除湿，而无温燥之弊，配郁金行气活血，清热利胆，使气血运行得畅，湿热之邪得去；而重用白芍一味，柔肝益阴，养血缓急，反佐理气之辛燥，破气之峻烈，以防伤阴之弊。文献报道川楝子有毒，不可多用，古人尝云白芍多用令人腹满，我们于合方之中配伍应用，用量虽大，却未见明显不良反应，而疗效颇佳。

　　清胆利湿汤合方以清利肝胆湿热为法，兼以理气和胃止痛、养阴化瘀通络。临床治疗 241 例，总有效率 87.14%，疗效肯定，未见明显不良反应，提示清胆利湿汤（丸）是治疗肝胆湿热型慢性胆囊炎的有效药物。

　　2. 分析单纯胆囊炎组与合并胆石症组治疗效果，清胆利湿汤对两组均有良好的疗效（93.63%，85.64%），单纯胆囊炎组疗效稍好，但无统计学差异。单纯胆囊炎组治愈率高于合并胆石症组，重证组积分下降较合并胆石症组更为明显（$P<0.05$），影像学疗效显示单纯胆囊炎组治愈率、显效率、总有效率均高于合并胆石症组（$P<0.05$），可能与本方重在改善慢性胆囊炎肝胆湿热的临床证候，而排石效果相对较弱有关，提示清胆利湿汤对单纯胆囊炎患者疗效更好。

　　朱培庭统计 62 家单位 4235 例患者，排石率一般在 60%，排净率为 30% 左右；张声生等综合近年来报道 1133 例胆石症的治疗，临床总有效率在 80% 以上，最高可达 94%。本组合并胆石症组 B 超总有效率为 48.68%，显愈率不超过 15%，排净仅 3 例，与文献报道相差较多；分析原因可能有以下几个方面：①清胆利湿汤是根据肝胆湿热型慢性胆囊炎证候特征，辨证立法组方，重在清利肝胆湿热，改善临床症状。②文献报道中药排石治疗，对胆囊结石的大小、性状、数量多加以限制，一般直径不超过 1.5cm，本组重在改善临床症状，故对结石未加以限制。③溶石治疗一般疗程较长，多在 0.5～2 年，而本组影像学复查均在 4 周疗程结束后进行。晚近傅贤波等报告总攻治疗胆石症显愈率为 18.62%，与本组疗效相近。我们的研究提示对合并胆石症患者，在没有达到完全排石的情况下，依然可以有效地改善临床症状。

　　根据我院超声科对 302 例非选择性非手术的多种中药治疗 B 超结果分析，总有效 19 例，为 6.29%，提示清胆利湿汤治疗优于非选择性非手术中药治疗。超声科 302 例报告中，273 例（90.40%）影像学无改变；本组 39 例无效患者中，35 例为影像学无变化；药效学研究提示清胆利湿汤可能具有溶解结石和防止结石形成的作用，此部分患者是否因为药物治疗而防止了发展，需要进一步研究。

　　从本组研究看出，中药在未能获得良好的排石效果时，仍能很好地改善患者的临床症状，提高患者的生活质量；在我们的患者中，有连续服用本药 3 年，临床症状得到有效控制，胆石无发展的病例。我们认为，慢性胆囊炎虽多伴发胆囊结石，但临证应根据中医证候特征，审证求因，辨证施治，重在改善临床症状，保护消化功能。

3. 随机对照研究结果显示，清胆利湿丸与胆乐胶囊均有较好的临床疗效，且总有效率相近（86.67%，80.00%），P>0.05；但清胆利湿丸组显愈率明显高于胆乐胶囊组（66.67%，30.00%），P<0.05；提示清胆利湿丸疗效优于胆乐胶囊。

（六）结论

临床研究显示，清胆利湿汤（丸）是治疗肝胆湿热型慢性胆囊炎的有效方剂，本方以清利肝胆湿热为法，兼以理气和胃止痛、养阴化瘀通络，重在改善患者的临床症状，总有效率为 87.14%。清胆利湿汤（丸）对单纯胆囊炎及合并胆石症患者均有效，对单纯胆囊炎患者疗效更好，亦可明显改善合并胆石症患者的临床症状。随机对照研究显示，清胆利湿丸疗效优于国内同类药物胆乐胶囊。清胆利湿汤（丸）治疗肝胆湿热型慢性胆囊炎无明显药物不良反应。

参考文献

［1］朱培庭.胆道感染及胆石症的中医治疗进展.国内外中医药科技进展.上海：上海科学技术文献出版社，1992（12）：103-108.

［2］张声生，赵荣莱，李乾构，等.中西医结合诊治胆石症的现状.福建中医药，1993，24（4）：52-55.

［3］傅贤波，邵晓明.改进中西医结合"总攻"排石治疗胆石症 188 例.中国中西医结合杂志，1996，16（11）：683-684.

［4］程汉章，张鸿魁，赵磊，等.非手术治疗胆囊结石的 B 超动态观察.北京中医药科技动态，1995，（2）：8.

第七节　论肺及咳嗽的辨证治疗经验

肺居胸中，职司呼吸，外合皮毛，主一身之气，亦主通调水道，肺脏病证，不离乎气。外邪侵袭，多先犯肺。本节主要介绍张炳厚治疗咳嗽的经验。

一、咳嗽的辨证要点与治疗

咳嗽分外感、内伤两大类。外感咳嗽病起于肺，一旦受邪或从口鼻入，或从皮毛入。肺卫受感，于是肺气壅遏不宣，清肃失常，影响肺气的出入，引起咳嗽。由于四季之邪不同，临床也分见风寒、风热及燥热等不同咳嗽。内伤咳嗽为他脏有病，肺脏受累，或肺脏本身之病。机制为"五脏六腑皆令人咳，非独肺也"。

（一）辨证要点

1. 风寒咳嗽

初起痰稀色白，寒热无汗，苔薄白，脉浮。

2. 风热咳嗽

初起咳嗽不爽，痰黏（或）黄，口渴咽痛，伴身热汗出，苔黄，脉浮数。

3. 燥咳

干咳无痰或痰少黏稠难出，或痰中带血丝，鼻燥咽干，咳甚胸痛，面红咽干，苔薄黄且干，脉浮细数。

4. 痰湿犯肺

咳嗽痰稀白、量多，头晕且重，胸脘痞闷，体倦乏力，苔白厚滑，脉滑或右关滑。

5. 肝火犯肺

呛咳，咳引胸胁痛，面红咽干，苔黄少津，脉弦数，或左关浮弦数。

6. 心火犯肺

在肝火的基础上，咳不止，心烦少寐，口干，口舌生疮，舌尖红，脉浮数，或寸浮数。

7. 肾虚咳

痰咯不爽，腰酸腿软，小便频数，潮热，咳而遗尿，舌苔少，脉细数沉或沉细。

8. 肺虚咳

经常咳嗽，劳则尤甚，痰清，或痰少或潮热，不耐风寒。

从咳嗽的时间辨证:《丹溪心法》曰"五更嗽多者，为胃中有积食"，"上半日嗽多者，此属胃中有火"。这类咳嗽属于胃肺不和，积热内盛。如兼有大便干燥，可用下法。因肺与大肠相表里，当食积不化，胃火太盛，往往一经泻下则热去嗽止，即所谓"盛则下之"。而泻下之法，不单纯指通大便，清热泻火利小便，使邪从下达均为下法，如泻白散、导赤散、葶苈大枣泻肺汤等均属"盛则下之"的方剂。《丹溪心法》曰"午后嗽多者，多属阴虚"，"半夜嗽多者，多属肾虚火浮"。久咳不止，虚火上犯，口燥咽干（咳嗽），时少痰或无痰兼有潮热心烦，微汗出，此乃阴虚，治宜养阴清肺润燥，用清燥救肺汤或养阴清肺汤。半夜肾主令，肾阴虚影响到肺，子盗母气，应重点治肾，用都气丸、百合固金汤。若咳嗽气短，食减，腹泻，胃脘胀痛则补脾益气即"补土生金""久则补之"。

（二）治疗

1. 外感咳嗽的治法

外感咳嗽应直接治外邪，间接以解除肺受邪困，当以宣肺散邪为主，邪去则正自安。

（1）因风者，当以宣肺散邪，以辛平解之，可选荆芥、防风、桑叶，加入止嗽散中。

（2）因寒者，以温散之，可选荆芥、麻黄，加入止嗽散中。

（3）因暑者，微辛微凉，苦降淡渗，可选薄荷、藿香、六一散，加入止嗽散中。

（4）因湿者，以利湿化痰，可选茯苓、厚朴、半夏、橘红，加入止嗽散中。

（5）因燥者，以清润甘寒，可选沙参、麦冬、天花粉，加入止嗽散中。

（6）因火者，以苦寒或苦辛，可选黄芩、桑白皮、知母，加入止嗽散中。

2. 咳嗽通治法

中医治咳有六法，即宣肺、降气、清热、润燥、祛痰、收敛。

（1）宣肺：人有运动劳（役），其气外泄，腠理则开，六淫乘之，邪搏于气，气壅不得宣发，故咳嗽。药物可选桂枝、麻黄。方剂可选桑菊饮、参苏饮，通宣理肺。

（2）降气：肺以降为顺，治咳降气是重要环节。外邪受阻，痰气交阻，必用微苦降气，肺为清虚之脏，微苦可降，可用紫苏、杏仁，甚则用苏子、莱菔子、旋覆花。若需重降可用葶苈子、沉香。

（3）清热：外邪兼里热，应表里兼顾，表宜汗、里宜清。轻者可选白茅根、黄芩，重者可选石膏、知母。

（4）润燥：肺燥热多见于夏令发热后或气阴已耗，秋季感燥，当病则病，燥热伤肺，津液被灼，咽痒咳嗽无痰，甚则胸痛或痰如粉线，不易咯出。应选天门冬、麦门冬、玉竹、沙参、贝母、鸭梨、天花粉等。

（5）祛痰："咳而嗽者，治痰为先"，"因痰而嗽者，治痰为重"。

（6）收敛：适用于久咳正虚而无邪实。方如九仙散（方剂组成：人参、款冬花、桔梗、桑白皮、五味子、阿胶、贝母、乌梅、罂粟壳），治久咳气阴两虚者。药物如五味子、诃子皮、罂粟壳、五倍子、乌梅等。

3. 治痰七法

痰可分六种：

（1）湿痰：痰白而稀，用半夏、橘红、陈皮、胆南星。

（2）寒痰：痰稀而清，用白芥子、干姜。

（3）热痰：痰黄黏稠，用瓜蒌仁、竹沥、黄芩、贝母、天竺黄。

（4）燥痰：干咳少痰或痰如线粉，用麦冬、天冬、天花粉、鸭梨。

（5）风痰：稀痰兼泡沫，用前胡、防风、制南星、牛蒡子。

（6）顽痰：病史长、病情重、痰难出、痰不尽，用风化硝、生牡蛎、鹅卵石、旋覆花。

痰不易咯出，可选用海浮石、海蛤壳、黛蛤散、川贝母、橘络、瓜蒌仁、鸭梨皮。

"善治痰者，不治痰而治气"。可选用陈皮、枳壳、厚朴，利其气而痰自下。治痰湿咳用宣肺法，表邪祛而痰未净，必继治其痰，才不复发。对于痰湿咳嗽，因痰湿由脾胃滋生，痰虽去而本尚虚，应以健脾杜痰源。若痰与外邪相夹时，不可健脾，理应治标痰。

1. 攻法

用于痰湿重，本不虚，代表方如礞石滚痰丸，一捻金。

2. 消法

焦三仙、莱菔子、枳壳。

3. 和法

陈皮、半夏、二陈汤。

4. 补法

如六君子汤健脾补气，六味地黄丸补肾更加五味子名都气丸。肾不纳气，用人参蛤蚧散纳气。

5. 温法

白芥子或二陈汤加炮姜，或小青龙汤合二陈汤、三子养亲汤。

6. 清法

方如泻白散，清气化痰汤。药用桑白皮、贝母、黄芩等。

（三）咳嗽的治疗通用方

《医学心悟》止嗽散，治诸般咳嗽。本方温润和平，不寒不热，温而不燥，润而不腻，既无攻邪太过之力，又有启门祛邪之势。其功用：能宣能肃，能升能降，能表能里，具备宣不过散，肃不过下之特点。可称和解剂。不论新久咳嗽均可随证加减。方剂组成：桔梗、白前、荆芥、陈皮、紫菀、百部、甘草。

1. 风寒初起，加荆芥、防风、苏叶、生姜。

2. 火热咳嗽，加黄芩、黄连、天花粉、黛蛤散、生石膏。

3. 痰湿咳嗽，加茯苓、半夏、桑白皮。

4. 燥咳，加瓜蒌仁、麦冬、贝母、知母、沙参、鸭梨。

5. 七情郁结，郁火上冲，去荆芥，加贝母、柴胡、香附、黑山栀。

6. 内伤隐痰，口干痞闷，苔滑，脉滑，五更咳甚，加连翘、山楂、莱菔子、麦芽。

7. 随症加减

（1）咳而咯血，加少量赤芍、丹参；咯血多者加茜草根、花蕊石、古京墨。

（2）咳引两胁痛不能转侧，加柴胡、枳壳、赤芍。

（3）咳而喉中作梗，甚则喉痹，倍桔梗加牛蒡子、葶苈子。

（4）咳而右胁痛，引肩背，甚则不能动，动则咳愈甚，加葛根、秦艽、郁金、全蝎。

（5）咳而呕苦水，加黄芩、半夏、生姜。

（6）咳而胸痛，加瓜蒌、郁金。

（7）咳而遗尿，加赤石脂、白术。

（四）用药

宣：桔梗、前胡、麻黄、紫菀、细辛、生姜、旋覆花、白前、射干。

降：苏子、桑白皮、枳壳、杏仁、厚朴、葶苈子、沉香。

清：白茅根、黄芩、知母、石膏、天花粉、竹茹、天南星。

润：麦冬、天冬、北沙参、鸭梨、胖大海。

止咳：款冬花、白前、贝母、炙枇杷叶、五味子、紫菀。

敛肺：五味子、罂粟壳、诃子皮、马兜铃、乌梅。

（五）五脏咳嗽的病因病机与临床症状

五脏六腑咳：咳嗽是肺脏有病的一个症状，五脏六腑有病时，病气影响到肺，也会引起咳嗽。另一方面咳嗽日久也可使其他脏腑的功能失调。

1. 病因病机

（1）肺咳：外邪久羁，内伤肺气、肺阴，肺失肃降。真阴不足，子盗母气，以致肺阴虚。脾肺素燥，热劫津液，或恼怒思虑，忧愁动火。三者皆能伤及肺津。

（2）脾咳：膏粱厚味，积热生湿，湿热蒸酿，脾郁生火，上熏于肺。或土不生金，母病（虚）及子，则为脾虚肺损。

（3）心咳：焦虑劳心，而生君火，君火刑金，肺液焦竭，为咳为喘。

（4）肝咳：木气怫郁化火，木火刑金，则为喘咳。或肝血不足，木燥火生，灼伤肺阴，则发咳喘。

（5）肾咳：劳伤肺气，或形寒饮冷伤肺，则气不生水。或久咳肺虚，金不生水。或色欲过度，真阴涸竭，水虚火旺，肾火刑金。或真阳不足，水泛为痰，发为咳喘。

2. 临床症状

（1）肺咳：气乏咳喘，痛引缺盆，痰咯难出，痰呈白涎，口燥声嘶，苔薄白脉浮数。肺咳不已，大肠受之，咳喘而遗屎。

（2）脾咳：咳而右胁下引痛，神衰嗜卧，面色萎黄，腹胀水肿，身重无力，动则咳甚，苔腻脉濡。脾咳不已，胃受之，胃咳而呕，甚则吐蛔。

（3）心咳：咳则心痛，喉中有梗状，心烦尿赤，甚则舌肿咽痛。舌尖红少苔脉细数。心咳不已，小肠受之，咳而遗尿。

（4）肝咳：两胁下痛，痛到少腹，甚则不可转侧，转则两腿胀满，苔黄少津脉弦。肝咳不已，胆受之，胆咳之状，咳而口苦，甚则呕胆汁。

（5）肾咳：咳而腰背相引痛。或五心烦热，阴火上炎而见干咳，痰有咸味，舌绛无苔，脉细数。肾咳不已，膀胱受之，咳而遗尿。

脏腑咳久咳不已，三焦受之，三焦咳状，咳而腹满，或小便不利，不欲饮食。

（六）医嘱禁忌

油腻、糖果、辛辣、生冷、情志抑郁、房劳。

二、咳嗽治疗经验

咳嗽是肺系疾患的主要证候之一，咳嗽是中医以主症命名的一种疾病。

《素问·宣明五气》说："五气所病……肺为咳。"《景岳全书·咳嗽》说："咳嗽虽多，无非肺病。"以上说明咳嗽主要定位于肺。《素问·咳论》指出："五脏六腑皆令人咳，非独肺也。"强调了肺系受邪以及脏腑功能的失调，均能导致咳嗽的发生。《素问·咳论》又将咳嗽命名为肺咳、肝咳、心咳、脾咳和肾咳。

历代对咳嗽的分类名称不一，直至明代张景岳将咳嗽明确分为外感、内伤两大类。《景岳全书·咳嗽》说："咳嗽之要，只为二证，何为二证？一曰外感，一曰内伤，而尽之矣。"至此，咳嗽的辨证分类始较完善。

1. 风寒咳嗽

张老用小青龙汤加减解表化饮、止咳平喘。本方配伍十分严密，以麻黄、桂枝发汗解表，宣肺止咳，芍药伍桂枝调和营卫，姜、辛、夏温中蠲饮，散寒降逆，伍五味子之收敛，使本方散中有收，可防肺气耗散太过之弊。

有人说本方治咳治喘不治痰，未理解方义也。本方宣肺利饮，间接治痰，对痰多而稀者颇为合适。痰稀而黏者，张老常加茯苓、苏子、莱菔子和浙贝。

近20年来，风寒咳嗽越来越少，据临床观察如今患风寒咳嗽多兼气虚。兼有气虚者，张老常加党参、黄芪。

喘甚体实者，张老用本方重用炙麻黄15～20g，效果显赫而无弊。

2. 热性咳嗽

无论外感内伤，张老均用麻杏甘石汤加减，以清宣肺热，而收良效。

刘渡舟老师强调：用此方麻黄与石膏的比例一定是1∶3～5，按此比例，两味发汗药相伍反不发汗，张老临证用方谨遵教诲，观察千真万确，但至今机理不明。

夹湿而见胸脘痞闷者，加藿香、郁金以芳香化浊。风热壅阻于上，咽痛项肿甚者，加马勃、玄参；津伤而咳者，加天花粉清热以生津。

方中以麻黄辛温、宣肺平喘止咳。石膏辛寒，清泄肺热。杏仁苦温，佐麻黄以止咳平喘。甘草甘平，调和诸药。本方是辛温与寒凉药物配伍，而主要具有辛凉作用的方剂。

功用清泄郁热，清肺平喘，旨在使肺气郁者，得以宣扬，热壅于里者，得以清泄，凡因热致咳喘，无论外感、内伤均可用之。

痰多者，加桑白皮、浙贝母。

3. 肺燥咳嗽

张老多选用清燥救肺汤，以清燥救肺。本方为治燥热伤肺的主要方剂。方中桑叶清宣肺燥，石膏清肺胃燥热，两药合用，以疗致病之源；阿胶、麦冬、麻仁润肺滋液，肺得清润，则治节之权以复健。《难经》云："损其肺者，益其气。"故用人参、甘草益气生津。《素问·脏气法时论》云："肺苦气上逆，急食苦以泄之。"故佐杏仁、枇杷叶之苦以泄肺气。如此，肺经之燥者，得以滋润；肺气郁者，得以清肃。

因肺燥多症见干咳无痰，所以张老常加入川贝母、地骨皮以润肺止咳，加麦冬、知母以润肺清火。

华北地区近些年来，夏秋少雨，冬春少雪，患燥咳者颇多，所以本方用之甚多。本方属于清宣润燥之剂，用时尚须区别甘寒滋燥之剂。

4. 肺肾阴虚

肺肾阴虚、虚火上炎之咳嗽，张老常用百合固金汤。方中百合、麦冬润肺生津，玄参、二地滋阴清热，当归、芍药柔润养血，桔梗、贝母清肺化痰，甘草调和诸药。合而用之，可使阴液充足，虚火自清，痰化热退，咳嗽自已。

本方证是由肺肾阴亏所致。阴虚生内热，虚火上炎，则见咽喉燥痛；肺受火刑，则咳嗽气喘；咳损肺络，则痰中夹血，舌红少苔，脉细数。本方滋阴润肺，金水并调，故适用于上证。

肺燥咳嗽，久必伤肾，母病及子，所以用清燥救肺汤不效者，要细审其证有无肾阴虚，若兼有肾阴虚者，可投此方。

以上方剂在临证时的具体应用，请见相关章节。

第八节　论失眠及治疗经验

一、失眠论治与治疗经验

失眠又称为"不寐""少寐""不眠"，古代文献有称为"不得卧"或"不得瞑"等，临床表现是指经常不能获得正常睡眠而言。

文献记载以张景岳之概括最确切、最全面。《景岳全书·不寐》中说："不寐证虽病有不一，然唯知邪正二字则尽之矣，盖寐本乎阴，神其主也，神安则寐，神不安则不寐，其所以不安者，一由邪气之扰，一由营气之不足耳。"其中无论有邪之实证，或无邪之虚证，主要是因机体内在的气血、脏腑功能失调所致。

（一）失眠的论治

仲景将失眠分为无邪与有邪。

无邪而不寐者，必营气之不足也，营主血，血虚则无以养心，心虚则神不守舍，故或为惊惕，或为恐畏，或若有系恋，或无因而偏多妄思，以致终夜不寐及忽寐忽醒，而为神魂不安等证，皆宜以养营养气为主治。若思虑劳倦伤心脾，以致气虚精陷，而为怔忡，惊悸不寐者，宜寿脾煎或归脾汤。七情内伤，血气耗损，或恐畏伤肾，或惊惧伤胆，神以精亏而无依无寐者，宜五福饮、七福饮或三阴煎、五君子煎择而用之。若营卫俱伤，血气大坏，神魂无主，而尽夜不寐者，必用大补元煎加减治之。若劳倦伤心脾，中气不足，清阳不升，外感不解而寒热不寐者，补中益气汤。若思虑过度，心虚不寐而微兼烦热者，养心汤或酸枣仁汤。若焦思过度，耗心血动心火，而烦热干渴不寐者，天王补心丹。若心虚火盛，烦乱内热，而怔忡不寐者，安神丸。若精血虚耗，兼痰气内蓄而怔忡夜卧不安者，秘传酸枣仁汤；痰盛者，十味温胆汤。凡人以劳倦思虑太过者，必致血液耗之，神魂无主，所以不寐即有微痰微火，皆不必治，只宜培养气血，气复则诸症自退，若兼顾而难治之，则十曝一寒，病必难愈，渐至元神俱竭而不可救者，有矣。

有邪而不寐者，去其邪而神自安也，故凡治风寒之邪，必宜散，如诸柴胡饮及麻黄、桂枝、紫苏、干葛之类是也；火热之邪，必宜凉，如竹叶石膏汤及芩、连、栀、柏之属是也；痰饮之邪，宜化痰，如温胆汤、六安煎、导痰汤、滚痰丸之属是也；饮食之邪，宜消滞，如大和中饮、平胃散之属是也；水湿之邪，宜分利，如五苓散、五皮散，或加金匮肾气丸之属是也；气逆之邪，宜行气，如排气饮、四磨饮之属是也；阴寒之邪，宜温中，如理中汤之属是也。

（二）治疗失眠的经验

笔者自拟枣仁安神汤（下面简称安神汤）治疗多种失眠，获得良好效果。枣仁安神汤为基础方。方剂组成：炒酸枣仁、川芎、党参、生龙齿（或紫贝齿）。

方中以酸枣仁养血安神、清热除烦为主药，以治诸般失眠；以川芎补血行血，补中有行，使方剂补而不腻。现代中药研究：川芎有增加脑血管及心血管血流量的作用，说明仲景在安神入眠同时加入川芎活血行血，完全符合现代医学的理论；用龙齿（或生龙齿）镇静安神；用党参益气，伍酸枣仁养血益气宁神，用党参另一义在于：失眠之病，因心肾不交者，比比皆是，用党参符合中医关于"欲通上下，交通阴阳者，必先治其中，而枢机全在于胃"的理论。上药合而共奏养血益气、镇静安神之功。

类方有：①舒肝泻热安神汤；②化痰清热安神汤；③滋阴补血安神汤；④补益心脾安神汤；⑤滋阴清心安神汤。

1. 舒肝泻热安神汤

方剂组成：龙胆草、柴胡、黄芩、生地黄、甘草，合基础方去党参。

主治：肝郁化火之失眠多梦，性情急躁，口渴口苦，小便短赤，舌尖红，苔黄，脉弦而数。

本方以龙胆草、黄芩清肝泻火；以柴胡疏肝理气，合基础方去参养血宁心，镇静安神，以甘草和中。

病案举例

齐某，女，34 岁，原患血虚头痛，经用补血川芎茶调散加减治疗，服药 30 余剂后，头痛痊愈，兼症尽殆。近 2 日头痛复发，前来就诊。主诉：头痛，痛处发热，失眠，心烦易怒，目赤口干，小便黄赤，苔黄白厚，脉弦数。详询病情，病人身为老板，兼管财务，因年终决算，间夜工作，加之小孩又患感冒发烧，继而出现头痛、失眠等症。揆其病情，辨证为肝郁化热，肝火扰动心火，引起失眠，导致头痛。治以疏肝泻热，养血安神，宜疏肝泻热安神汤。

方药：龙胆草、柴胡、黄芩、生地黄、甘草、川芎、炒酸枣仁、生龙齿、白通草。7 剂，水煎服，日 1 剂，午后 2 时及睡前分服。

注：方中加白通草清热利尿，给热邪以出路。

二诊：睡眠明显好转，余症全瘥，唯有轻微头痛，遂以补血川芎茶调散加炒酸枣仁、珍珠母，7 剂以固疗效，杜其头痛复发，14 剂而痊愈。本例患者头痛复发，是因肝郁化热引起失眠，继发头痛，因失眠是主症，所以围绕失眠进行辨证，眠安而头痛自止。本例也体现出要随病情发展进行辨证的原则。

2. 化痰清热安神汤

方剂组成：以温胆汤加黄连，并合基础方去党参。

主治：痰热内扰之失眠，头重目眩，胸闷痰多，恶心吞酸，口苦心烦，苔腻而黄，脉滑数。

本型失眠多由脾胃热实生痰，痰扰心包络，邪火相结，上扰神明，而发生失眠，故以温胆汤清热化痰理气，用黄连清心降火，合基础方去党参养血宁心，镇静安神。

病案举例

钱某，男，36 岁，失眠 2 年余。主诉：失眠易醒，心烦多梦，头重目眩，晨起痰多，痰黄黏稠，口苦尿黄，大便不爽，舌苔黄腻，脉滑数。详询病人，身为老板，酗酒吸烟，膏粱厚味。揆其病情，诊为痰热内扰，心神不安，治以清热化痰，镇静安神，方宜化痰清热安神汤。

方药：陈皮 10g，半夏 15g，茯苓 20g，竹茹 12g，枳实 15g，黄连 10g，制南星 10g，天竺黄 12g，炒酸枣仁 40g，川芎 12g，紫贝齿 30g。7 剂，水煎服，日 1 剂，午后 2 时及睡前分服。

医嘱：少烟酒，清淡饮食。

上方加减共服 35 剂，痰量减少，浓度变稀，睡眠增加，每日 5～6 小时，因病人自诉因工作关系，不能全遵医嘱，因而影响疗效。病人对目前治疗效果十分满意。

注：本例患者因生活充裕，工作交往，为烟酒佳肴所害，导致失眠等症。

本例病人因食膏粱厚味，多饮烈酒，痰热内蕴，外闭内扰，胆胃不和，而致失眠，应以化痰清热，痰去热清，自能安睡。药证合拍，所以应效。

本例所用温胆汤实为《三因极一病证方论》所载之方，较《备急千金要方》所载之温胆汤增茯苓一味，主治相同，化痰之力更强矣。

3. 滋阴补血安神汤

方剂组成：熟地黄、白芍、阿胶，合基础方。

主治：阴血不足，心神失养之失眠易醒，兼有心悸心烦，面色萎黄，妇人月经不调，脐腹作痛，舌苔薄白或薄黄，脉细或细数。

方中以熟地黄、阿胶滋阴补血，白芍和营理血，合基础方共奏滋阴养血，益气宁心，镇静安神之效。

病案举例

林某，女，45 岁，居住沈阳，失眠多梦 10 余年，多处求治罔效，慕名前来就诊。主诉：失眠 10 余年，伴有心悸心烦，面色萎黄，月经量少，经行腹痛，舌质红苔少，脉细数。揆其病情，诊为心血不足，心神失养，治以补血安神，方宜滋阴补血安神汤加减。

方药：熟地黄 20g，白芍 20g，川芎 12g，当归 15g，阿胶 10g，党参 15g，黄芪 30g，炒酸枣仁 60g，生龙齿 30g，珍珠母 30g。7 剂，水煎服，日 1 剂，午后 2 时及睡前分服。

上方加减，共服 56 剂（其中 42 剂是在沈阳照方取药服用的），2 个月前来复诊，喜而告曰：失眠痊愈，每天能睡 7 小时以上，诸症消失，唯饮食量少，问上方还是否继服。遂以开胃进食汤调补脾胃，开胃进食，补其营血化源，以杜复发。

医嘱：广泛摄取食物，不可挑食，病人欣喜而去。

4.补益心脾安神汤

方剂组成：黄芪、党参、茯苓、甘草、当归，合基础方。

主治：思虑过度，劳伤心脾所导致的失眠易醒。

心藏神，脾主思，一助血，一统血，思虑过度，劳伤心脾，脾虚血少，心失所养，故见失眠易醒，多梦惊悸，怔忡健忘，故以四君子汤大补脾气为君，治气血之化源；黄芪、当归乃当归补血汤，旺气生血，补益心脾为臣，君臣相伍，气血双补；当归伍川芎补血以行气，使全方补而不腻，补中有泻，全方共奏气血双补，兼益脾胃。

病案举例

王某，女，36 岁，症见失眠 3 年余，时轻时重，入睡困难，心烦心悸，胃脘痛，颜面浮肿，双下肢浮肿。痰多质黏，饮食不馨，舌苔薄白，脉弦细。揆其病情，辨为心脾两虚，心失所养，湿痰内蕴，治以补益心脾，利湿化痰，镇静安神。方宜补益心脾安神汤加减。

方药：黄芪、党参、白术、茯苓、川芎、炒酸枣仁、生龙齿、泽泻、半夏、秫米。7 剂，水煎服，日 1 剂，午后 2 时及睡前分服。

上方加减，共服 49 剂，失眠痊愈，余症皆除。遂以人参归脾丸两丸，早晚各 1 丸，以固疗效。

注：本例为思虑过度，劳伤心脾，脾虚则气血生源匮乏，导致心血不足，而出现失眠；脾失健运，则生湿生痰，故出现痰多水肿。用上方补益心脾，镇静安神，所以失眠痊愈。方中重用茯苓，加泽泻，以健脾利湿，合半夏、秫米健脾和胃化痰，证药合拍，所以取得良效。

5.滋阴清心安神汤

方剂组成：黄连、黄芩、阿胶、鸡子黄、熟地黄、麦冬、白芍、知母、甘草，合基础方。

主治：阴虚火旺所引起的失眠，心烦，心悸不安，怔忡健忘，头晕耳鸣，腰酸腿软，五心烦热，口干津少，舌质红，少苔，脉细数。

本方主治肾阴不足，不能上交于心，心肝火旺，火性炎上，虚热扰神所引起的失眠心烦、心悸不安等症。方中以黄连泻心火厚脾，清而兼润，阿胶、熟地黄益肾水共为君药；知母、麦冬养阴清热，黄芩佐黄连则清火力大，芍药佐阿胶则益肾水力强，妙在鸡子黄，血肉有情，不特宁心，涵濡心液，而且益肾，补育肾阴。全方共奏滋阴清火、养血宁心、镇静安神之功。

病案举例

赵某，女，65岁，失眠20余年，多处求治无效，慕名来诊。主诉：失眠20余年，入睡困难，每天以安定2片维持，每日睡眠不足2小时，甚则彻夜不眠，怔忡耳鸣，心烦易怒，形体消瘦，腰酸腿软，夜半咽干，小便短赤，大便干燥，舌质红，少苔欠津，脉细数。揆诸病情，诊为心肾阴液大亏，心火内燔，治以滋补心肾，清火安神，方宜滋阴清心安神汤。

方药：黄连10g，黄芩10g，阿胶15g，熟地黄30g，炒酸枣仁60g，麦冬20g，芍药15g，知母12g，生龙齿30g，生甘草12g，朱砂0.5g(冲服)。7剂，水煎服，日1剂，午后2时及睡前分服。

医嘱：每次服药，宜药汤煮沸冲鸡蛋黄1枚。

共来诊12次，进药84剂，睡眠好转，每日睡眠6小时，诸症若失，余留腰酸腿软未痊愈，遂以大补阴丸加炒酸枣仁善理其后，以冀稳定效果。

注：本例病人属心肾阴液大亏，心火内炎，非大量滋阴之品不可力胜，非黄连、黄芩苦寒之品不能清心灭火，上方貌似黄连阿胶鸡子黄汤，而实有别，滋阴之力远远不足，故本方除重用熟地黄外，还加入知母麦冬以增滋阴峻补，全方旨在使肾阴充，上奉于心，使君火下交于肾，水火既济，阴平阳秘，失眠等症自愈。用朱砂镇心安神，我以朱砂0.5g睡前用药冲服，治疗入睡难，甚有疗效，但朱砂有毒，不可量大久服。

二、大补元煎加味治疗肾阴虚型不寐

不寐为临床常见病，笔者在毕业前后2年有幸师从张炳厚主任医师，观察到因肾阴虚而致不寐者较为多见，并且发现他对于此类不寐用大补元煎加味治之，效果显著，确有独到之处。现将112例的观察结果报道如下。

（一）临床资料

1. 一般资料

本组112例病例均为门诊病人。其中男性74例，占66.1%；女性38例，占33.9%。年龄最大64岁，最小21岁，平均年龄43.2岁；病程最长23年，最短3月，平均4.5年。

2. 症状学资料

诊断依据：参考第5版《中医内科学》中不寐的诊断，及阳不交阴、阴虚火旺的辨证诊断。

诊断要点：入选病例均为睡眠不足4个小时者，或入睡难，或早醒，或早醒不易复睡，或惊悸不寐，兼见多梦，头晕耳鸣，健忘，腰膝酸软，心悸，咽干夜甚，潮热盗汗，五心烦热，男子遗精，女子经少，舌红少津，脉象沉细或细数。

症状分析：彻夜不眠者 18 例，入睡难者 52 例，早醒不易复睡者 42 例，多梦者 97 例，咽干夜甚者 96 例，腰膝酸软者 104 例，头晕耳鸣者 89 例，心悸者 35 例，其中男性 64 例，女性 29 例。舌象：舌质红 86 例，舌苔薄白少津 74 例，舌少苔者 32 例，舌根有脱苔者 54 例。脉象：脉弦 64 例，脉沉 94 例，脉细 89 例，脉滑 37 例。

（二）治疗方法

1. 处方

大补元煎（人参、熟地黄、枸杞子、当归、山萸肉、山药、杜仲、炙甘草）加生龙齿、琥珀粉、朱麦冬、朱茯苓、朱远志。

2. 功效

补肾益阴，宁心安神。

3. 适应证

肾阴虚型不寐。

4. 加减化裁

有血滞者加川芎，有虚火者加知母、生地黄，心悸者加用炒酸枣仁、柏子仁，耳鸣者加煅磁石。

5. 服法

水煎服，日 1 剂，分温两服，下午 1 服，睡前再服。

（三）疗效观察

1. 疗效标准

睡眠恢复正常随访 3 个月未复发者为痊愈；偶有失眠，白天无明显困倦者为好转；睡眠无明显好转者为无效。

2. 疗效结果

痊愈 59 例（52.68%），好转 47 例（41.96%），无效 6 例（5.36%），总有效 106 例（94.64%）。

（四）病案举例

观某，男，46 岁，个体经理，1994 年 11 月 23 日初诊。失眠 10 余年，初为入睡困难，寐而不醒。近 1 年来凌晨 4 点醒而不易复睡，有时彻夜不眠。长期求治均诊为心血不足，易多方罔效。1994 年 11 月 23 日来中医院就诊于张炳厚主任。细审其症：失眠，腰酸腿软，头晕目眩，五心烦热。追问病情而知长期滑精早泄。舌质红，根有脱苔，脉沉细数。综观脉证，诊为肾阴亏损，不能上承于心，而致失眠，遂投大补阴煎加味：生地黄 25g，熟地黄 25g，山萸肉、知母、菟丝子、党参、杜仲、女贞子、当归各 12g, 柏子仁、酸枣仁各 20g, 朱麦冬、朱远志各 15g, 生龙齿 30g, 琥珀粉 2g (冲)。水煎服，日 1 剂，下午及睡前分温两服。

药尽 7 剂后，病人入睡难、早醒均有好转，余症同前。效不更方，继予前方，加重生地黄、熟地黄各至 30g。服药 40 剂后，病人除偶有早醒外，基本恢复正常，遗精早泄，已有好转，唯腰酸不减，继以天王补心丹合六味地黄丸服之以巩固疗效。随访 3 个月，病人不寐痊愈，除偶有腰酸外，余症全消。

（五）讨论

肾阴虚型不寐多见于中年人，男性多于女性，并且临床症状中的性别差异也有一定的特点，其中男性患者多见耳鸣如蝉，遗精早泄；女性患者多见心悸心烦，月经量少色红，并且彻夜不眠者多为女性患者。这些症状上的差异恰好说明，男子以精为本，肾阴虚多表现为阴精亏虚，肾虚精亏无以上充清窍，故见头晕耳鸣；精亏气弱，肾失固摄，可见遗精早泄；女子以血为本，病易伤血，肾阴虚多表现出阴血不足，故症见心悸心烦，月经量少色红；彻夜不眠为心阴大亏、阳不交阴之故。

肾阴虚型不寐的治疗以大补元煎加味为基本方。大补元煎原方出于《景岳全书·不寐》，对于营卫俱伤，血气大坏，神魂无主而昼夜不寐者，必用大补元煎加减治之。方中以人参补气补阳，熟地黄补精补阴，山萸肉、山药、熟地黄补益肝、脾、肾三脏之阴，有地黄丸中"三补"之意；枸杞子、杜仲补益肝肾，当归补血活血，炙甘草补中益气。全方以人参、熟地黄为君，大补阴阳偏重补益肾阴。针对不寐之主症，在原方基础上加用养心清心、镇静交神之品，使肾阴得以充养，心火得以清降，水火相济，心神得交，起到标本同治之功。其中，生龙齿味甘涩性凉，走里入心，有镇惊安神之用；琥珀粉味甘性平，入心、肝、膀胱经，"安五脏，定魂魄"（《名医别录》），有定惊安神之功，入睡困难者多加用此药；朱麦冬、朱茯苓、朱远志，取其三药皆入心经，麦冬清心除烦，茯苓宁心安神，远志交通心肾，三者均以朱砂拌染，有朱砂镇心安神之功。"养精神，安魂魄"（《神农本草经》），以增强诸药安神之效。在临床治疗中，单纯用麦冬、茯苓、远志的疗效远不及用朱麦冬、朱茯苓、朱远志的疗效明显，每日用朱砂拌染三药，朱砂的用量较微，即使长期服用，亦未有明显毒副作用发生。

在具体处方用药之中，张炳厚主任医师针对不寐之本为肾阴亏虚，重用生地黄、熟地黄各 20～30g，补肾填精，治疗不眠之本，使全方配伍君臣明确，标本兼顾，以治本为主。这正是大补元煎与大补元煎加味之不同所在，前者以人参、熟地黄为君，大补阴阳；后者重用补肾阴之药二地为君，重在补肾益阴。并且在临证加减用药时，他多用入心、肝、肾，入血分之药，如川芎、酸枣仁、柏子仁、知母、女贞子、菟丝子等，与君臣药合力，治本为要，少有针对某一症状而加用的药。另外，在不寐证的治疗中，心情舒畅是疗效的前提保证，因此应嘱患者调情志，慎起居，以取得最佳疗效。

第九节　论发热及治疗经验

一、治疗发热的经验

发热是指热之表现于肌表者。发热大体分为外感、内伤两大类。外感者，是外邪侵袭肌腠，正邪相争之表现。外感发热的病因病机与治疗，读者皆知，本节不赘述。

需要介绍的是张老用三石汤加减通治温热病发热（包括非典发热）和部分内伤发热。前者待后述，本节重点介绍内伤发热。

热生于火，火本气之有余，即丹溪云："气有余便是火。"因此，火热之发，皆由气之变也。其变不外气乖和气郁两端。

（一）气乖

1. 阴虚发热

阴虚多为肾亏水虚。火性上炎而外现，得水以制之，则水火既济而安。若阴亏水虚，则焚灼而为热。凡色欲损精，泻利亡阴，燥热伤液，皆能致之。其关键在于水虚，与阳盛而阴不亏者迥异。症见：口干体瘦，食少困倦，头痛时作时止，遗精盗汗，骨蒸潮热，唇赤颧红，咳嗽痰血，久成劳瘵。治宜甘润之剂，滋水以制火。

血虚发热亦属此类。或有吐衄便血，或由产后崩漏所致。症见：烦躁，面目青黑，渴欲不止，类似白虎汤证。唯脉浮大，沉取无力，治宜滋阴补血。

2. 阳虚发热

阳虚，即肾火虚，阳虚之所以发热，则以虚而有寒，寒在内而格阳于外，使阳集于肌表，既未外越而脱，又未入里而潜，被阻绝于外，故发热，此为无根之虚火。症见：烦躁，欲坐卧泥水中，面赤而微酣，或两颧浅红，游移不定（实热为满面通红），渴不欲饮，或索而不饮，或饮而不咽，肌肤虽盛热，重按或久按之，反不甚热，甚至反厥，两足多冷，小便清长，下利清谷，脉沉细或浮数无力，按之欲散。多见素体阳虚阴盛，外寒直中，阳邪逆张，真阳因之失守者，治宜温热之剂。

3. 阳亢发热

《素问·阴阳应象大论》说："阳胜则身热。"即为阳气之亢盛，或因烈酒厚味之蕴酿，或因炎热邪气之触发，或因五志之火亢暴。其症多见烦渴燥结，小便赤涩，六脉洪数，治宜寒凉潜降。

（二）气郁

1. 饮食郁热

饮食停滞中脘，则脾胃之阳气被阻遏，不能宣通，遂郁而发热，为里阳受郁之证。症见：头痛、发热如外感，而身不痛，恶食欲吐，嗳腐吞酸，脘腹饱闷或胀痛，脉滑大或关滑，甚至沉伏，治宜消导。

2. 痰饮郁热

痰饮所在之处，气被阻滞，郁而化热，理同食滞，恶风自汗似外感，头不痛而头重，作止无常，胸膈不快，恶心，气上冲，目下如灰色或烟黑，苔厚，脉弦滑，治宜除痰。

3. 水湿郁热

水湿由外感者，理同风湿，如内伤者，理同痰饮。症见：身重，或肿痛不可转侧，骨节疼痛，屈伸不利，汗出恶风，不欲去衣，头重如裹，声如从瓮中出，苔白滑，脉迟缓，治宜利湿。

4. 肝气郁热

肝失疏泄，郁而不宣，相火结而不散，久滞成热。症见：胸胁胀痛，随时太息，面青或嗳气，情志抑郁，舌苔薄黄，脉沉弦，治宜疏肝解郁。

5. 瘀血郁热

症见：小便利，或大便黑，脐腹或胸胁急结，按之痛，若两足厥冷，或吐血，鼻衄，口不渴，即渴亦饮水不咽，舌有瘀斑或瘀点，脉涩，治宜行血活血。

6. 脾气郁热

中气衰微，不能运行，或滞于中，或陷于下，或郁滞而成热。常由劳倦气散，思虑气结，饥饿气馁，诸因所致。症见：怠惰嗜卧，行动喘乏，四肢困倦者，多为劳倦饥馁所伤及。

自言自语不知首尾者，为思虑所伤也。夜分即热者，气行于里而下陷，故滞陷愈甚也。夜分发热，天明暂缓者，气外出上升，郁陷得略解也，多见于初郁而未久之病。日出气暄则热，天阴夜冷则缓者，是郁热既久，则气耗散，愈热愈耗，亦愈耗愈热，昼动阳浮，故出现烦热，夜静气安，故天阴夜冷则缓。盖初则气郁而生火，继则火发而生郁。

下面介绍张老治疗发热最满意的两个方剂。

三石汤加减广泛用于温病湿热、蔓延三焦及里热、湿热之病证。

湿热蔓延三焦，舌滑微黄，邪在气分，或卫气合病者，三石汤主之。

方剂组成：生石膏、寒水石、滑石、杏仁、金银花、竹茹、通草、甘草、金汁。

本方微苦辛寒兼芳香法也，三石汤以紫雪丹的三石为君药，取其得庚金之气，清热退暑利窍，兼走肺胃也，杏仁、通草宣通气分，且通草直达膀胱，杏仁直达大肠，竹茹以竹之脉络通人之脉络，金银花清解热毒，金汁不用。

温病学理论认为：邪留三焦的证候，实质上都是温（热）邪夹湿，湿热交蒸的证候。"三焦为行气化水之道路"，"表里之气，莫不由三焦升降、出入，而水道由三焦而行"。而三石汤即是在上述理论指导下组成的。运用清利三焦湿热，开上、宣中、导下的方法，以分清上下之热。由此可以体会，在湿热病过程中，三焦水道宣泄失常的病理变化，其临床症状就是湿热的表现。

湿热蔓延三焦，则邪不在一经一脏矣，故以急清三焦为主，然虽云三焦，是以手太阴一经为要领，盖肺主一身之气，气化则湿热俱化，且肺脏受湿于阳明，肺之藏象，属金、色白，阳明之气运，亦属金色白，故肺经之药多兼走阳明，阳明之药，多兼走肺也，再云肺经通调水道，下达膀胱，肺痹开则膀胱亦开，是虽以肺为要领，而胃与膀胱皆在治也，则三焦俱备矣，这是三石汤之奥义也。

张老用三石汤治疗高热日久不退时，必加人参（最好生晒参）和鳖甲，是因热易伤气，热易伤阴故也。高热大汗出，加人参益其气津、敛其汗，以杜大汗亡阳。《温热论》云："热病救阴犹易，通阳最难，救阴不在血，而在津与汗，通阳不在温，而在利小便。"湿去热透，阳气得通，既不助邪，也不伤阴。用三石汤治发热，张老必加知母，以泻火滋阴，伍以石膏取白虎之意也。温阳不在温，而在利小便，较之杂症，温为通阳不同。湿温病如此，痰热羁肺，何独不然？

病案举例

杨某，男性，18 岁，学生，住院号 60947。患者发热 50 余天，1 个月前以发热待查住院治疗 3 周，疑为伤寒、病毒感染。先后用过青、红霉素及氨苄青霉素治疗 20 余天，罔效。体温波动在 38.2℃～40.2℃之间。后用氢化考的松发热骤退，体温正常 1 周而出院。出院后 10 天又发高热，其特点是每至午后则甚，入暮更剧，至天明则热势稍微，但不低于 39℃，日日如此，于 1982 年 12 月 16 日以发热待查收入我院经中医治疗。

查体：精神极差，表情痛苦，贫血貌，咽充血（+++），扁桃体Ⅱ度肿大，右颊部黏膜处有 1cm×1.5cm 溃疡一处，左颊部、右腋下及腹股沟分别触及蚕豆大小淋巴结 1 个，质中无压痛，胸腹有散在丘疹。

两次住院，为求确诊。曾做两次血培养，多次查尿、大便常规及痰、尿、便培养，腮溃疡处分泌物培养涂片、血沉、结核素试验，痰、尿找结核菌，找狼疮细胞，嗜异性凝集试验，淋巴穿刺瑞氏染色找郎格罕细胞，免疫球蛋白，C3、E- 玫瑰花环试验，胸透、胸片、心电图、肝功、肾功均未发现异常。唯血红蛋白（98～128g/L）、白细胞（1.6～4.1）×10⁹/L 偏低，多次找到异形淋巴细胞（3%～4%）及骨髓培养网状细胞较多（4%）。印象：发热原因待查。多次请会诊，始终未能确诊，并表示西药无良法，建议中医辨证治疗。

辨证：发热（39.5℃）恶风，热甚则前额头痛，微汗出，咽喉肿痛、糜烂，唇干口燥，喜热饮，饮量不多，干咳无痰，心悸息短，心烦不宁，小便短赤，大便3日未解，胸见斑疹，神疲体惫，面色苍白，舌绛，舌前无苔、中根黄厚而燥，有纵行纹裂，脉浮细数，沉取无力。综观脉证，诊为风温。系属风温内陷，气营两燔，温邪久羁，耗液伤津，邪盛正虚，当以扶正祛邪。治宜滋阴凉血，清热解毒，透邪外达。予周慕新退热良方：水牛角粉（冲）、薄荷（后下）各3g，生地黄、牡丹皮、金银花、连翘各15g，鳖甲20g（先煎），青蒿18g，生石膏40g（先煎），知母12g，山栀、沥黄芩各10g，芦根30g。日服2剂，分温4次服。为了加强口腔护理，另以野菊花、贯众、蒲公英各15g，水煎过滤雾化吸入，每次4mL，每日3次。又以野菊花、贯众各15g，黄连6g泡水频频漱口。经上法治疗两日，发热如故，呈稽留热，体温与脉搏呈分离状态，但咽喉肿痛、唇干口燥有减，舌较前有津。药既有效，仍宗前方加酒大黄6g，又进4剂。诸症递减。隔日大便1次，颇畅，腥臭难闻。虽持续高热，体温高达39.4℃，但持续时间短，一般多波动在38℃～38.7℃之间，胸部斑疹隐退，象征内陷之温邪有启发外达之势。即日请喉科会诊，印象：急性扁桃体炎。启发笔者细审其证，咽喉肿痛，口舌糜烂等症状均在上焦，更法泻火解毒，清利咽喉，投普济消毒饮加人参、麦冬。处方：僵蚕粉（冲）、黄连各3g，生石膏100g（先煎），马勃（包煎）、牛蒡子、连翘各10g，升麻5g，玄参20g，麦冬15g，白人参6g（另煎先服）。日服2剂。3天后咽喉肿痛明显减轻，口腔糜烂瘥，舌尖红，苔黄有津。唯神疲体惫恶风加重，自以衣服裹头，汗出涔涔，面色苍白，烦躁不安，神志似明似昧，厌服中药。3天来血红蛋白、白细胞速跌，分别为11.7%～9.5g%，（1.6～2.3）×10⁹/L，是属邪盛正衰，势入险途。姑予大补气液，固表清热；若能使血红蛋白、白细胞迅速回升，热势渐退，方能转机。拟生脉散、玉屏风散、竹叶石膏汤合剂化裁。白人参6g（另煎先服），麦冬18g，黄芪、半夏各15g，於术、五味子、竹叶各10g，生石膏30g，防风3g，水煎日1剂。进上药3剂后，精神好转，咽痛平，汗出减少，恶风瘥，舌红较前变淡，苔黄厚较前有津，余症：脉浮数，前额头痛，仍发热，体温38℃～38.5℃，查血红蛋白12.2%～12.8g%，白细胞（2.2～4.1）×10⁹/L。综观脉证及血象变化，是气阴有来复之渐，此为佳兆，但病势仍属危重，尚未脱离险途。嗣原方再进两剂，以冀再有进益。药未全尽，突然又发高热，体温达40℃，恶寒无汗，头痛咽痛，咽喉左侧可见脓栓，口干欲饮，小便短赤涩痛，舌尖红，苔白黄以白为主，滑而有津，脉浮数。揆诸病情，说明邪已浅出气卫，又夹有新感，邪正交于卫气之间，因势利导。宜寒凉清解，拟三石汤加银翘桑菊之属，以求一战成功。处方：生石膏80g（先煎），寒水石（先煎）、芦根各30g，飞滑石（冲）、桔梗各10g，桑叶、菊花、连翘各12g，薄荷（后下）、白人参（另煎兑服）各6g。急煎1剂，4小时内分温两服。进上药两小时后，汗出甚多，体温 36.5℃，精神好转，始有食欲，尚余咽痛、头痛未瘥。查血红蛋白 12g%，白细胞 4.8×10⁹/L。即日下午低热，体温最高达 37.3℃，继投前方，递减石膏、寒水石之量，3 剂药后，发热全退，体温正常。至此患者已脱险履夷。甚为庆幸。余热未清，尚有口渴，下午心烦，右颔部、腋下、腹股沟可触及蚕豆大小的淋巴结。舌尖红少苔，脉细数。为避免炎症复燃，拟生脉散、消瘰丸、清络饮合方以善其后，再进 30 余剂。观察月余，淋巴结肿大消失，体温正常，多次查血红蛋白 13.5%～14g%、白细胞（5.1～8.3）×10⁹/L。于 1982 年 2 月 9 日康复出院，追访 4 个月，全如常人。

按：本病原为风温外袭，失于清解，温邪内陷，气营两燔，温邪久恋伤阴。治疗遵叶天士"入营犹可透热转气"的宗旨，更加扶正之品，首选周慕新的退热良方（功似清营汤），于滋养营阴，清解营热药物中，佐以轻清透泄之品，以冀营分邪热转出气分而解，结果效与愿同。虽持续发热 4 天，无继续伤正之象，有逐日正复之征，后审其证，咽痛糜烂等均在上焦咽喉，故用普济消毒饮，药后虽证轻热减，但因扶正不足而出现邪盛正脱，病入险途之象。急以扶正固脱，药后果然正气恢复，出险履夷。后又发热，体温高达 40℃，按之烙手，但多见恶寒头痛等卫分症状，苔由黄转薄白，说明邪热已浅出气卫，并夹新感，故投三石汤加清凉解表之品，药后汗出证瘥热平。尾留阴虚内热余邪未净之证，为正本洁源，杜其复发，投滋阴清热之品 40 余剂，善理其后。本病治疗特点，扶正祛邪贯于始终，所以臻效。

我作为 2003 年和 2004 年全国和北京市防治"非典"专家，用三石汤治疗"非典"发烧，治疗结果无一例不效。

"非典"属于瘟疫范畴，在我经治"非典"病人中，绝大多数属温热病，病在气分、血分者居多，卫气合病者尤多。因此，我用三石汤加味，共治疗"非典"确诊病例 16 例，结果均达到热退证瘥，胸片和相关指标恢复正常，其中 2003 年在北京佑安医院和 2004 年在北京地坛医院各治 1 例发烧病人，均属住院病人中病情最危重者，发烧在 40℃以上，持续 7～13 天，我用三石汤加制鳖甲、西晒参，用鳖甲者旨在长期持续高烧，必损津液，用以补阴清热。持续高烧病人，"壮火食气"，高热大汗出，大汗亡阳气，用西晒参大补气液，重补于气，实为拯危之举措，所谓"留人治病也"。

用三石汤治疗"非典"高烧病人，服药方法与一般而异，破其服药 1 日 2 次、3 次之常规，而是不分昼夜，频频进药，约 30 分钟 1 次，效果良好。

对高烧病人，大汗出者，必加人参，不畏其热，而取其补，每每收效满意。

用三石汤治疗高热病人，要注意其发热的特点（即卫气合病的发病特点），虽持续高热，入夜热势加重，服解热镇痛剂后汗出，热势稍缓，旋而热势又增，热至天明，自然热缓或减轻，翌日，又如此。

天坛医院王岩医师（我的学生）用三石汤加减治疗术后发热，取得满意效果，其科研成果获省部级科学进步奖。

清暑益气汤治疗脾胃气虚，阴火上乘土胃之气虚发烧，即甘温除热法。

甘温除热法是始源于李东垣，并指出：补中益气汤为治疗气虚发热的代表方剂。各代医家使用方剂不同，其中代表方剂主要有三，除补中益气汤外，有人主张用小建中汤，有人主张用黄芪建中汤，但我认为以上三方均不能完全符合东垣关于气虚发热的机理，只有东垣清暑益气汤才完全符合东垣所论之机理。

二、张炳厚诊治气虚发热的经验

气虚发热在古代文献和现代教科书中并未给出明确的定义，我们认为似可概括为：由不同因素（劳倦过度、饮食失调、久病失调、热邪耗伤等）所造成的，以中气不足所产生的一系列病理改变为基本病机，以发热为主要症状的病证。

早在《金匮要略·血痹虚劳病脉证并治》中，就有以小建中汤治疗虚劳手足烦热的记载。李东垣则明确提出了气虚发热的辨证及治法，并创立了补中益气汤作为治疗此证的主要方剂，是对中医理论的一个发展和贡献。

对甘温除热法的病因病机，李氏说："脾胃气虚，则下流于肾，阴火得以乘其土位，故脾证始得。"显而易见，李氏对甘温除热的病因病机叙述并不透彻，因此引起后世对其理解不同，各抒己见，形成百家争鸣。在20世纪60年代全国各医刊众多，名家曾发表过若干关于甘温除热的文章，每发表后都有商榷文章接踵而来，而始终没有得到共识，主方选用各异。

有人主张用小建中汤（《伤寒论》）治疗气虚发热。小建中汤是桂枝汤倍芍药加饴糖组成，饴糖合桂枝甘温相得，能温中补虚；饴糖、甘草合芍药甘苦相须，能和里缓急；又以生姜之辛温、大枣之甘温，辛甘相合，能健脾胃而和营卫。因此本方具有温中补虚、和里缓急的作用。治疗虚劳发热，其理属于脾胃不健，营卫不和。脾胃为营卫生化之源，采用此方，建中又调和营卫，同时以取辛温可以除热之意。此方用于甘温除热，其甘温之品没有用补气之品，能除热乃调和营卫使然也。显然和李东垣所叙述的气虚发热的病因病机不能符合。

有人主张用黄芪建中汤（《金匮要略》）治疗气虚发热。黄芪建中汤主治较小建中汤证为重。所谓诸不足，当指阴阳气血俱虚，加黄芪是增强补虚益气的作用，本方治疗气虚发热，虽较小建中汤有黄芪益气，而无治疗中气下陷之品，与李氏理论亦有差距。

有人主张用补中益气汤（《脾胃论》），本方也是李东垣治疗气虚发热的首选方。方中黄芪益气为君药，参、草补中为臣，这是方中的主要成分，李氏认为"火与元气不两立"，故用甘温补气药以治气虚身热内伤之火；白术健脾，陈皮理气，当归补血，均为佐药；更用升举清阳的升麻、柴胡以为引使。因此则升阳益气、补中固卫。劳倦得之，寒热自除，气陷自举。本方有芪、参、草甘温补气之品，有升、柴升益清阳之味，与东垣甘温除热法的病机相对接近，但无针对阴火之药，亦不完全吻合。

我师张炳厚对甘温除热法多年反复深入研究，在治疗上确定了治疗气虚发热更为合适的处方，即清暑益气汤（《脾胃论》）。此方中有补中益气汤温补中气以治气虚发热之本；火为阳邪，伤气亦伤阴，以麦冬补肺卫之阴；升麻、葛根均能解腠理阳明之热，升麻升提中气，轻清上升以透邪，而葛根横达以祛邪；黄柏泻阴火，清利膀胱；泽泻泻相火而利尿，给祛邪以门路；神曲和中保胃。全方共奏补中益气，升提下陷之清阳，疏解上升之阴火。本方补中有泄有升，升、泄寓补中，标本兼治，尤恰病情。不难看出，本方对李氏所叙述气虚发热病机，可谓丝丝入扣。

张老师以此方治疗气虚发热病人 36 例，经治疗全部病人体温均恢复正常、症状缓解，无 1 例无效。以下特举典型病案加以介绍。

患者，女，13 岁。低热 3 年。3 年前无明显诱因出现发热，体温 37.4℃～37.9℃，曾在本市多家大型西医院诊治，反复查血、尿、便常规及结核、病毒、寄生虫、免疫、X 光片、CT 等检查均未明确原因，曾多处求医，服用清热、解毒、滋阴中药，迭治无效，经人介绍来找老师求诊，症见：低热，头晕目眩，心悸短气，动则喘乏，手足冷，时有胃胀、胃痛，喜温食，纳食量少，睡眠尚可，大便稀，日 1～2 次，小便正常，月经尚未初潮，舌苔薄白，脉沉细。纵观脉证，属于中气不足、清气下陷、阴火上乘土位，诊断为气虚发热，应以甘温除热法治疗，遂投东垣清暑益气汤加减。方用：生黄芪 30g，潞党参 30g，炒白术 20g，全当归 15g，寸麦冬 15g，青皮 10g，陈皮 10g，建泽泻 15g，建神曲 15g，五味子 10g，炒黄柏 5g，炙升麻 10g，生甘草 30g，生姜 3 片，大枣 6 枚。7 剂，水煎服。二诊：发热减轻，服药期间仅有两天出现发热，体温 37℃～37.5℃，仍有头晕，时有腹胀、呃逆，喜温食，小便稍黄，大便溏薄，日 1 次。舌苔薄白，脉沉细。前方加川黄连 6g，醋柴胡 10g，继服 7 剂，另加红人参 30g 单煎分入 7 剂药中兑服。三诊：药后发热已退，体温低于 37℃，头晕腹胀诸症已缓解，纳食仍少，大便成形，日 1 次，小便正常。舌苔薄白，脉沉细。前方加焦三仙各 10g 继服以巩固疗效。随访半年，体温如常。

吾师治病，另一特点与众不同：在治病过程中，复诊效果愈好，愈加重相关药品之量，吾不解请教老师，师曰：愈效者，证明辨证用药正确，所以加重主药药量，以求更佳效果，但仅限于虚证而受补者，实证、虚不受补者则另当别论。如前举病例体温明显下降后，更加红人参另煎兑服，果然 7 剂药后症若失。

参考文献

［1］丁光迪，文魁.东垣医集.北京：人民卫生出版社，2000：80-83

［2］王永炎.中医内科学.上海：上海科学技术出版社，1998：307-312

第十节　论痹证及治疗经验

一、论痹证及治疗痹证的经验

痹证是指气血为病邪阻闭而引起的疾病。凡人体肌表经络受到风、寒、湿、热诸邪侵袭后使气血运行不畅，引起筋骨、关节、肌肉等处的疼痛、酸楚、重着、麻木和关节屈伸不利或关节肿大等症，均称为痹证。

痹证最早见于《内经》，如《素问·痹论》云"所谓痹者，各以其时，重感于风寒湿之气也"，明确指出了风寒湿是本病的病因。《素问·痹论》曰："风寒湿三气杂至，合而为痹也。其风气胜者为行痹，寒气胜者为痛痹，湿气胜者为着痹。"同时依其发病时间、部位的不同，把本病分为五痹，即骨痹、筋痹、脉痹、肌痹、皮痹，又根据风寒湿三气的偏胜而分为痛痹、行痹、着痹。五痹分属五脏，久痹不已，内舍五脏，而内舍肝肾者临床见之最多，因肾主骨、肝主筋故也。

《金匮要略·中风历节病》称痹证为"历节"，并提出"汗出入水中，热为湿郁"，在《内经》风、寒、湿邪的基础上又增加了热邪，并提出"血虚风扰，风血相搏"的发病机理，奠定了"治风先治血，血行风自灭"的治疗机理。

寒气胜者为痛痹，寒为阴中之阴，乘于骨筋肌肉之间，营气闭塞，筋骨拘急，不通则痛，故为痛痹。治宜补养气血，温经通络。

湿气胜者为着痹，湿邪重浊难移，湿从土化，病在肌肉，不在筋骨，治宜补土燥湿。

辨证治疗痹证的三大要点：

1. 痹证多由机体正气先虚，营卫不调，经络空虚，气血运行不畅，风、寒、湿、热邪乘虚而入所致。

2. 治痹证要辨寒热，调气血，分上下。在调气血的基础上，要辨偏胜，分部位。

3. 痹证的病变关键在于气血凝滞，故调理气血是痹证的治本大法。盖气为血帅，气行则血行，气虚则血行不畅而凝滞，因此调气当以补气，调血当以和血。

痹证大体分为热痹和寒痹。

（一）热痹

1. 直接感受热邪

临床表现：关节疼痛，局部灼热红肿，痛不可触，得冷则舒，甚则关节不能屈伸，兼口渴、烦闷不安等全身症状，舌苔黄，脉滑数。治法用清热通络，疏风胜湿。方剂用白虎加桂枝汤化裁。以石膏、知母清热养阴，桂枝疏风通络，粳米、甘草和中，使热清而不伤正气。常加忍冬藤、黄柏清热解毒通络，防己、赤芍、全蝎、蜈蚣清化湿热，通经活络。

白虎加桂枝汤治身无寒但热，骨节痛烦时呕。身无寒但热是白虎汤证，骨节痛烦时呕故加桂枝调和营卫，兼平冲逆。有人说白虎汤是发汗剂，有人说白虎汤是止汗剂，两者相反，实可汇通。盖热壅肌腠，汗腺张闭，清其热则汗出；热邪外逼，津液不固，清其热则汗可止。止汗发汗为本方之两歧，乃运用之各当病机，其实本方非止汗剂，更非发汗剂。凡用此方，治疗热痹，无论有汗无汗，均可用之。热毒深入筋骨，加生地黄、玄参养阴生津。湿热下注，加苍术、海桐皮。

2. 寒痹迁延日久化热

临床表现：痹证初起没有热象，日久出现关节红肿痛热，热势不甚，痛痹症状亦存，舌苔白或微黄，脉弦。

选用桂枝芍药知母汤。《金匮要略》中记载本方主治诸肢节疼痛，身体虚羸，脚肿如脱，头眩短气，温温欲吐。风寒湿痹着四肢关节，日久郁而化热，但风寒湿仍然未尽，故诸关节疼痛，脚肿如脱，久病伤正致身体虚羸，头眩短气。当此风湿未除，寒邪化热之时，治热在通，而不在清。宜温通经脉，以散郁热；若误用寒凉，血脉凝滞，气血阻遏，反助热化，病必加重。所以方中用防风、附子散风温阳通痹，麻黄、桂枝散寒通络，白术、生姜健脾利湿，上药配合为主药，疏通经络、散风、祛寒、胜湿，芍药、甘草甘酸化阴，缓急止痛，诸药相合，共奏宣痹通络之功，使邪去热解，痹痛渐愈。

（二）寒痹

临床表现：肢体关节疼痛，屈伸不便，或游走不定，或痛有定处，遇寒痛增，或疼痛重着，手足沉重等风寒湿三邪致病的特征。

张老治疗寒痹用和血祛风三两三（三两三类方）。旨在和其气血。选用川芎30g，当归30g，炒山甲10g，三七面1g，另加黄芪、桂枝、白芍，黄芪配桂枝益气通阳；桂枝配芍药调和营卫，缓急止痛。此为基础方，再随证变通加减为用。加减法如下：

偏寒重者，加草乌、细辛。

偏风胜者，加防风、秦艽。

偏湿胜者，加白术、苍术、防己、木瓜。

上肢痛甚者，加桂枝、羌活、姜黄。

肩关节痛甚者，加伸筋草、麻黄。

下肢痛甚者，加牛膝、独活。

足跟痛者，加桑寄生。

下肢外侧痛者，加细辛、木通。

下肢内侧痛者，加川芎、牛膝。

腰背痛者，加杜仲、桑寄生、鹿角镑。

新病不久，加羌活、独活。

癖痹日久，加地龙、水蛭、炮甲珠等虫蚁药。

久病体壮实而无热象者，可重用附子、草乌，佐甘草。

具体临床运用，见后述。

总之，治疗应以通调气血为主。血瘀者则行之；气滞者则达之；寒胜者则温之；热灼者则清之；火实者则清之；水亏者则润之；血虚者则补之。虽治法各殊，然总离不开以通为目的，以求通则不痛。

治痹证常用药：

附子：温经扶阳，散寒湿而止痛，助卫阳而固表，走而不守。

乌头：大温有毒，善走经络，祛诸风痰而定痛。

羌活：搜风胜湿，长于治水湿游风，能上行巅顶，横行支臂，治风湿相搏之痹证，一身疼痛者，重在治疗腰半以上之痛痹。

独活：散风胜湿，疏导腰膝，下行腿足，主治腰膝重痛，两足湿痹疼痛。与羌活区别，羌活行上焦而理上，入足太阳气分，以治游风；独活行下焦而理下，入足少阴阴分，以治伏风。

防风：祛风胜湿，发汗解表。治周身之风，防御外风，尤适宜周身骨节疼痛等症。是风药胜湿的主药，辛温能散寒之故。主要用于风邪外袭的风痹。

防己：通行十二经，走而不守，领诸药斡旋于周身，使上行下出，外宣内达，是治风湿着痹、水肿之要药。

桑寄生：益肾温经，主治腰腿足跟疼痛。

牛膝：强筋补髓，引诸药下行，使气血流畅，经脉得通，主治腰膝酸软疼痛。

川芎：辛香善升，辛温善行，活血理气，搜风止痛，上行巅顶，下彻血海，旁达四肢，是血中之气药，为"治风先治血，血行风自灭"的主要选品。

桂枝：通阳化气，祛风通络，横行肢节，可内可外，可上可下，可气可血，可通可补，用之甚广，为治四肢的引经药。

当归：活血理气，养血和营，如经通脉，是血中之气药，为"治风先治血，血行风自灭"的主要选品。

黄芪：助阳行气，益气行血，宣通卫阳，以养体表，活血参以行气，补血必须益气，故养血诸方，多以黄芪配川芎、当归为伍，以行血中之气，祛经络之风。

白芥子：利气豁痰，搜皮间与膜外或筋骨间之痰结，擅治痹证之胀痛，尤治手指关节肿痛效果最佳。

地龙：清热镇静，利尿解毒，通经络而利水道，主治腰筋作痛，腰及下肢抽搐不可忍者。

乌梢蛇：追风祛湿，定惊痫，主治诸风顽痹，麻木不仁，湿疹。

白花蛇：祛风湿，起瘫痪，定抽搐惊痫，治湿痹麻木不仁，骨节疼痛，不能久立。

蜈蚣：祛风湿，镇惊息风，化瘀通络止痛。

全蝎：化瘀通络、止痛、祛风镇痉。与蜈蚣比较，同为化瘀通络之品，而全蝎解痉力大，蜈蚣止痛性强。

白僵蚕：祛风通络，化痰。

穿山甲：散血通络，消肿排脓，通行十二经，治风寒湿痹的强直症。

二、张炳厚治疗风寒湿痹经验

痹证为临床常见病，张炳厚老师根据多年临床经验，自拟疼痛三两三方，治疗痹证疗效卓著。笔者有幸临床聆听张老师教诲，略有体会，现以疼痛三两三治疗痹证的典型病案为例，谈谈张老师治疗痹证的经验。

1. 疼痛三两三方剂组成

疼痛三两三由当归、川芎、忍冬藤各一两，穿山甲三钱，三七三分组成，因其方总药量为三两三钱三分，故名三两三。另加桂枝、白芍治疗风寒湿痹，即名寒痹疼痛三两三，主要功用和血祛风，通络蠲痹。

2. 病案举例

耿某，女，36岁。全身关节疼痛11年，近3年出现肌肉胀痛走窜，肢体痉挛麻木，四肢厥冷，每晚需以热敷方能入睡。某医院诊为类风湿性关节炎，多医迭治，屡进温经散寒、和血祛风、利湿之品，均告无效。1992年4月求治于张炳厚老师，来诊时关节剧痛，已不能行走，以平车推入。诊其脉弦细，舌质淡红而少苔。追溯病史，11年前产后1周，因故在室外劳累过度，而突发踝关节疼痛、肿胀，未及时治疗，后骤发全身关节剧痛，手指、足趾及双膝关节肿胀、疼痛、僵硬，肢体行动不便，当时查血沉85mm/h，类风湿因子阳性，双手关节X线片提示：类风湿性关节炎性改变。服用布洛芬等消炎镇痛药病情缓解。后又因劳累而病情加重，服用西药无效。3日前因遇风全身疼痛加重，活动不利。四诊合参，诊为风寒痹证，营血大亏，血不养筋，拟疼痛三两三方加减：当归、川芎、忍冬藤各30g，炒山甲、桂枝、白芍各10g，炒白芥子15g，炙麻黄6g，生黄芪40g，白花蛇1条，三七面2g（冲服）。每日1剂，早晚分服。3日后复诊关节疼痛有所减轻，但肌肉走窜胀痛加剧，夜间尤甚。追问病人，既往每逢情绪波动即出现胸胁四肢走窜胀痛，遂于前方加生香附、制香附各15g，白术20g，3剂继服。药后疼痛大减，唯双手麻胀如故。3诊仍以前方加桑枝10g，制马钱子0.3g（冲服），并嘱其有效长服。1年后随访，关节疼痛缓解，血沉15mm/h，类风湿因子阴性。

3. 体会

（1）疼痛三两三方中首选当归，甘温而润，辛香善走，即能补血行血；二选川芎，辛温香窜，走而不守，正如《本草求真》云："养血行血无如当归，行血散血无如川芎"，两者合用，且用量均重达30g，其功效倍矣。又选忍冬藤以通经脉、调气血；穿山甲性善行散，能活血化瘀，软坚散结，搜风通络，透达关窍，通行十二经，引药达病所；三七可通脉行瘀活血以止痛。诸药相伍，共奏和血祛风，通络蠲痹之功。方中血分药之多，用量之大，充分体现了"治风先治血，血行风自灭"的要旨。张老师治疗风寒湿痹多加桂枝、白芍，意在取桂枝解肌祛风，温通经络，白芍能和血脉，收阴气，二者相配，一散一收，调和营卫，能使表邪得解，里气得和。

（2）风寒湿三气杂至合而为痹，故临证当辨风、寒、湿轻重而用药。风气胜者为行痹，风为阴中之阳，中人最速，其性善走，窜入经络，故发病范围广，往往全身尽痛。治宜养血荣筋为主，通络祛风为次。祛风当选防风，而上举病案以血虚血瘀为主，未用防风，充分体现了治风先治血的奥理。寒气胜者为痛痹，寒为阴中之阴，乘其肌肉筋骨之间，营卫闭塞，筋骨拘挛，不通则痛。治宜温经散寒，应首选附子、川乌、草乌、干姜。而上举病案，虽四肢厥冷而未用姜附之品，是因患者阴血大虚，恐其辛热重劫阴血，而中用黄芪代之。湿气胜者为着痹，其症见重着难移，湿从土化，病在肌肉而非筋骨。上举病案，因有肌肉走窜胀痛，故重用白术健脾以祛湿痹而行津液。本例虽为风寒湿痹，但缘为产后中风，加之病史长久，故重在血虚，实为血痹。

（3）治痹重用黄芪是张老师治痹证的又一特色，此是效仿王清任补阳还五汤之意。认为重用黄芪不在补气而在通阳。黄芪能升阳通阳，走而不守，特别能通达卫阳而固表，兼可利水消肿，与当归配伍又可旺气生血，固表以御邪。

（4）善用引经药是张老师治痹的又一特色，根据病情、病位酌情选用1～2味引经药，往往可收到佳效，但其用量宜轻不宜重。如上案用穿山甲通行十二经以为全身引经药，手麻胀以桑枝引诸药达病所等。

（5）气为血帅，气行则血行，气滞血瘀者，必须行气。本案一诊效果欠佳，二诊细问病人，知既往每因情绪波动而出现胸胁、肢体走窜胀痛，故加生香附、制香附各15g，果然效果卓著。香附平而不寒，香而能窜，治一切气，特别适宜妇女肝气郁结引起的诸证；生香附轻清，其气上行，上至胸膈、外达皮肤；制香附重着，其气下降，下走肝肾，外彻腰足，二者并用，效贯全身。

（6）张老师治痹还善用虫类药物，此类药物能活血化瘀，通经活络，搜剔诸邪，力专效宏。上举病案除用穿山甲外，还加用了白花蛇，此药能搜风通络化瘀，尤其以追骨搜风力最强，能和缓因神经病变而引起的拘急、抽搐、麻木等症。张老师根据不同病情还经常选用蜈蚣、蝎子、水蛭、地龙、僵蚕、土元之类，特别强调用全蝎，因为全蝎足尾头翅俱全，更能活血通络，用这些药治疗诸般疼痛，尤其是久痛，能取得显著效果。

（7）临床凡遇麻木之症，张老师多用马钱子冲服。马钱子有剧毒，为诸医所畏，而张老师使用本药得心应手，分寸之握，效果之捷，妙不可言。

二、和血祛风冲剂治疗类风湿性关节炎

（一）临床资料

1. 病例来源

选择类风湿性关节炎（RA）属于寒湿瘀血阻络型患者120例，来自1997年7月～2001年7月北京中医医院风湿科和中医研究院广安门医院风湿科门诊和住院患者。分组方法采用随机单盲法，治疗组90例，对照组30例。

2. 治疗前两组均衡性比较

120例观察者中，住院患者62例，门诊患者58例。治疗组90例，对照组30例。其中女性103例，男性17例，男女之比1:6。年龄最小的25岁，最大的65岁，平均年龄，治疗组45±5.4岁，对照组39.3±7.2岁。病程最短6个月，最长7年，平均病程，治疗组3.7±4.3年，对照组3.3±3.1年。两组患者性别、年龄、病程经统计学处理，无显著差异（P>0.05），具有可比性。

3. 诊断标准

中医诊断依据卫生部《中医新药治疗痹病的临床指导原则》为标准。西医诊断标准依据1987年美国风湿病协会修订的诊断标准。

（二）治疗与观察方法

1. 治疗方法

治疗组以活血养血祛风，散寒胜湿为治则，服和血祛风冲剂，每次6g，1日3次，该药由本院制剂室制成冲剂，每袋6g。药物组成：当归、川芎、黄芪、白芍、桂枝、制水蛭、三七粉、羌活、防风、忍冬藤。对照组服寒湿痹颗粒10g，1日3次。该药由辽宁省本溪市第三制药厂生产提供。均以12周为1个疗程。

2. 观测指标

（1）疗效性观测：①临床症状：关节疼痛、关节压痛积分、关节肿胀积分、关节功能、晨僵。②实验室化验指标：ESR、CRP、C3、IgG、IgA、IgM、RF、MPV、PDW、IL-1、TNF、血流变学。③不良反应观测：与治疗药物可能有关的不良反应情况详细记录。

（2）安全性观测：一般体检项目；血、尿、便常规检查；心电图、肝、肾功能检查。

（三）疗效统计

1. 疗效评定标准

参照新药（西药）临床指导原则中治疗风湿病的疗效评定标准。临床缓解：症状、体征消失，实验室主要指标恢复正常或接近正常。显效：症状体征基本消失，实验室主要指标明显改善，下降度 ≥ 50%。有效：主要症状体征减轻，实验室主要指标改善。无效：症状体征与实验室主要指标无改善。

2. 统计方法

采用 SPSS 软件进行统计学处理。计数资料用卡方检验。计量资料用 T 检验。等级资料用 Ridit 分析。

3. 实验结果

（1）症状、体征疗效：2 组患者治疗前后症状、体征改善情况，2 组患者治疗前后症状、体征自身比较均有明显改善，见表 36。

表 36　两组患者治疗前后症状、体征改善情况（$\bar{x} \pm SD$）

组别		关节疼痛（级）	压痛指数（个）	关节肿胀（个）	关节肿胀积分（分）	晨僵时间（h）	平均握力（kPa）	关节功能（级）
治疗组（90 例）	治疗前	3.56 ± 1.15	10.78 ± 8.70	7.23 ± 3.84	2.72 ± 0.82	3.85 ± 2.55	10.12 ± 3.5	2.36 ± 0.55
	治疗后	1.13 ± 0.65*	7.81 ± 3.42*	1.57 ± 1.98**	1.02 ± 0.38**	0.89 ± 0.73*	16.52 ± 5.09	1.49 ± 0.31*
对照组（30 例）	治疗前	3.19 ± 1.07	8.88 ± 13.8	7.40 ± 3.62	2.06 ± 1.63	4.20 ± 3.12	9.06 ± 8.7	1.99 ± 1.02
	治疗后	1.22 ± 0.72*	3.96 ± 2.63*	3.64 ± 1.48*	1.72 ± 1.07**	1.64 ± 0.93*	12.45 ± 2.43	1.53 ± 0.94*

注：与治疗前比较：*$P<0.05$，**$P<0.01$。

治疗后比较，2 组患者关节疼痛、压痛、肿胀、关节功能疗效，经 Ridit 分析，$P<0.05 \sim P<0.01$，说明治疗组优于对照组。

（2）2 组患者免疫球蛋白、补体 C3 治疗前后的比较：见表 37。治疗前后自身比较，2 组患者 IgG、IgM 下降，有显著差异；治疗组补体 C3 升高，有显著差异。

表 37 治疗前后 IgG、IgA、IgM、补体 C3 比较（$\bar{x} \pm SD$，g/L）

组别		IgG	IgA	IgM	补体 C3
治疗组（90 例）	治疗前	23.41 ± 1.37	3.65 ± 0.75	1.35 ± 0.76	1.56 ± 0.72
	治疗后	12.29 ± 2.48**	2.48 ± 0.26	1.21 ± 0.64*	2.47 ± 0.52*
对照组（23 例）	治疗前	21.79 ± 2.23	2.79 ± 0.33	1.85 ± 0.12	1.71 ± 0.69
	治疗后	15.89 ± 1.78*	2.91 ± 0.43	1.53 ± 0.66	1.90 ± 0.77

注：与治疗前比较：*P<0.05，**P<0.01。

（3）治疗前后 IL-1β、α-TNF 的变化：见表 38。与正常组比较，治疗前 2 组均升高，有显著差异，治疗后治疗组与之无显著差异。

表 38 治疗前后 IL-1β、α-TNF 变化（$\bar{x} \pm SD$，ng/mL）

组别		IL-β	α-TNF
治疗组（87 例）	治疗前	6.72 ± 1.12*	1.89 ± 0.21**
	治疗后	4.04 ± 1.03#	1.17 ± 0.15#
对照组（23 例）	治疗前	5.88 ± 1.43**	1.55 ± 0.12**
	治疗后	4.25 ± 1.77	1.56 ± 0.33
正常组（32 例）		3.89 ± 1.22	1.07 ± 0.39

注：与正常组比：*P<0.01，**P<0.05，#P>0.05。

（4）治疗前后 MPV、PDW 的变化：见表 39。与正常组比较，2 组患者治疗前均有显著差异，治疗后治疗组与之无明显差异。

表 39 治疗前后 MVP、PDW 的比较（$\bar{x} \pm SD$）

组别		MVP（fl）	PDW（GSD）
治疗组（90 例）	治疗前	13.35 ± 1.05*	21.82 ± 0.09*
	治疗后	10.01 ± 1.07#	18.11 ± 1.01#
对照组（30 例）	治疗前	13.76 ± 1.49**	20.18 ± 0.12*
	治疗后	12.89 ± 1.65*	19.59 ± 0.43*
正常组（42 例）		10.58 ± 1.42	17.62 ± 0.64

注：与正常组比：*P<0.05，**P<0.01，#P>0.05。

（5）治疗前后血流变学变化：治疗前 2 组血液流变学指标均高于正常值，

P<0.05～P<0.01，有显著差异，2组间比较无显著差异；治疗后2组间比较，全血黏度（比）、血浆黏度（比）、红细胞电泳时间（秒）、红细胞聚集指数、红细胞变形指数P<0.05～P<0.01，有显著差异。

（6）治疗前后CRP、ESR、RF的变化：治疗后CRP、ESR、RF较治疗前下降，见表40。2组自身治疗前后比较均有显著差异。

表40　治疗前后CRP、ESR、RF的变化比较（$\bar{x} \pm SD$）

组别	例数	CRP（mg/L）		ESR（mm/h）		RF（倒数 log 值）（mm/h）	
		治疗前	治疗后	治疗前	治疗后	治疗前	治疗后
治疗组	90	19.54±9.6	8.02±3.11*	76.47±16.8	22.27±12.83*	2.12±0.75	1.96±0.45*
对照组	30	17.66±8.42	9.75±5.61*	69.21±14.22	25.15±10.63*	2.37±0.91	2.02±0.76*

注：与治疗前比较：*P<0.05。

（7）2组患者贫血治疗前后比较：治疗组治前贫血患者轻度32例、中度9例、重度1例，治后贫血患者轻度8例、中度4例、重度0例。对照组治前贫血患者轻度10例、中度3例、重度0例，治后贫血患者轻度7例、中度2例、重度0例。两组比较，Ridit分析，U＝2.31，P<0.05。说明治疗组对贫血的疗效优于对照组。

（8）总疗效分析：治疗组临床控制19例，显效35例，有效24例，无效12例，总有效率86.67%。对照组临床控制4例、显效9例，有效11例，无效6例，总有效率80%。两组患者临床总疗效比较，Ridit分析，U＝2.299，P<0.05，有显著差异，说明治疗组的疗效优于对照组。

（9）安全性检测：实验中对90例受试者进行了安全性检测，结果显示：血常规治疗前48例低于正常，治疗后34例恢复正常。尿常规治疗前2例异常为尿路感染，治疗后无明显变化。心电图治疗前5例异常，均为ST-T改变，治疗后无明显变化。

（10）不良反应：在观察期间服用和血祛风冲剂者，有4例出现轻度胃肠反应，未影响服药；5例月经量增多，每于经期停药，经后恢复服药，未影响治疗。

（四）讨论

RA是一种以关节病变为主的慢性全身免疫系统疾病，属于中医痹证范畴。RA初期，风夹寒湿热之邪乘虚侵入人体，邪客肌表，阻遏经络。治则以祛邪为主，重在分清寒热。RA晚期，久病不已，内舍于脏，邪入筋骨，关节畸形，功能障碍。治则以扶正为主，重在补肾。RA中期病机最为复杂多变，其特点是初期迁延失治或治疗不当，邪留日久，由经入络，痹阻血脉，着而成瘀，阻滞津液，凝而成痰。正虚、邪阻，瘀血、痰浊紧密联系，互为因果。内外邪交混，正虚邪进。治则扶正祛邪并重。因体质有气血脾肾亏虚之偏重，寒湿热邪之多少，病程之久暂，病位之深浅等因素的各异，故此期的治疗难守一法，宜有治气治血治肾的不同。在临床中我们观察到，部分中期患者属于血虚血瘀，寒湿阻络。针对这一证型特点，以治血为主拟养血活血，祛风胜湿散寒通络之法，选药组方制成和血祛风冲剂。

方中当归、川芎为主药，养血活血。黄芪亦是主药，益气生血，升阳通阳，散寒止痛，利水消肿。辅药水蛭、三七活血化瘀通络止痛祛内邪；桂枝、白芍调和营卫以固表通阳散寒，阻止外邪反复入侵加重病情；防风、羌活祛风散寒以胜湿祛外邪，六味辅药功效全面。忍冬藤为佐使，通行经络，疏利关节，舒挛缓痛，此药性甘寒，又可佐全方不致温燥太过，且藤者善走经通络，方中用之有引药达病所之效。诸药共奏益气养血活血，祛风散寒胜湿，通络止痛之效。

本研究发现该药临床用于治疗 RA 中期邪虽入络尚未及骨，属寒湿瘀血阻络证的患者，总有效率达 86.67%。对缓解关节疼痛肿胀晨僵及改善关节功能均优于对照组。

机理探讨：本研究检测了两组患者 MPV、PDW 及血液流变学指标，显示治疗前均存在异常，这与大量实验研究证实的 RA 患者存在高凝血状态的观点是一致的。治疗后治疗组 MPV、PDW 明显降低；血液流变学指标下降，说明该药可改善高凝状态。方中川芎用量大是该药一特点。药理研究证明：川芎所含生物碱川芎嗪能扩张血管，增加肢体血流量，改善缺氧及微循环，减低外周阻力；能降低血小板表面活性，抑制血小板聚集，可预防血栓形成；水煎剂对动物中枢神经有镇痛作用。川芎所含酚性物质阿魏酸对免疫系统有一定调整作用。川芎配以水蛭、三七加强活血化瘀，当归、白芍养血活血使血脉充盈，黄芪、桂枝益气通阳，推动血液运行。通过降低血黏稠度，改善微循环，增加关节组织供氧使症状得到缓解可能是该药疗效的重要机理。

本研究发现，采用和血祛风冲剂治疗后，患者血清 TNF、IL-1、IgG、IgM 较治疗前下降，补体升高。提示该药可在一定程度上调节增强免疫功能，这可能是取得疗效的另一机理。药理研究证明：黄芪、当归、川芎、白芍诸药均有调节人体免疫功能作用。具体是哪一个环节起的作用，还需探讨。

贫血是 RA 除关节症状外最常见的表现之一，16%～64% 的患者有中、轻度贫血。有研究显示，RA 伴贫血患者血清 IL-1 浓度高于正常对照组，说明 IL-1 在 RA 贫血的发生中起一定作用。该观察发现治疗组患者贫血得到明显改善，与对照组比较有显著差异。从现代医学分析，贫血的改善可能是随 RA 病情的好转而致，是否与该药降低血清 IL-1、TNF 有关尚需探讨。中医认为，该病机为瘀血阻络，新血不生，通过活血养血法来化瘀生血，由此而使主症中的贫血症状得到明显改善（较对照组有显著差异）。本机理因病例有限，有待进一步观察。

临床实验提示该药治疗 RA 有一定疗效，机理可能与促进血循环改善局部供氧和调节免疫有关。我们将通过动物实验对该药的疗效机理做进一步研究。

第十一节 五皮五藤饮的临床运用

一、五皮五藤饮在临床的应用

五皮五藤饮是皮科专家赵炳南老中医的经验方，主治隐疹。方剂组成：牡丹皮、白鲜皮、海桐皮、地骨皮、桑白皮、海风藤、天仙藤、首乌藤、双钩藤、青风藤。笔者并非赵老之门生，亦非皮科之医师，此方所得，与其说有趣，不如说有缘。1984年笔者身发隐疹，迭治不效，痛苦异常，求治于赵老，赵老究因查证，遂出此方。笔者观之，却丝毫不同于疏风清热，除湿止痒的消风散类。便半信半疑，更以好奇心理验服此方，结果却大出意料，竟是3剂药后症若失。在感叹之余，却激起笔者潜心专研此方的决心。于是，我们广查皮科专著，博览本草群书，顿觉耳目一新，深深为赵老辨证之精细，用药之独特所叹服。细究方意，牡丹皮性寒，清热解毒，味辛，散风止痒，活血消肿；青风藤、海风藤、天仙藤辛散、苦燥、温通，既可祛风止痒燥湿，又可温通经络气血；首乌藤养血安神，祛风通络，专止夜间皮肤瘙痒；钩藤清肝与心包之火，即清血分之热、解血分之毒，轻清透热，达邪外出，以杜疹源。更妙的是，以皮达皮，皮属肺，能利水消肿，给驱邪以出路。以藤达络，络通风祛痒止，血行疹消。皮、藤各臻其妙。合用透风于热外，渗湿于热下，清中有行，行中有清，效能愈彰。全方共奏祛风胜湿，清热解毒，通络和血之功。此方选药新颖，组方严谨，立法周全，治病且能引经，直达病所，使邪速去，实为良方，足堪效法。

本方以皮达皮，以藤达络，此乃中医理论之精粹。它既能治皮肉之疹，也一定能治其他皮肉之疾，笔者领略其旨趣，灵活加减，反复验证，广用于临床，取得可喜效果，现分别介绍如下：

1. 隐疹

尹某，女，48岁。

近3年来患更年期综合征，夜间烦躁，汗出，启窗开门而寐，一年前胸部骤发瘙痒，抓之皮肤潮红，随即出现形状不一、大小不等、鲜红色的隐疹，泛及全身，并兼有瓷白色风团，此起彼伏，剧烈瘙痒，越抓越多，每于傍晚发作，午夜后逐渐消失，消失后不留痕迹。伴有烦热，胸闷、憋气，迭治无效。1991年秋求笔者诊治，观其舌苔黄白而滑，脉浮弦而数，诊为阴虚内热夹风，遂用五皮五藤饮加减治疗。海风藤、天仙藤、青风藤、双钩藤、首乌藤各12g，白鲜皮、海桐皮、桑白皮、地骨皮各15g，蝉蜕、蛇蜕各6g，明矾3g，水煎分两次服。5剂疹减，10剂疹除。后以秦艽鳖甲散治本，以杜疹源，随访半年，未再复发。

按： 本例患者阴虚内热阳越、迫汗外出，汗出当风，风热相搏，气血壅滞而发隐疹，故先用五皮五藤饮直达病所，使风祛、热清、络通、痒止、隐疹自消，继以秦艽鳖甲散滋阴治本，以澄疹源。

2. 蜜蜂螫伤

翟某，男，12 岁。

年幼无知，受人愚弄，舔蜂尾食蜜，被蜂螫伤舌尖，局部由红肿继发疱疹，3 天后头面部、胸部、上肢陆续出现散在疱疹，皮肤红肿奇痒，一周后尿道口糜烂，尿赤涩痛，大便偏干，经用清热消炎药治疗，非但不愈，反而愈演愈烈，逾月不瘥。求笔者诊治，观其舌红糜烂，苔黄厚而滑，脉浮滑而数，诊为心经湿热酿毒，搏于肌肉。治以清心利尿，解毒通络，以五皮五藤饮加减。牡丹皮、海桐皮、白鲜皮、桑白皮、地骨皮各 12g，海风藤、首乌藤、天仙藤、木通各 10g，钩藤、连翘各 15g，黄连 5g，水煎分两次服。5 剂后疱愈疹消，余留尿道糜烂如故，继以六一散 3g 冲服，每日 3 次，5 天后症愈。

按： 本例蜜螫舌尖，舌尖为心所属，心主血脉，毒热循经而疹发肌肉，心移热小肠，故以五皮五藤饮祛风止痒，清热达表，使风热从表而解。加黄连、连翘、木通清心利尿，使热毒从里而清，本例旨在表里双解，所以奏效。

3. 带状疱疹

耿某，男，34 岁。

8 天前突然频发心悸、全身灼热，间有刺痛，翌日晨起发现右胁连背出现红斑，水疱，大小不等，五七成群，边缘整齐，连成带状，疼痛难忍，痛痒交作，水疱先淡红，而深红，颜色不一，作烂处淌渗浆水，口渴，心烦，尿赤热，大便不爽，患者一年前曾患带状疱疹，皮损鲜红，疹少而速消，但疹消后久痛不止，经笔者治愈。故本次发病，直趋而来。询其因，酗酒当风，两次起病，因同而症异，观舌红苔黄而滑，右腋下淋巴结肿大，脉浮滑而数，诊为干湿混合性带状疱疹，遂用五皮五藤饮加减治疗。牡丹皮 20g，桑白皮、白鲜皮、海桐皮、葛花、金银花、连翘、滑石各 15g，海风藤、天仙藤、首乌藤、钩藤各 12g，明矾 3g，水煎分两次服。7 剂药后，疹愈痒消，痛止热平。原方减量，又进 5 剂，以竟全功。

按： 本例病人为个体经营者，早时嗜酒肥甘，湿热内蕴，今又酗酒当风，复感时毒，湿热之毒、外蒸皮肉，下注二阴，是发疱疹，故重用五皮、葛花、滑石，清热解毒利尿；四藤祛风止痒通络，使湿热去，风邪清，方贵神速，全赖皮、藤引经。

4. 面部紫斑

李某，女，39 岁。

两目下紫色瘀斑，大如核桃，羑延 10 载，某医疑诊为颜面播散性狼疮，迭治未瘥，经人介绍，求笔者诊治。询其病情，平时局部无寒热痛痒，每值食辣、饮酒及月经前疼痛必发，其势不甚，每于经期斑色增。舌苔黄腻，脉弦光滑。细询病史，得知患者为饭店职工，嗜食烹炸油腻之物。斑块逐渐扩大，色增，一年前禁食油腻烹炸后，局部热痒、疼痛不作，唯紫色斑块如故。诊为湿热内蕴，热郁血结，阳明经滞不通。法宜清热凉血，化瘀通络，以五皮五藤饮加减治疗。牡丹皮、地骨皮、桑白皮、白鲜皮、海桐皮、钩藤、金银花各15g，海风藤、天仙藤、青风藤、首乌藤各12g，桃仁、红花各6g，水煎分两次服。进上药15剂后始效，斑色由外至内，逐渐变浅，却同时出现疼痛，尽管痛势不剧，由平旦到子夜递增，而天天如此。考虑活血力量小，欲通而不通，遂将上方桃仁、红花量增至12g，另加泽兰20g，果然3剂药后痛止。后减活血药量继服，约100剂后紫斑全部消失。随访半年，症未复发。

按： 本例病因病机为嗜食油煎厚味，生湿化热，内蕴中焦，热郁血结，瘀滞阳明经脉，故用五皮五藤饮加金银花、桃仁、红花、泽兰等治疗，使毒热清、湿热化、络脉通、瘀血行、顽疾自愈。

5.无名疳肿

李某，女，40岁。

一年前右下肢骤起片状褐色斑块，局部灼热，跳痛或刺痛，下午尤甚，斑块由浅变深，三五天后溃烂，渗水淌脓，此伏彼起，痛苦非常，多处求医，诊断不明，治疗罔效。经人介绍找笔者诊治。见其腿肿色紫，皮紧而发亮，生有6处溃疡，舌苔黄厚而黏，脉象沉细数滑。询问病史，一年前去南方探亲，正值酷热，参与稻田劳动，继而发病，遂诊为湿热浸淫成疮，治宜清热解毒，化湿通络，以五皮五藤饮加减治疗。牡丹皮、白鲜皮、桑白皮、地骨皮各15g，海风藤、青风藤、天仙藤、首乌藤、钩藤各10g，金银花、蒲公英、赤芍、生地黄各12g，明矾3g，水煎分两次服。服上药后，诸症日益减轻，服至40剂，斑色、肿痛消失，多处溃疡愈合。唯有一处溃疡愈合甚慢，持续渗脓，遂予上方加象皮粉2g分冲，又进10剂而痊愈。

按： 本例为湿热外淫，湿遏热伏，酿毒入血成疮，用五皮五藤饮加赤芍、生地黄、象皮粉、明矾治疗，旨在使湿热去，血热清，邪去疮敛，顽疾速愈，全赖引经用皮藤。

6.风湿肌肉痛

陈某，女，38岁。

全身关节肌肉疼痛，病史6年，经针、药治疗，关节疼愈，肌肉痛麻不减，下肢尤甚，痛而走窜，局部发凉，痛甚则热，下肢有散在结节，轻度浮肿，阴雨天加重，百治无效。观其舌苔，薄白而润，按其脉象，沉弦而滑，查类风湿因子（+），抗"O"1:800，血沉36mm/h，揆诸病情，诊为风寒湿痹化热，治宜温经通络，活血祛风，方用五皮五藤饮加减治疗。海风藤、青风藤、天仙藤、首乌藤、钩藤、白鲜皮、海桐皮各15g，炒山甲、牡丹皮、桑白皮各10g，当归尾20g，水煎分两次服。进前药5剂后，诸症明显减轻，效不更方，原方继服，20剂后，麻痛全消，查类风湿因子转阴，抗"O"1:200，血沉 16mm/h。

按： 本例证属风湿化热之热痹，诊断无疑，然而，实践证明，治关节痛易，治肌肉痛难。笔者运用以藤达络，以皮达皮的机理，以藤、皮类药加和血及虫蚁之品，治疗风湿性肌肉痛，每每获效，实为一得。

7.外伤性关节炎

陈某，男，50岁。

一年前运动不慎，左膝关节扭伤，因失治而出现左膝关节轻度肿大，腘窝两筋掣痛，关节屈伸不利，蹲、坐位立起时必须以手按膝或借助他物，天气变化时加重，近3月来膝关节作响，夜间和静止时疼痛明显，舌苔薄白，脉弦细。揆诸病情，诊为外伤性关节炎，久而筋脉气血阻滞，法宜祛风胜湿，和血养筋舒络，以五皮五藤饮加减。海风藤、青风藤、天仙藤、首乌藤、钩藤、海桐皮、白鲜皮、防己、牛膝各12g，全蝎、酥土元各3g，水煎分两次服。5剂后关节疼痛减轻，活动依然受限。遂将上方诸藤药加量到25g，又进10剂，痛止，活动自如，两年后随访，患者喜而告之，经常参加体育活动，膝健有力，全如常人。

按： 本例属外伤性关节炎，因失治，招致风寒湿痹，合而为患，用藤药以藤达络，实为舒筋通络。既已奏效，说明药证合拍，再加药量，以求速愈，结果，事已如愿。

体会

（1）本文所举病例，主症主病虽异，机理则同，因为掌握五皮五藤饮的功能，临证灵活加减，药量酌情变化，所以均获卓效，此乃异病同治之义也。

（2）皮炎药多入肺经，行水而消肿，藤类药多入肝经，且通络祛风，临床辨证必须确切，用药用量还需权衡。如例 1～5 重用诸皮，例 6～7 重用诸藤。

（3）五皮五藤饮不寒不热，比较平和，加入热药中可治寒疾，加入寒药中可疗热证。以皮达皮，以藤达络，前途无量，值得深研，广泛应用。

二、五皮五藤饮加减治疗过敏性紫癜

五皮五藤饮选药奇特、效果显赫，颇能益人智慧，录此以飨读者。

五皮五藤饮是我科主任张炳厚教授根据自己多年临床经验创立的效方，可用于治疗多种皮肤疾病，如风疹、药疹、荨麻疹、皮肤瘙痒症等。近几年我们用此方加减治疗过敏性紫癜患者，也同样取得了很好的效果。现报告如下：

1.治疗方法

（1）五皮五藤饮主要由青风藤15g，夜交藤20g，天仙藤10g，双钩藤10g，桑白皮15g，粉丹皮20g，海桐皮10g等组成。功效：活血祛风，解毒通络。

（2）每位患者根据不同分型，在五皮五藤饮基础上分别加以益气养阴、清热解毒凉血、健脾统血的药物，水煎服，每日1剂，早晚各服1次。治疗期间不用肾上腺皮质激素、免疫抑制剂等药物。

2. 治疗效果

用五皮五藤饮加减治疗 28 例患者，紫癜均可消，最短者服药两天紫癜就开始变浅，并不再起新的紫癜，最长者连续服药 3 周左右新生紫癜变少，服药月余紫癜不再生，并开始逐渐消退。腹型及关节型紫癜的病人其腹痛及关节痛等症状亦可随之消失。紫癜平均消退时间为 12 ± 4 天。肾型紫癜的病人有 61% 尿中蛋白及潜血可减少。

3. 典型病例

王某，女，28 岁。双下肢由足至臀部紫癜反复发作 3 月余，略高于皮肤，粟粒至蚕豆大小，色紫红，瘙痒，伴腰痛，尿浊，口渴心烦，夜间为甚，乏力盗汗，舌红苔黄白厚，脉弦滑。末梢血 HGB 110g/L，PLT 120g/L，尿常规 PRO（++），BLD（+++），ESR 59mm/h，血生化及免疫系统检查均正常。予五皮五藤饮加生地黄、熟地黄各 30g，北沙参 20g，寸麦冬 10g，每日 1 剂煎服，连服 12 天紫癜开始消退，新生紫癜逐渐减少，连服 23 天紫癜完全消失，尿中 PRO 由（++）降至（+），BLD 由（+++）转阴而出院。

4. 体会

过敏性紫癜属中医的肌衄及葡萄疫范畴。《医宗金鉴·失血总括》说："皮肤出血曰肌衄。"《外科正宗·葡萄疫》说："感受四时不正之气，郁于皮肤不散，结成大小青紫斑，色若葡萄。"根据中医理论，该病是感受了四时不正之气，郁于皮肤不散，致使血脉离经，溢于肌肤。治疗应以祛邪通络，活血祛风为先。五皮五藤饮是根据中药以藤通络、以皮达皮的特点设立的。五藤之中天仙藤、青风藤辛散、苦燥、温通，既可祛风胜湿止痒，又可温通经络气血；首乌藤养血安神，祛风通络；双钩藤清肝泻心，善清血分之热，轻清透热，达邪外出。肺主皮毛，能通调水道。桑白皮入肺，既能使药力直达病所，又能利水消肿，正符合利尿必导其上源的理论；粉丹皮有凉血清热之功，能解血分之毒；海桐皮入肝，可助青风藤、天仙藤祛风通络。藤皮相合，能透风于热外，渗湿于热下，清中有行，行中有清，相得益彰。

另外根据每个病人的中医临床分型，分别给予益气养阴、凉血解毒、健脾摄血之品，故而疗效显著。

三、五皮五藤饮治疗痛风

五皮五藤饮是我院张炳厚主任医师的经验方，原本用于主治过敏性紫癜，同时对关节症状疗效奇佳，受此启发，临床中应用该方加减治疗痛风，亦获满意效果，现将29 例临床观察总结如下：

（一）临床资料

1. 一般资料

本组 29 例，均为男性病人，最小的 29 岁，最大的 64 岁，40～49 岁 15 例，占 52%。临床表现：起病急骤，均有急性、间歇性痛风性关节炎症状，其中 24 例为夜间突然发病，侵犯第 1 跖趾关节者 23 例。累及膝关节者 18 例，累及肘关节者 5 例，累及腕关节者 12 例，有痛风石者 7 例。合并高血压者 5 例，糖尿病者 5 例，冠心病者 3 例，合并肾结石者 3 例。全部病人均检查血尿酸、血沉、类风湿因子、C 反应蛋白（CRP）、血脂。查血尿酸增高者 29 例，血沉快者 9 例，类风湿因子均阴性，CRP 阳性 24 例，血脂高者 19 例。

2. 诊断标准

参照美国 1977 年风湿病学会提出的诊断标准：①急性关节炎发作 1 次以上，并在 1 天内达到高潮；②急性炎症局限于个别关节；③整个关节呈暗红色；④第 1 跖趾关节肿痛；⑤单侧跗间关节急性发炎；⑥有可疑或证实的痛风结节；⑦高尿酸血症；⑧非对称性关节肿胀；⑨发作可自行缓解。以上 9 项中具备 4 项即可诊断为痛风。

（二）治疗方法

1. 五皮五藤饮组成

青风藤、海风藤、双钩藤、首乌藤、天仙藤、海桐皮、白鲜皮、牡丹皮、地骨皮、桑白皮各 20g。急性期，关节红肿热痛加用生石膏、蒲公英、虎杖；肿甚加川萆薢、汉防己；痛甚去青风藤加白芍、生甘草；伴肾结石者加鸡内金、金钱草；有痛风石者加穿山甲、地龙、当归尾。每日 1 剂，水煎 200mL，分两次服，7 天为 1 个疗程，一般进行 2 个疗程。

（三）治疗结果

1. 疗效标准

参照中华全国中医内科学会痹病专业委员会 1984 年制定的痹病疗效判定标准。临床治愈：症状全部消失，关节功能恢复正常，血尿酸降至正常，随访 1 年未见复发者。显效：主要症状消除，但随访 1 年有复发者。好转：主要症状基本消失，主要关节功能有明显进步，血尿酸有所下降。无效：症状控制不明显，各方面均无进步者。

2. 治疗结果

本组 29 例病人，治愈 3 例，占 10.3%，显效 10 例，占 34.5%，有效 14 例，占 48.3%，无效 2 例，占 6.9%，总有效率 93.1%。无效病例有较严重的合并症。

（四）病案举例

陈某，男，44 岁，素嗜烟酒肥甘，体形偏胖。主因双足趾关节和双膝关节肿痛反复发作 2 年，加重 2 日，于 1994 年 11 月 2 日初诊。两年前患者于夜间突发左足第 1 跖趾关节剧痛，后反复发作，渐及双足趾及双膝关节，每发则关节红肿热痛。两天前饮啤酒后病人再次发病，症见左足第 1 跖趾关节红肿灼热疼痛，行不任地，双膝关节皮色较红，轻度肿胀，活动有僵硬感。面色稍红，口干烦渴，寐欠安，大便稍干，小便黄。舌暗，舌体胖，边无齿痕，苔黄白厚。血压 22/14kPa，查血分析：WBC 8.7×10^9/L，ESR 31mm/h，RF（－），CRP（＋），血尿酸 846mmol/L。中医诊断：痹证，湿毒内伏。西医诊断：急性痛风性关节炎。治疗予五皮五藤饮加芒硝 10g（冲），生白芍 20g，虎杖 20g，川草薢 20g。3 剂后，关节红肿热痛均大为减轻，而仍不良于行，再于五皮五藤饮原方去牡丹皮、地骨皮、青风藤，加白芍 30g，生甘草 5g，生白术 20g，牛膝 10g。服 10 剂后，临床症状消失，复查血沉 17mm/h，CRP（－），血尿酸 265mmol/L，血压降至正常。更于原方去地骨皮、桑白皮、青风藤，加生白术、云苓皮、广陈皮等，继服 2 个疗程，戒烟酒，禁食高嘌呤饮食。随访 1 年未发，血尿酸始终维持在正常范围内。

（五）讨论

五皮五藤饮 10 味药皆入于脾、肝、肾、肺之经，取以藤通络，以皮达皮之义。全方有化湿行气、清热解毒、凉血活血、通络止痛之功。从现代药理分析，有抗炎作用的有青风藤、海桐皮等，有利尿作用的有桑白皮、天仙藤等，有止痛作用的有海风藤、天仙藤等。有退热作用的有牡丹皮、地骨皮，有降压作用的有牡丹皮、双钩藤等，有降血脂作用的有首乌藤、天仙藤。痛风性关节炎有别于其他痹证的一个表现是关节疼痛剧烈难忍，另一个表现是反复发作，因此在急性期止痛最为主要。本方多味药物具有抗炎止痛作用，因此能较好地缓解疼痛。此外，方中尚有多味药物具有利尿作用，可促进尿酸排泄，降低血尿酸，起到治标又治本的作用，从而减少复发。总之，五皮五藤饮对急性痛风性关节炎具有良好的止痛、利尿、抗炎、退热作用，通过化湿行气，清热解毒，驱除经络关节中湿浊之气，力专效验。在缓解期亦可随症加减。辨证施治，强健脾肾，运化水饮湿浊，利尿以促进尿酸排泄，保持血尿酸正常水平，减少复发，必能善后而收全功。

四、五皮五藤饮临床应用例举

五皮五藤饮方剂组成：牡丹皮、海桐皮、白鲜皮、桑白皮、地骨皮、青风藤、天仙藤、首乌藤、双钩藤、海风藤。

功能：清热凉血，祛风燥湿。

吾师张炳厚偶见名医赵炳南用五皮五藤饮治疗风疹，效果斐然。当时耳目一新，为之一振，于是吾师抱着不理解的心理，对此方进行探索研究，得出结果。五藤均能祛风通络，五皮皆能祛湿并以皮治皮，载诸药至病所。其中地骨皮、牡丹皮凉血清热，活血化瘀，决定本方药性偏寒，合而共奏清热凉血、祛风燥湿、解毒化瘀之功。

根据本药功用，吾师设想本方既能治风疹。亦可治疗由风、湿、热引起的其他病证，经吾师反复临床验证证实，五皮五藤饮对由风、湿、热引起的诸疮痛痒、诸斑、带状疱疹、风湿性关节炎、紫癜性肾炎、痛风，临证加减使用，均有明显效果。

五皮五藤饮治疗银屑病验案 1 例

张某，男，50 岁，辽宁本溪人。患者于多家医院确诊为牛皮癣 10 余年，反复发作，夏季尤甚，瘙痒难忍，痛苦不堪，曾求治中西医各种治疗，未见微效。来诊时因服药过敏出现周身红疹，躯干四肢散在密集红色斑疹，陈旧性皮损及新生皮疹间杂，瘙痒，皮疹处发热，眼睑浮肿，小便黄，大便干。舌红苔黄厚，脉弦细。

辨证：血热夹风夹湿酿毒。

立法：凉血祛风，燥湿解毒。

处方：五皮五藤饮加减。

粉丹皮 20g，白鲜皮 20g，海桐皮 20g，地骨皮 20g，桑白皮 20g，青风藤 20g，海风藤 20g，首乌藤 15g，双钩藤 15g，净蝉蜕 10g，净蛇蜕 10g，飞滑石 20g，生甘草 10g，当归尾 15g，苦参 20g。

每日 1 剂，早晚分服。

医嘱：禁食辛辣与海鲜。

二诊：因患者身在外地，由其女儿代诊，诉药后症状明显缓解，皮疹大部分消退，未再新出皮疹。

处方：效不更方，继服原方 7 剂。

三诊：服药两月，皮疹全部消退，未再反复，宿疾牛皮癣随之而愈。躯干四肢仅见遗留色斑。现进食海鲜后身痒，余无特殊不适。舌苔薄黄，脉浮弦数。

处方：上方加赤芍 15g，川黄连 10g，生甘草加至 20g，增其清热解毒之力，继服 7 剂以巩固疗效。

按：①五皮五藤饮由 5 种皮药、5 种藤药组成，是张炳厚老师潜心向前辈学习，反复实践，集多年临床经验之自创验方，临床用于治疗各种皮肤病，疗效神奇。②银屑病又称牛皮癣，属临床痼疾，中医学文献中称之为"白疕"，疕者如匕首刺入，可见此病之顽固。此病或因情志内伤，或因饮食失节，气机不畅，郁久化热，毒热伏于营血，气血失和，经脉阻滞，肌肤失养，缠绵难愈，反复发作。往往给患者带来巨大的精神压力。本案张老师用五皮五藤饮加减施治，精准的辨证，独到的用药，收到了神奇的疗效。③五皮五藤饮药物组成：白鲜皮、地骨皮、桑白皮、海桐皮、粉丹皮、青风藤、海风藤、首乌藤、天仙藤、双钩藤。

白鲜皮：苦、寒。归脾、胃、膀胱经。清热燥湿，祛风解毒。

地骨皮：甘、寒。归肺、肝、肾经。凉血清热。

桑白皮：甘、寒。归肺经。泻肺平喘，利水消肿。

海桐皮：苦、辛、平。归肝经。祛风燥湿，杀虫止痒。

粉丹皮：辛、苦、寒。归心、肝、肾经。清热凉血，活血化瘀。

青风藤：苦、平。归肝、脾经。祛风湿，通经络。

海风藤：辛、苦、微温。归肝经。祛风湿，通络。

首乌藤：甘、平。归心、肝经。养血安神，祛风通络。

双钩藤：甘、寒。归肺、胃经。清热疏风，通络止痛。

天仙藤：苦、温。归肝、脾经。理气祛湿，活血止痛。因其含有马兜铃酸，现多弃之不用。

从药性看，多为辛、甘、苦之品，性寒。全方功用共奏清热凉血、祛风除湿之功。本方神奇在于，方中以皮达皮，使药至病所，以藤通络，祛除瘀滞，药到效达。可见本方独具匠心，体现了中医理论之独特的用药思路。

体会：张炳厚老师是全国名老中医，有"医林怪杰"之称。20年前，作为临床实习生，曾有幸随张老师抄方，当时就对张老师对祖国传统医学的热爱和钻研，高超的医术，独特的遣方用药及神奇的疗效深有体会。20年后再次追随老师，发现老师仍然在临床中不断总结创新，博采众长，而对疑难杂症的治疗从没有停止探索和实践，已然成就了一整套独特的中医临床辨证施治思路和方法，在疑难杂症的治疗上，更是成绩斐然，使广大患者受惠。作为其学生，我们所要学的不仅是一方一药，更多的是老师治学的精神和方法，勇于实践，不断创新，才能使中医药学继承发展下去，并不断发扬光大。

第十二节　王清任部分方剂的临床应用

提起活血化瘀法，真是众口皆碑，它是中医学中具有独特之处的治疗方法和理论。它虽源于汉代，但在此以前的圣贤对此法均无特殊建树，至清代王清任大为发展。王氏根据中医的理论，结合自己的临床经验，总结出一整套活血化瘀的理论，纂出几十张方剂，他的代表作《医林改错》像一颗璀璨的明珠，恒定医林，迄今光芒四射，真是道真千古更光辉。

王氏认为疼痛的发生与气血的关系最为密切，他在《医林改错》中说："治病之要诀，在明白气血，无论外感内伤，要知初病缘何物，不能伤脏腑，不能伤筋骨，不能伤皮肉，所伤者无非气血，气有虚实，实者邪气盛，虚者正气虚……血有亏瘀，血亏必有血亏之因，或因吐血、衄血，或尿血、便血，或破伤流血过多，或崩漏产后伤血过多，若血瘀有瘀血之证可查。"王氏认为许多疾病的病因病机与瘀血有关，因此他在治疗上特别强调活血化瘀。他纂出的方剂几乎均是祛瘀的方剂，他还根据气为血帅的关系，主张对瘀血实证的治疗以祛瘀结合理气，对瘀血虚证的治疗以祛瘀结合补气，尤其补气重用黄芪，攻中有补，补中有通，堪称是他的独创。

笔者读中医学院时有幸多次聆听宋向元老师对王氏医学的高授，以后又刻苦攻读，反复在临床运用，对许多重病和怪病都取得了意想不到的效果，兹将所用一些方剂的典型病例摘录介绍于下：

一、血栓闭塞性脉管炎

边某，男，46岁。患者右小趾经常刺痛、麻木、憋胀，皮色微紫，足背第4、5趾有0.5cm宽、6cm长硬条索状物，痛不可触，局部红肿灼热，患者趾弯曲或行走时痛剧，遇冷尤甚，夜间刺痛不能眠，某医院诊为：血栓闭塞性脉管炎。患者与笔者为棋友。诊其脉沉细迟，趺阳脉右侧较左侧明显细微，厥冷至踝。询其病因，起于冬天冰雪中捕鼠，遂用王清任的黄芪赤风汤合黄芪桃红汤加味治之，即黄芪40g，赤芍15g，防风10g，桂枝15g，桃仁12g，红花10g，川牛膝15g，土元6g，三七粉3g（冲）。水煎，分温两服。进药20剂，右足背索状物消失。又进食10剂，诸症瘥，右侧趺阳脉较前明显有力，两侧无差异，随访10年，健康良好！

按：本例为冰雪冷冻，寒邪入经而稽迟，血为寒凝，涩而不行，不通，故瘀结作痛，方中重用黄芪、桂枝补气温中通脉，赤芍、桃仁、红花、土元、三七活血通脉，防风祛风通络，牛膝引诸药下行。此方以补助行，以温助通，使阳气升，经脉通，气血瀺瀺而下行，以致病去痛宁。

二、闭经

郭某，女，20岁。患者年满20岁，天癸未行，人称"石女"，又称"干血痨"，长治无效，苦闷非常。为此两次推延婚期，求笔者诊治。审其证：体格瘦小，面憔发焦，皮肤甲错，午后低烧，舌边瘀斑，舌小苔少，脉沉细涩。综观脉证，系属血虚营热，血为热结，瘀阻不通。先进大剂量四物汤，加牡丹皮、地骨皮、生三仙。20余剂后，面现红润，精神好转，低热渐平，以王清任的通窍逐瘀汤加减治之，即赤芍15g，川芎6g，桃仁、红花各10g，葱白3寸，生姜3g，大枣5枚，麝香0.06g（冲服），泽兰12g，苏木12g。水煎，分温两服。医嘱病人，每隔半月服上方3剂，半年后，其父送来美酒，喜而告曰：服用上方 15 剂，月经来潮，但经前腹痛欲死，面青汗出，其父母惊恐万分，以为药故（因为托人买药，麝香 0.06g 误买为 0.6g，恨病服药，竟然尽之。药后因剧痛翻滚，下衣脱落，其母为其盖背，惊见床上有血迹，细查之，证实月经来潮，但经量甚少，夹有血丝，3 天即止）。遵循张洁古"养正积自消"的宗旨，继以四物汤加红花缓以援之，此后月经果然按月来潮，经量逐增，除有少量血丝，经行小腹微痛外，余若常人。婚后一年，不但体重增加，身高竟长 11cm，10 年后随访，已儿女各一。

按：本例为荣血亏虚，血海不充，血运迟缓，血瘀冲任。又血虚生热，耗血劫阴，以致天癸不引。先以四物汤大补营血，佐牡丹皮、地骨皮以清血热，生三仙开胃进食，治其化源，以通窍逐瘀汤开窍通络，使营血生，血海充，冲任瀛，瘀血化，经脉通，天癸自然应月行。

三、胸不任物，灯笼病

宋某，女，30 岁。患者半年来得一怪病，每晚睡前自觉胸骨后灼热如焚，按肌肤如常，或数分钟，或数十分钟，直至胸汗出，恐惧不敢眠。求医不明因，服药不见效，求治于笔者。诊脉沉细涩，望面晦暗不泽，舌质稍暗。询问得之，素有痛经，经前胸乳胀，起病于产后逾月。遂用王清任血府逐瘀汤加土元治之，即当归 10g，赤芍 20g，生地黄、桃仁各 15g，川芎、红花、柴胡、桔梗、枳壳、牛膝各 10g，土元 3g，水煎，分温两服。服上药 7 剂，月经来潮，经量如崩，3 剂后经止，此后热瘥眠宁，面、舌晦暗退净。

按：王清任的血府逐瘀汤多治胸怪症，本例为血瘀血府，胸不任物，瘀而化热的灯笼病。用血府逐瘀汤故收显效。

四、不孕症

钱某，女，28 岁。婚后 4 年不孕，婚前即有痛经，婚后痛经反复，经期紊乱，色泽有块，腹凉肘冷，其夫检查体健无病，患者妇检输卵管畅通，子宫大小位置正常，祈医数十，多言能治，却迭治无效。经人推荐，求治于笔者。诊其脉沉而迟，望舌质暗，边有瘀斑，追其病史，自幼喜好剧烈运动，经行不避，又食沐寒凉，揆诸病情，诊为冲任寒凝血滞，遂用王清任少腹逐瘀汤。即小茴香、川芎、当归、赤芍、五灵脂、生蒲黄、没药各 6g，延胡索 10g，官桂 15g，炒干姜 10g，水煎，分温两服，经前速服 7 剂，配合艾灸神阙穴。两月后怀孕，十月顺产。

按：王清任的少腹逐瘀汤主治小腹积块疼痛，或不痛，或疼痛无积块。更奇者，此方种子如神，经前、经期连服 10 剂，不过 4 月必成胎。少腹逐瘀汤温经活血，本例经行感寒，血凝冲任，以致不孕，用少腹逐瘀汤病药合拍，所以奏效。

五、血痹

孟某，女，62岁。风寒湿痹，病延十载，病势逐增，近一年来。全身关节肌肉疼痛如针刺，下肢尤甚，夜间麻木，潮热烦躁，天变加重，舌质暗，脉弦细，长用祛风湿剂治疗无效。求治于笔者，查下肢静脉充血，局部有小结节，病痛明显，并有紫斑，按之轻度浮肿。血沉24mm/h，抗"O"1：800，西医诊断为风湿性关节炎。综合病情，诊为血痹。遂用王清任的身痛逐瘀汤化裁治之，即当归、川芎、黄芪各15g，桃红、红花、五灵脂、没药、地龙、羌活、独活、苍术、牛膝各10g，秦艽20g，土元5g，水煎，分温两服。进药20剂，疼痛止。又以上方增减60剂，静脉充血、局部结节、紫斑及浮肿全部消失。

按： 本例系属风寒湿痹久留不已，瘀塞静脉，气血凝滞不通，故用身痛逐瘀汤活血通痹，并有化热之趋，故重用秦艽20g，所以奏效。

六、暂延危重欲终病人的生命

袁某，男，68岁，患慢性粒细胞白血病，病至重危，神志昏迷，奄奄一息，几位权威医师说："生命不能延至天明。"遂令家属准备后事。其妻曰："夫有存钱，我为后妻，不对我言，其子出差外省，来电言明，次日晚8时才能赶到，祈求设法延其生命至该时，使父子得以最后一见。"诸医撮手摇头，告以无能为力。笔者查看患者病虽危重，尚能吞咽，便毛遂自荐，愿为一试。遂用王清任的急救回阳汤，即人参6g，附子、白术、甘草各10g，干姜、桃仁、红花各6g，急煎频服，翌日清晨神志清醒，能低微语言，中午精神更佳，能进食物少许蛋羹，结果不但父子相见，而且又多活了一天。上方奏效绝非偶然，迄今为止，用此方暂延重危病人生命已有4例之多，每每事与愿合。但只能用药1剂，多次验证，复用无效。

按： 本例治法，是宋向元老师所授，宋老说："本方活血益气，又能回阳"，我每用此方暂延欲终病人的生命，均收良效，实为宋老的宝贵经验，奥义默化，独具匠心。笔者介绍于此，以飨同仁。

讨论

1. 以上是笔者应用前贤王清任的活血化瘀方剂治疗不同疾病的病例，仅此6例，虽仅窥一斑，可见活血化瘀法在临床应用颇为广泛。但也不能滥用，必须辨证清楚，否则无邪损正。

2. 王清任的方剂虽多名逐瘀，但其组成药物逐瘀者甚少，活血者居多。那么，临证若遇血瘀成结，需要逐瘀者，王氏的方剂还能用吗？笔者认为凡活血药，只要用量增大，都有逐瘀的作用，至于用多大量才能起到逐瘀的作用，那就见仁见智，全凭医者经验临证变通了。笔者逐瘀时，每加入少量蚖虫类药，其妙不可言，仅供同道参考。

3. 王清任的活血化瘀方剂中多加理气药，旨在气行则血行，此为常理。而加黄芪并重用四两就值得玩味了！是旺气生血吗？不！那是当归补血汤的方义，生阳通阳使气旺血行，才是活血化瘀方剂中重加黄芪的奥妙精髓所在，殊耐领略。

以上仅是笔者临床应用王氏活血化瘀方剂之一得己见，不当之处，敬请斧正。

第十三节 妇科证治杂谈

一、妇科的生理特点

人体脏腑经络气血的活动，在脏器中男女基本相同。但妇女由于有生育子女的特点，有子宫。在生理上有月经、胎孕、产育、哺乳等，就使妇女的脏腑经络气血的活动与男子不一样。

人体以脏腑经络为主，以气血为用。妇女的月经、胎孕、产育、哺乳等都是脏腑、经络、气血生化作用的表现。子宫是行经与孕育胎儿的器官，气血是月经、养胎、哺乳的物质基础，脏腑是气血生化之源，经络是运行气血的通路。因此，研究妇女生理，必须以脏腑、经络、气血为核心，来探讨月经、胎孕等与脏腑、经络、气血的关系，尤其是肾、肝、脾胃，特别是冲、任二脉在妇女生理和病理上更有重要作用。

二、妇女病的主要病因病机

（一）气血失调

气血失调本是一切疾病中最具有普遍意义的发病机制。妇科病在这方面之所以有其特殊性，其主要原因是妇女以血为本，月经、胎孕、产育和哺乳都是以血为用，而在经、孕、产、乳期间又易于耗血，以致机体处于血分不足，气分偏胜的状态。

如六淫中的热邪，与血相搏，迫血妄行，即可以引起月经先期、月经过多、崩漏、赤白带等病证；邪气与血相搏，血为寒凝，流行不畅，可以引起月经后期、闭经、痛经、产后腹痛等证，若因情志不调，引起气分的病变，而波及于血分的，气结则血结，气乱则血乱，可导致月经不调、痛经、经闭和不孕等。由此可见，妇女虽以血为本，但血赖气生，又赖气行，故气分受病，也是产生妇科病的重要机理之一。

（二）脏腑功能失调

妇女以血为主，血生源于脾胃，统属于心，藏受于肝，源源不断灌溉全身。在女子，则一部分下归血海而为月经。如果精气无损，情志调和，饮食得宜，就能气顺血和，百脉充实，冲盛任通，则体健精调，疾病无以生。

若因情志抑郁、疲劳过度、房事不节等，均可导致脏腑功能失调；若忧愁思虑伤心，使心阴暗耗，营血不足，血海不盈，就容易发生月经不调，经闭、不孕等病；或过度劳心，心火偏亢，引动相火，扰动血海，迫血妄行，可导致月经过多，崩漏等病；如肝气郁结，血为气滞，可引起月经衍期、痛经、经闭；或因饮食劳倦，或因忧思伤脾，脾伤则生化之源不足，血海空虚，可导致月经后期，月经过少，经闭；或因中气亏损，气不统血，可致月经过多、崩漏。

（三）冲任二脉损伤

妇女的月经、胎孕、产育、哺乳等方面，均与冲、任二脉息息相关。冲为血海，任主胞胎，二脉功能正常，即无经、孕、产、乳之疾，反之，就能发病。

导致冲任损伤的原因虽多，但总不离虚实两端。如受寒饮冷，则血凝气滞，热邪内扰，则迫血妄行，恼怒则火动，则血行逆乱，劳倦伤脾，血失统摄。凡此种种，均能造成气血不和，运行失常，影响任通冲盛的正常生理功能，而致月经不调、通经、崩漏、带下，或早产、小产等疾患。因此，冲任二脉的损伤就成为产生妇科疾病重要的内在条件之一。

三、妇科病的四大治疗原则

1. 调气血

妇科病着重在血，但血随气行，无论何种因素，只要影响气或血，就会使气血失调而引起疾病，所以治疗应以调理气血为首要。气血协调，则五脏安和，经脉通畅，冲、任脉盛，则经、带、胎、产诸病自然而愈。至于调理方法，必须根据辨证，其在气还是在血，然后施治。病在气分者，以治气为主，治血为辅。如气逆的，降气顺气；气郁者，开郁行气；气乱者，调气理气；气寒者，温阳扶气；气热者，清气泄热；气虚、气陷者，升阳益气，并佐以和血、活血、补血之药；病在血分者，以治血为主，佐以治气。如血热宜清，血寒宜温，血虚宜补，血滞宜通，并佐以理气、行气或补气之药，这是调理气血的基本原则。

2. 和脾胃

脾胃为气血生化之源，而冲脉又隶属阳明，妇女谷气盛则血海满，而经后如期，胎孕正常或脾胃失调，生化之源不足，就可导致月经、胎产方面的疾病，此时调和脾胃，资其化源，则病自愈。调和的方法，须经辨证，采取虚则补之，积者消之，热者清之，寒者温之的原则施治。尤以老年妇女经断以后，肾气衰弱，气血两虚，全赖后天水谷滋养，在这种情况下，补脾胃以资化源尤为重要。

3. 疏肝气

肝藏血，其性喜疏泄、条达。若肝气平和，则血脉流畅，血海宁静，周身之血亦随之而安。或忧郁忿怒，损伤肝气，木郁不达，化而为火，则肝阳上亢，肝阴益伤，在经、带、胎、产诸病中，多见胸胁胀闷，乳房胀痛，少腹疼痛，眩晕等症状者，就是这一机理。因此，在治法上应以疏达肝气为主。疏达的方法，郁结者疏之、泄之；上逆者抑之、平之；阳亢者柔之、缓之，总宜使肝气充和为要。

4. 补肾气

肾为先天之本，又主藏精气。所以它是人体生长、发育的动力。妇女肾气充足，冲、任二脉通盛，才有行经和孕育的能力，反之，就易发生这方面的疾病。因此，补肾气也是妇科病治疗中的一个重要原则。尤在青春期，肾气未充，更为必要。至于补的方法，有温补和滋补之分，肾阳虚者，宜温肾助阳，肾阴虚者，宜滋肾益阴，阴阳俱虚，宜兼补之。

四、九转慈航丹加减 80 法

九转慈航丹加减 80 法在临床应用甚有效果，遗憾的是，只笔录了 42 法，现介绍如下：

功能与主治：去瘀生新，调经血，止带下，疗妊娠产后多种病。

处方：益母草一两，当归五钱，川芎四钱。

本方妇女久服无病免生杂病，久而无子，服之能种子安胎。

加减法：

（1）月经不调，用鹿鞭、干漆、红花各三钱，黄酒为引。

（2）妇女久不受孕，用黑附子、肉桂、小茴香、巴戟天、乌药各三钱为引。

（3）妇人久不生育，用肉桂、洋参、黑附片各三钱，黄酒为引，与男子同服。

（4）治胎前产后诸病，或室女经闭，男女劳伤，用黄酒童便为引。

（5）胎前产后，腹痛下血不止，遍身疼痛，用秦艽汤服之。

（6）治妊娠母子不合，用川续断、黄酒为引，服之取汗。

（7）妊娠伤寒，用麦冬二钱，黄酒为引，服之取汗。

（8）妊娠死胎或胎动不安，水酒各半煎药，死胎能下，活胎能安。

（9）妇女小产、腹痛恶露不下，用延胡索、白芍各三钱，红花一钱，黄酒为引。

（10）临产脐腹疼痛，寒热往来等症，米汤为引。

（11）横生倒产，子死腹中，加黑豆半斤，童便一碗，煎汤一大碗，分两次服，不效不再服。

（12）或产后，童便黄酒为引，服药两剂，气血壮顺，百病不生，乳涌经调。

（13）产后血晕，用古京墨一锭为末为引，分两次服。

（14）胞衣不下，或难产数日不下，炒盐为引。

（15）产后不语，用石菖蒲、甘草各三钱，黄酒煎水服。

（16）产后恶血冲心，晕迷喘满，闷绝腹痛，加黑豆一碗、童便一碗为引。

（17）产后血晕，口渴心烦，狂言谵语，如见鬼神，用薄荷、黄酒、童便为引。

（18）产后呕呃，心经烦躁，寒热往来，大汗自汗，用童便、黄酒为引。

（19）产后受风，筋脉拘急，用钩藤三钱，天麻三钱，牛膝三钱，黄酒为引。

（20）产后受风，遍身浮肿，用防己、大腹皮各三钱，黄酒为引。

（21）产后中风，牙关紧闭，半身不遂，失音不语，童便、黄酒为引。

（22）产后四肢浮肿，用血竭、五灵脂、红花各一钱半，黄酒送下。

（23）产后头痛，用白芷、菊花各一钱半。

（24）产后小腹疼痛，加用香附一钱半，五灵脂二钱，小茴香三钱，黄酒为引。

（25）产后鼻衄，口干舌黑，童便黄酒为引，如大小便不利加薄荷。

（26）产后痢疾，用米汤送下。

（27）产后咳嗽，胸膈不利，口吐淡水，两目浮肿，两胁疼痛，黄酒为引。

（28）产后两太阳穴跳动，心悸气短，骨蒸潮热，不思饮食，手足麻木，周身疼痛，黄酒米汤为引。

（29）产后食物生冷，加藿香、肉桂各三钱，炒干姜、黄酒为引。

（30）产后行房，恶露内停，加党参、苏木、红花各三钱，黄芩一钱，黄酒为引。

（31）产后痨症加三棱、莪术、红花各三钱，带须葱头三个，黄酒为引。

（32）产妇结乳，加王不留行、天花粉、木通、藜芦各三钱，甘草一钱。

（33）妇人乳痛，用穿山甲、天花粉、贝母各三钱，升麻二钱，黄酒为引。

（34）妇人赤带，止血安胎，用艾叶三钱，黄酒为引。

（35）白带，用小茴香三钱，黄酒为引。

（36）赤白带下，用阿胶、艾叶汤送下。

（37）欲破血，加红花三钱，苏木三钱，黄酒为引。

（38）妇人漏血，加大枣十枚。

（39）妇人血少崩漏，加童便、黄酒、糯米。

（40）室女痨病，二三年内，用香附、赤芍、三棱、莪术、红花各一钱半，带须葱头两个，麝香五厘，黄酒煎汁。

（41）妇人血虚、气喘下肿或胎动腹痛，加艾叶。

（42）妇人虚损腹痛，寒热往来，头晕自汗，中气不足，加羚羊角二分。

五、妇科证治

月经先期血热者，宜加味调经丸。

方剂组成：香附、白芍、当归各四钱，生地黄、黄连、黄芩各三钱，川芎、杏仁、柴胡各二钱，白芷一钱半，青皮一钱半，荆芥、滑石各五钱。

月经后期，形色不鲜，涩滞而少，恶寒喜暖，宜正经养月汤。

方剂组成：酒白芍、酒当归、黄芩、白术、阿胶各一钱，五味子、川椒、甘草各二钱，半夏、人参各七分，柴胡八分，生姜三片。

加减：五心烦热加黄连五分；不思饮食加神曲、麦芽各五分；头痛加川芎七分。

月经或前或后。脾不胜，纳呆食少，而致血衰，月经延后数月。食多进，月水又往前，治宜理脾，脾旺则血匀气顺，自然应期，宜用紫金丸。

方剂组成：青皮、陈皮各五钱，苍术、槟榔、砂仁、红豆各六钱，高良姜、乌药、香附各八钱，三棱一两，莪术一两，枳壳八钱。共为末。

月经或前或后，名曰愆期。由于脾胃虚弱，冲任损伤，气血不足，宜加减八物汤，兼服调经乌鸡丸。

加减八物汤：八珍汤去芎加陈皮、香附、牡丹皮。

调经乌鸡丸：乌鸡一只去毛脏，糯米喂3日，溢死，肚纳二地、二冬各二两，酒10碗煮烂，取出肚内药，将鸡、骨用桑柴焙干，仍以前酒又浸焙，至鸡骨肉枯为度，研细末，再以人参五钱，肉苁蓉、砂仁、破故纸、当归尾、木香、川芎、丹参、茯苓、甘草、香附各七钱，共为细末，入鸡骨肉和均匀，酒面糊丸。

有痰而过期经行，此气血两虚，宜服八物汤。性躁多怒，加青皮、香附，兼服苍附丸。

形瘦经不调：形瘦多热致不调，素无惊证，此水亏血少，燥湿清热，宜加减四物汤。

方剂组成：熟地黄、当归、芍药、川芎、黄芩、黄连、黄柏酒炒各一钱，甘草五分。

形瘦过期经行。素无他症，此血气不足，宜十全大补。

食少脾弱，过期经行，此气衰血少，宜异功散合芎归汤（当归身、川芎、香附、枳壳各一钱，滑石二钱）。

形肥过期经行。形肥食多，此乃湿痰蕴滞，宜六君子汤合芎归汤。

月经再行。性躁多气，伤肝而动冲任二脉，宜服九味四物汤（四物、人参、柴胡、黄芩、黄连、甘草）兼服滋阴丸（知母、黄柏），如误食辛热药物，致经再行，宜九味四物汤合三补丸（黄芩、黄连、黄柏）。

经来不止。经来10～15天不止，乃血热妄行，曾吃辛辣过度，治尤宜金狗汤（金毛狗脊、川断、阿胶、地榆、川芎、当归、白芷各一钱，芍药、黄芩各八钱，熟地黄二钱），空腹服。

数月行经。形瘦多痰气虚，至数月经始行者，宜苍附六君汤（六君加苍术、附子、黄芩、当归、川芎、枳壳），兼服苍附导痰丸（苍术、附子、枳壳各一两，陈皮、茯苓各一两半，胆南星、甘草各一两）。形瘦脾胃虚弱，气血两亏，宜十全大补汤。

经来色紫。经来色紫者，热也，慎勿作风冷而行，宜服四物连附汤（当归尾、赤芍、香附、黄连、牡丹皮、甘草）。

经来色淡。经来色淡，血虚也，宜加味八物汤，兼服地黄丸，加味八物汤（八珍加黄芪、生姜、香附）。

形瘦经少。此气血弱也，宜加味八物汤（四物加人参、附子、甘草、生姜、大枣）。

形肥经少。此痰凝经隧，宜二陈合芎、归。

经来过多。经多不问形肥形瘦，皆热，宜服增味四物汤（四物、黄芩、知母、黄连、黄柏、甘草、生姜），兼服三补丸（黄芩、黄连、黄柏）。

经多如猪肝水。五心烦热，腹痛，面黄肌瘦不思食，此气血皆虚也，先用黄芪汤退其烦热（黄芩、当归、川芎、天花粉、知母、苍术等），后用调经丸（四物、三棱、莪术、延胡索、黄芩、人参、砂仁、芍药、香附、大茴香、小茴香）。

经来如黄泥水。此大虚证也。忌凉药，宜加味四物汤暖其经和其血（四物加延胡索、乌药、小茴香、生姜）。

经来成块或如葱白色，或如死猪血黑色，头昏目暗，口唇麻木，此虚冷，急服内补当归丸（川断、阿胶、蒲黄炒黑、肉苁蓉、厚朴、吴茱萸、茯苓、附子、当归、白芷、川芎、芍药、甘草、干姜、熟地黄）。

经来臭如腐肉。此乃血弱，身衰血少，新血不生，则臭如腐肉，宜龙骨丸，兼服通瘀饮。

龙骨丸：煅龙骨、乌贼骨、生地黄各一两，芍药、酒当归、川芎、黄芩、茯苓各八钱，空心酒下。

通瘀饮：酒当归、莪术、三棱、赤芍、牡丹皮、香附、猪苓、陈皮、通草、生姜。

经从口鼻出。经往上行而从口鼻出，名曰逆经，多由过食辛热，伤其血，血乱上行，宜犀角地黄汤（犀角、芍药、牡丹皮、枳壳各一钱，生地黄三钱，黄芩、桔梗、陈皮、甘草霜各八分，甘草三分）。逆经咳嗽气急。逆经，五心烦热，咳嗽气急，宜推血下行，先服红花汤 7 剂，再服款冬汤止嗽下气，四五剂。

红花汤：红花、黄芩、苏木各八分，天花粉六分。

款冬汤：款冬花、桔梗、罂粟壳、苏子、紫菀、知母各八分，石膏、桑白皮、杏仁各六分。

经从大小便出，名曰差经，此于过食辛热久积而成，宜解其热毒，顺其阴阳，分利五苓散（猪苓、泽泻、白术、赤芍、阿胶、当归、川芎）。

六、冲任虚寒痛经病案

冲任虚寒，寒凝血滞，经行血块多，腹痛甚，用本事琥珀散治疗。

方药组成：三棱、莪术、当归、熟地黄、乌药、刘寄奴、延胡索、肉桂。

年某，女，26岁。主诉：经行腹痛5年余。长治罔效，2002年3月18日慕名来诊。询其病情，月经周期正常，月经量偏少，色紫有块，经行腹冷，痛胀，以痛为主。经前一周左右胸乳胀痛，伴有腰酸腿软，四肢不温，舌苔薄白，脉沉弦细。纵观脉症，诊为肝血不足，寒凝血滞，兼有气郁，治以补血助阳，化瘀理气，拟加味琥珀散化裁：三棱、莪术各5g，当归15g，白芍20g，熟地黄20g，肉桂10g，乌药12g，延胡索10g，刘寄奴10g，郁金20g。水煎，日1剂，分温两服。7日后复诊，月经来潮，血块减少，腰痛未作，乳胀明显减轻，遂以四物汤加红花、乌药治之，旨在调经。患者对效果十分满意。15日后再诊，病人要求继续治疗痛经，以冀痊愈。仍以加味琥珀散治疗，进药6日后月经来潮，腹痛胀、胸乳胀痛等症俱瘥，病告痊愈。随访半年，亦无复发。

注：我用加味琥珀散治疗冲任虚寒、寒凝血滞所致痛经，每每获得佳效。本方出自《医宗金鉴·妇科心法要诀》，方中以当归、白芍、熟地黄补血和血，以三棱、莪术、刘寄奴、延胡索活血止痛，乌药疏肝理气，更以肉桂补阳，以助气化温通。全方共奏补血理气、温通化瘀之功，故取佳效。我用此方治病，多在行经前7~10天进药，以便月经期及时观察，每开药7剂，病愈药停，未痊愈者，翌月经前再服，一般1~3月均可痊愈。本例痛经，不通原因有三：血虚者补血以通；血瘀者活之以通；寒凝者温之以通。三法运用，证治合拍，以至大功。

第十四节　张炳厚教授应用类方的经验

张炳厚尚古而不泥古，尊古而有创新，博采众方，摆脱门户之见，临床权衡而应用，自创出许多类方。张炳厚教授认为，临床疾病种类众多，各疾病中又有不同的分型，找出不同疾病之间或同一疾病各证型间的共性，选一个成方或自拟一经验方为基础方，随疾病的不同病因、病机、主证、兼证的各异，在基础方的基础上，进行加减变通，加减后的这一组方剂即称为类方，也就是说，基础方解决疾病的共性，类方（加减变化）解决疾病的个性。掌握类方这一特点治疗疾病，能执简驭繁，知常达变。现总结张老应用类方的经验如下：

一、基础方治本，类方治标

1. 地龟汤类方治疗肾虚诸病

地龟汤是张炳厚教授的自拟方，可加减用于治疗各种疾病中肾亏为主者，如腰痛、水肿、耳鸣、不寐、淋证、脱发、早泄、不孕、虚劳等。该方组成为熟地黄、龟甲、黄芪、当归、泽泻五药，由《丹溪心法》之大补阴丸化裁而成。大补阴丸为滋阴降火之常用方剂，滋阴与降火并重，强调阴盛而阳潜，虚火降而虚热自清。张老认为肾主水，为阴中之阴，故补肾应从肾阴入手，以地龟汤为基础方，创出一系列类方。地龟汤中以熟地黄为君，滋阴养血，补精益髓，为滋补肾阴之要药。血肉有情之龟板为臣，滋补肾阴，敛虚火而潜浮阳。熟地得阴气最全，补肾阴最真；龟板得阴气最厚，补肾阴最纯，二药相伍，培补真阴。方中去大补阴丸中清热泻火之知柏，加当归补血活血亦为臣药，助熟地黄生精补血；黄芪益气升阳为佐药，辅熟地黄大补气精；泽泻泄热利水，兼能补肾，并能使熟地黄补而不腻，亦为佐药。五药合用，滋补肾阴，治疗肾虚诸病之本；加味变化成各种类方，治疗肾虚之标或兼证。

（1）缓补地龟汤：地龟汤加山萸肉、山药、生地黄。此方较六味地黄丸滋阴之力偏强，用于肾阴虚不甚，且无他证者。

（2）峻补地龟汤：地龟汤加人参、鹿角胶（鹿角镑）。此方能大补气阴，用于肾阴亏虚较甚，兼有肾气虚者。

（3）清补地龟汤：地龟汤加黄柏、知母。此方以基础方滋补肾阴，加黄柏苦寒泻火，以坚肾阴；知母上清肺热，下滋肾阴，全方虽有大补阴丸之意，但仍以熟地黄为君，补水以泻火，所谓"壮水之主，以制阳光"，主治肾虚火旺诸证。

（4）温补地龟汤：地龟汤加肉桂、附子、补骨脂。本方为滋阴药中加温热之肉桂、附子，大温之补骨脂，似金匮肾气丸"阴中求阳"之意，主治命门火衰，脾胃虚寒等证。

（5）涩补地龟汤：地龟汤加沙苑蒺藜、莲须、莲子、金樱子、芡实。基础方中加补肾固涩之品，治疗滑精、白浊、尿频、消渴、劳淋等肾虚精微不固者。

（6）通补地龟汤：地龟汤加车前子、茯苓、牛膝。基础方中加利尿通淋、活血化瘀之品，治疗肾虚不能制水之水肿、淋证、小便不利等病证。

（7）双补地龟汤：药味同温补龟地汤，但桂附用量较大，以阴阳双补，治疗肾阴阳两虚诸证。

（8）间接补地龟汤：基础方合一贯煎，滋补肝肾，取其肝肾同源，木水同治；基础方合四君子汤，治精之化源，补脾而治肾。

2. 三两三类方治疗风寒湿痹

三两三是流传民间的中药秘方，相传出自湖南铃医袁国华。三两三由当归、川芎、忍冬藤各一两，穿山甲三钱，三七三分组成，因其方总药量为三两三钱三分，故名三两三。方中当归甘温而润，辛香善走，能补血行血；川芎辛温香窜，走而不守，《本草求真》有云"养血行血无如当归，行血散血无如川芎"。二药合用，用量均大，功效倍矣。又用忍冬藤通经脉，调气血；穿山甲活血化瘀，搜风通络，通行十二经，引药直达病所，三七通脉行瘀，活血止痛，诸药相伍，共奏和血祛风、通络蠲痹之功。张老于方中加入大量黄芪，升阳通阳，走而不守，尤能通达卫阳而固表，兼能利水消肿，与当归配伍旺气生血，固表御邪。全方共奏行气活血、通络止痛之功。张炳厚教授认为风寒湿痹虽有外感风、寒、湿邪的不同，但根本病机为经络阻滞，气血运行不畅，故应用三两三为基础方行气活血，通络止痛，治其本，随证型的不同，加以不同的药物。

（1）疼痛三两三：在三两三基础上，加用桂枝解肌祛风、温通经络；白芍和血敛阴，一收一散，使表邪得解，里气得和，为疼痛三两三，用治风寒湿痹以疼痛为主者。

（2）祛风三两三：风气胜者为行痹，风为阳邪，中人最速，其性善走，窜入经络，故发病范围广，往往全身尽痛，痛无定处，遇风加重。治宜养血荣筋为主，通络祛风次之，老师在疼痛三两三基础上加防风，为祛风三两三，治疗风邪致病之行痹。

（3）散寒三两三：寒气胜者为痛痹，寒为阴中之阴，乘肌肉筋骨之间，致营卫闭塞，筋骨拘挛，遇寒尤甚，痛处发凉。治宜温经散寒，通络止痛，老师在疼痛三两三基础上加用附子、川乌、草乌、干姜，为散寒三两三，治疗寒邪致病之痛痹。

（4）除湿三两三：湿气胜者为着痹，湿性黏腻，邪留驻肌肉、阻滞关节，其症见重着难移，湿从土化，病在肌肉而非筋骨。治宜祛湿通络止痛，老师在疼痛三两三基础上加苍白术祛湿健脾而行津液，为除湿三两三，治疗湿邪为患之着痹。

（5）通利关节三两三：关节屈伸不利明显者，老师在疼痛三两三基础上加炙麻黄、炒白芥子，取其麻黄辛温，能开腠理、散寒结；白芥子善祛皮里膜外之痰，二药合用，宣通气血，散寒除滞，通利关节，为通利关节三两三。

张老治疗痹证多根据病情、病位选用1～2味引经药，使药力直达病所，以增强疗效。此外，张老治疗痹证尤善用虫蚁药，因此类药物能活血化瘀，通经活络，搜剔诸邪，力专而效宏，如白花蛇化瘀通络，尤以追骨搜风力最强，能和缓因神经病变而引起的拘急、抽搐、麻木等症，张老根据不同病情还经常选用蜈蚣、全蝎、水蛭、地龙、僵蚕、土元之类，特别强调用全虫，因为全虫头尾足翅俱全，更能活血通络，治疗久痛，效果尤佳。

二、基础方治标，类方治本——安寐汤类方治疗失眠

中医称失眠为"不寐""少寐""不眠"，指经常不能获得正常睡眠而言。张炳厚教授认为失眠类型较多，自拟安寐汤为基础方，加味治疗各种类型的失眠。安寐汤由炒

酸枣仁、柏子仁、珍珠母、紫贝齿四药组成。方中炒酸枣仁养心阴、益肝血而宁心安神，为治疗诸般失眠的要药；柏子仁用治血不养心引起的虚烦不得眠，与炒酸枣仁合用助其养心安神；珍珠母、紫贝齿平肝潜阳，镇静安神，四药合用，共奏养心血、安魂魄、宁神定志之功。其类方有：

1. 归脾安寐汤

对于思虑过度，劳伤心脾，气血不足之失眠健忘，惊悸怔忡，张老应用归脾汤中的主要药物黄芪、党参、白术、茯神、木香合安寐汤组成归脾安寐汤，补益心脾，安神定志。

2. 补血安寐汤

营血不足，冲任虚损导致的失眠易醒，心悸心烦，月经量少色淡等，张老应用四物汤合安寐汤组成补血安寐汤，养血补血，安神定志。

3. 温胆安寐汤

胆胃不和，痰热内扰之虚烦不眠，呕吐呃逆，胸闷痰多时，张老选用温胆汤中的主要药物竹茹、枳实、陈皮、半夏、茯神合安寐汤组成温胆安寐汤，清胆和胃，化痰宁心。

4. 疏肝安寐汤

肝郁气滞导致失眠多梦，急躁易怒，两胁胀痛时，张老应用逍遥散中的主要药物白芍、当归、柴胡合安寐汤组成疏肝安寐汤，疏肝解郁，安神定志。若肝郁化火，加黄芩、龙胆草清泻肝火。

5. 滋肾清心安寐汤

心肾不交出现入睡困难，睡后易醒，腰酸心烦时，张老将黄连阿胶汤、加减复脉汤二方加减合用安寐汤组成滋肾清心安寐汤，交通心肾，安神定志。

可见，失眠的证型虽多，张老在辨证的基础上，均加用安寐汤治其标，解决失眠的共性；其类方解决各证型病机的不同，即失眠的个性。安寐汤类方在治疗失眠中的运用，充分体现了张炳厚教授临证既重视辨证，又重视辨病的学术特点。

三、基础方引经

1. 川芎茶调散类方治疗头痛

头痛在临床表现上十分复杂，往往是寒热、虚实、瘀血、痰浊错综互见，张炳厚老教授数十年临床精心钻研，反复验证，总结出一套"川芎茶调类方"治疗各种外感和内伤头痛。川芎茶调散出自《太平惠民和剂局方》，为疏风止痛，治疗外感风邪头痛的常用方，张老活用此方，以全方为基础方，引经上行至头，解决头痛的共性，用其类方的药物加味变化来解决疼痛的性质、诱因和兼证等头痛的个性。

（1）清热茶调散：方剂由菊花、桑叶、黄芩、生石膏合川芎茶调散组成。本方疏风清热，清利头目而止痛，用于头痛且胀，甚则如裂，发热恶风，面红目赤，口渴欲饮，便秘尿黄，舌质红苔黄，脉浮数，属风热头痛者。

（2）祛风胜湿茶调散：方剂由薏苡仁、茯苓、葛根合川芎茶调散组成。本方祛风胜湿，清利头目，用于症见头痛如裹，肢体困重，尿少便溏，苔白腻，脉濡，证属风湿头痛者。

（3）益气茶调散：方剂由黄芪、党参、白术、全蝎、蜈蚣合川芎茶调散组成。方能益气升阳而止痛，用于症见头痛且晕，短气心悸，神疲乏力，舌苔薄白，脉沉弱，为清阳不升，浊气不降，清窍不利之气虚头痛。方中重用黄芪、党参、白术大补元气，借川芎茶调散载益气药上升至头，使清气得升，浊气得降。

（4）补血茶调散：方剂由白芍、熟地黄、当归、全蝎、蜈蚣合川芎茶调散组成。方能养血和血，濡养清窍，用于症见头痛且晕，心悸不宁，失眠多梦，面色苍白，舌质淡、苔薄白，脉细，为营血不足，不能上荣于头，头失所养之血虚头痛。本方重用白芍、当归、熟地黄大补营血，借川芎茶调散引经，载补血药上行至头，使头得血养，脑络复通。

（5）滋肾茶调散：因肾主骨生髓通于脑，肾虚则髓不上充，脑海空虚，脑络不通而痛。老师将熟地黄、枸杞子、何首乌、全蝎、蜈蚣合川芎茶调散组成滋肾茶调散，本方滋补肾阴，荣利头目，用于头痛且空，多兼眩晕，腰酸腿软，神疲乏力，遗精带下，耳鸣失眠，舌红苔少，脉沉细之肾虚头痛。方中重用熟地黄、枸杞子、何首乌大补肾阴，借川芎茶调散引经，载补肾药上头，使髓海充，头痛自止。另见身寒肢冷，尿清脉迟，是属肾阳虚头痛，可在上方基础上加附子、肉桂等壮阳药。

（6）理气茶调散：方剂由白芍、当归、柴胡、香附、全蝎、蜈蚣合川芎茶调散组成。方能疏肝理气，活血止痛，用于头痛且眩，情志不遂则加重，两胁胀痛，寒热往来，舌苔薄白，脉弦细之气滞头痛。本方用逍遥散主药白芍、当归、柴胡、加香附疏肝理气，借川芎茶调散载理气药上行至头，使气行血畅，头痛自止。若肝郁化火头痛，可在上方加山栀、牡丹皮，以增清泻肝火之功。

（7）化痰茶调散：方剂由陈皮、半夏、天麻、茯苓、全蝎、蜈蚣合川芎茶调散组成。方能化痰通窍，用于治疗头痛昏蒙，胸脘满闷，呕恶痰涎，头皮麻木，舌苔白腻，脉滑或弦滑之痰浊头痛。本方以二陈汤重用茯苓，加天麻化痰，借川芎茶调散载化痰药上行至头，使痰化气展，清升浊降。

（8）活血化瘀茶调散：方剂由当归、赤芍、桃仁、红花、全蝎、蜈蚣合川芎茶调散组成。本方活血化瘀，通窍止痛，用于头痛经久不愈，痛有定处，刺痛木痛，舌质暗或有瘀斑，脉细涩之瘀血头痛。本方以当归、赤芍、川芎、桃仁、红花、全蝎、蜈蚣活血化瘀，借川芎茶调散引经，载活血药上行至头，使瘀血化，气得行，脑络通，痛自止。

以上类方，虽都加用川芎茶调散全方，但以全方引经，除川芎外，他药用量均轻；类方中加味药味虽少，但为治本，用量较大，不失主宰。唯川芎一味，为血中气药，秉升散之性，能上行头目，为治疗头痛之要药，故张老无论治疗何种头痛，川芎用量均较大。并在治疗内伤头痛时，必加全蝎、蜈蚣，因虫类药善通经窜络，剐剔瘀垢，用与不用，疗效判然。

2. 五皮五藤饮类方治疗皮肤病

五皮五藤饮是已故皮科专家赵炳南老中医的经验方，方剂由牡丹皮、地骨皮、白鲜皮、海桐皮、桑白皮五种皮类药和青风藤、海风藤、夜交藤、双钩藤、天仙藤（因其含马兜铃酸，现多弃之不用）五种藤类药组成。以皮达皮，皮类药能利水消肿，祛邪并给邪以出路；以藤通络，络通风祛痒止，血行疹消，皮、藤各臻其妙，合用透风于热外，渗湿于热下，清中有行，行中有清，效能愈彰，全方共奏祛风胜湿、清热解毒、通络和血之功。此方选药新颖，组方严谨，立法周全，治病且能引经直达病所，使邪速去，且全方不寒不热，药性平和，加入热药中可治寒疾，加入寒药中可疗热证。张老领略其旨趣，以全方为基础方引经，灵活加减，自创类方，广泛用于临床治疗各种类型皮肤病，用之多验。

（1）皮疹五皮五藤饮：张老认为常见的皮疹多为血热夹风，皮疹色红、瘙痒、局部发热，同时可见口渴喜饮、便干溲赤、舌质红等全身证候，应用犀角地黄汤清热凉血，五藤五皮饮引诸药外达皮表，祛风胜湿，清热解毒。全方共奏凉血祛风、清热解毒之功。其中犀角一药，现以玳瑁粉代之，因《本草纲目》言玳瑁："解痘毒，镇心神，急惊客忤，伤寒寒热，狂言。""清热解毒之功，同于犀角。古方不用，至宋时至宝丹始用之也。"

（2）疱疹五皮五藤饮：本方用于治疗带状疱疹，带状疱疹多因肝气郁结，湿热或火毒内蕴所致，张老应用生石决明、玳瑁粉平肝清热，白花蛇祛风通络，白芍柔肝养血，生地黄清热凉血，加五皮五藤饮祛风胜湿，清热解毒，并引诸药外达，给邪以出路。诸药合用，清肝热，散郁结，凉血解毒。

（3）风湿五皮五藤饮：由风寒湿邪引起之皮肤病，张老多于五皮五藤饮中合入三两三、制乳香、制没药、全蝎、蜈蚣等行气活血；由风湿热邪引起之皮肤病，多加生石膏、忍冬藤清热，防己、秦艽祛风胜湿；日久不愈之痼疾加入白花蛇，增强祛风活络之功。诸药合用，共奏祛风胜湿消疹之功。

（4）疮疡五皮五藤饮：皮损糜烂、感染，即成疮疡，红、肿、热、痛明显，甚至破溃流脓，形成热毒结聚之证候，张老予五味消毒饮苦寒清热解毒，合五皮五藤饮引诸药外达皮表，两方合用，加强清热解毒之力。

（5）痤疮五皮五藤饮：痤疮多因肺胃经热盛引起，张老于五皮五藤饮中加入黄连、竹叶、连翘、生地黄、生石膏、金银花、酒大黄等清热解毒之品，共清皮表之热毒。

全方清热解毒，凉血和血。

（6）绣球五皮五藤饮：本方专治绣球风，即阴囊湿疹，多因外感湿邪，或脾胃虚弱，湿浊内生所致，症见局部多汗、瘙痒，甚至肿胀、流水，张老治疗本病，多在五皮五藤饮中加入海金砂，利水通淋，疗效斐然。

张老应用以上五皮五藤饮类方治疗皮肤病的同时，很注意病变的部位，除病在皮表外，上半身疹多，加金银花、野菊花、羌活、玳瑁粉；下半身疹多，加独活、茜草、白茅根、山豆根。此外，热象偏重多加生石膏；湿偏重者加苦参、防己、枯矾。

张炳厚教授临证既重视辨证，又重视辨病，精细辨证，活用类方，讲究引经报使，是取得满意疗效的关键。

参考文献

［1］张炳厚.神医怪杰张炳厚.北京：中国中医药出版社，2007：27-29，19-20，26，30-31，52-54，118-119，66-67.

［2］段昱方，赵文景.张炳厚教授应用三两三的经验.中华中医药学刊，2011，7（29）：1476-1477.

［3］段昱方，赵文景.张炳厚治疗失眠的经验.北京中医药，2011，5（30）：346-348.

第二章　张炳厚病案

第一节　张炳厚古方活用治顽疾

张炳厚教授1964年毕业于北京中医学院。较长时间跟随秦伯未、王文鼎、宋向元、刘渡舟、王绵之、祝谌予等10余位著名中医专家学艺。从医近40年，积累了丰富的临床经验。其以用药广、处方精、疗效好而享有盛誉。

张炳厚教授之所以医术高明，在于他酷爱中医事业和对医术的刻苦钻研。他熟读中医的经典著作，博览医籍，综各家所长，结合自己的临床实践，揣摩出一整套独特的辨证治疗规律。在辨证方面，力求精细入微，泛用各种辨证方法，而以脏腑辨证为核心。张教授非常欣赏王清任有关脏腑辨证重要性的论述："著书不明脏腑，岂不是痴人说梦；治病不明脏腑，何异于盲子夜行。"在用方方面，无论经方、时方，纵览伤寒、温病，冶诸方于一炉，摆脱门户之见，巧用、活用古方，创出众多类方和通用方。如自拟川芎茶调散类方治疗多种内伤头痛就是古方活用的典范。其以加味滋生青阳汤治疗高血压、三叉神经痛；以圣愈汤加减治疗冠心病、心绞痛；以加味爽胃饮治疗急、慢性胃炎；以开胃进食汤、济生橘皮竹茹汤治疗胃动力减弱；用六味地黄汤合八正散加减创立了清肾丸治疗尿路感染等无不体现了他对古方的深入研究和理解。他下功力研究最多的古代医书是《医宗金鉴》。对《杂病心法要诀》一章更是熟读、精读。他临床常采用的方子，多出自此书，效果甚佳。在用药方面，无寒、温、攻、补门户之偏见，权衡临床而应用之。擅用虫蚁之品、毒麻之剂，常奏意外功效。药物剂量主次分明，有时取其"量大力宏"，有时取其"轻可去实"。十分讲究使用引经报使药，并充分体现了中医辨证论治的特色。在从师4年的学习中，通过老师的耳提面命，学到了一些宝贵的临床经验，特别是老师对古方的灵活运用给我留下了深刻的印象。

一、建类方，古方活用

张炳厚教授擅治头痛，远近闻名。他创立的川芎茶调散类方，治愈了许多头痛的患者。川芎茶调散出自《太平惠民和剂局方》。由川芎、荆芥、白芷、羌活、细辛、防风、薄荷、甘草等药组成，古人多用散剂，清茶调服，治疗外感风邪而致的偏正头痛、巅顶痛，疗效显著。本方除甘草外，悉由风药组成，古今医家无人用此方治疗内伤头痛。而内伤头痛，所患者众，病人往往苦于医治无门。张教授大胆使用川芎茶调散全方为引经药，根据辨证类型，创立了如下诸方：①补气养血茶调散：方由黄芪、党参、白芍、全蝎、蜈蚣等药，合川芎茶调散全方组成。治疗气血两虚之头痛。②益气养阴茶调散：方由黄芪、党参、熟地黄、全蝎、蜈蚣等药，合川芎茶调散全方组成，治疗气阴两虚之头痛。③滋补肝肾茶调散：方由熟地黄、枸杞子、全蝎、蜈蚣等药，合川芎茶调散全方组成，治疗肝肾阴虚之头痛。④活血化瘀茶调散：方由红花、桃仁、水蛭、赤芍、全蝎、蜈蚣等药合川芎茶调散全方组成，治疗瘀血头痛。

张教授认为虽然"头为诸阳之会""脑为髓之海"，五脏六腑之精华皆上注于头，但头痛的发作却与肝、脾、肾关系最为密切。肝藏血，肾藏精，脾为气血生化之源，调补好肝、脾、肾在治疗内伤头痛中起治本的关键作用。在川芎茶调散类方中，治本的药味少，但用量大，意在抓主要矛盾，使其起主要作用；治标药味多，但用量少，意在协助主药直达病所，而不喧宾夺主。其中全蝎、蜈蚣是必用之药，张教授认为方中有无此二药，疗效可增损各半。正如叶天士所说："久则邪正混处其间，草木不能见效，当以蚁虫疏通逐邪。"在治疗其他顽疾中，也可常见张老师使用虫蚁之药。

张炳厚教授"川芎茶调散类方治疗偏头痛虚证216例临床观察"的科研课题曾获北京市科技进步二等奖。

二、因人而异，古方巧用

（一）高血压病

高血压病是临床常见病，欧美国家患病率10%～20%，世界平均患病率也约为10%。它是引起心脑血管疾病的主要危险因素，也是导致肾功能损伤的原因之一。因此对于高血压的治疗越来越引起人们的重视。目前西医降压有多种药物可供选择，降压效果十分明确，但有许多患者通过西药治疗，血压虽然得以控制，但临床症状却未消失。有的病人在血压高时症状不明显，降压后反而出现头晕、头痛、恶心、乏力等临床症状。许多病人不能坚持服用降压药物，久之，导致各种并发症的发生。而用中医治疗高血压，可使患者明显改善临床症状，降压效果缓慢而持久。特别是对轻中度高血压效果好，而对重度高血压，则宜采用中西医结合方法治疗。

中医治疗高血压病历史久远，虽然古代医家并没有提出高血压的病名，但历代中医文献中不乏对高血压症状及并发症的描述。如头晕、头痛、头重、脑鸣、项强、中风等。中医认为产生这些症状的原因主要为"风"。对风的认识，汉唐以前指外风。而刘河间则提出风由火热而成，故有"热极生风"的理论。朱丹溪认为风属痰。因为湿生痰，痰生热，热生风。他们从不同的角度论述了风的成因，有片面性，但从中也可以看出风、火、痰三者之间的关系。热可生风，热可生痰，痰风可以化热，痰火相结亦可生风。风为高血压病的主要因素。但此风非外风而是内风。缪仲淳曾说过：真阴亏而内热甚者，煎熬津液而生痰，阻塞气道不得通利而生风。叶天士则认为，内风是身中阳气变动的表现。阴津衰耗，水不涵木，木欠滋荣，肝阳偏亢，则内风时起。

张炳厚教授在继承前贤的基础上，灵活运用中医理论，其治疗高血压病有自己独到的经验。他认为高血压病在中医看来，主要病位在肝。肝为刚脏，体阴用阳，其性喜条达，郁则化风、化火。火郁日久，肝阴耗损。阴不足则阳有余，势必造成阳亢。凡与肝有关的脏腑往往与高血压病有关。如肝与肾为子母脏，肝体依赖于肾水的滋养，肝阳亢，多因肾水不足所致。故高血压病常为本虚标实。本虚为肝肾阴虚；标实为肝阳亢、肝火盛。临床多表现为上胜下虚。所谓上胜，是指患者有头晕、头痛的表现。所谓下虚，是指患者常有腰酸乏力的症状。再如肝与心为母子脏，肝寄相火，心为君火，火与火同性相求，两者相互影响，心肝之火皆可损伤肾阴，造成阴虚阳亢，最终造成阴阳两虚。正所谓"孤阴不生，孤阳不长"。因此张教授总结出高血压的病因为风、火、痰，主要为风。病位在肝、肾、心，主体在肝，其本在肾。因此在治疗高血压病时，要仔细辨明虚实阴阳。其将高血压病分为如下几型，并依型治疗。

1. 肝阳亢盛型

主要表现为经常头痛，位于太阳穴、颞部，或巅顶。呈钝痛性质，常伴眩晕，面色时现潮红，情绪易激动，舌红脉弦。治疗用平肝息风法，可用镇肝息风汤。但张教授认为此方潜阳有余，而滋阴不足，故对于阴虚阳亢者要加大养阴药的使用。

病案举例：于某，男，49岁，因半年来经常出现头胀痛来诊，以巅顶沉胀为主要表现，伴耳鸣重听，视物不清，口干心烦，眩晕易怒，腰酸乏力，其舌质红，苔薄黄，脉弦滑。测血压 20/14kPa，否认其他慢性病史，诊为高血压病。张炳厚教授认为，此为肝肾阴虚，肝阳上亢所致，治用滋阴潜阳，镇肝息风法。

药用：生石决明 20g，草决明 20g，生龙骨 15g，生牡蛎 15g，代赭石 20g，润玄参 15g，杭白芍 15g，生地黄 15g，生杜仲 10g，炒川楝 10g，嫩茵陈 12g，怀牛膝 12g，全蝎 2g，蜈蚣 3g，炙甘草 10g。

病人连续服上方药 7 剂，第 2 次来诊时头痛已基本消失，其余症状明显好转，测血压 17.3/12kPa。又连续服上方 14 剂，诸症均消。血压稳定在 16 ～ 17.3/10.7 ～ 12kPa 左右。

2. 肝火旺盛型

主要表现为经常头痛，多位于头两侧，以胀痛为主，甚者头痛如裂、头部青筋暴露、拒按、面色红波及颈项、双眼红赤、目眵增多、口有秽味、唇燥易怒、烦热尿赤、便坚或秘。苔黄或黄腻，脉弦数或弦劲有力。治疗用清肝泻火法佐以益阴，可用龙胆泻肝汤酌加滋阴潜阳药治疗。

3. 水不涵木型

主要表现为病程长，头痛、眩晕时作时止，耳鸣眼花，五心烦热，口渴咽干，精神萎靡，体力虚怯，腰痛较重，大便或秘。舌红少润，脉弦细或细数。治疗用滋水涵木法，用大补阴丸或杞菊地黄汤。以头晕为主者，则可用滋生青阳汤。

病案举例：陈某，女，52岁，因反复出现眩晕1个月而就诊。患者近1个月来眩晕时作，伴头痛眼花，心烦易急，潮热盗汗，眠差多梦，咽干口苦，腰痛尿频。曾多次在外院测血压增高，被诊为高血压病，使用降压药后头胀面赤，遂停用。为求中医治疗来我院。观其舌质红，苔薄白中心欠津，脉沉弦。测血压24/14.7kPa。张炳厚教授认为，此证属肾阴不足，水不涵木，用滋生青阳汤加减治疗。

药用：细生地黄15g，杭白芍15g，寸麦冬10g，川石斛10g，桑寄生20g，山萸肉10g，粉丹皮10g，杭菊花10g，冬桑叶10g，生石决30g，草决明10g，醋柴胡6g，南薄荷6g，灵磁石20g。

患者服上方药7剂，眩晕明显好转，口干心烦消失，除盗汗外余症均减。张教授将上方药中山萸肉加至15g，嘱另煎，每晚睡前加冰糖少许将该药渣与汤同服。又服药21剂，病人症状均消。血压维持在18.7/12kPa左右。

4. 心肾阴虚型

除有阴虚高血压共有的症状外，失眠比较重。治用育阴潜阳，宁心安神法。方用建瓴汤加减。

病案举例：贲某，女，55岁，因失眠2年伴头晕而就诊。患者2年来失眠多梦，眠中易惊醒，醒后不易入睡，有时甚至彻夜不眠，常年服用舒乐安定帮助入睡。白天患者头晕头痛，倦怠乏力，口干心烦，两目干涩，血压一直较高，曾经在我院住院治疗过，诊为高血压病，用两种降压药治疗，血压控制不满意，遂来张教授处就诊，观其舌红，舌中苔薄黄，舌前及根少苔，脉沉细。血压20/13.3kPa。张教授认为此为心肾阴虚，心神失养。治疗需滋阴潜阳，宁心安神。

药用：细生地20g，大熟地20g，杭白芍10g，怀山药10g，怀牛膝6g，生龙齿20g，珍珠母30g，柏子仁15g，炒酸枣仁30g，朱麦冬15g，朱远志10g，琥珀粉3g（冲服）。

患者服上方药1个月，睡眠明显好转，已经可以不吃安眠药而入睡，但睡眠时间仍短。头晕减轻，血压略降，约在18.7/12kPa，仍多梦易惊，张教授将原方减生龙齿、珍珠母，加川桂枝10g，生龙骨20g，生牡蛎20g，炙甘草20g，又服药2周，病证大减，血压控制在17.3/10.7～12kPa。

5. 气阴两虚型

除有阴虚高血压共有的症状外，乏力气短明显。治用益气养阴法，用守中汤加减。

病案举例：彭某，女，65岁，患高血压15年，血压经常在21.3/13.3kPa左右，头晕乏力，少气懒言，心烦口渴，睡眠多梦，大便排泄不畅。舌淡红，苔薄白，脉沉细。张教授认为此乃气阴两虚，清窍失养，治宜益气养阴，濡养清窍。

药用：红人参 6g，炒白术 30g，云茯苓 10g，细生地 15g，杭白芍 15g，枸杞子 10g，寸麦冬 20g，杭菊花 10g，白蒺藜 10g，首乌藤 15g。

患者服药 1 周，病情明显好转，乏力懒言、头晕等症状减轻，大便通畅，血压 18.7/10.7kPa，又服上方 14 服，其症状基本消失，血压稳定在上述水平。

6. 阳虚型

主要症状为面色白少华，语言无力，形寒肢冷，腰腿酸软，大便溏软，小便清长且频。舌淡苔白润，脉沉迟弱。肾阳虚者治用金匮肾气丸加二仙汤及巴戟天、补骨脂等。若阳虚症状明显，迟脉弱，舌有津液，不论舌苔黄白，都可重用桂、附。若阳虚症状不重，可少用桂、附，重用黄芪。有痰湿者则为脾肾俱虚，用半夏白术天麻汤加温阳之品。头刺痛明显者加活血药：净桃仁、南红花等。

病案举例：富某，男，60 岁，因患高血压 10 年，一直用心痛定治疗，血压时高时低，近 1 月来头痛明显，常于睡眠时出现。血压一般在 22.7/13.3kPa 左右，伴畏寒膝冷，口干喜热饮，夜尿频多，腰痛乏力，活动后诸症可以稍减，舌质暗，苔薄白，脉沉细，尺无力。张教授认为此属肾阳虚弱，血脉运行不畅，瘀血阻络，清窍失养，治宜温阳益气，活血通络。

药用：熟附片 10g，生黄芪 20g，川桂枝 10g，杭白芍 12g，大川芎 30g，蔓荆子 10g，干薄荷 6g（后下），北细辛 6g，藁本 10g，制水蛭 3g，全蝎 2g，蜈蚣 3g，南红花 10g，三七面 3g（冲服）。

患者服药 21 剂，病情明显好转，血压降至 18.7/12kPa。后将此方黄芪加至 30g，配成丸药让病人连服药 3 个月，症状基本消失，血压平稳。

张炳厚教授认为高血压病的患者，血压增高是共性，但就每一个人来说，又都有其个性。从现代医学角度观察，每一位高血压病人，都有很复杂的神经体液调节失调的因素，不可能千篇一律，因此治疗高血压要因人而异。中医治疗高血压就是个体化治疗，不能千人一方，一成不变。

（二）三叉神经痛

三叉神经痛是临床常见病，也是难治性病症。其是指三叉神经分布区域出现的阵发短暂而剧烈的疼痛，如刀割、针刺、火烙。每次发作可持续数秒或数分钟，发作间歇期没有疼痛。发作时伴面部肌肉反射性抽搐，并有结膜充血、流泪、流涎等表现。原发性三叉神经痛，神经系统检查无异常。大多数三叉神经痛患者需长期服用卡马西平、苯妥英钠等镇痛、镇静药物，有的因此而导致嗜睡、步态不稳等症状。由于患病日久，许多病人都有面部皮肤粗糙，眉毛脱落的表现，有的病人由于咀嚼时常诱发疼痛发作而不敢进食。患有此病的人都会感到异常痛苦，甚至有轻生的念头。

张炳厚教授认为三叉神经痛属于中医面风范畴。"肾主骨生髓通于脑""肝肾同源""头为诸阳之会""高巅之上，唯风可到"。面风，病发于头，其本多为肝血亏虚，其标多为痰凝、血瘀、风邪上扰。治疗此病时一定要找到其所病之关键，不能因其痛，只想到是因邪实所致不通，而应想到"因虚致实"。因此张老师治疗此病多用滋生青阳汤加减。重用白芍、生地黄等滋养肝血；再用桃仁、红花、赤芍、炒山甲等活血通脉；用钩藤、葛根、桑叶、白芷、菊花等疏风清热；用白僵蚕、白附子、明天麻、淡竹叶、草决明等化痰解郁；用生黄芪益气通阳；更擅用全蝎、蜈蚣、乌梢蛇、白花蛇等虫蛇药物搜风通络。

张老师认为其血在身，贵在冲和不息，环周不已，外充于表，内养于脏，出入升降，循环无端。气血相配，相互影响。气虚血泣，血虚气衰。气血失和则五脏功能失调，可致瘀血阻络，痰浊内生，虚风内动，外风乘虚而入，内外相合而发此病。用以上方药可以调和气血，疏风通络，祛邪外出，故能屡治屡验。

病案举例：王某，女，63岁。患右侧三叉神经痛半年，每次疼痛发作时如针刺火烙一般，痛及右侧颞部及巅顶，其右侧面颊不能碰触，每日不敢洗脸，甚至一见到水就会心生恐惧之感。曾用针灸及神经阻滞法治疗无效。每日靠服卡马西平控制疼痛。但即使这样，也不能使症状完全缓解。其于1997年5月19日在张老师处就诊，观其舌质暗，舌前少苔，中根苔白厚，脉弦细。老师认为此患者阴血亏虚，风痰入络，兼有血瘀。遂重用杭白芍、大生地滋阴养血，用甘草配芍药缓急止痛，用钩藤、桑叶、菊花、葛根疏风清热，明天麻、白僵蚕、白附子化痰祛风，配红花、桃仁活血化瘀，加全蝎、蜈蚣、白花蛇搜风通络。该方仅服14剂病即告痊愈。随访3个月无复发。

三、同病异治，古方新用

（一）食欲不振

食欲不振，《黄帝内经》称不欲食。临床以纳呆、食后胃脘满闷，甚至恶闻食臭、见食则恶心、呕吐为主要表现。现代医学称胃动力减弱或神经性厌食症。胃动力减弱，在西医诊断中可以单独存在，也可以存在于许多慢性疾病中。如重症2型糖尿病、慢性肾衰竭、萎缩性胃炎等。许多患者临床主症相同，但西医诊断不一、兼症不一、舌脉不一。张炳厚教授抓住疾病的相同点，再根据疾病的不同点加以辨证，疗效显著。

基于患者都有纳呆、恶心、呕吐、食后脘闷的表现，不论西医的原发病是什么，在中医看来均为脾失健运，胃失和降的结果。张老师从健脾和胃着手，选用开胃进食汤（六君子汤加丁香、木香、藿香、莲子、厚朴、砂仁、炒麦芽、建神曲）治疗因脾胃气虚，运化不利导致的纳呆；用爽胃饮（法半夏、川佛手、白梅花、全瓜蒌、川楝子、川郁金、全当归）治疗肝气郁滞，肝胃不和导致的纳呆；用济生橘皮竹茹汤（陈皮、竹茹、赤茯苓、炙枇杷叶、麦门冬、法半夏、党参、甘草、生姜）治疗胃气阴两虚兼有胃热而导致的纳呆；用加味保和丸（焦山楂、焦神曲、法半夏、云茯苓、广陈皮、净连翘、炒莱菔子、炒白术等）治疗因脾虚食滞，运化无权而导致的纳呆。

（二）慢性肾衰竭的消化系统症状

我们根据张老师的学术观点运用济生橘皮竹茹汤这一古方加味，治疗慢性肾衰竭患者的消化系统症状，并与西药吗丁啉进行对比，发现其疗效显著。

慢性肾衰竭（CRF）的患者由于体内大量代谢产物的堆积、电解质紊乱、酸碱平衡失调，都会或多或少地存在消化系统的症状。最早可表现为纳呆，继则出现恶心、呕吐、口中有尿味、口腔溃疡等。严重时可出现食管炎、胃炎、多发性消化道溃疡，甚至出血。中医辨证，这些多属胃气阴两伤兼有虚热。对这些消化系统的症状，西医一般采用对症处理的方法。对纳呆、恶心、呕吐等病人常给予胃动力药加止吐药治疗，收效不大。多数患者存在严重的营养不良及不同程度的电解质紊乱，常影响生存质量。特别是那些已到尿毒症期，因经济原因不能透析治疗的病人，如能维持正常进食，对维持生命就显得尤为重要。近几年，我们对不同程度的CRF患者，除应用非透析疗法治疗外，还特别观察对比了济生橘皮竹茹汤加味与胃动力药吗丁啉对CRF患者消化系统症状的治疗作用。发现济生橘皮竹茹汤加味的疗效远远大于吗丁啉的疗效。

1. 病例选择

所有47例病人均为1995年至1998年我院门诊及病房住院的CRF患者。随机分为两组。A组为济生橘皮竹茹汤加味治疗组，B组为吗丁啉治疗组。其中A组25例平均年龄56岁；B组22例平均年龄53岁，两组病人男女比例相仿。按照1992年全国肾小球疾病座谈会确定的CRF分期标准，47例病人的病情程度分布如表41。

表41 47例病人的病情程度分布

	A组（例）	B组（例）
早中期失代偿期（Cr 186～442μmmol/L）	13	13
尿毒期前期（Cr 451～707μmmol/L）	9	7
尿毒症期（Cr ≥ 707μmmol/L）	3	2
总计	25	22

2. 治疗方法

（1）A组

济生橘皮竹茹汤加味，方药组成：广陈皮20g，淡竹茹20g，赤茯苓15g，炙枇杷叶 15g，麦门冬 20g，潞党参 15g，炙甘草 10g，焦三仙各 10g，半夏曲 20g，干荷梗 12g，法半夏 10g，生姜 15g。

服法及疗程：上方 1 剂加水煎取 200mL，每剂药煎 2 次，早晚各服 200mL。1 周为 1 个疗程，连续治疗 2 个疗程。

（2）B 组

吗丁啉为西安杨森制药厂生产，每片 10mg。

服法及疗程：每日三餐前 30 分钟各口服吗丁啉 10mg，1 周为 1 个疗程，连续治疗 2 个疗程。

3. 疗效对比

47 例病人全部完成了 2 个疗程的治疗，A、B 两组病人治疗前后消化系统症状减少率如下表 42。

表 42　治疗前后消化系统症状减少率

	A 组			B 组		
	疗前	疗后	减少率（%）	疗前	疗后	减少率（%）
恶心	18	0	100	17	12	29.41
呕吐	16	0	100	13	8	38.46
纳呆	25	3	88.89	22	15	31.82
胃脘胀	17	2	88.29	18	11	38.89
口苦口臭	21	9	57.24	20	14	30.0

以上观察的所有症状，A、B 两组间疗效对比均有显著意义（$P \leq 0.001$）。

4. 典型病例

病例 1，李某，女，63 岁，就诊时其患 CRF 已 3 年，Cr 818μmmol/L。血气分析提示有代谢性酸中毒。因经济困难无力透析治疗。时见恶心、呕吐，已 3 日未进食，口苦有尿味，乏力，胃中胀满，动则心悸。曾用小苏打、吗丁啉、胃复安、普瑞博思、维生素 B6 等药物治疗无效，仍不思饮食，食入即吐，观其舌淡，苔白厚欠津，脉沉滑细数，遂以济生橘皮竹茹汤加味治疗，同时继续按原量口服小苏打。服汤药 1 煎，患者即想进食，当晚进粥 1 碗，未吐。继服药 7 剂，食欲明显增加。恶心、呕吐消失。连续服药 2 周可正常进食。生活质量提高。此后继续用该方加减，配合其他非透析疗法治疗，患者从第一次就诊至今已存活 2 年，生活可以自理。

病例 2，胡某，男，78 岁，患 CRF 9 年，一直用非透析疗法治疗。9 年来 Cr 由 400μmmol/L 左右逐渐升至 709μmmol/L。同时患者出现明显的消化系统症状，由食欲减退发展至恶心呕吐，胃脘堵闷，自述食不下行，口苦便秘，气短乏力，舌淡苔白，脉沉细数。与济生橘皮竹茹汤加味加酒大黄 6g 治疗。服药 1 周后其食欲明显好转，恶心消失，每日可进主食 5 两及一些副食。至今患者除用常规的一些非透析疗法治疗外，一直服用此方加减已 3 年余，患者病情稳定，Cr 维持在 600 ～ 700μmmol/L 之间。生活可以自理。

5. 讨论

慢性肾衰竭，在中医古代文献中与虚劳、肾风、关格所描述的病证相似，特别是消化系统症状与关格更为接近。《伤寒论·平脉法第二》指出："关则不得小便，格则吐逆。"它体现了 CRF 后期由于脾肾衰败，气机升降失调，三焦壅滞，浊气上逆，胃失和降的病理特点。CRF 从中医角度观察，其病机非常复杂，很难从一两方面来解释，但可用虚实两方面来概括。其虚包括气、血、阴、阳诸方面，实则有外邪、蓄水、痰湿、瘀血、内风等。其所病，除肾本身外，还可涉及脾、胃、心、肺、肝等诸多脏腑。张老师认为其与脾胃关系最为密切。脾胃位居中焦，主受纳腐熟水谷，化生气血，充养五脏，为后天之本。肾位居下焦，主水藏精，为先天之本。先天生后天，后天养先天。肾与脾胃相互关联，相辅相成。《黄帝内经·灵枢》云："真气者，所受于天，与谷气并而充身。"人之成形，本乎精血，非精血而无以立形体之基，非水谷则无以充形体之壮。正如李东垣所说："真气又名元气，乃先身生之精气也，非胃气不能滋之。"由此可见，古代医家非常重视肾与脾胃之间的关系。肾气虚衰的病人，可以通过调补脾胃，以后天养先天而获得生机。正如《黄帝内经》所说，人以胃气为本，有胃气则生，无胃气则死。

从现代医学角度来看，CRF 病人消化系统功能紊乱的症状与肾衰竭的程度相一致，肾功能越差，其消化系统症状就越重。而中医学则认为它是肾病及脾的结果。CRF 病人由于肾气衰败，气化失司，浊毒内停，上犯脾胃，使胃不纳谷，脾不运化，清气不升，浊气不降，继之波及他脏，变证丛生。近代中医先贤施今墨认为，中医所谓"脾"，不仅仅包括整个消化系统的功能，而且与机体的免疫系统、造血系统、内分泌系统、神经系统、循环系统、泌尿系统的功能有关。所以调理脾胃在 CRF 病人的治疗中显得十分重要，它不仅仅是对消化系统功能的调整，而且是通过调整脾胃达到调整整个机体的目的。

济生橘皮竹茹汤是用以治疗气阴俱虚有虚热，气逆不降而致呃逆、呕吐、不食的方子，具有降逆止呕，和胃清热的功效。方中橘皮行气和胃，竹茹清热安胃，二者大量使用有止呕之功，共为君药。党参补气扶正，麦冬滋养胃阴，与橘皮合用，行中有补，共为臣药；枇杷叶助竹茹清胃热，半夏、赤茯苓配橘皮化痰健脾和胃止呕共为佐药。甘草助党参益气和胃为使药。济生橘皮竹茹汤加味是在济生橘皮竹茹汤的基础上根据本人的经验加焦三仙、半夏曲、干荷梗、生姜配制而成。其中焦三仙化食导滞，健脾助运，半夏曲化痰消食，干荷梗醒脾开胃，生姜和胃止呕。与济生橘皮竹茹汤相合，不仅加强了其和胃降逆止呕的作用，而且还加强了其消食醒脾开胃的功能。CRF病人基本上都有脾胃气虚，浊毒内蕴的表现。浊毒蕴久可以化热伤阴，导致气阴两伤，气机升降失调，脾失运化，胃失和降。而此方恰好可以起到益气养阴，清热和胃，降逆止呕的作用。与单纯胃动力药吗丁啉相比，其治疗消化系统症状疗效更为显著。若从现代医学角度看，该方药可能既有促进胃肠蠕动，促进胃排空，增加食欲，排泄毒素的作用，又有增加小肠吸收功能的作用。这有待于进一步探讨研究。

总之，CRF的发病机理十分复杂，若运用非透析疗法治疗，需采用多种治疗手段。其中保护脾胃功能非常重要。通过调理脾胃，可以提高患者的生存质量，从而达到延长生命的目的。济生橘皮竹茹汤加味对CRF患者的脾胃功能有调整作用，其治疗消化系统的症状明显好于吗丁啉。

在与张炳厚教授学习的4年中，老师辨证精细，遣方合理，用药讲究，疗效显著，令人赞叹。所有这些与其深厚的中医基本功有关。张老师所开具的每一张方子，都有前人的效方作基础，但不拘泥于前人之方，灵活变通是其疗效高的关键。

第二节　学生日志

一、三叉神经疼痛、头痛、眩晕 8 则

（一）病案举例 1

戴某，女，30岁。主症：左头痛，呈跳痛，月经前后加重，发凉，伴头晕目眩，气短，夜半咽干，月经量少，有血块，舌红苔白，脉沉细。血压：180/110mmHg。

方药：大川芎30g，当归尾20g，生地黄、熟地黄各20g，桑寄生40g，生杜仲15g，生龙骨、生牡蛎各25g，生石决30g，嫩茵陈12g，净地龙15g，全蝎、蜈蚣各5g，紫石英20g，炙甘草10g，三七面3g（冲）。水煎服。

服药7剂后复诊，诉头痛未作，头晕，咽干好转，胃脘冷好转，手指仍麻，腰酸痛，大便调，舌红苔白，脉沉细。血压：150/100mmHg。

方药：大川芎30g，当归尾20g，生地黄、熟地黄各20g，桑寄生40g，生杜仲15g，生龙骨、生牡蛎各25g，生石决明30g，嫩茵陈12g，净地龙15g，全蝎、蜈蚣各5g，紫石英20g，炙甘草10g，三七面3g（冲），穿山龙15g，石见穿15g。水煎服，7剂。

学生体会

张炳厚老师将产生头痛的全身疾病分为：气虚、血虚、肾阳、肾阴、肝阳、痰浊、

寒厥、血瘀等型。根据分型，采用调气补血、滋阴补阳、息风祛湿、豁痰开窍、温中散寒、活血化瘀等法，不仅能缩短治疗过程，收到事半功倍之效，还能够避免日后复发。本例患者为血瘀头痛，故治以活血化瘀法，兼以养阴。方中不仅用大川芎、当归尾、三七面等活血通络之品，更用全蝎、蜈蚣、净地龙等虫类药搜络化瘀，生龙骨、生牡蛎、生石决明平肝潜阳，生地黄、熟地黄养阴。故该方诸药配伍使络脉通畅，瘀滞得解，头痛立除，疗效甚佳。

老师阅授

本例头痛是由肝肾阴虚、肝阳上亢所致，治宜滋补肝肾、潜阳通络，所以取之。细审病人，月经量少，有血块，肝血不足明显，用四物汤补血，用熟地黄、桑寄生、杜仲补肾阴，加潜降药潜阳，加虫蚁药通经活络。高血压一症，如果主症在头，应审清头痛、头胀、头晕，以孰为主；头痛者，可因阳亢、风扰、瘀血阻络；头胀为主是肝阳上亢所致；头晕为主是肝风上扰所致；头痛特别以跳痛为主，我多用血府逐瘀汤加减，头胀为主多以镇肝息风汤加减。镇肝息风汤以潜阳有余，补肾不足，所以必加重补肾药，如桑寄生、生地黄、生杜仲等；头晕是以肝风上扰为主，我惯用滋生青阳汤，临床验证效果甚佳。以上说明，高血压一病还要根据中医理论加以细审详辨，辨证立法方药才能丝丝入扣。

（二）病案举例 2

冯静，女，31 岁。

症见：头痛一年，巅顶及眉棱骨处疼痛，前臂及右小腿疼痛，手指麻，口苦，近两月消瘦、心悸，后背痛，畏寒，献血后症状加重，胃脘嘈杂、烧灼感，大便不爽，小便调，舌苔淡黄，脉沉细。

辨证：肝郁气滞，肝胃不和，头目失养。

立法：理气和胃，荣利头目。

方药：柴胡疏肝散加味。

杭白芍 20g，炒枳壳 12g，当归尾 15g，醋柴胡 10g，大川芎 30g，青皮、陈皮各 10g，蔓荆子 10g，南薄荷 10g，香白芷 10g，北细辛 5g，青防风 10g，全蝎、蜈蚣各 5g，三七面 3g（冲），生石膏 12g。水煎服，7 剂。

患者药后头痛明显减轻，前臂及右小腿疼痛、后背痛减轻，手指麻消失，胃脘嘈杂、烧灼感减轻，大便畅通，小便调。疗效甚佳。

学生体会

柴胡疏肝散源自《景岳全书》，原方组成：柴胡 6g，芍药 9g，枳壳 6g，炙甘草 3g，陈皮 6g，川芎 6g，香附 6g。功用：疏肝行气，活血止痛。主治：肝气郁结，症见胁肋疼痛，善太息，脉弦，或兼见寒热往来，脘腹胀满，纳呆食少。方中柴胡疏肝解郁，调理气机为主药；香附、芍药助柴胡和肝解郁，陈皮、枳壳行气导滞共为方中辅药；川芎理气活血止痛，为方中佐药；炙甘草和中，调和诸药为使药。诸药合用，具疏肝行气，活血止痛之功效。本方是治疗肝气郁结之胁肋疼痛的常用方剂。以胁肋疼痛、太息稍舒、脉弦为辨证要点。此患者虽以头痛为主症，但张炳厚老师辨证患者是因肝郁气滞，肝胃不和而致头目失养，故以柴胡疏肝散加味治疗亦获显效。张炳厚老师指出本方是四逆散去枳实，加香附、陈皮、枳壳、川芎而成，虽由四逆散加味，而且各药用量已变，尤其是减甘草用量，使其疏肝解郁，行气止痛之力大增。

老师阅授

上举病例是属肝郁气滞、肝脾血虚、肝不条达、头目失养之证。所选方剂为自拟方理气川芎茶调散，非柴胡疏肝散。本方以逍遥散之主药白芍、当归、柴胡疏理肝脾，方中当归、白芍养血柔肝，柴胡疏肝解郁，川芎茶调散以重用川芎，大补营血，上荣于头，川芎辛温补血是方中君药之一，主治主症头痛，川芎辛温走而不守，为血中之气药，它可以上行巅顶，下彻血海，旁达四肢，内走脏腑，外行肌腠，无处不到，更主要的是治头痛之圣药，方中其他药物为川芎茶调散中的主要药物。我用当归、白芍、川芎补其营血，川芎茶调散全方引经至头，治气滞血虚头痛，效果甚佳。

（三）病案举例 3

王某，女，63 岁。患右侧三叉神经痛半年，每次疼痛发作时如针刺火烙一般，痛及右侧颞部及巅顶，其右侧面颊不能碰触，每日不敢洗脸，甚至一见到水就会心生恐惧之感。曾用针灸及神经阻滞法治疗无效。每日靠服卡马西平控制疼痛。但即使这样，也不能使症状完全缓解。其于 2002 年 6 月 12 日在张老师处就诊，观其舌质暗，舌前少苔，中根苔白厚，脉弦细。老师认为此患者阴血亏虚，风痰入络，兼有血瘀。遂重用杭白芍、大生地滋阴养血，用甘草配芍药缓急止痛，用钩藤、桑叶、菊花、葛根疏风清热，明天麻、白僵蚕、白附子化痰祛风，配红花、桃仁活血化瘀，加全蝎、蜈蚣、白花蛇搜风通络。该方仅服 14 剂病即告痊愈。随访 3 个月无复发。

学生体会

张炳厚教授认为三叉神经痛属于中医面风范畴。"肾主骨生髓通于脑""肝肾同源""头为诸阳之会""高巅之上，唯风可到"。面风，病发于头，其本多为肝血亏虚，其标多为痰凝、血瘀、风邪上扰。治疗此病时一定要找到其所病之关键，不能因其痛，只想到是因邪实所致不通，而应想到"因虚致实"。因此张老师治疗此病多用滋生青阳汤加减。重用白芍、生地黄等滋养肝血；再用桃仁、红花、赤芍、炒山甲等活血通脉；用钩藤、葛根、桑叶、白芷、菊花等疏风清热；用白僵蚕、白附子、明天麻、淡竹叶、草决明等化痰解郁；用生黄芪益气通阳；更擅用全蝎、蜈蚣、乌梢蛇、白花蛇等虫蛇药物搜风通络。

张老师认为气血在身，贵在冲和不息，环周不已，外充于表，内养于脏，出入升降，循环无端。气血相配，相互影响。气虚血泣，血虚气衰。气血失和则五脏功能失调，可致瘀血阻络，痰浊内生，虚风内动，外风乘虚而入，内外相合而发此病。用以上方药可以调和气血，疏风通络，祛邪外出，故能屡治屡验。

老师阅授

三叉神经痛多为肝风内动，流窜阳明，应以和血息风治疗为主，但本病多兼瘀、痰、气，临证时必须细审，辨证施治。尤以瘀证导致经脉不通，绝非一般活血药所能奏效尔。必以大量虫蚁药，剔血活络，方能起效。因三叉神经发病部位，多在阳明胃经范畴，所以，必加葛根、白芷之属，以引经达病所。我多年来尝试以滋生青阳汤加上述之品对本病有佳效。因此病实属顽疾，绝非几剂药能奏效，在辨证明确的基础上，必须守方长服，医嘱节情欲、避风寒，方能巩固疗效。我用此方是在治肝风上扰的高血压症时，无意中治愈本病后，经细研究镇肝息风汤变化成上方，临床屡治屡验，望学生深入研究，更提高疗效。

（四）病案举例4

马某，男，53岁。

一诊：右侧三叉神经第2、第3支疼痛3年，现服卡马西平3片/次，日3次；及针灸治疗，日1次。现在症：刺痛、电掣样痛，痛时发热，右面部发紧，伴有下后牙痛，头胀，偶有头晕，右面部抽搐，眼干涩，口干，腰酸，心烦易急，纳食正常，眠差多梦，大便干，2日一行，小便黄，既往有高血压病史，血压平素在150/80mmHg。舌质红，苔薄黄，脉弦细。

辨证：肝血不足，肝风上扰，流窜阳明。

治法：平肝息风，通经活络。

方药：杭白芍30g，炙甘草15g，大生地15g，双钩藤25g，明天麻10g，全蝎6g，蜈蚣5g，白僵蚕10g，白花蛇1条，粉葛根20g，香白芷10g，生石决明30g，草决明15g，大川芎15g，凌霄花12g，三七面3g（冲）。7剂。

二诊：药后三叉神经痛程度减轻，发作次数稍有减少，大便不干，余症同前，舌脉同前。

方药：上方加净蝉蜕10g，野菊花15g。7剂。

三诊：药后头痛程度明显减轻，次数明显减少，现西药卡马西平已减少一半用量，针灸从原每日1次减为1周两次，偶有头晕、头胀，右面发紧、抽搐均好转，眼已不干，仍口干，大便干，小便黄，舌脉同前。

方药：一诊处方去大川芎、凌霄花，全蝎6g改为9g，草决明改为25g，加淡竹茹12g，法半夏15g，青防风12g。7剂。

四诊：药后头痛未发作，卡马西平已减至 1 天 3 片，仍有面部发胀、发热，口干，头晕轻，大便干。舌边尖少苔中黄厚，脉浮弦滑。

方药：上方去竹茹、半夏、防风，加生石膏 15g，枸杞子 15g，生石斛 20g。7 剂。

患者三叉神经痛经以上四诊，症状有明显好转，后以前方加减继续治疗，病情稳定，上方继服 28 剂痊愈，随访半年未发作，犹如常人。

学生体会

三叉神经痛是临床常见病，治疗十分棘手，不少病人病延终生不愈，痛苦难堪。其特点为三叉神经一支或数支分布区内短暂的发作性剧烈疼痛。原发性三叉神经痛病因不明。多发生于中年及老年，疼痛为灼痛、刺痛，疼痛极其剧烈，发作时病人可能处于极度痛苦状态，常引起患侧面肌的痉挛，缓解期一如常人。西医多用苯妥英钠、卡马西平止痛治疗，或用手术阻滞神经分支，造成人为性面瘫，给病人带来极大痛苦。

张炳厚老师在运用中医药治疗三叉神经痛方面积累了极其丰富的经验。张老师认为：本病属于中医"面风"范畴，其病因为肝血不足或肝肾阴虚，肝风上扰，瘀血、痰浊阻滞经脉，风、痰、瘀合病，经络不通发为此症。治疗时多用滋生青阳汤为基础方，在此基础上加强活血化瘀、息风通络止痛之力，多用大川芎、全当归、桃仁、红花、三七面活血化瘀，全蝎、蜈蚣、白僵蚕、白花蛇搜风通络，芍药、甘草、北细辛、香白芷解痉止痛。在临证之时加减应用，取得了极好的疗效，已为许多病人解除了病痛之苦，其神奇的疗效已在广大患者中享有盛誉。

老师阅授

三叉神经痛发病机制错综复杂，临证治疗十分棘手，据我观察，多属肝风上扰，流窜阳明，每每夹瘀、夹痰、夹火、夹寒。上述方剂为我自拟，临床治疗效果较为理想。主方取滋生青阳汤（《医醇賸义》），功用镇肝息风，主治肝风上扰（血压升高或不高），主症为眩晕、恶心，如坐舟船。三叉神经痛已属肝风上扰，虽有夹瘀、夹痰、夹火、夹寒之不同，在辨证的前提下加减变化，但必须多用虫蚁药，对此顽疾才有理想效果。虫蚁药中全蝎必用，而且重用，全蝎、蜈蚣皆属通经活络搜剔之品，然功用有别。蜈蚣善治疼痛，力强于全蝎；全蝎治痉挛力远大于蜈蚣。疼痛甚者，还须加白花蛇，祛风豁痰，通经活络，每获佳效。疼痛拘急者，重用芍药、甘草（芍药甘草汤意）。因病位在颜面，为阳明胃经所属，须加引经药，白芷为首选，局部发热者，可加生石膏、葛根。希望进一步观察、应用，更希望有所发挥。

（五）病案举例 5

张某，男，30 岁。

症见：头紧如裹 3 年，头沉，头晕目眩，记忆力下降，反应迟钝，下肢酸软疼痛，轻度腰酸，尿不畅，尿分叉，心悸短气，动则喘憋，舌苔白腻，脉弦滑。

辨证：风痰上扰证。

立法：燥湿化痰，平肝息风。

方药：姜半夏15g，炒白术30g，明天麻12g，潞党参20g，生黄芪30g，化橘红12g，炒黄柏5g，云茯苓15g，杭白芍12g，猪牙皂5g，香白芷12g，白僵蚕10g，蔓荆子10g，全蝎3g，全蜈蚣3条。水煎服，7剂。

患者药后头紧如裹，头沉，头晕目眩减轻，记忆力下降，反应迟钝好转，下肢酸软疼痛减轻。

学生体会

张老师用半夏白术天麻汤加参芪补气，加虫类药活血通络，共奏良效。

半夏白术天麻汤源自《医学心悟·眩晕门》。眩，谓眼黑；晕者，头旋也。古称头眩眼花是也。有湿痰壅遏者，书云，头旋眼花，非天麻、半夏不除是也，半夏白术天麻汤主之。组成：半夏一钱五分，天麻一钱，茯苓一钱，橘红一钱，白术三钱，甘草五分。用法：生姜1片，大枣2枚，水煎服。主治：风痰上扰证。眩晕头痛，胸闷呕恶，舌苔白腻，脉弦滑等。功用：燥湿化痰，平肝息风。方中天麻息风止晕，半夏燥湿化痰共为君药，二者合用为治风痰眩晕头痛要药。白术、茯苓为臣药，健脾祛湿，以治生痰之源。橘红理气化痰为佐药。甘草、生姜、大枣调和脾胃为使药。

本方是为风痰眩晕而设。以眩晕，呕恶，舌苔白腻为证治要点。对于肝肾阴虚，气血不足所致之眩晕，不宜应用。

老师阅授

本例患者，主症为眩晕，围绕主症进行辨证，兼参余症，诊为痰湿内阻，蒙蔽清阳，以致眩晕等症。取方半夏白术天麻汤，半夏白术天麻汤方出有二，《医学心悟》所示半夏白术天麻汤是纯治痰湿内盛，蒙蔽清阳之意。另有半夏白术天麻汤出自《东垣书十种》，内有健脾益气党参、黄芪之品，较前方补正之力更强，不仅化痰湿痹，更杜痰源。中医理论认为："脾为生痰之源，肺为贮痰之器。"《医学心悟》之半夏白术天麻汤用白术意在健脾利湿，杜其痰源，二者比较，后者侧重虚（脾虚）、痰（痰湿），健脾以杜痰源之力更强。临证脾胃虚弱者宜之，前者以痰湿为主，脾胃气虚不显者宜之，二者有别，望加体会。

（六）病案举例6

富某，男，60岁，因患高血压10年，一直用心痛定治疗，血压时高时低，近1个月来头痛明显，常于睡眠时出现。血压一般在22.7/13.3kPa左右，伴畏寒膝冷，口干喜热饮，夜尿频多，腰痛乏力，活动后诸症可以稍减，舌质暗，苔薄白，脉沉细，尺无力。张教授认为此属肾阳虚弱，血脉运行不畅，瘀血阻络，清窍失养，治宜温阳益气，活血通络。药用：熟附片10g，生黄芪20g，川桂枝10g，杭白芍12g，大川芎30g，蔓荆子 10g，干薄荷 6g（后下），北细辛 6g，藁本 10g，制水蛭 3g，全蝎 2g，蜈蚣 3g，南红花 10g，三七面 3g（冲服）。

患者服药 21 剂，病情明显好转，血压降至 18.7/12kPa。后将此方黄芪加至 30g 配成丸药让病人连服药 3 个月，症状基本消失，血压平稳。

学生体会

张炳厚教授认为高血压病的患者，血压增高是共性，但就每一个人来说，又都有其个性。从现代医学角度观察，每一位高血压病人，都有很复杂的神经体液调节失调的因素，不可能千篇一律，因此治疗高血压要因人而异。中医治疗高血压就是个体化治疗，不能千人一方，一成不变。

老师阅授

本例辨证肾阴虚弱、阳气不展、血流不畅、头目失养，治以补阳益气、活血通络而臻效，况且该方有川芎茶调散诸治风药，风药多为升提，用以治血压升高多属顺治。以上两点，充分体现了中医诊治是以辨证为依据，理化器械检查仅作参考，亦可舍之。高血压症有肝阳上亢、肝风上扰属实证，肝肾阴虚、肝阳上亢属虚证，虚实二证又都可夹瘀、夹气、夹痰，病因病机十分复杂，临证必须细审。我诊治高血压病，重视头部症状。所言头部症状，即为头胀、头晕、头痛，头胀者阳亢也，头晕者肝风也，头痛者特别是刺痛、跳痛，多为瘀血。头胀甚者用镇肝息风汤，头晕甚者用滋生青阳汤，头痛甚者用血府逐瘀汤。上述方剂只为主方，还须辨证加减。阴虚阳亢、风扰瘀阻亦用上述方剂，必须重加滋补肝肾之峻剂，方能取得佳效。我体会仅用中药治疗高血压，缓解症状，从因辨证，均可奏效；就降血压而言，效不如西药降压药。故主张与西药降压药同用。上述只限本人体会，不除外别人辨证精，用方良，选药准，治疗高血压不用降压药。

（七）病案举例 7

刘某：女，33 岁。症见：头晕 2～3 年，视物旋转，头手气窜感，练气功后出现，近 5 日左上肢热痛，开始刺痛，现酸痛，口苦唇干，两胁隐痛，曾有戊肝，时有肌肉瞤动，心烦易怒，眼干涩，腰酸，手足凉，眠差，大便干 2～3 日一行，小便黄，月经量少，周期正常，色黑，有血块，痛经，纳食不馨，血压：100/70mmHg，舌苔少，有陈旧纹裂，脉沉细。辨证：肝郁气滞，肝肾阴虚，肝风内动。立法：养肝血，滋肾阴，理气息风。方药：天麻钩藤饮加减。双钩藤 20g，明天麻 10g，冬桑叶 10g，杭菊花 10g，大生地 20g，朱茯苓 10g，杭白芍 20g，大川芎 15g，全当归 15g，炒川楝 20g，醋延胡索 10g，全蝎 6g，干桑枝 30g，川桂枝 10g。水煎服。

学生体会

眩晕证，眩是眼花，晕是头晕，二者常同时并见，故统称为眩晕。轻者闭目即止；

重者如坐车船，旋转不定，不能站立，或伴有恶心、呕吐、汗出，甚则昏倒等症状。

张炳厚老师在临床治疗中认为：眩晕在中医为一病名，发病机制比较错综复杂，历代前贤均有论述，如刘河间以火论眩；朱丹溪以痰论眩，即"无痰不作眩"。张景岳以虚论眩，即"无虚不作眩"。以上三位大家对眩晕的论述从不同的角度出发，对眩晕的辨证治疗做出了巨大贡献，不足之处均为过偏。临床辨证眩晕，一因致晕有之，但多数患者还是多因致晕，就虚而言，一脏虚也为少见。临证必须详细辨证，找出病因，两者以上者，力求在病因中找出以孰为主。在辨证确切的前提下，还需有入扣的方剂才能有效。并希望弟子们攻读以上三家的专著。

本患者虽年纪尚轻，但症状复杂多样，张炳厚老师善于抓住主症，认为此乃肝郁气滞、肝肾阴虚、肝风内动之眩晕证。治以养肝血、滋肾阴、理气息风之法。运用天麻钩藤饮加减治疗，在临床上取得了明显疗效。

天麻钩藤饮出自《杂病症治新义》，主治肝阳上亢、肝风内动所致的头痛眩晕，耳鸣眼花，口眼歪斜，舌强语謇，或半身不遂，舌红，脉弦数等。方中天麻、钩藤平肝息风清热；石决明平肝潜阳；牛膝补肝肾，引血下行；山栀子、黄芩清热；杜仲、桑寄生补肝肾；益母草活血；首乌藤养心安神、通络；茯苓宁心安神，健脾补中。上药合用，共奏平肝息风、养阴清热之效。

老师阅授

眩晕病是多发病、常见病，病情轻重不一，病因病机往往错综复杂，部分病人兼有血压升高，临床辨证论治应辨证和辨病同时应用，才能取到佳效。眩晕病在 5 版教材中有分型论证，内容很好，可进一步深入学习。我临床观察，眩晕症肝肾阴虚或兼虚风上扰者多见，眩晕程度轻重不一。我辨眩晕就主症眩晕而论，头晕→兼恶心→兼眩晕，呈递剧，选方滋生青阳汤加味。兼血压升高者，可加用生石决、草决明、生龙骨、生牡蛎、野菊花；纯肝肾阴虚、头目失养者，用大补阴丸，加重补肾药。其次，为肝郁气滞或兼气郁化火，常用龙胆泻肝丸。鉴于目前北京木通饮片皆为关木通，内含马兜铃酸，可改用白通草。我另取方解肝煎加牡丹皮、山栀、白蒺藜、桑叶、菊花等，效果不减。不少眩晕者，夹痰夹瘀。夹痰者可在原方内加天麻、半夏、泽泻等。眩晕如果为痰湿内蕴、蒙闭清阳，我选用东垣半夏白术天麻汤。很少用王孟英的半夏白术天麻汤。理由是王孟英方只能化痰，病愈后易复发，而东垣之半夏白术天麻汤有诸多健脾理气之品，甚符合中医脾为生痰之源的理论。治因痰的眩晕，除治痰外还治痰源，眩晕病愈继服之可以断痰源。

治眩晕可分型分因选药，肝肾阴虚者可选龟甲、知母、黄柏、潼蒺藜、枸杞子、杭白芍；因痰者可选用天麻、半夏、泽泻、茯苓、磁石、白附子；因气者可选用香附、青皮、陈皮；因瘀者可选用红花、茺蔚子。另外，菊花、桑叶、白蒺藜各型均可取之，以治其标。因外感而头晕者，可另行辨证选方。以上所论，均为内伤头晕，或因痰、或因火、或因虚、或因气而论。

治眩晕四诊要症全而确切，辨证精确，立法选方得当，方能收到满意效果。

（八）病案举例8

于某，男，49岁，因半年来经常出现头胀痛来诊，以巅顶沉胀为主要表现，伴耳鸣重听，视物不清，口干心烦，眩晕易怒，腰酸乏力，其舌质红，苔薄黄，脉弦滑。测血压20/14kPa，否认其他慢性病史，诊为高血压病。张炳厚老师认为，此为肝肾阴虚，肝阳上亢所致，治用滋阴潜阳，镇肝息风法。

药用：生石决明20g，草决明20g，生龙骨15g，生牡蛎15g，代赭石20g，润玄参15g，杭白芍15g，生地黄15g，生杜仲10g，炒川楝10g，嫩茵陈12g，怀牛膝12g，全蝎2g，蜈蚣3g，炙甘草10g。

病人连续服上方药7剂，第2次来诊时头痛已基本消失，其余症状明显好转，测血压17.3/12kPa。又连续服上方14剂，诸症均消。血压稳定在16～17.3/10.7～12kPa。

学生体会

镇肝息风汤原方出自《医学衷中参西录》，组成：牛膝30g，代赭石30g（先煎），生龙骨10g（先煎），生牡蛎15g（先煎），生龟甲15g（先煎），生白芍15g，玄参15g，天冬15g，川楝子6g，生麦芽6g，茵陈6g，甘草5g。功用：镇肝息风。主治：阴虚阳亢、肝风内动所致的头目眩晕，目胀耳鸣，脑中热痛，心中烦热，面色如醉，或肢体渐觉活动不利，或口眼渐形歪斜，甚则眩晕颠仆，不知人事，移时始醒，或醒后不能复原，脉弦长有力者。方解：本方证是由阴虚阳亢，肝风内动所致。临床应用有较好的效果，方中重用牛膝，降其上行之血（引血下行）并能滋养肝肾；代赭石降其上逆之气，并能平肝潜阳，为主药；龙骨、牡蛎、龟甲潜阳降逆，柔肝息风；玄参、天冬、白芍滋养阴液，柔润息风，共同协助主药以制阳亢，均为辅药；茵陈、川楝子协助主药以清泄肝阳之有余，茵陈与麦芽同用能疏畅肝气，有利于肝阳的平降，甘草和中，调和诸药，均有佐使药。诸药合用，则成镇肝息风之剂。

临床应用：本方症以头晕目眩、头胀脑热、心中烦热、肢体渐沉不利、口眼歪斜等症状为辨证要点。但本方使用面较广，中风前后、中风时均可使用。张炳厚老师将此方用于高血压病肝阳亢盛型疗效甚佳。

高血压病肝阳亢盛型主要表现为经常头痛，位于太阳穴、颞部，或巅顶。呈钝痛性质，常伴眩晕，面色时现潮红，情绪易激动，舌红脉弦。治疗用平肝息风法，可用镇肝息风汤。但张炳厚老师认为此方潜阳有余，而滋阴不足，故对于阴虚阳亢者要加大养阴药的使用。张炳厚老师以临床积累的丰富经验，将此方灵活化裁，大大地提高了临床疗效。

老师阅授

头胀少见于单独见症，多为他病之一症。不过就头胀而言，一为外感风热，外邪窜络，上扰于头所致；一为肝阳上亢所致；一为中气不足不能上荣于头而致，但后者临床较为少见。常峥上举病例，是属肝肾阴虚、肝阳上亢，血压升高，所以辨证采取既辨证又辨病，选用张锡纯的镇肝息风汤为主方，但此方潜降有余，补阴不足，对肝肾阴虚阳亢者，必须加入滋补肝肾之品，如地黄、杜仲、桑寄生、枸杞子等。我临床治疗血压升高，就头部症状而言：以头胀者辨为肝阳上亢，以头晕重者辨为肝风上扰。肝风上扰有三个病因：一是肝肾阴虚、肝火上亢；二是营血不足、虚风上扰；三是肝郁气滞化火、肝火上炎，或热极生风。临证须细审立法选方方能见效。我多年临床观察，凡头胀无外感者，尽管病人主诉血压正常，也必测血压，结果多为非高即低，望临床继续观察。另有跌打损伤、瘀血阻络也可见头胀，应辨证论治。

二、不寐 1 则

病案举例

李某，男，54 岁。

主症：失眠 2 年，易醒，醒后不能再睡，多梦，伴有头晕，腰酸痛，足跟痛，夜半咽干，手足心热，自汗盗汗，记忆力减退，心烦易怒，阳痿，早泄，曾有胃穿孔（19 岁时），现时有胃痛，反酸，喜冷食，小便调，大便软日 2 次。血压 120/85mmHg。舌苔白厚微黄，脉沉细。

辨证：肾阴阳两虚，重责于阴，肾府失养，宗筋失养。

治法：补肾阴，养肝血，安神兴阳。

处方：生地黄、熟地黄各 20g，山萸肉 20g，川石斛 20g，当归尾 15g，炒酸枣仁 30g，柏子仁 20g，珍珠母 30g，生龙齿 20g，朱麦冬 15g，朱远志 15g，巴戟天 20g，锁阳 20g，炙甘草 15g。7 剂。

二诊：药后易醒不易复睡明显好转，唯有腰酸痛，足跟痛，五心烦热，盗汗自汗，夜半咽干不减，大便日一行，小便调。舌苔白，脉沉细。

处方：前方生地黄、熟地黄各加至 25g，加制鳖甲 30g，秦艽 12g，取秦艽鳖甲汤方义，滋阴清热，继服 7 剂。

三诊：失眠已趋痊愈，眠安不醒，仍有腰酸痛，足跟痛，汗稍多，其余症状均已改善，大小便正常。舌苔白微黄，脉沉弦细。病情明显好转，继以前法巩固治疗，以图痊愈。

处方：生地黄、熟地黄各 30g，山萸肉 20g，肥知母 10g，当归尾 15g，川石斛 30g，潞党参 10g，败龟甲 20g，炒酸枣仁 30g，柏子仁 30g，珍珠母 30g，紫贝齿 30g，朱茯苓 15g，朱远志 15g，朱麦冬 15g，桑寄生 40g，夜交藤 12g。7 剂。

学生体会

失眠一证，又称"不寐""不得眠""不得卧""目不瞑"。是指经常不能获得正常睡眠为特征的一种病证。其证情轻重不一，轻者有入睡困难，有睡而易醒，有醒后不能再睡，有时寐时醒，严重者则彻夜不眠，昼亦不困。失眠的原因很多，但多与心、肝、脾、肾，阴血不足，相火干扰君火有关。

张炳厚老师善于在病人错综复杂的证候中抓住主症，从而切中病机，直捣病所。张老师认为，失眠一证当分虚实，实者责之于火、痰、食；虚者责之于心、脾、肾及气血。而临证之时，往往患者情况错综复杂，虚实夹杂，不易分清，故当详查细问，勤于思考，善于总结，以防被假象所迷惑。治疗之时根据虚实不同选用不同方剂，对入睡困难者加朱砂 0.5g 冲服，以加强镇心安神之力，每每获得奇效。

老师阅授

失眠一证，病因诸多，此病例是属于由肾阴虚引起的心肾不交，心火上亢，神不守舍。中医理论认为心肾应该相交，即水火既济，生理上肾阴充足，上奉于火，与心阴共同涵蓄约制心火，使其不亢，即不会出现失眠多梦、心悸烦躁等症；同时，心火充足，下济于肾，与肾阳共同温煦肾阴，使肾关牢固，不出现遗精、滑精、早泄等症。上例失眠乃属由肾阴虚引起心肾不交所致的失眠，在辨证确切的前提下，以补肾阴而达交通心肾，治疗失眠之效。历代医家对此证失眠用方甚多，而我攻读《景岳全书》得知用大补元煎治疗此病。我临证在此方基础上加用一些安神养心之品，治疗颇有疗效。而临证中此因引起的失眠甚为多见，尤其中老年男性，此类失眠者颇多。本类失眠，其病在心，其本在肾，致病原因是属中医理论之奥妙。

三、痛证 5 则

（一）*病案举例* 1

周某，女，46 岁。第二皮鞋厂。

主症：周身关节窜痛 3 年。以双膝、腕、踝、手指关节痛甚，天气变化关节痛加重，腰酸痛，喜冷饮，口苦，眠差，尿黄，大便干。月经量少，有血块。

舌脉：舌苔薄白中微黄，脉沉细。

辨证：肝血不足，风寒湿痹。

治法：补血通络，蠲痹温阳。

处方：疼痛三两三加减。

炙麻黄 6g，炒白芥子 10g，全当归 30g，大川芎 30g，金银花 10g，忍冬藤 20g，熟地黄 30g，制水蛭 6g，炒山甲 10g，炙甘草 20g，三七面 3g（冲），海桐皮 15g，穿山龙 20g，石见穿 20g。

经治疗，患者症状减轻，后间断治疗，病情稳定好转。

律某，男，65 岁。506 厂。

主症：周身肌肉疼痛 1 年余。颈部疼痛，左手麻，胸闷憋气，腰酸腿软，乏力疲倦，尿频，夜间小便 3 次，大便偏干。曾在外院诊为"风湿性多肌痛"。

舌脉：舌苔薄白，中微黄，脉弦细。

处方：身痛逐瘀汤加减。

净桃仁 10g，南红花 10g，大川芎 30g，当归尾 30g，制乳香、制没药各 10g，炒苍术 10g，川羌活 12g，怀牛膝 15g，制香附 15g，炒山甲 10g，炙甘草 30g，三七面 3g（冲），制水蛭 6g，鱼腥草 20g，生黄芪 40g，五灵脂 10g。

经治疗，身痛好转，继续加减治疗。

学生体会

痹证泛指机体正气不足，卫外不固，邪气乘虚而入，致使气血凝滞，经络痹阻，引起相关系统疾病的总称。论痹首见于《内经》，如《素问·痹论》云："风寒湿三气杂至，合而为痹。"后世对痹证有较多论述，《医宗必读》对痹证治疗原则做了很好的概括，主张分清主次，采用祛风、除湿、散寒治疗，行痹应参以补血，痛痹参以补火，着痹应参以补脾补气。其病因不外风、寒、湿、热之邪侵袭或药物所伤，其证候特点为气血不通，经络痹阻。

老师在治疗痹证之时，注重辨证论治，必辨清脏腑归属、寒热虚实。再依据辨证选用不同方剂，热痹者多用白虎加桂枝汤；由寒化热者用桂枝芍药知母汤；寒痹者多用三乌药酒；另外还常用疼痛三两三、独活寄生汤、身痛逐瘀汤、当归拈痛汤等。

疼痛三两三是老师自创的方剂，用于治疗诸疼痛证，尤以痹证疼痛最为适用，其中川芎用量一定要大，应在 20g 以上，方能达到治疗效果，如患者大便稀，可将全当归改为当归尾，或加炒白术 30g，以防腹泻，在治疗痹证时，如为风寒明显，则多加麻黄、桂枝，如患病日久，则加炒白芥子。

身痛逐瘀汤出自《医林改错》，功用：活血行气，祛瘀通络，通痹止痛。主治：气血痹阻经络所致的肩、臂、腰、腿痛，或周身疼痛，经久不愈者。

老师阅授

痹证分寒痹、热痹。寒痹者，风寒湿之邪合而为痹，临证时必须辨明以孰为主，《内科讲义》记载，以风为主者又名行痹，用防风汤；以寒为主者又名痛痹，用乌头汤；以湿为主者又名着痹，用薏苡仁汤，此属传统用方，但临床疗效不佳。老师临证在辨证指导下，寒痹以风为主者用经验方疼痛三两三，即：当归 30g，川芎 30g，金银花、忍冬藤各 15g，炒山甲 10g，三七面 3g，可加桂枝、白芍调和营卫为基础方，随证变通，本方重用当归、川芎，取其"治风先治血，血行风自灭"，效果甚佳；以寒为主者，用经验方三乌汤，即：附子、川乌、草乌为主方，临床用量可随寒之轻甚灵活掌握，用附子、乌头一般都需先煎，用量愈大，煎煮时间愈长，去其毒性增加功效。寒痹不已，内舍肝肾，以致肾不主骨，肝不养筋，可加补肝肾药，也可用独活寄生汤、三痹汤之类。通痹之法，老师多用虫蚁药，如水蛭、山甲、全蝎、蜈蚣、土元、白花蛇等，虫蚁药为血肉有情之品，能刮剔瘀血，通经走络，其功效非草木之品所能比，用与不用明显影响效果。临床痛处不同，还须加用引经药，引诸药至病所，这都是中医的精华所在，请认真体会。临床临证有手脚胀者，我多加麻黄、白芥子，此乃阳和汤的主方，是学习名老中医王大经的经验，疗效甚著。

（二）病案举例 2

郑志坤，女，33 岁，保定安国县人。症见：全身酸痛，腰膝疼痛，咽干，咽痛，胸痛，两胁胀痛，月经后衍，痛经，月经血块多、量多，梦多，胃脘冷痛，言多咽紧，手足凉，左侧偏头痛，气短喜太息，口干不喜饮，舌淡苔白，脉细弱。方药组成：羌活、独活各 30g，桑寄生 20g，熟地黄 20g，北细辛 15g，润玄参 20g，净蝉蜕 10g，南薄荷 10g，熟附片 6g，生黄芪 20g，川桂枝 10g，杭白芍 12g，炒山甲 10g，制水蛭 6g，生甘草、炙甘草各 15g，三七面 3g（冲）。水煎服，7 剂。患者服药 1 周后，全身酸痛、腰膝疼痛、胃脘冷痛、手足凉诸症明显减轻，再服 1 周，全身酸痛、腰膝疼痛、胃脘冷痛消失。

学生体会

上方为独活寄生汤加味，疗效甚佳。独活寄生汤出于《备急千金要方》，功用：祛风湿，止痹痛，益肝肾，补气血。主治：痹证日久，肝肾两虚，气血不足证。腰膝疼痛，肢节屈伸不利，或麻木不仁，畏寒喜温，心悸气短，舌淡苔白，脉细弱。本方证为风寒湿时久不愈，以致损伤肝肾，耗伤气血所致。肾主骨，腰为肾之府。肝主筋，膝为筋之会。肝肾不足，气血亏虚，筋骨失养，故肢节屈伸不利。风寒湿邪客于腰膝筋骨，故腰膝疼痛，或麻木不仁。《素问·痹论》说："痹在于骨则重，在于脉则血凝而不流，在于筋则屈不伸，在于肉则不仁。"《素问·逆调论》又说："营气虚则不仁，卫气虚则不用，营卫俱虚则不仁且不用。"治宜祛风湿，止痹痛，益肝肾，补气血，祛邪与扶正兼顾。方中独活辛苦微温，长于祛下焦风寒湿邪，蠲痹止痛，为君药。防风、秦艽祛风胜湿；肉桂温里祛寒，通利血脉；细辛辛温发散，祛寒止痛，均为臣药。佐以桑寄生、牛膝、杜仲补益肝肾，强壮筋骨；当归、芍药、地黄、川芎养血活血；人参、茯苓、甘草补气健脾，扶助正气，均为佐药。甘草调和诸药，又为使药。本方配伍特点是以祛风寒湿药为主，辅以补肝肾、养气血之品，邪正兼顾，有祛邪不伤正，扶正不碍邪之义。诸药相伍，使风寒湿邪俱除，气血充足，肝肾强健，痹痛得以缓解。

本病例虽无关节疼痛，但有全身酸痛、腰膝疼痛等症，故亦属痹证范畴，张炳厚老师辨证精细，遣方合理，用药讲究，疗效显著，令人赞叹。所有这些与其深厚的中医基本功有关。张老师所开具的每一张方子，都有前人的效方作基础，但不拘拟于前人之方，灵活变通是其疗效高的关键。

老师阅授

本方为独活寄生汤，主治范围是风寒湿痹外犯，久痹不已，内舍肝肾，造成肝肾两虚，盖肾主骨、肝藏血主筋。关节由骨和周围组织即筋组成，所以久痹不愈，必将损骨伤筋。损肾者，除局部关节痛外，必兼有腰酸腿软；损肝者，除关节痛外，多有关节屈伸不便，甚则强直。上病例，寒邪亦重，所以加用附子，重用细辛15g，旨在通阳祛寒。方中细辛常言用量不过钱，张炳厚老师认为并无根据，细辛辛散力大，有小毒，就取其辛热，善于通阳，所以我临床遇到寒证，体不虚者或上肢（手指）冷痛时，每每重用15g以上，能取得意外效果。中药记载细辛和熟地黄配伍犹如麻黄和熟地黄配伍，均能使熟地黄不滋腻，细辛、麻黄不发汗。独活寄生汤偏治腰以下风寒痹证兼肝肾阴虚、气血两虚者，有别于三痹汤。三痹者治腰背，独活寄生治腰膝，两方药物组合差别不大，但治之不同，望认真体会。

（三）病案举例3

国某，女，29岁。

主症：左下颌关节疼痛1年，右下颌关节疼痛1个月，左侧下颌关节曾有外伤史，并被诊为下颌关节炎，平素时有关节响声。近1个月前因情绪紧张劳累右下颌关节处出现疼痛，并向右耳、头、牙放射，疼痛局部微热，口眼干涩，乏力，手足怕冷，纳呆食少，二便正常。舌苔白厚，脉沉细。

辨证：外伤夹风，有化热之趋。

治法：祛风通阳活络。

处方：桂枝芍药知母汤加减。

川桂枝10g，杭白芍10g，肥知母10g，熟附片6g，生石膏15g，炙麻黄6g，青防风15g，炒白术10g，炙甘草20g，粉葛根15g，伸筋草15g，透骨草15g，槐花10g，凌霄花10g，三七面3g（冲），全蝎3g，蜈蚣3g。7剂。

二诊：药后右下颌关节疼痛已除，左下颌关节响声明显减小，已无牙痛及头痛，口眼干消失，自服药第2天即见效，目前左耳后发紧，晨起有痰，纳呆食少，二便调。舌苔白黄，脉沉细。患者药后病情明显缓解，药证相符，继以前法治疗，以巩固疗效。

处方：上方去凌霄花，加金银花15g，继服7剂而愈。

学生体会

下颌关节炎古人无明确提法，其治法则更鲜有论述。张炳厚老师独辟蹊径，运用桂枝芍药知母汤加减治疗，在临床上取得了明显疗效。桂枝芍药知母汤首见于《伤寒论》，主治风湿历节，久痹有化热之趋者，治以祛风除湿、温经宣痹、滋阴清热，张老师认为下颌关节炎亦属痹证范畴，故以痹论治，本例患者下颌关节痛，逐渐出现口眼干涩等症，是属风寒湿郁久化热之象，所以应用此方祛风通阳止痛兼以清热，正和所用，所以取得捷效。

老师阅授

桂枝芍药知母汤出自《伤寒论》，主治中风历节，方中药物寒热并用，适用于风寒湿痹，久而化热，经脉不通等症，此证属热痹，由风寒湿痹化热而成。本方治下颌关节痛，是我从师刘渡舟所学，本人对此写过医话。据刘老讲，在一次全国名老中医编写中医2版教材时，其中上海一名老中医对诸老说："本人患有下颌关节痛，百治不效，今日精英荟萃，谁出高方，以除此症。"其中一老中医说："可用桂枝芍药知母汤一试，算我班门弄斧吧。"当时诸老闻之一惊，都想既没经中医四诊就出此方，表示怀疑。患病者立即取方治之，3剂药后，痛若无。听刘老叙述完，近40年我临证常用此方，效与不效各半。上述病例效果甚佳，此方治此症，值得观察研究。

痹病，分寒痹、热痹。寒痹乃风寒湿三邪合而为痹，热痹乃风湿热三邪合并而成。热痹又分为二，一为病始即感受风湿热三邪，临证特点为病始即出现局部发热，热势较重，药宜白虎加桂枝汤；二为风寒湿痹郁久化热，临床特点为病始不发热，病久逐渐出现热象，或痛甚而热，且热势较轻。

（四）病案举例 4

孙某，男，34 岁。

症见：胸正中、胸骨后撕裂样疼痛近20年，自剑突向上发展，持续不断，但睡眠时无症状，牵扯咽喉、舌头、嘴角，活动后加重，吸气困难，自觉气至胃部不能下行，与饮食无关，口味腥臭，头晕，晨起有痰，大便干，小便调，舌苔薄黄，脉沉细。

辨证：气滞血瘀，胸气不爽。

立法：理气活血，宽胸通络。

方药：复元活血汤加味。

醋柴胡10g，炒山甲10g，阿胶珠10g，净桃仁10g，南红花10g，炙甘草10g，酒大黄6g，瓜蒌皮10g，当归尾30g，淡竹茹12g，白蒺藜20g，制水蛭6g，炒枳壳15g，苦桔梗10g，广郁金30g，炒川楝30g，醋延胡索10g，三七面3g（冲）。水煎服，7剂。

患者服药后胸正中、胸骨后撕裂样疼痛明显减轻，吸气困难减轻，头晕消失，大便干好转。此为张炳厚老师运用复元活血汤加减治疗顽固性胸痛一例，效果明显。

学生体会

复元活血汤源自《医学发明·中风同堕坠论》治从高坠下，恶血留于胁下，及疼痛不可忍者。《黄帝针经》云：有所堕坠，恶血留内。若有所大怒，气上而不能下，积于左胁下，则伤肝。肝胆之经，俱行于胁下，经属厥阴、少阳。原方组成：柴胡半两，瓜蒌根、当归各三钱，红花、甘草、穿山甲（炮）各二钱，大黄一两（酒浸），桃仁50个（酒浸去皮尖、研如泥）。主治：跌打损伤。瘀血留于胁下，痛不可忍。功用：活血祛瘀，疏肝通络。方中重用酒大黄荡涤留瘀败血，引瘀血下行。柴胡疏肝理气，使气行血活，引药归肝经。二药一升一降，调畅气机，攻散胁下瘀滞。共为君药。当归、桃仁、红花活血祛瘀，消肿止痛。共为臣药。穿山甲破瘀通络。天花粉入血分消瘀血而续绝伤，又能清热散结消肿，共为佐药。甘草缓急止痛，调和诸药为使药。

张老师指出本方用治跌打损伤。以胁肋瘀肿疼痛、痛不可忍为证治要点。本方可用于肋间神经痛、肋软骨炎等属血瘀气滞者。张老师强调复元活血汤中酒制大黄用量最重，意在荡涤体内留瘀败血，而非泻下里实热结。配瓜蒌根消瘀散结，伍穿山甲破血通经。以酒入煎者，以增强行血祛瘀之药效。由于全方作用在于瘀去新生，痛舒元复，故方名"复元"。复元活血汤应酒水同煎，加强活血之力。

老师阅授

复元活血汤出自《医学发明》，功用疏肝通络、活血化瘀，主治跌打损伤，恶血留于胁下，痛不可忍。用本方的主要症状依据是胸胁疼痛，咳嗽、深呼吸、体位改变均能引起症状加重，说明病在胁下、肌肉之中，非在内脏，有别于心绞痛。症状依据第二点是病发多在一两日。

本方主治跌仆损伤，瘀血停留，胸胁疼痛之症，因为胸胁是肝胆经络循行的部位，故方中用柴胡疏肝胆之气，当归入肝养血，穿山甲破瘀通络，桃仁、红花去瘀生新，瓜蒌润燥散血，甘草缓急止痛。方中重用大黄，最好酒制，以荡别凝瘀败血，引以下行，去瘀生新，气畅血畅，气血畅行，则胁痛自平。张秉承云："去者去，生者生，痛自舒尔，元自复也。"故方名"复元"。临证还需注意，跌仆损伤之证，不仅血瘀，其气也有不同程度的滞涩，即所谓气滞必血瘀，血瘀必气滞也。故运用此方时，酌加一两味行气之品，使气行血活，则疗效更佳。所以我方中加枳壳、广郁金、炒川楝，是其意也。而枳壳配桔梗，一升一降，是宽胸理气之妙药，加水蛭搜通气血而通络，用柴胡、三七面活血止其痛也。

（五）病案举例5

王某，男，25岁。清华大学。

主症：牙痛两周。双侧后牙酸胀疼痛，腰酸痛，足跟痛，耳鸣，夜半咽干，手足心热，多梦，纳食正常，二便正常。

舌脉：舌苔薄白，脉弦细。

辨证：胃热阴虚。

治法：养阴清热止痛。

处方：玉女煎加减。

生地黄、熟地黄各 30g，寸麦冬 10g，生石膏 15g，肥知母 10g，怀牛膝 15g，香白芷 10g，粉葛根 15g，北细辛 5g，大川芎 15g，三七面 3g（冲），炙甘草 10g。7 剂。

药后压痛明显缓解，后加减治疗两周而愈。

学生体会

俗语云：牙疼不是病，疼起来真要命。这句话充分表现了牙痛给患者带来的痛苦。

在跟随老师临证之时，见老师治疗牙痛效果很好，特总结如下：

牙痛辨证当分表里，表者多为风热外袭；里者多与胃、肝、肾相关。风热外袭者，疏散风热即可。而内伤牙痛则应辨明脏腑，分清虚实。实者多为胃火炽盛、肝火牙痛；虚者多为胃热阴虚。

疏散风热可用银翘散加减；胃火炽盛者用清胃散加减；肝火牙痛者可用龙胆泻肝汤加减；胃热阴虚者可用玉女煎加减。

老师阅授

本病例治牙痛，属胃阴虚、虚火上炎所致，选方玉女煎加减，以养胃阴、清胃火，证药合拍，所以取得佳效。

牙痛一病虽以胃热为主，与其他脏腑亦有联系，如胃火牙痛、肝火牙痛（包括肝郁化火）、肾虚牙痛，其病机均为相关经络分走牙龈之理，临证治疗还须仔细斟辨、加减药味，可选用石膏、葛根、白芷，理在足阳明胃经之引经药。

四、脾胃病 6 则

（一）病案举例 1

郭某，女，22 岁。昌平。

主症：呕吐 2 月余，进食、饮水后呕吐，平卧加重，喜热食，呕吐痰涎，无胃痛、胃胀、泛酸、烧心等感觉，二便正常。查胃镜示：贲门失迟缓症。

舌脉：舌苔白黄中厚，脉弦关滑。

辨证：脾胃虚弱，痰饮内阻。

治法：化痰降气和胃。

处方：淡竹茹 15g，炒枳壳 20g，青皮、陈皮各 12g，云茯苓 10g，姜半夏 30g，炙枇杷叶 30g，葶苈子 15g，旋覆花 10g，代赭石 15g，花槟榔 30g，大枣 6 枚，炙甘草 12g。7 剂。

复诊：药后呕吐症状减轻，仍进食有痰，呕吐痰涎，二便正常。舌苔白厚，脉弦关滑。

处方：上方改葶苈子 20g，加炒莱菔子 15g，南苏子 15g。7 剂。

学生体会

呕吐是一个症状，由于胃失和降，气逆于上所引起的病证。任何病变，有损于胃，皆可发生呕吐。前人以有物有声谓之呕，有物无声谓之吐，无物有声谓之干呕。外感六淫，内伤七情，以及饮食不节，劳倦过度，均可引起胃气上逆，从而发生呕吐。

张炳厚老师在辨证时多从虚、实出发，尔后再分寒、热，寻脏腑，实证多与外邪犯胃、饮食停滞、肝气犯胃、痰饮内阻有关；虚证多为脾胃虚寒或胃阴不足。

老师治疗上述病人，选用了济生橘皮竹茹汤，济生橘皮竹茹汤出自《济生方》，原方有降逆止呕、和胃清热的作用，主治胃热多渴，呕哕不食。原方组成：赤茯苓、橘皮、枇杷叶、麦冬、竹茹、半夏、人参、甘草、生姜。此方化痰力量强，用治此症，正和其治。此外，上方中姜半夏、炙枇杷叶、花槟榔用量大，此点正体现了老师"药专力宏"的特点。此外，老师多将此方用于慢性肾衰竭患者出现的恶心、呕吐等胃肠道反应的治疗上。效果较其他方剂为佳。

老师阅授

呕吐的辨证大体不离寒、热、虚、实，但多夹痰夹郁。与肺、胃、肝三脏关系密切。肺胃主降，呕吐多由肺胃不降，反而上逆所致。肝主一身疏泄，所谓一身疏泄是指五脏六腑之疏泄，胃气不降偏虚者用旋覆代赭汤，兼热者用温胆汤，胃实者可用加味保和丸，阴虚者用济生橘皮竹茹汤，本方以麦门冬汤为主方，治阴虚下气不利而上逆。呕吐因痰或兼痰者取二陈汤和解剂，有气郁化热者，用温胆汤达以到清肝热、解肝郁、和胃降逆的作用。临床见呕吐症甚久治不愈，应考虑灶心土（伏龙肝）四两至半斤煎水取汁煎煮，辨证所用之方往往取得理想效果，如特殊情况，灶心土缺货，可用新红砖煎汤代之。上举温胆汤除上述所治功能主治外，临床应用甚广，凡肝热气郁者均可加减使用，是典型的异病同治的方剂，全国各医刊刊载温胆汤临床运用或应用的文章甚多，可参考钻研。我在临床用此方治疗各种精神疾患，随证加减，取得很好效果。原方用枳实，如患者大便溏，改用枳壳，效果无异。此处未讲小半夏汤等，因为小半夏汤等均含于上述方中。

另有因暑湿导致的呕吐，宜用藿香正气汤。暑分阴暑、阳暑，阳暑者以暑热为主，阴暑者以湿热为主，暑之湿热最易侵犯脾、胃、肠，造成升降失常，多出现上吐下泻，用藿香正气汤效果甚佳，暑湿只有呕吐未见腹泻者应用此方，也会药到病除，临床我常藿香、佩兰并用，二药均能芳香化浊醒胃，同用相辅相成，增加药效。呕吐方中半夏可重用 15～20g，还可加竹茹。腹泻者重用白术，湿盛者可苍白术共用，均会增加疗效。

（二）病案举例 2

王某，女，44 岁。

主症：上脘痛胀，牵及胸部，病史 1 年余，呈阵发，胀痛，睡前明显，反酸，烧心，胸胁胀满，心烦易怒，有痰色白，阵发咳嗽。素有腰酸，夜半咽干，纳食正常，小便黄，大便不爽，一日一行。舌苔薄白，中微黄，脉弦细。

辨证：素体肾阴虚，近一年肝郁气滞、肝胃不和、气机不畅。

治法：先疏肝和胃、理气宽胸，后图肾阴虚。

处方：爽胃饮加减。

瓜蒌皮 12g，玫瑰花 10g，陈佛手 10g，炒川楝 10g，醋延胡索 10g，全当归 12g，清半夏 10g，云茯苓 12g，广郁金 30g，白蒺藜 15g，苦桔梗 10g，炒枳壳 12g，三七面 3g（冲）。7 剂。

二诊：药后疼痛明显减轻，胃胀消失，反酸、烧心好转，胸胁胀满减轻，咳嗽好转，病情明显缓解，后继以前方加减治疗痊愈。

学生体会

胃痛大致可分为实证、虚证，其中肝气犯胃属实证。肝气郁滞，肝木失于疏泄，横逆犯胃，导致气机阻滞，而发生疼痛。其症见：胃脘胀闷，攻撑作痛，脘痛连胁，嗳气频繁，大便不畅，每因情志因素而作痛，苔白，脉弦。临床多采用柴胡疏肝散治疗。

张炳厚老师在临床时多采用爽胃饮治疗，取得了明显疗效。爽胃饮方用瓜蒌皮、炒川楝、玫瑰花、佛手、当归、茯苓、半夏，其中炒川楝、玫瑰花、佛手疏肝理气解郁；茯苓健脾渗湿以防肝气克脾；当归和血柔肝；半夏、瓜蒌皮化痰止呕。临证之时多佐以金铃子散以加强理气止痛；加郁金活血理气治胁痛；加白蒺藜理气消食。

老师阅授

爽胃饮是名老中医宋向元的经验方，本方治疗肝胃不和，兼湿兼热诸病证效果神奇，配伍严谨，用量均在 10g 左右。组方用量虽轻，临床运用屡治中病。我临证时，接治许多久治不验的胃脘痛，投此方，往往获得神效。本方治疗胃脘痛属肝胃同病的一种，我治疗肝胃同病主要用 4 个方剂，一为逍遥丸，适宜肝气不舒，横克于脾，脾虚兼血虚者。二为解肝煎（《景岳全书》），属暴怒伤肝，横犯于胃，肝胃不和者。三为爽胃饮，四为一贯煎，前者治肝胃不和，后者治肝胃阴虚者，本方望以重视，一贯煎加减对肝病晚期也很适用，但须随症加减，权衡用量。关于脾胃病还需攻读《东垣书十种》。

肝脾（胃）合病，详见肝脾（胃）合病篇。

（三）病案举例 3

黄某，女，62 岁。军事医学科学院。

主症：胃脘压痛 10 余年，伴腹胀、肠鸣、呃逆、口苦咽干、纳少不欲食，胃痛时向肩部放射，进肉食胃痛加重，大便头干，3～4日一行，小便正常。2002年因胆结石而行胆囊摘除术。血压：110/70mmHg，心电图：正常心电图。

舌脉：舌苔薄黄中厚，脉弦细。

辨证：肝郁气滞，肝胃不和。

治法：疏肝利胆和胃。

处方：嫩茵陈10g，炒枳壳12g，广木香6g，广砂仁6g，青皮、陈皮各10g，川厚朴10g，姜半夏10g，炒川楝30g，醋延胡索10g，广郁金30g，醋柴胡10g，炒黄芩10g，杭白芍20g，北杏仁10g，炙甘草12g。7剂。

经治疗，患者症状明显减轻，后经加减治疗3次而愈。

学生体会

胃痛为临床常见病，其病因多为寒邪客胃、饮食伤胃、肝气犯胃、脾胃虚弱等方面，其中肝气犯胃者亦较多见，但由于其受饮食、情绪影响大，故临床治疗有时颇为棘手。

临床当中，他人多用柴胡疏肝散治疗，但效果往往不佳，老师自拟一方，方用：嫩茵陈、炒枳壳、广木香、广砂仁、广陈皮、川厚朴、姜半夏、广郁金、杭白芍、炒黄芩、炒栀子、醋延胡索、醋柴胡、炒川楝。此方兼具疏肝理气、清热化痰、健脾除湿、柔肝止痛之功，除可用于肝气犯胃之胃痛，还可用于胆囊炎引起的胁痛。

老师阅授

清肝利胆汤是治肝胃合病的一张方剂。肝胃合病在临床甚为多见，我辨证常用以下几张处方：

清肝利胆汤主治由肝胆湿热引起的肝胃不和，在辨证的前提下对急、慢性胆囊炎效果甚佳。

解肝煎出自《景岳全书》，治由肝气郁结、肝气犯胃引起的肝胃不和。

爽胃饮是治由于胃弱招致肝克所引起的肝胃不和，本方在辨证正确的基础上运用，多能立起沉疴，对迭治不效的肝胃病都有意想不到的效果。

一贯煎是治疗由肝阴虚引起的肝胃合病，本方治疗肝胃合病、久病不愈、内伤肝阴者，尽管效果很好，但临床少为人用，是中医理论不精也，在辨证的前提下，用此方治疗慢性肝炎效果甚好，在此方基础上加清肝利胆之品可以标本同治。

逍遥散是治疗肝脾合证，针对肝气不舒、脾气虚弱，病因多为肝郁气滞、思虑过度所致者。方中白术为健脾之主药，与肝胃合病有所不同，望认真学习、深入研究。

上述方中，对柴胡的用量，我与他人不同。对常人和健康者，我的用量多在15g至20g之间，临床观察予小剂量柴胡有明显效果；上方炒川楝用量多用30g，与一般用量比较，亦有显效。这就是所谓中药用量是不传之秘，在理解方剂组成、辨证的基础上对方中相应的主要药用量加大，取其量大力宏，对效果甚益。

（四）病案举例 4

丁某，女，38 岁。主症：大便稀，日三四行，乏力，劳累后面目浮肿，胸脘痞闷，肠鸣，纳差，形体消瘦，舌苔薄白，有剥脱，脉沉细。方药：潞党参 20g，炒白术 40g，怀山药 15g，炙甘草 10g，生薏苡仁 15g，建莲肉 15g，广陈皮 10g，云茯苓 30g，广砂仁 6g，苦桔梗 12g，白扁豆 15g，益智仁 10g，大枣 10 枚，川桂枝 10g，桑白皮 20g，地骨皮 20g。患者服药后大便成形，日一行，乏力减轻，胸脘痞闷及肠鸣消失，纳食好转。

学生体会

张老师治疗该患者是以参苓白术散加味化裁而取效。参苓白术散出于《太平惠民和剂局方》，组成：莲子肉 500g，薏苡仁 500g，砂仁 500g，桔梗 500g，白扁豆 750g，白茯苓 1000g，人参 1000g，炙甘草 1000g，白术 1000g，山药 1000g。功用：益气健脾，渗湿止泻。主治：脾虚湿盛证。饮食不化，胸脘痞闷，肠鸣泄泻，四肢乏力，形体消瘦，面色萎黄，舌淡苔白腻，脉虚缓。用法：上为细末。每服二钱（6g），枣汤调下。以后用作汤剂，水煎服，用量按原方比例酌减。

本方证是由脾虚湿盛所致。脾胃虚弱，纳运乏力，故饮食不化；水谷不化，清浊不分，故见肠鸣泄泻；湿滞中焦，气机被阻，而见胸脘痞闷；脾失健运，则气血生化不足；肢体肌肤失于濡养，故四肢无力、形体消瘦、面色萎黄；舌淡，苔白腻，脉虚缓皆为脾虚湿盛之象。治宜补益脾胃，兼以渗湿止泻。方中人参、白术、茯苓益气健脾渗湿为君。配伍山药、莲子肉助君药以健脾益气，兼能止泻；并用白扁豆、薏苡仁助白术、茯苓以健脾渗湿，均为臣药。更用砂仁醒脾和胃，行气化滞，是为佐药。桔梗宣肺利气，通调水道，又能载药上行，培土生金；炙甘草健脾和中，调和诸药，共为佐使。综观全方，补中气，渗湿浊，行气滞，使脾气健运，湿邪得去，则诸症自除。参苓白术散兼有渗湿行气作用，并有保肺之效，是治疗脾虚湿盛证及体现培土生金治法的常用方剂。《古今医鉴》所载参苓白术散，较本方多陈皮一味，适用于脾胃气虚兼有湿阻气滞者。张老师处方中亦加陈皮，取其祛湿理气之效，故药后胸脘痞闷，肠鸣，劳累后面目浮肿，诸症悉减。

老师阅授

本例属脾气不足，运化失常，导致腹泻。选方为参苓白术散，本方治此病，效果甚佳。但用药极需讲究，我用此方，便溏甚或次数多者，必重用白术 30～60g，有土炒白术更为对症。若病久脾虚甚者，重用党参 30～50g。若脾虚运化失常，湿邪内困，大便多溏泄或水泄，除重用白术外，还需加苍术，重用薏苡仁，兼有恶心呕吐者，必加用藿香、佩兰，脾虚腹泻日久，可伤肾阳，兼见五更泄，必合用四神丸，四神丸为肾阳虚五更泄而设。但肾虚多累及脾虚，单用四神丸往往不能奏效，必加用补脾气者，如党参、黄芪、白术等，才能取得良好效果，这也是我临床经验所得，请注意观察使用。

（五）病案举例5

李莲玉，女，26岁。主症：大便干，2日一行，全身乏力，夜眠梦多，困倦，饮食减少，少气懒言，全身自觉发热，天冷时手足冷，易感冒，恶风，轻度口干，腰酸，心烦，舌苔薄白，脉沉细。方药：生黄芪30g，潞党参30g，炒白术10g，全当归30g，醋柴胡10g，炙升麻10g，广陈皮10g，生甘草10g，石菖蒲10g，炙远志12g，杭白芍15g，生酸枣仁30g，焦山栀10g。患者服药一周后，大便干减轻，全身乏力明显好转，腰酸减轻，困倦，梦多减轻，饮食好转。

学生体会

该病例，张老师用药后取效甚佳，乃因辨证准确，故效如桴鼓。

该处方为补中益气汤加味，本方为补气升阳，甘温除热的代表方。临床应用以体倦乏力，少气懒言，面色萎黄，脉虚软无力为辨证要点。补中益气汤出自《内外伤辨惑论》，原方组成：黄芪18g，炙甘草9g，人参6g，当归3g，橘皮6g，升麻6g，柴胡6g，白术9g。功用：补中益气，升阳举陷。主治：①脾虚气陷证。饮食减少，体倦肢软，少气懒言，面色萎黄，舌淡脉虚。②气虚发热证。身热自汗，渴喜热饮，气短乏力，舌淡，脉虚大无力。

本病例系因饮食劳倦，损伤脾胃，以致脾胃气虚所致。脾胃为营卫气血生化之源，脾胃气虚，纳运乏力，故饮食减少、少气懒言、大便干；清阳陷于下焦，郁遏不达则发热，因非实火，故其热不甚，为全身自觉发热，时发时止，与外感发热之热甚不休、手背热甚于手心者不同。治宜补益脾胃中气，升阳举陷。方中重用黄芪，味甘微温，入脾、肺经，补中益气，升阳固表，为君药。配伍人参、炙甘草、白术补气健脾为臣，与黄芪合用，以增强其补益中气之功。血为气之母，气虚日久，营血亦亏，故用当归养血和营，协人参、黄芪以补气养血，全当归亦可润肠通便；陈皮理气和胃，使诸药补而不滞，共为佐药。并以少量升麻、柴胡升阳举陷，协助君药以升提下陷之中气，《本草纲目》谓："升麻引阳明清气上升，柴胡引少阳清气上行，此乃禀赋虚弱，元气虚馁，及劳役饥饱，生冷内伤，脾胃引经最要药也。"共为佐使。炙甘草调和诸药，亦为使药。诸药合用，使气虚得补，气陷得升则诸症自愈。气虚发热者，亦借甘温益气而除之。

老师阅授

上例是以大便干为主症的患者，此例属气虚便秘，临床较为少见，其病在脾胃大肠，病因病机为脾胃气虚，脾运失常导致大肠传导失常，症结就在气虚，临床见症：或大便出头干后不干，或排便自觉无力，兼有脾胃气虚之他症。便秘者多与肺脾肾三脏关联密切。肺主一身之气，又与大肠相表里，肺失肃降，可导致便秘。脾虚者气运失常，可致便秘。脾虚或脾虚湿困，也可以导致便溏腹泻，脾虚既能导致便秘又能导致腹泻，应明其理，多在临床中实践观察。肾司二便，不难理解。肾之病变，也可以导致便秘或腹泻，然导致便秘者多为肾阴虚，导致便溏者多为肾阳虚，此谈"多"者，就有少的一面，还需明其理，辨其证，这都是中医的特点。脾虚便秘可用补中益气、六君子汤之类，肾虚便秘多见于年迈体衰或大病后者，济川煎是专为此类便秘而设，望参考此方加以研究。

（六）病案举例 6

于某，女，46 岁。朝外建筑工程公司。

主症：大便秘结 1 年余。大便 5～6 日一行，大便干，排便不畅，手足怕冷，腰酸腿软，喜温热饮食，胃脘胀，纳食不多，小便清。

舌脉：舌淡红，苔薄白，脉沉细。

辨证：阳气不足，脾胃虚弱，运纳失常。

治法：温阳益气通便。

处方：济川煎加减。

淡苁蓉 40g，全当归 30g，建泽泻 12g，生黄芪 15g，炙升麻 10g，炒枳壳 12g，黑芝麻 12g，炒莱菔子 12g，炒鸡内金 10g，酒大黄 3g，炙甘草 10g。7 剂。

药后便秘明显好转，经加减治疗 1 月余，痊愈。

学生体会

便秘是大便秘结不通，排便时间延长，或欲便而艰涩不畅的一种病证。

老师认为：便秘与脾胃、肾、肝关系密切。其病因有燥热内结，津液不足；情志失和，气机郁滞；劳倦内伤，身体衰弱，气血不足等。

老师认为：便秘者当分虚实，实者因热、因气所致；虚者又有气虚、血虚、阴虚、阳虚之不同。

老师认为：因热者，可用麻子仁丸，润肠泄热，行气通便；因气者，可用六磨汤顺气行滞；气虚者，可用黄芪汤或补中益气汤益气润肠；血虚者，可用通幽汤养血润肠通便；阴虚者，可用增液汤增液润肠；阳虚者，可用济川煎温阳通便。

老师阅授

上举病案，是属肾阴阳两虚、气虚综合病因引起的便秘，所用处方名济川煎，本方为虚人便秘所设，原方记载，肾阳虚者适用。分析该方组成，不难理解，只要变化其中药味的用量，再随之加减，可治肾阴虚、阳虚、气虚诸多虚人便秘，老年便秘更为适宜。我用该方重用淡苁蓉，针对肾阴阳两虚，取其润通，若阳虚病变，重用黄芪，方中升麻用意奥妙，提升中气，间接通便，对脾虚者更为有益，因脾主升，中医理论

"顺其性即为补"，中医理也。阴虚便秘可加滋阴润便之品，利尿药如泽泻可减量或弃之。本方应用只要辨证清楚，随证加减，临床应用既有广泛性，又有理想疗效，望进一步临证观察。

五、肾系病证 15 则

（一）病案举例 1

张某，男，34 岁。北京松下控制装备公司。

主症：腰痛 1 ～ 2 年。近一两年，患者自觉腰酸痛，腿软，乏力，手足心热，记忆力减退，口苦，夜半咽干，阴囊潮湿，伴有早泄、遗精、轻度阳痿，大便稀，一日一行，小便正常。

舌脉：舌苔薄黄，脉沉细。

辨证：肾阴阳两虚，重责于阴。

治法：补肾强腰。

处方：熟地黄 30g，败龟甲 30g，菟丝子 20g，覆盆子 20g，锁阳 30g，青皮、陈皮各 10g，怀牛膝 15g，炒知母、炒黄柏各 10g，生黄芪 15g，当归尾 12g，补骨脂 30g，穿山龙 20g，石见穿 20g，炙甘草 10g。7 剂。

二诊：药后腰痛好转，手足心热好转，现仍腰酸胀，口苦，纳可，大便稀，一日一行，小便调，苔薄白，脉沉细。上方将覆盆子加量至 30g，7 剂。

三诊：药后腰酸胀痛明显好转，遗精早泄有所减轻，纳可，二便正常。苔薄白根微黄，脉沉细滑。

处方：上方将熟地黄加量至 40g，另加山萸肉 15g，桑寄生 30g。14 剂。

后经治疗，腰痛消失。

学生体会

腰痛是指以腰部疼痛为主要症状的一类病证，可表现在腰部的一侧或两侧。因腰为肾之府，故腰痛与肾的关系最为密切。《丹溪心法·腰痛》云："腰痛主湿热、肾虚、瘀血、挫闪、有痰积。"《七松岩集·腰痛》："然痛有虚实之分，所谓虚者，是两肾之精神气血虚也，凡言虚证，皆两肾自病耳。所谓实者，非肾家自实，是两腰经络血脉之中，为风寒湿之所浸，闪肭锉气之所碍，腰内空腔之中，为湿痰瘀血凝滞不通而为痛。"

老师认为：腰痛从病因分，有寒湿腰痛、湿热腰痛、瘀血腰痛、肾虚腰痛。寒湿腰痛治宜散寒行湿，温经通络，方用肾着汤加减。湿热腰痛治宜清热利湿，舒筋止痛，方用四妙丸加减；瘀血腰痛治宜活血化瘀，理气止痛，方用复元活血汤或身痛逐瘀汤加减；肾虚腰痛治宜补肾强腰止痛，偏阴虚者，用大补阴丸加减，偏阳虚者，用五子衍宗丸加减。

老师阅授

所举病例属肾阴虚者，老师取方大补阴丸加味治疗。老师所用上方名曰大补阴丸，而方义却大不相同。丹溪制大补阴丸重用黄柏，主治以泻火为主，滋阴为辅。上举病例是以阴虚为主，相火为辅，生地黄、龟甲用量甚大，取其大补肾阴。腰为肾之府，肾虚腰痛，肾主骨，肾虚则骨胫无力，中医理也。对其主症，主药用量大，取其量大力宏、力专。所以，取得理想疗效。对肾虚外夹风寒湿者，增入祛风湿通络之品，用此方屡治屡效。

（二）病案举例 2

谢某，女，42岁。主诉：尿热10余天。现病史：10余天前无明显诱因出现尿热，尿频量少，乏力，胸脘堵闷，善太息，困倦思睡，纳呆，思热饮，心烦易急，大便不畅，恶风。舌淡红苔黄白，脉沉滑。理化检查：尿常规：白细胞（5～9）×10^9/L，红细胞（3～5）×10^{12}/L，尿蛋白（-）。辨证分析：患者因饮食不节，过食肥甘厚腻，致使素体内蕴湿热，复因起居不节，而发为本病。湿热下注膀胱，则尿热，尿频量少。湿热内蕴，脾运失调，则乏力，胸脘堵闷，善太息，困倦思睡，大便不畅，纳呆。脾运失调，肝脾失和，则心烦易急。舌苔黄白，脉沉滑，亦为湿热之象。立法：清利湿热。诊断：中医：淋证（湿热内蕴）。西医：泌尿系感染。方药：生薏苡仁15g，北杏仁10g，广砂仁6g，飞滑石15g，白通草10g，广藿香10g，广佩兰10g，紫苏梗12g，法半夏15g，忍冬藤20g，淡竹茹12g，淡竹叶6g，大腹皮12g。水煎日1剂，服7剂后，尿热、尿频消失，乏力、困倦减轻，纳食正常，大便日一行。理化检查：尿常规（-）。

学生体会

淋证系指以小便频急，淋沥不尽，尿道涩痛，小腹拘急，痛引脐中为特征的一种病证。淋证之名，首见于《内经》，有"淋""淋溲""淋满"等病证。

淋证的病位在肾与膀胱，其病因以湿热为主，湿热邪气蕴结膀胱，气化失司，水道不利而发为本病。若湿热邪毒客于膀胱，小便灼热刺痛，则为热淋；膀胱热盛，热伤阴络，迫血妄行，则为血淋，湿热久蕴，煎熬水液，尿液凝结，聚为砂石，则为石淋；湿热稽留，阻滞络脉，脂液不循常道，渗于膀胱，则为膏淋。

三仁汤出自《温病条辨》，组成：杏仁9g，白蔻仁9g，薏苡仁18g，厚朴9g，通草6g，滑石18g，半夏12g，竹叶6g。功用：清利湿热，宣畅气机。主治：湿热留连三焦，湿胜热微，头痛身重，胸闷腹胀，不饥不渴，午后身热，面色淡黄，舌苔白，脉濡等。方中杏仁苦辛开上以通利上焦肺气，肺气宣通，则在肌表部分之湿邪可去，白蔻仁辛苦芳香以化湿舒脾，去中焦湿邪，薏苡仁甘淡寒以渗利湿热于下焦，使湿从小便而出，三药合用，宣上、畅中、渗下以解三焦之湿热，均为主药；厚朴、半夏运脾除湿，行气散满以加强白蔻仁运中化湿之力，为辅药；滑石、通草、竹叶清热利湿，以增强薏苡仁渗下清热之功，为辅佐药。各药合用，则辛开肺气于上，芳香化浊于中，甘淡渗湿于下，故能宣畅三焦，疏利气机，上下分消，湿化而热清。本方是治疗湿温初起，湿重于热的常用方剂，不仅用于夏日湿温感冒、急性胃肠炎等证，亦可用于肾盂肾炎急性发作等属于湿重于热者。张老师以三仁汤清利下焦湿热，加藿香、佩兰等以加强除湿化浊之力。张炳厚老师辨证精细，遣方合理，用药讲究，疗效显著，令人赞叹。所有这些与其深厚的中医基本功有关。张老师所开具的每一张方子，都有前人的效方作基础，但不拘泥于前人之方，灵活变通是其疗效高的关键。

老师阅授

淋病属于常见病，分属于两大类，教科书分为五淋，五淋并不能概括。我临床观察，湿热合证较多，而未在其列，而临床见症很多。虚淋主要与肾、脾胃关系密切，脾不升可致，肾阳虚可致，肾阴虚者每每夹热，阳气虚者尿频而无热痛，尿多呈白色，有热者症见尿频黄热急，此乃热迫水行故也。湿热淋日久必伤阴，原因在于湿耗津液而成。湿多损阴，热邪在身即伤阴，所以湿热淋，发病不久即不同程度导致阴虚，以成虚实夹杂，中医辨证两种病邪以上合病或累及两个以上脏腑致病者，都要全力辨出以孰为主，立法选方才能有佳效。如湿热一证，热甚者用三石汤，湿盛者用三仁汤。然湿热日久也可损气造成气虚湿热偏盛。淋病症在膀胱，而膀胱与肾相表里，所致阴虚多为肾阴虚，所以我治淋证病情稍久，辨为夹虚者都注重补肾阴，如生地黄、熟地黄、玄参、山萸肉为常用之品。

治湿热淋我自拟一处方，萹蓄、石韦、白茅根、飞滑石、生甘草、淡竹叶，阴虚者加补阴药，淋病尿频，24小时在15次以上者，2天服3剂；20次以上，1日服2剂。个别淋证出现阳虚者，附子、肉桂各从3g递加，部分患者尿频急痛，兼有小腹凉，可加肉桂10g。另有心火旺，因心与小肠相表里，即心移热于小肠，导赤散是公认之方，我临床只用川黄连、淡竹叶。因肝胆主一身之疏泄，疏泄不利也可导致淋病。教科书气淋分成两类，一属气虚，可用补中益气汤类；一属气郁，即肝胆失其疏泄，我常用疏肝利胆之药，治疗此类淋证效佳，自拟疏肝利胆汤，方剂组成：茵陈、枳壳、木香、砂仁、柴胡、黄芩、川楝子、延胡索、郁金、青皮、陈皮、厚朴、杭白芍各20g以上，川楝子30g。

淋病日久可出现血热，此时酌加焦山栀、粉丹皮。用治湿热淋药多为苦寒，亦用生甘草，清心利尿，调节口感。二用补阴药避其伤阴。

（三）病案举例 3

周某，男性，58岁。

初诊：患者左腰连及左腹部剧痛 1 天。患者昨日晚间饮冷饮后出现左侧腰部连及左腹剧痛，并向左侧大腿根部放射，以胀痛为主，痛时欲大便，随后出现肉眼血尿，曾有尿频、急、痛、热，痛时大汗出，伴口干口苦，恶心，夜寐不安，烦躁，大便次数多，3～4 次，不干。此次发作前曾有数次发作，曾在同仁医院做双肾 CT、静脉肾盂造影、腹部平片均未见异常，查尿找肿瘤细胞、尿沉渣找抗酸杆菌、尿细菌培养均阴性，血生化肾功能正常，尿常规示：肉眼血尿、镜下 RBC 数多。未能明确诊断。舌红苔白黄厚，脉沉弦细。

辨证：下焦湿热，迫血妄行。

治法：清利下焦，活血通络。

处方：净桃仁 6g，南红花 6g，芒硝 6g，川桂枝 10g，酒大黄 3g，菟丝子 30g，生地黄炭 15g，花蕊石 10g，古京墨 3g，飞滑石 15g，生甘草 10g。4 剂。

医嘱：药后可能血尿增多，也可能出现腹泻，均为服药后正常反应，勿害怕，可继续服药。

二诊：药后腰痛略减轻，仍感阵发左腰腿胀痛，伴左腹部胀痛，疼痛以夜间为主，左大腿根部发胀，尿呈浓茶色或洗肉水色，未出现鲜血样尿，恶心，口干不欲饮，口苦，大便日 7～8 次，稀。舌红苔白微黄厚，脉弦滑。

处方：润玄参 30g，建泽泻 30g，大生地黄 15g，炒川楝 30g，醋延胡索 10g，五灵脂 10g，炒蒲黄 6g，赤芍、白芍各 10g，炙甘草 10g，檀香木 10g，制乳香、制没药各 10g，紫丹参 15g，川黄连 10g，飞滑石 20g。7 剂。

三诊：药后腰、腹、腿疼痛未再发作，肉眼血尿消失，恶心已除，现轻度腰酸，眼皮发胀，口干口苦，尿色黄，大便一日一行，水样便。今日尿常规：BLD（＋），余（－）。双肾 CT：右肾外缘欠光整，可见局限性突起。印象：右肾外缘局限性隆起。舌质红苔薄黄，脉弦滑。

处方：上方加炒白术 30g，8 剂。

学生体会

尿血，古今医家多从实、虚两方面论治，虚证者多从脾、肾两脏论治；实证者多认为是下焦热盛，热结膀胱，其热又分为外因乃太阳、阳明传经之热结于下焦，内因乃心、肝之热结于下焦。治法虚者补益止血；实者清热凉血止血。

张炳厚老师在治疗时，既用前人之经验，又不泥于古人之成见，往往在临证时根据四诊结果，辨证论治，而取得奇效。

本例患者发病急，有肉眼血尿，并有尿频、急、热、痛，口干口苦，舌红苔黄白厚等，以上说明患者下焦有热；同时患者有左侧腰、腹剧烈疼痛，疼痛局限，拒按，胀痛，以上说明患者有瘀血；张老师认为本例患者瘀热互结于膀胱，此乃古人所谓膀胱蓄血之证，故而一诊之时，张老师取仲景桃仁承气汤攻下瘀热，兼以凉血止血，正所谓旧血不去、新血不生、瘀热不除。二诊时患者瘀热互结已缓解，张老师认为桃仁承气汤攻下瘀热力大，宜中病即止，以免伤正，加之患者腹痛以夜间为主，故而改以导火汤（《辨证录》）、金铃子散、失笑散、丹参饮、活血效灵丹等继清瘀热。至三诊时，患者瘀热渐清，故而疼痛、尿血止，但仍有余热未清之象，遂继以前方清解瘀热，加炒白术健脾以防伤胃。

本例患者的治疗取得了非常满意的效果，充分体现了张老师认证准确，选方用药胆大心细的特点；而且张老师在此证的治疗上又有独到的见解。张老师认为尿血之实证，除有热结于下焦之外，还有瘀血阻滞，造成瘀热互结，而发此证，因此治疗上既要清热，又要祛瘀，即所谓通因通用，单独清热或者单独祛瘀均不能使疾病向愈。同时用药要注意分寸，一定要中病即止，以免伤正而发生变证。

老师阅授

本例虽为肉眼血尿，曾有尿频、急、痛、热等症，看似膀胱湿热，小便不利，但细审其症，尿频、急、痛、热症愈而尿血不止，加之腹腰剧痛拒按，小便仍利，非为膀胱蓄尿，考虑膀胱蓄血，瘀血阻络，血不归经，故见肉眼血尿。遂选方桃仁承气汤活血化瘀，药后肉眼血尿明显好转，腰腹剧痛拒按减轻，但腰腹痛变为主症，遂用小方汇（金铃子散、失笑散、丹参饮、活络效灵丹，但其疼痛夜间明显，又选用《辨证录》中导火汤）治疗，仍以活血化瘀止痛为主，药后血尿除，腰腹痛愈。本例治疗属于通因通用，即尿血不止血，反活血，反映出中医辨证之精确，治疗之独特。希望重温膀胱蓄血和膀胱蓄尿的内容。

小方汇，我受之于刘渡舟老师，刘老说，凡腹痛较剧，查不明因，可用此方一试，此方比如沙子枪，一打一片，总有中病者，但我研究此方，总属沙子枪，但均为活血化瘀止痛药，临证凡遇瘀血所致的腹痛，每选用都有佳效。因血瘀多导致气郁，症见掣痛兼有胀症，我合入四逆散，效果每每显赫。

（四）病案举例 4

张某，男，39 岁。山东寿光市现代小区。

主症：尿频、尿热 8 年。会阴部时有酸胀，夜尿频，4～5 次/夜，腰酸腿软，手足心热，小腹发凉，阳痿早泄，纳食正常，眠安，大便调。既往有前列腺炎史 8 年，前列腺液：白细胞 3～5 个/HP。

舌脉：舌苔淡黄厚，脉弦滑。

辨证：肾阴阳两虚，下焦湿热，膀胱气化不利。

治法：补肾，清热利湿。

处方：炒苍术 12g，炒知母、炒黄柏各 6g，夏枯草 12g，焦山栀 6g，飞滑石 15g，生甘草 12g，败龟甲 30g，生地黄 20g，土茯苓 30g，败酱草 15g，肉桂 6g，补骨脂

12g，锁阳 30g，桑螵蛸 12g，萹蓄 15g，瞿麦 15g。7 剂。

二诊：药后患者尿频、夜尿增多减轻，夜尿 2 次，阳痿早泄好转，纳食好，大便正常。舌苔淡黄厚，脉弦滑。

处方：上方去补骨脂、锁阳、瞿麦，加覆盆子 30g，川黄连 10g，萹蓄加量至 20g。14 剂。另干荷叶煮鸡蛋 1 日 1～2 枚，长服。以巩固疗效。

学生体会

前列腺炎属于中医淋证范畴，初发多由于湿热下注，如失治或误治，则使病情迁延，必将影响及肾，导致肾阴亏虚，进而导致肾阳不足。此例患者即由于长时间治疗不愈，导致肾阴阳两虚。老师以二妙丸加知母、夏枯草、焦山栀、飞滑石、生甘草、萹蓄、瞿麦清热利湿以治其标，土茯苓、败酱草清热解毒，桑螵蛸补肾缩尿，以大补阴丸加锁阳、肉桂、补骨脂补肾以治其本，全方标本兼治，故有佳效。二诊取一单方荷叶煮鸡蛋以固本培元，以期取得长远效果。

老师阅授

前列腺炎属中医何病范畴，医籍无载，据老师观察，肾阴虚，下焦湿热者居多，治疗十分棘手。老师在《柳选四家医案》中偶晓病机，书中说其病机主要是"忍精不泄，败精蓄积，生湿化热"而得，观后觉得很有道理，40 年临证询问本病因得以证实。根据中医辨证我创出经验方，方剂由大补阴丸合三妙加味而成，方中黄柏清热，苍术燥湿，地黄、龟甲填补肾阴，土茯苓、败酱草、滑石清热化浊，此方随证加减，疗效尚好，望赵凯声医师继续临床观察，应用发挥，以便提高疗效。

本病虽有尿频、尿热、尿浊等热证，部分病人反兼小腹冷胀，此为丹田阳气不足，无以气化，需加肉桂 6～10g，临床观察立起佳效。

（五）病案举例 5

刘某，女，48 岁。

主症：耳鸣半年。半年前人流后出现耳鸣，声细，时有时无，平素神疲倦怠，面色少华，心悸短气，眠差易醒，纳呆食少，大便偏干，小便正常。血压：90/60mmHg。

辨证：脾胃不足，气血两虚，耳窍失养。

治法：健脾养血，濡养耳窍。

处方：益气聪明汤加减。

生黄芪 50g，潞党参 30g，炒白术 15g，杭白芍 20g，粉葛根 30g，炙升麻 15g，炒黄柏 6g，炙甘草 12g，大川芎 30g，全当归 20g，醋柴胡 15g，大枣 10 枚。7 剂。

二诊：药后耳鸣减轻，神疲倦怠好转，腰酸痛，夜半咽干，二便正常。

加减：上方加生地黄、熟地黄各 30g，败龟甲 30g，炒知母 6g，继服。

学生体会

耳鸣是听觉异常的症状。以病人自觉耳内鸣响，如闻潮声，或细或暴，妨碍听觉为特点。

老师认为：耳鸣与肝、胆、脾、肾有关。《医林绳墨·耳》云："耳属足少阴肾经……肾气不足则耳鸣。"《灵枢·口问》云："故上气不足，脑为之不满，耳为之苦鸣。""耳者，宗脉之所聚也，故胃中空则宗脉虚，虚则下溜，脉有所竭者，故耳鸣。"《济生方·耳治论》云："喜怒忧思，得以内伤，遂致聋聩耳鸣。"肾气不足、脾胃虚弱、脾胃湿热、情志失调等皆能导致耳鸣。

老师认为：辨治耳鸣，当分虚实。新发者多实，久者多虚；凡暴鸣或声大者多实，渐鸣而声细者多虚。耳痛耳痒者，多为有热。

老师认为：治疗时，凡肝胆火盛者，多用龙胆泻肝汤加减；痰火郁结者，可用温胆汤加减；肾精亏虚者，可用大补阴丸合耳聋左慈丸加减；脾胃虚弱者，可用益气聪明汤加减。

老师阅授

耳鸣临床多见，病因颇多，治疗棘手，又往往是两个以上病因所致，辨证必须详准，方能取得佳效。

上例所指耳鸣，辨证为脾胃气虚所致，理论依据为《东垣书十种》："脾虚则九窍不通。"病机是脾为气血生化之源，脾虚则气血生源匮乏，不能荣养七窍，则七窍不通，故出现七窍症状。盖耳为肾之窍，所以耳鸣往往兼有不同程度的肾虚，可在方中加入补肾药，多取枸杞子、熟地黄等为用。脾虚之耳鸣症中，见病虽不多，但确属脾虚所致，用东垣益气聪明汤，往往取得捷效。益气聪明汤顾名思义，有耳聪目明之用，希望赵凯声医师临证遇此类耳鸣，多加验证，深入辨证论治，随证加减，以提高疗效，提高水平。

（六）病案举例6

王某，女，55岁。呼家楼北街。

主症：自汗1年，服用发汗药引起，动则汗出，畏风寒，乏力，头晕目眩，周身麻木，手足麻木严重，心悸短气，下肢发凉，双足浮肿，时有胃痛，易感冒，腰痛如折，足跟痛，纳食正常，小便夜频3～4次/夜，大便干，3日一行，既往有糖尿病史10年，蛋白尿史2年。

舌脉：舌苔白黄，中厚，脉沉细。

辨证：脾肾两虚，重责于脾，营卫不调。

治法：补中气，滋肾阴，调和营卫。

处方：玉屏风散加减。

生黄芪 60g，炒白术 20g，青防风 10g，潞党参 30g，熟地黄 20g，败龟甲 20g，炒酸枣仁 20g，麻黄根 10g，浮小麦 10g，炙甘草 10g，大枣 6 枚，生姜 3 片。7 剂。

二诊：药后汗出明显减轻，诸症好转，纳食正常，大便一日一行，夜尿 1～2 次。舌苔薄黄白，脉沉细。

处方：上方加五味子 12g，继服 7 剂。

药后诸症痊愈。

学生体会

自汗是指白昼时时汗出，动辄益甚者称为自汗。是由于阴阳失调，腠理不固，而致汗液外泄失常的病证。《丹溪心法·自汗》说："自汗属气虚、血虚、湿、阳虚、痰。"《景岳全书·汗证》云："自汗者属阳虚，腠理不固，卫气之所司也，人以卫气固其表，卫气不固，则表虚自汗，而津液为之发泄也，治宜实表补阳……然以余观之，则自汗亦有阴虚……"《医宗金鉴·杂病心法要诀·自汗盗汗总括》云："自汗表阳虚恶冷，阳实蒸热汗津津。"《医林改错·血府逐瘀汤所治之症目》说："竟有用补气、固表、滋阴、降火，服之不效，而反加重者，不知血瘀亦令人自汗、盗汗，用血府逐瘀汤。"综观古人所云，自汗当有以下诸证：卫气不足，肺卫不固；营卫不和；邪热郁蒸；气阴两虚；血瘀化热等。老师在临证之时，每每通过四诊详查，总能抓住辨证之要点，从而有的放矢地选择治法、方药，药到病除。

老师阅授

自汗、盗汗属于常见多发病，中医理论对其有独特的认识。古今医籍对其病因、病机、治疗不乏内容。自汗的病机病因主要是阳气不足，表阳不固，汗液外泄，亦有夹火、夹湿、夹瘀者，适当增药便可取得明显效果。但医生临证见仁见智，效果不一。我取玉屏风散为主方，重用黄芪 40g 以上，白术 15g 以上，防风 10g 以上，效果不显者，更加党参或人参，大补元气，效果明显提高，用此方治本，还需治标、敛汗之品，如麻黄根、浮小麦、煅龙骨、煅牡蛎等。盗汗临床表现睡时出汗，醒时汗止，其病因病机多由阴虚甚，正常人睡眠时阳气入内，必有充足的阴液含蓄，使阳不外越，如阴液不足，不固阳气，不能得以含蓄，必外越，载津液外出，发为盗汗。治疗必须大补阴液，补水涵阳，才能达到理想效果。我临床习惯用秦艽鳖甲散，或另加酸枣仁、山茱萸等养阴药，效果理想。另得一单方，山茱萸 15～20g 另煎，卧前顿服，汤渣共尽，屡治屡验，效果十分理想。盗汗与肺、肾两脏关系密切，肺肾两虚者居多。自汗与肺、脾、肾关系密切，肾阳虚次之。因肺主一身之气，特别主表阳卫气，脾胃为气血之源，主通各脏腑之气，特别是肺气，所以益气固表者，多肺脾兼治，气虚久者内伤肾气，临床出现腰酸腿软，尿清而长等症，辨证后加用补肾阳药，我临床多用仙茅、淫羊藿。对盗汗、自汗希望赵凯声医师继续攻读相关医籍，结合临床，更须掌握老师的学术思想，用方用药经验，以继承发扬。

（七）病案举例 7

何某，男，44 岁。通州经委公司。

主症：发现肾功异常半年。患者原有糖尿病，为治疗糖尿病而自服一偏方，后出现肾功不全。症见：疲乏无力、阵发头晕、腰酸腿软、足跟痛、手足心热、尿量减少、双下肢浮肿，记忆力减退、夜半咽干、耳鸣、夜尿增多，恶心、纳食正常，大便一日一次，小便色黄，夜尿 3 次。查尿常规：尿糖（+），尿蛋白（++）。肌酐 282.6μmol/L，尿素氮 20.2mmol/L，血红蛋白 92g/L。血压：105/80mmHg。有糖尿病史。

舌脉：舌苔薄黄根少苔，脉细数。

辨证：脾肾两虚，膀胱气化失常。

治法：补肾健脾，通利膀胱。

处方：生地黄、熟地黄各 30g，败龟甲 30g，炒知母、炒黄柏各 10g，锁阳 30g，怀牛膝 20g，生黄芪 30g，制黄精 30g，太子参 30g，炒苍术 15g，茯苓皮块各 20g，润玄参 20g，青皮、陈皮各 10g，川桂枝 10g，杭白芍 15g，草决明 30g，瓜蒌皮 15g。7 剂。

二诊：药后患者精力转佳，乏力缓解，胸闷减轻，手足心热缓解，下肢浮肿减轻，纳食可，大便一日两次，夜尿两次。舌脉同前。

处方：上方去瓜蒌皮、川桂枝，改炙黄精 40g，败龟甲 40g，加熟附片 5g，寸麦冬 40g，继服 7 剂。

后经加减治疗 1 月余，复查血：肌酐 219.4μmol/L，尿素氮 16.35mmol/L，血红蛋白 106g/L。症状好转，现继续治疗。

张某，男，41 岁。市公安局。

主症：发现肾衰竭 1 年余。症见：眼睑浮肿，尿量少，疲乏无力，腰酸腿软，阴囊潮湿，足跟痛，夜半咽干，眠差多梦，纳食不香，大便一日 2～3 次，小便黄，夜尿 1 次。

查肌酐 689μmol/L，血红蛋白 92g/L。

舌脉：舌苔淡黄厚，脉弦滑。

辨证：脾肾两虚，膀胱气化失常。

治法：补肾健脾，清热利尿。

处方：茯苓皮、茯苓块各 20g，炒白术 40g，川桂枝 12g，炙甘草 30g，生黄芪 80g，熟附片 10g，石韦 40g，萹蓄 15g，桑白皮 20g，生地黄、熟地黄各 20g，益母草 30g，败龟甲 40g，炒酸枣仁 50g，柏子仁 40g，车前子 30g，全当归 20g。7 剂。

经加减治疗 2 月余，复查肌酐 528μmol/L，血红蛋白 103g/L，诸症状缓解，现正继续治疗。

学生体会

慢性肾衰竭一证，无论从中医还是现代医学来说，都属于疑难病，西医到目前还没有好的治疗办法，中医则属于仁者见仁、智者见智，但疗效亦不确切。我在跟师临证之时，发现老师在治疗此证之时，疗效显著。

从以上两例患者可以看出，慢性肾衰竭患者辨证多为脾肾两虚型，老师在治疗时，多采用《丹溪心法》之大补阴丸加参、芪来补肾阴健脾，并重用龟甲，同时依据"阴中求阳、阳中求阴"的理论，加用少量附片以振奋阳气来达到生阴的目的。在有水肿时，则加用苓桂术甘汤以利水。经过治疗后都取得了比较满意的效果。

老师阅授

肾衰竭属中医虚劳范畴，其病属大病重证，除肾本脏病可引起外，他脏病也可以引起。

上举病例属糖尿病合并肾病导致肾功能不全，辨证治疗时需糖尿病和肾衰竭两者兼顾，但辨证时要综合临床症状表现是以孰为主，如以腰酸腿软、失眠多梦、头晕目眩等肾虚证为主者，应从肾治。治肾时应辨明是肾阴虚还是肾阳虚。糖尿病（消渴）临床以阴虚有火者居多，合并肾衰就导致肾阴虚者居多。我临床多用朱丹溪的大补阴丸为主方，随症加减，但必须兼顾糖尿病，我多取黄精、玄参等养阴，少佐太子参补气，其力微而不燥，免其伤津。糖尿病也有少数属阳虚者，应从阳虚论治，不能胸有成见，一见糖尿病就认为阴虚有火，此脱离了中医辨证施治的基本原则。我治阳虚者用附子、肉桂，以大量黄芪加入养阴药中，是其阴中求阳也，符合中医理论。

（八）病案举例 8

胡某，男，78 岁，患慢性肾衰竭 9 年，一直用非透析疗法治疗。9 年来肌酐由 400μmmol/L 左右逐渐升至 709μmmol/L。同时患者出现明显的消化系统症状，由食欲减退发展至恶心呕吐，胃脘堵闷，自述食不下行，口苦便秘，气短乏力，舌淡苔白，脉沉细数。该患者用济生橘皮竹茹汤加味治疗。方药组成：广陈皮 20g，淡竹茹 20g，云茯苓 15g，炙枇杷叶 15g，麦门冬 20g，潞党参 15g，炙甘草 10g，焦三仙各 10g，半夏曲 20g，干荷梗 12g，法半夏 10g，生姜 15g，酒大黄 6g。服药 1 周后其食欲明显好转，恶心消失，每日可进主食 5 两及一些副食。至今患者除用常规的一些非透析疗法治疗外，一直服用此方加减已 3 年余，患者病情稳定，肌酐维持在 600～700μmmol/L 之间。生活可以自理。

学生体会

济生橘皮竹茹汤是用以治疗气阴俱虚有虚热，气逆不降而致呃逆、呕吐、不食的方子，具有降逆止呕，和胃清热的功效。方中橘皮行气和胃、竹茹清热安胃，二者大量使用同有止呕之功，共为君药。党参补气扶正，麦冬滋养胃阴，与橘皮合用，行中有补，共为臣药；枇杷叶助竹茹清胃热，半夏、云茯苓配橘皮化痰健脾和胃止呕共为佐药。甘草助党参益气和胃为使药。张炳厚老师辨证精细，遣方合理，用药讲究，疗效显著，令人赞叹。所有这些与其深厚的中医基本功有关。张老师所开具的每一张方子，都有前人的效方作基础，但不拘拟于前人之方，灵活变通是其疗效高的关键。

老师阅授

治疗肝胃不和、胃气上犯用橘皮竹茹汤者甚少，本方是在麦门冬汤的基础上加橘皮、竹茹、赤茯苓、枇杷叶，去粳米而成，医者清楚麦门冬汤是治胃阴虚弱、火气上逆的方剂，所以本方治肝胃不和者是属肝气郁滞，胃阴虚弱，临床见症不多，或医者见症辨证不清，所以医者见临床用此方者少。本方取得疗效，更加清楚地说明中医用法用方必须在辨证准确的前提下，证法才丝丝入扣，方能取效。提醒学子，辨胃阴虚，要着重舌诊。胃阴虚者，多舌苔少或舌中少苔。其他如胃脘灼热，口苦便秘，脉细数，也是必察之证。中药用量是不传之秘，本例辨证为肝失疏泄，胃阴不足，所以重用陈皮、麦冬各20g，余药均一般用量。

（九）病案举例9

王某，男，33岁。

主症：阴囊疼痛1年余，1年前节育手术后阴囊痛，小腹及腹股沟疼痛，坠痛，冷痛，劳累加重，有附睾炎病史，腰痛，尿黄，舌苔黄白厚。

辨证：肝肾虚寒。

立法：补肾暖肝止痛。

方药：暖肝煎加减。

炒小茴香15g，肉桂10g，广木香6g，台乌药12g，熟附片6g，枸杞子10g，云茯苓20g，全当归12g，盐橘核10g，盐荔枝核10g，熟祁艾15g，制乳香、制没药各10g，杭白芍30g，炙甘草20g，炒川楝20g，醋延胡索10g。水煎服，7剂。

患者服药后阴囊冷痛、下坠感明显减轻。

学生体会

暖肝煎源于《景岳全书》，原方组成：当归二三钱（6～9g），枸杞三钱（9g），小茴香二钱（6g），肉桂一二钱（3～6g），乌药二钱（6g），沉香一钱（或木香亦可）（3g），茯苓二钱（6g）。主治：肝肾虚寒证。睾丸冷痛，或小腹疼痛，畏寒喜暖，舌淡苔白，脉弦沉迟。功用：温补肝肾，行气止痛。方中小茴香味辛性温，暖肝散寒，理气止痛。肉桂辛甘大热，温肾暖肝，散寒止痛。二药共为君药。乌药、沉香皆辛温之品，行气散寒而止痛。当归辛甘温，养血补肝。枸杞子甘平，补养肝肾。四药共为臣药。茯苓渗湿健脾，为佐药。生姜温散寒凝，为使药。本方适用于肝肾阴寒，气机阻滞之少腹疼痛，疝气痛。以睾丸或少腹疼痛，畏寒喜温，得温痛减，舌淡苔白，脉沉迟为证治要点。若寒甚者，加吴茱萸、干姜等以增其温中祛寒之功；腹痛甚者，加香附行气止痛；睾丸痛甚者，加青皮、橘核疏肝理气。精索静脉曲张、腹股沟疝、鞘膜积液等属肝肾虚寒者，可加减用之。

张老师认为暖肝煎证治乃因肝肾不足，寒客肝脉，气机郁滞所致。阳虚则不能御邪，寒从下受。寒为阴邪，其性主凝敛收引，寒邪内盛，肝脉失和，气机运行不畅，故见睾丸冷痛，少腹疼痛诸症。治宜暖肝温肾，行气止痛。若证属实热，见阴囊红肿热痛者，切勿使用。

张老师认为暖肝煎的特色为：温补肝肾以治其本，行气祛寒以治其标，使下元得温，寒凝得散，气机通畅，则睾丸、少腹疼痛诸症自解。

老师阅授

所举病例属中医寒疝范围，是肝经虚寒、血脉不通，当暖肝通经以缓其痛，老师在此辨证基础上，常用暖肝煎加味，往往取得理想效果。但肝病治疗较为棘手，不可能药到病除，需较长期治疗，随证加减。暖肝煎出自《景岳全书》，已属经验名方，我用此方多加橘核、荔枝核，寒甚者加附子，本方重用川楝子，疏肝理气通络，是我用本方的一大特点，临床观察川楝子用量大了解决病痛显然不同一般。足厥阴肝经绕阴器，夹少腹，所以本病已属肝病范畴，本病寒证较多，亦有肝经湿热，肝经癥瘕，需用龙胆泻肝汤清肝胆湿热，只要辨证清楚，此方会有良效。本病也有因肝气郁滞者，可用解肝煎治疗。在本证辨证过程中，需咨询睾丸痛是否为坠痛，抑或向上抽痛，两者病因皆属肝寒，但坠痛者须加醋柴胡疏理升提肝气，用升麻轻清上升，提举中气。总之，临床辨证须要细腻，药随症变，才有佳效。

（十）病案举例 10

王某，男，41岁。公交第一客运分公司。

主症：盗汗一年，伴腰酸痛，夜半咽干，脱发，记忆力下降，阴囊潮湿，手足心热，早泄，举而不坚，持续时间短，纳食正常，小便正常，大便偏干。

舌脉：舌苔薄黄白，脉沉细数。

辨证：肾阴虚，阴虚火旺，肾府失养。

治法：滋阴清热，强腰壮骨。

处方：生地黄、熟地黄各25g，败龟甲25g（先煎），炒知母、炒黄柏各10g，锁阳30g，秦艽15g，怀牛膝30g，川续断30g，全当归20g，淡苁蓉30g，大川芎15g，广陈皮10g，穿山龙15g，石见穿15g，炙甘草12g，三七面3g（冲），山萸肉15g（单煎）。7剂。

患者经服上方7剂后，盗汗明显减轻，腰痛缓解，夜半咽干好转；后又予上方加减治疗，3周后盗汗消失，腰痛不明显，手足心热消失；两个月后早泄、阳痿症状明显改善。

学生体会

盗汗是指寐中汗出，醒来自止者。《三因极一病证方论》对自汗、盗汗做了鉴别。《丹溪心法·盗汗》说："盗汗属血虚、阴虚。"《景岳全书·汗证》认为盗汗属阴虚，但盗汗亦有阴阳之证，不得谓盗汗必属阴虚。《医林改错》又对血瘀导致盗汗做了补充。

张老师在总结前人论述及临证经验的基础上，认为：盗汗，临床以阴虚为多，而以肾阴虚最为常见，且易伤及阳气，致阴阳两虚。多因房劳过度、亡血失精，或邪热耗阴，以致阴精亏虚，虚火内生。白天阳在外，阴在内，阴尚能安；夜间阳入阴分，阴液被扰，不能涵阳，虚阳夹津外越，发为盗汗。故治疗当以滋阴清热潜阳敛汗为主。其辨证要点为：盗汗，五心烦热，夜半咽干，腰酸腿软，耳鸣，脑鸣，足跟脚底疼痛，记忆力减退，脱发，易感冒，阴囊潮湿瘙痒，兼阳虚者可见阳痿，早泄，举而不坚，性生活持续时间短等，舌红少苔或欠津，脉细。方药以大补阴丸加味，并配合山萸肉单煎另服，临床上取得了极其显著的效果。

老师阅授

"盗汗"病因，属阴虚。就脏腑而言，肾阴虚为第一位，肺阴虚次之，心阴虚再次之。盗汗多发生在夜间或睡眠中。因睡眠时阳气内蓄，必有足够的津液含蓄阳气，一旦阴虚，不能含摄阳气，导致阳气外越，带津液外出发为盗汗。盗汗不已，阴液愈虚，与汗量多少、发病长短成正比。在辨证的前提下，即明确何脏阴虚，大补气阴至关重要。在补阴药中，注意取其酸味，酸者敛也。我治肾阴虚所致盗汗，重用大补元煎，加煅龙骨、煅牡蛎、五味子等敛剂。偶参考《景岳全书》记载山萸肉治盗汗，我多年依此实践，获得可喜效果。用法是山萸肉15g另煎，睡前连果实顿服，治此病屡治屡验。追其理，山萸肉补肾阴而味酸，补、敛合而奏效。肺阴虚致盗汗，我多用秦艽鳖甲汤，亦用山萸肉，也有佳效。心血不足者，以四物汤为主方，加炒酸枣仁、柏子仁，且予重量，再增敛肺气之品，效果很好。临床见症，有自汗、盗汗并见者，此为气阴两虚，应全力辨出气阴两虚以孰为主，侧重治之，方有捷效。请参考《景岳全书·汗证》。指导临床，冀取佳效。

（十一）病案举例 11

程某，男，29 岁。怀柔怀北站单身宿舍。

主症：腰酸痛 2 年，尿中有泡沫，夜半咽干，手足心热，咽痛，纳食正常，小便黄，大便不成形。早泄，阴囊潮湿。有慢性肾炎病史 2 年，无浮肿，查尿常规：尿蛋白（＋）。24 小时尿蛋白定量：0.78g。血肌酐 1.2mg/dL。血压 115/75mmHg。

舌脉：舌苔薄黄，脉沉弦细。

辨证：肾阴阳两虚，重责于阴，精微不固。

治法：补肾填精，固涩精微。

处方：生地黄、熟地黄各 30g，润玄参 20g，败龟甲 20g，炒知母、炒黄柏各 10g，锁阳 30g，广陈皮 10g，怀牛膝 30g，生甘草 15g，净蝉蜕 10g，南薄荷 12g，杭白芍 15g，全当归 12g。14 剂。

二诊：自服上方 1 个月，患者自觉腰痛明显减轻，咽干、手足心热、咽痛均好转，但近日感冒，头痛，牙痛，咽痛，无流涕，尿中泡沫多，大便稀，一日一行。舌苔淡黄厚，根有脱苔，脉弦细。

处方：金银花 15g，净连翘 15g，生地黄 30g，香白芷 10g，粉葛根 20g，生甘草 30g，大青叶 10g，醋延胡索 10g，肥知母 12g，生石膏 20g，川黄连 6g。7 剂。

三诊：药后感冒已痊愈，轻度腰酸痛，尿中泡沫减少，查尿常规：尿蛋白（±）。舌苔薄白，脉沉弦细。血压 130/90mmHg。

处方：生地黄、熟地黄各 25g，败龟甲 20g，怀牛膝 30g，桑寄生 20g，生杜仲 15g，润玄参 20g，秦艽 15g，生龙骨、生牡蛎各 20g，生石决明 30g，紫丹参 20g，怀山药 15g，广藿香 10g，广佩兰 10g，石韦 15g，瞿麦 15g，金毛狗脊 20g，香白芷 10g。14 剂。

患者经加减治疗近半年，症状完全缓解，血压正常，查尿常规：尿蛋白（－）。血肌酐 1.1mg/dL，临床治愈。

学生体会

慢性肾炎一症，针对中医、西医来说，都属于疑难病。老师在诊治此症之时，有自己独到的经验。老师认为，此症多为肾虚精微不固，虚热迫血妄行，膀胱气化失常水湿停聚所致。治疗时补肾为其基础，多用生地黄、熟地黄、败龟甲、桑寄生、杜仲、炒川断、锁阳、怀牛膝等药；如有虚热，则加用炒知柏、润玄参、粉丹皮等；膀胱有热则多加石韦、瞿麦、萹蓄、飞滑石；有血尿则多加当归、赤小豆、马齿苋、古京墨等，兼气虚则加生黄芪、潞党参。上例病人就是老师在辨证的基础上治愈成功的一例。

老师阅授

慢性肾炎属于中医水肿和腰痛范畴，关系到脾，因脾主运化；关系到肺，因肺为水之上源；关系到膀胱，因膀胱与肾相表里，为尿的最后通道。慢性肾炎就本病本脏——肾而言，有肾阴虚者，有肾阳虚者，有肾阴阳两虚者，以上诸脏腑都是中医辨证治疗慢性肾炎的必查必考之依据，所以说肾炎病在肾，兼与肺、脾、膀胱关系最为密切。

本例属肾阴虚，膀胱湿热，而湿热之邪与肾的关系更为密切，因为肾阴虚气化失常，导致湿聚水肿，而湿邪来源于津液，湿盛又可造成阴虚，肾阴虚产生虚火，而火又伤阴，也可导致肾阴虚，所以肾和湿热之邪是互为因果关系，治疗时必须标本兼治。

我治肾阴虚之诸病，多取朱丹溪之大补阴丸，临床疗效观察，大补阴丸补阴之力远胜于六味地黄丸，并有黄柏清肾之虚火。补肾之品临床用量需大，取其量大力宏，其中除地黄外，龟甲是补肾阴最峻而又平和不滋腻不伤脾之佳品，望以后在实践中加深体会。兼湿热者，我每用六一散、石韦或配瞿麦或萹蓄，以清膀胱之热；用白茅根凉血利尿；用败酱草、蒲公英清热解毒；对尿常规见红细胞为主者，我每用古京墨清心凉血止血，临床每每取得佳效。在病情询问过程中，必问咽喉是否红肿疼痛，有上症者必兼清利咽喉，除上举蒲公英、败酱草外，复取薄荷、蝉蜕、金银花、连翘等，旨在清肺热，治水之上源，保证肺降功能正常，小便自然通利。

（十二）病案举例12

徐某，男，50岁。

症见：腰膝酸软、耳鸣耳聋、盗汗、手足心热、牙龈痛、夜半咽干、舌红苔少、脉弦细数。

辨证：肝肾阴虚，虚火上炎。

立法：滋补肝肾。

方药：生地黄、熟地黄各30g，山萸肉20g，怀山药15g，云茯苓15g，炒知母、炒黄柏各12g，建泽泻12g，川续断30g，补骨脂20g，伸筋草15g，透骨草15g，穿山龙15g，石见穿15g，五灵脂10g，醋延胡索10g，炙甘草12g。7剂，水煎服。

药后患者腰膝酸软明显减轻、耳鸣减轻、盗汗消失、牙龈痛消失、夜半咽干减轻。

学生体会

张老师以知柏地黄丸加味治疗，获得明显疗效。

知柏地黄丸出自《小儿药证直诀》，原方组成：熟地黄240g，山萸肉120g，山药120g，泽泻90g，茯苓90g，牡丹皮90g。用法：研末，炼蜜为丸或作汤剂煎服。功效：滋补肝肾。主治：肝肾阴虚，虚火上炎所致腰膝酸软，头目眩晕，耳鸣耳聋，盗汗遗精，或骨蒸潮热，手足心热，消渴，虚火牙痛，舌燥喉痛，舌红苔少，脉细数。方中熟地黄滋肾填精，为主药；辅以山药补脾固精，山萸肉养肝涩精，称为三补。又用泽泻清泻肾火，并防熟地黄之滋腻；茯苓淡渗脾湿，以助山药之健运，牡丹皮清泄肝火，并制山萸肉之温，共为佐使药，谓之三泻。六药合用，补中有泻，寓泻于补，相辅相成，补大于泻，共奏滋补肝肾之效。加黄柏、知母加强其滋阴降火之力。

张老师在原方基础上加用川续断、伸筋草、透骨草、穿山龙、石见穿等强腰膝、通经络之品，加强了疗效，患者腰膝酸软等症明显缓解。

老师阅授

上举病例，证属肝肾阴虚、虚火上炎，主方为知柏地黄丸加减，知柏地黄丸出自《小儿药证直诀》，是迄今运用广泛的名方。本方同六味地黄丸、麦味地黄丸、归芍地黄丸、七味都气丸、杞菊地黄丸，合称地黄圆，是后世医家以钱乙为主，从《金匮要略》中的金匮肾气丸变化而来，地黄圆均为治肾阴虚之方剂。金匮肾气丸为治肾阳虚方剂，内虽有六味地黄内容补肾阴，加附子、肉桂是符合中医理论"阴中求阳"之宗旨。另有济生肾气丸，是金匮肾气加牛膝、车前子而成，较金匮肾气丸多有利湿之品，适于肾阴虚小便不利兼水肿等症。成药中的金匮肾气丸实为济生肾气丸，而桂附地黄丸才为真正的金匮肾气丸。

六味地黄丸治疗肾阴虚兼有脾胃虚者，所谓三补三泻，实为名方，常服补肾阴有佳效。知柏地黄丸治疗肾阴虚兼有湿热者，麦味地黄丸治肺肾阴虚，杞菊地黄丸治肝肾阴虚、肝风上扰，归芍地黄丸治肾阴虚、肝血不足者，七味都气丸治肾阴虚而引起的咳嗽。地黄圆诸方虽多为两味之别，功能主治各异，需认真体会，用于临床。现市场上只有六味、知柏、杞菊三方，他方少见，如用时，可取汤剂，亦可随证变化加减应用，以求客观，提高疗效。

（十三）病案举例 13

病例 1，陈某，男，38 岁。山东聊城市委。

主症：患糖尿病 5 年半，刚发现时有多食、消瘦，现患者腰酸痛，腿软，耳鸣，无多饮、多食、多尿及消瘦，纳食自行控制，大便正常，一日一行，小便黄。血压 120/80mmHg。

舌脉：舌苔白滑根厚，脉浮弦滑数。

辨证：肾阴虚弱，虚火内燔。

治法：补肾阴，清虚热。

处方：生地黄、熟地黄各 30g，败龟甲 30g，寸麦冬 30g，天花粉 20g，北沙参 30g，制黄精 30g，炒苍术 12g，润玄参 15g，肥知母 10g，焦四仙各 10g，五味子 10g，炒酸枣仁 30g。7 剂。

病例 2，黄某，女，23 岁。宣武区槐柏树街。

主症：患 1 型糖尿病 5 年，现用胰岛素控制血糖，但胰岛素用量大，血糖控制不稳定，自觉口干，饭后口渴，咽干，劳累后自觉身肿胀感，腰酸痛，脱发，手足凉，纳食自行控制，二便正常。

舌脉：舌苔薄黄，脉弦细关滑。

辨证：气阴两虚，虚火内扰。

治法：益气养阴，清虚热。

处方：生黄芪 30g，太子参 40g，制黄精 30g，寸麦冬 40g，天花粉 20g，炒苍术 15g，润玄参 20g，肥玉竹 20g，川石斛 30g，川桂枝 10g，败龟甲 40g，生地黄、熟地黄各 30g，何首乌 40g，秦艽 20g，白鲜皮 30g，紫丹参 30g。7 剂。

学生体会

糖尿病是现代社会的常见病、多发病，属于中医古代消渴病范畴，其症状以多饮、多食、多尿、尿有甜味、消瘦为特点。依据其症状及病机将其分为三消——上消、中消、下消，本病与肺、胃（脾）、肾三脏关系密切，其病机特点以阴虚为本，燥热为标，但如迁延日久或先天不足则可见气阴两伤、阴阳俱虚之证，而且常常变证百出，其合并症多与血瘀、痰浊有关。

以上两位患者，均为糖尿病，辨证治法截然不同，而疗效却均较好，都达到了血糖下降，控制平稳，症状减轻的目的。而且第二位患者在加减治疗过程中，还用到了熟附片，病情不但未见恶化，而且逐渐好转，说明辨证准确极其重要。

老师阅授

消渴证可分上消——以肺为主，中消——以胃为主，下消——以肾为主。以肺为主者，口渴为主症；以胃为主者，易饥为主症；以肾为主者，夜尿多为主症。即所谓"三多"证。临床上，上中下三焦往往错杂合病，需认真辨证。中医理论认为，久病入肾，在本病表现尤为明显。消渴证多为阴虚燥热，所以养阴清热是第一大法，而阳虚者，亦不绝无，我临床遇有20余例。阳虚致病者，附子、肉桂温阳之品，照常介入，亦取得很好效果，充分体现了中医辨证论治的精髓所在。赵凯声上举之方是我多年临床所创，治疗消渴病病史久、病程长，以阴虚为主者效果很好。消渴病病史越长，阴虚越甚，燥热愈少，如遇有燥热者，还需辨证佐入清热之品，临床不可拘泥。

（十四）病案举例14

贾某，男，55岁。住总市政。

主症：轻度阳痿，举而不坚，持续时间短，早泄，神疲乏力，腰酸腿软，足跟痛，夜半咽干，两目干涩，阴囊潮湿发痒，纳食正常，二便正常。

舌脉：舌淡苔白，脉沉细。

辨证：肾阴阳两虚，重责于阳，宗筋失养。

治法：补肾强腰起痿。

处方：生地黄、熟地黄各30g，败龟甲30g，熟附片6g，菟丝子15g，枸杞子15g，覆盆子15g，韭菜子10g，车前子15g，巴戟天15g，阳起石15g，生黄芪40g，全当归15g，潞党参30g，炒知母、炒黄柏各10g，海桐皮15g。7剂。

二诊：药后阳痿稍好转，持续时间有所延长，阴囊潮湿减轻，纳食正常，二便正常。舌淡苔白，脉沉细。上方加柴狗肾4具，另煎兑服。

三诊：药后阳痿好转，腰痛减轻，余同前。上方去海桐皮，将柴狗肾加至7具，另煎兑服。另泡药酒以巩固疗效。

学生体会

阳痿即阳事不举，或举而不坚，或伴有早泄。阳痿轻者药物治疗效果较好，重者治疗效果较差。

阳痿一证，多与肝、肾、阳明三经有关。其中以命门火衰者最为多见。湿热下注者偶尔有之。

老师在临证之时，凡见命门火衰者，多喜用五子衍宗丸合大补阴丸治疗。取其阴中求阳，阳中求阴之意。临床取得了较好的疗效。

老师阅授

本病案属于肾阴阳两虚、重责于阳，遣方五子衍宗丸加味。

阳痿一证与肾、肝、胃关系最为密切。肾为根，主藏精液，若房事过度、遗精，滑精，先损肾阴，后损肾阳，以成阳痿。肝主筋藏血，阴茎为宗筋之汇，赖精血濡养，肝血不足，宗筋失养，必会导致阳痿。痿证取阳明，中医经典有载。胃主肌肉是也，阴茎属肌肉，因胃为后天之本，气血生化之源，胃虚气血生源匮乏，宗筋失养，亦可导致阳痿。另有肝、肾下焦湿热，阻遏阳气，亦可致成阳痿，以因论治，当利下焦湿热，龙胆泻肝汤、二妙汤均为主治方剂。进一步学习以了解五子衍宗丸的方义。

（十五）病案举例15

1. 遗精病案

患者李某，23岁。2年来遗精频作，每2～3天1次。伴乏力、自汗盗汗、心烦易急，头晕头痛，手足心热，失眠腰痛，大便干，小便频，纳食可。形体消瘦，舌边尖红，苔薄黄，脉沉滑。张老师认为此为阴虚火旺，肾失封藏，治以滋补肾阴，交通心肾。处方如下：

生地黄、熟地黄各20g，山萸肉15g，粉丹皮15g，枸杞子15g，金樱子20g，炒芡实20g，川黄连5g，肉桂5g，莲子心10g，太子参10g，云茯苓12g，怀山药15g。

患者服药1周遗精明显好转，连续服上方1个月遗精基本停止。

张老师认为男子二八肾气盛，天癸至，精气溢泻，是正常现象。但过度遗精则属病态。遗精虽有多种原因，而心肾不交，君相火旺，虚实掺杂最为多见。正如《医宗必读·遗精》所说："按古今方论，皆以遗精为肾气衰弱之病，若与他脏不相干涉。不知《内经》言五脏六腑各有精，肾则受而藏之。以不梦而自遗者，心肾之伤居多，梦而后遗者，相火之强为害。若乎五脏各得其职，则精藏而治。苟一脏不得其正，甚则必害心肾之主精者焉。治之之法，独因肾病而遗者治其肾。由他脏而致者，则他脏与肾两治之。"患者心肾两虚，相火妄动，热迫精囊，而有遗精。耗损过度则乏力。热扰心神则心烦失眠，手足心热。肾阴不足，肾府失养，则腰痛，清窍失养则头晕头痛。肾虚，膀胱失于统摄，则尿频。汗为心之液。心气阴两虚则自汗、盗汗。舌边尖红苔薄黄为阴虚火旺的表现。脉沉，病在里，滑主热。本病病位在肾，涉及心。因此在治疗上心肾同病当心肾同治，滋补与清热并举，而非一味固涩，所以才能有疗效。

2. 早泄病案

早泄临床常见，用西药效果不好。张老师认为早泄肾虚多见，也可见有他证。最近张老师治疗了一位肾虚早泄的患者，其为男性，23岁，表现为：早泄3年，腰痛以胀痛为主，劳累后加重，伴头重耳鸣，颈项强，失眠，入睡困难，口干喜凉饮，无自汗盗汗，纳食可，大便溏，尿如常。既往否认各种慢性病史。观其面色如常，舌红苔黄欠津，脉沉滑。

张老师认为此为肾气阴两虚，治疗当补肾强腰固精。处方如下：

金樱子30g，炒芡实30g，熟地黄20g，覆盆子15g，桑寄生20g，桑螵蛸10g，建莲肉10g，建莲须10g，莲子心10g，潼蒺藜15g，粉葛根30g，广砂仁5g，炙甘草10g。

患者服药14剂，早泄、腰痛消失。张老师认为腰为肾之府，肾气不足，精关不固，则早泄、肾精遗失过多而致肾气更虚，肾府失养则出现腰痛。肾气通于脑，肾虚脑髓失养，则头重耳鸣，项强。肾阴虚，心肾不交，则失眠，入睡困难。脾失温煦则便溏。舌红苔黄，舌前少苔欠津，脉沉滑，为肾气阴不足之象。本病病位在肾，涉及心脾。证属肾气阴两虚，以阴虚为主，兼有心肾不交，脾失温煦。张老师补肾强腰固精，使肾精遗失减少，肾府得以充养故可得速效。

3. 阳痿病案

张炳厚老师擅长治疗阳痿，在治疗阳痿时强调"阴中求阳"，以滋补肝肾为基本治疗方法。在治疗阳痿用药时以山萸肉、旱莲草、枸杞子、熟地黄为基本药组，临证时结合不同兼证，选用不同的药对或药物组合，灵活地组方进行治疗。

我在跟师学习的过程中，见老师治疗1例阳痿兼郁证表现的患者，很有特点：患者杨某，男，50岁，既往曾有阳痿病史，经治疗有好转，1周前因情志不遂，阳痿又有发作，伴夜寐欠安，纳食欠佳，大便略干，小溲通畅。舌苔白微黄，脉沉细弦。辨证：肝肾不足，宗筋失养，伴有肝郁。治法：益肾养血，充养宗筋，兼以解郁和肝。

方药：熟地黄30g，旱莲草10g，枸杞子30g，山萸肉10g，广郁金10g，石菖蒲10g，生白芍12g，全当归10g，覆盆子30g，炒酸枣仁30g（打），建莲肉10g，潼蒺藜10g。14剂。

本案患者病阳痿，其特点在于阳痿因情志不遂而发作，并有肝肾不足，阴虚血亏，以致阳不入阴而夜难入寐的表现，故治疗上以益肾养血，充养宗筋为法，并兼以解郁舒肝。方中用熟地黄、旱莲草、枸杞子、山萸肉、建莲肉为基础，以补益肝肾，充养宗筋。广郁金、石菖蒲、生白芍解郁舒肝。生白芍、全当归合用以养肝血。覆盆子、炒酸枣仁益肾兼以安神。全方共奏益肾养血、充养宗筋，兼以解郁舒肝之效。其中广郁金、石菖蒲、生白芍的药物组合，是张炳厚老师治疗阳痿兼有郁证的常用组合。

不论遗精、早泄还是阳痿病情的发生都十分复杂，临床上要悉心辨证对证治疗。但总的治疗原则是：上清心安神，中调理脾胃，升举清阳，下益肾固精。掌握了基本的治疗原则，再根据病人的具体情况灵活变通就能取得很好的疗效。笔者认为有些男性病患者在用药物治疗的同时，还应配合心理治疗，往往能起到事半功倍的效果。

老师阅授

对老师治疗遗精、早泄、阳痿有深刻体会，并能参考相关医籍，对病例处方加深研究认识。遗精大体分虚实两类，虚主要为肾阴虚，实可因心火旺、湿热下注，本病案属于肾阴虚、虚火旺、心肾不交，故用金樱子散合交泰丸治疗，药证合拍，效果明显。

早泄初期多为肾阴虚、心火旺，其病发展可累及肾阳，致阴阳两虚，本案属阴阳两虚，故用金樱子丸加熟地黄等养阴药，阴阳两治，证药合拍，所以取良效。

因湿热而早泄者，初期可用龙胆泻肝汤加清心火之品，后期因湿热伤及肾阴，可用知柏地黄汤加补肾固摄之品。

阳痿多为肾阳虚或阴阳两虚，本案属阴阳两虚。因足厥阴肝经之经络绕阴器、夹少腹，又阴茎为诸筋之会，而肝主筋，故治疗必须加用养肝血、荣筋之类。

六、肺系病证 9 则

（一）病案举例 1

李某，女，53 岁。大屯中航总。

主症：咯血 4 天，开始血色鲜红，自服云南白药后血色转暗，量减少。咳不重，咯痰，为黄脓痰，量多，质黏，口干，手足心热，纳食正常，小便黄，大便稍稀。既往有支气管扩张病史。

舌脉：舌苔薄白、中有剥脱，脉弦细。

辨证：痰热蕴肺，久热伤阴，久湿损液，阴虚火旺，迫血妄行。

治法：清热化痰止血，佐以养阴。

处方：芦根、茅根各 30g，净桃仁 3g，净杏仁 10g，冬瓜仁 15g，生薏苡仁 12g，黄芩炭 12g，制南星 10g，天竺黄 10g，桑白皮 20g，地骨皮 30g，败酱草 15g，生地黄 30g，粉丹皮 30g，炙百合 15g。7 剂。古京墨 50g 分 7 份入上药同煎。

复诊：患者经服上药后咯血明显减轻，由咯血转为痰中少量带血，又经加减治疗 1 周，咯血止，后以百合固金汤加减收功。

学生体会

咳（咯）血，是指血由肺内而来，经气道咳嗽而出，或痰中带有血丝，或痰血相兼，或纯血鲜红，间夹泡沫。教材中将其归为"总由肺络受损所致"。将其病机皆归于热，分为燥热伤肺、肝火犯肺、阴虚肺热3种证型，治疗分以桑杏汤、泻白散合黛蛤散、百合固金汤加止血药治疗。本例患者以阴虚肺热为表现，老师在治疗肺热之证时，善于运用千金苇茎汤清肺化痰，在应用之时，由于有出血，因此桃仁应用小量，另外止血可加炭药。老师经验认为古京墨止血效果好，对于咳血、尿血均可应用。上例患者的治疗用药，充分体现了老师灵活运用方剂及与经验用药相结合的特点。

老师阅授

本例系属痰热壅肺，火煎津液，故痰黄量多，迫血妄行故见咳血，用千金苇茎汤治之，证药合拍，故取佳效。本例患者胸片检查提示支气管扩张，我曾聆听赵锡武大夫讲述用千金苇茎汤加减治疗支气管扩张，在中医辨证的前提下往往取得意想不到的效果，我用此方屡治该病，随证化裁，受益匪浅，并扩大应用范围，实践证明对风湿性心脏病、肺部肿瘤都获得了很好的疗效，临床应用时主方不变，加减各殊。因有咯血，所以桃仁用量甚小，多用3g，取其化瘀生新，多用会造成咯血严重，在止血药中，我多用古京墨，本药入心经，凉血止血，因心主一身血脉，治心犹如治他经他脏。

（二）病案举例2

王某，男，38岁。主症：发热2天，咽痛，轻咳，痰多色黄，易咯出，夜眠差，不易入睡，腰酸，腿软，乏力，夜半咽干，尿频，舌苔薄黄中褐厚，脉滑数。方药：炙麻黄10g，生石膏30g，桃仁、杏仁各10g，生甘草30g，润玄参20g，南薄荷10g，净蝉蜕10g，忍冬藤30g，浙贝母15g，地骨皮20g，桑白皮15g，生黄芪30g，信前胡15g。药后发热退，咽痛及咳嗽消失，痰量减少，睡眠好转，腰酸，腿软，乏力，夜半咽干，尿频等症悉减。患者非常满意。

学生体会

张老师治疗该患者，是以麻杏甘石汤为主方，灵活加减，取得良效。

麻杏甘石汤出自《伤寒论》，为辛凉解表剂。组成：麻黄5g，杏仁9g，甘草6g，石膏18g。功用：辛凉宣泄，清肺平喘。主治：外感风邪。身热不解，咳逆气急，鼻扇，口渴，有汗或无汗，舌苔薄白或黄，脉滑而数者。

本方主治证是由风热袭肺，或风寒郁而化热，壅遏于肺所致。方用麻黄为君，取其能宣肺而泄邪热，是"火郁发之"之义。但其性温，故配伍辛甘大寒之石膏为臣药，而且用量倍于麻黄，使宣肺而不助热，清肺而不留邪，肺气肃降有权，喘急可平，是相制为用。杏仁降肺气，用为佐药，助麻黄、石膏清肺平喘。炙甘草既能益气和中，又与石膏合而生津止渴，更能调和于寒温宣降之间，所以是佐使药。综观药虽4味，配伍严谨，用量亦经斟酌，尤其治肺热而用麻黄配石膏，是深得配伍变通灵活之妙，所以清泄肺热，疗效可靠。本方出自《伤寒论》，原治太阳病，发汗未愈，风寒入里化热，"汗出而喘者"。后世用于风寒化热，或风热所伤，但见肺中热盛，身热喘急，口渴脉数，无论有汗，无汗，便以本方加减治疗，服后辄效。因肺中热甚，蒸迫津液，固然有汗，若津液大伤，则汗少或无汗。此时当加重石膏用量，或加炙桑白皮、芦根、知母之属。若无汗而见恶寒，是虽邪已入里化热，但在表之风寒未尽，或是风温而夹风寒所致，当酌加解表之品，如荆芥、薄荷、淡豆豉、牛蒡子之类，在用清泄肺热为主的同时，开其皮毛，使肺热得泄而愈。所以临证用本方，不必拘于"汗出而喘"，但当细审无汗之故，或加清热生津之品，或加辛散解表之属，自然药证相当，应手而效。

本病例患者症见不仅有发热、咳嗽，尚有腰酸，腿软，乏力，夜半咽干，尿频等阴虚之表现，盖因肺中热甚，蒸迫津液，而致伤阴。故张老师遣方时加重了石膏用量，并酌加润玄参、生黄芪等养阴补气之品，加用浙贝母、信前胡、桑白皮是取其止咳化痰之功。张老师临证加减，功力深厚，我辈习之，获益匪浅。

老师阅授

上举病例病属素体肾阴虚，外感风热所致的以咳嗽为主的表证，用麻杏甘石汤加味取得良效。麻杏甘石汤出自《伤寒论》，治寒包火证。我临证凡见热性咳喘痰，均首选此方，一般用量麻黄与石膏是 1 : 3 ~ 5，热甚者可加重麻黄用量。内伤咳喘有热者，也在治本的基础上合入本方治标，都有良效。辨热者除辨有否身热之外，辨痰是关键。黄痰主热，白痰不一定主寒，白痰而黏亦主热。治哮喘宜重用麻黄，根我临床经验可用 12 ~ 20g，麻黄用 40g 以上往往取得预期效果，此即中医理论"中药药量为不传之秘"。辨咳喘，中医有"辨痰为先的理论"，一般讲，清痰属寒，夹泡沫者属风，黄黏属热，无痰或痰如细粉者有热兼肺燥，还需详辨热燥孰为主。热甚者，自觉胸内有痰憋闷，痰不易咯出，燥甚者多干咳无痰，兼有燥咳咽痒。亦有顽痰内蓄者与热痰很难辨清，需问其病史，顽痰者一定病程长。近 2 年我治疗传染性非典型肺炎以咳喘为主者，多用此方，也取得满意效果。咳喘一症理气也是重要一法，中医理论治痰者先理其气，气顺则痰自清。

（三）病案举例 3

宋某，女，25 岁。

症见：咳嗽 4 个月，咽痒，胸闷憋气，易感冒，无痰，心烦，大便偏干，畏风，舌苔薄黄欠津，脉细数。

方药：炙桑白皮 15g，炙桑叶 10g，生石膏 20g，阿胶珠 10g，川贝母 10g，炙枇杷叶 20g，潞党参 10g，桃仁、杏仁各 10g，寸麦冬 30g，肥知母 12g，润玄参 15g，信前胡 20g，青黛 3g（包），炙甘草 10g。

患者服 7 剂药后咳嗽明显减轻，咽痒消失，胸闷憋气消失，大便调，效果甚佳。再服 7 剂药后咳退。

学生体会

上述病例张炳厚老师抓住主症，患者干咳无痰、咽痒、便干、舌苔薄黄欠津、脉细数。辨证为温燥伤肺证。治以清燥润肺，用清燥救肺汤加减化裁。辨证准确，故效果显著。

清燥救肺汤出于《医门法律》，原方组成：桑叶经霜者，去梗，三钱（9g），石膏二钱五分（8g）（煅），甘草一钱（3g），人参七分（2g），胡麻仁一钱（3g）（炒），真阿胶八分（3g），麦门冬一钱二分（4g）（去心），杏仁七分（2g）（泡，去皮尖，炒黄），枇杷叶一片，刷去毛，蜜涂，炙黄（3g）。用法：水一碗，煎六分，频频二三次滚热服。功用：清燥润肺。主治：温燥伤肺证。头痛身热，干咳无痰，气逆而喘，咽喉干燥，口渴鼻燥，胸膈满闷，舌干少苔，脉虚大而数。本方所主系燥热伤肺之重证。秋令气候干燥，燥热伤肺，肺合皮毛，故头痛身热，肺为热灼，气阴两伤，失其清肃润降之常，故干咳无痰，气逆而喘，咽喉干燥，口渴鼻燥。《素问·至真要大论》说："诸气膹郁，皆属于肺。"肺气不降，故胸膈满闷。治宜清燥热，养气阴，以清金保肺立法。方中重用桑叶质轻性寒，清透肺中燥热之邪，为君药。温燥犯肺，温者属热宜清，燥胜则干宜润，故用石膏辛甘而寒，清泄肺热；麦冬甘寒，养阴润肺，共为臣药。《难经·第十四难》说："损其肺者益其气。"而胃土又为肺金之母，故用甘草培土生金，人参益胃津，养肺气；麻仁、阿胶养阴润肺，肺得滋润，则治节有权；《素问·脏气法时论》说："肺苦气上逆，急食苦以泄之。"故用杏仁、枇杷叶之苦，降泄肺气，以上均为佐药。甘草兼能调和诸药，以为使。如此，则肺金之燥热得以清宣，肺气之上逆得以肃降，则燥热伤肺诸证自除，故名之曰"清燥救肺"。

老师阅授

咳嗽一症大致分为外感、内伤两大类。外感多见于风寒、风热、肺燥。内伤者"五脏六腑皆令人咳，非独肺也"。古代咳嗽一症，风寒居多，风热次之，燥热尤次之。近代北方（北京）夏日少雨，冬天缺雪，加之膏粱厚味，所以燥证较多。燥证咳嗽特点：干咳，少痰或痰如细粉兼有咽痒，阵咳胸痛，甚者痰如血丝。治疗必润肺燥、养肺阴，常用方剂有三，即：桑杏汤、清燥救肺汤、养阴清肺汤。桑杏汤治燥邪较轻者，清燥救肺汤治疗肺燥较重者。养阴清肺汤治疗肺燥更甚者。就临证所见，清燥救肺汤用之最多，因为此汤既有润燥之品，又有辛凉解表之药，更适合外感燥咳。养阴清肺汤适合内伤燥咳。燥咳病史长者久病累肾，以上三方无效者可用百合固金汤，兼治肺肾之燥，但必无外邪者方可用之，以防闭门留寇。

（四）病案举例4

李某，女，75岁。

症见：咳喘憋气月余，伴腿冷麻木，身体疼重，痰多而稀，全身乏力，畏寒，易感冒，心悸气短，舌苔白滑，脉浮滑。

辨证：素体气虚，肺失肃降，近感风寒。

立法：益气解表，降气平喘。

方药：小青龙汤加减。

炙麻黄10g，川桂枝12g，杭白芍12g，炙甘草30g，五味子6g，北细辛5g，淡干姜5g，姜半夏10g，生黄芪40g，潞党参30g，桃仁、杏仁各12g，葶苈子15g，寸麦冬25g。

水煎服，连服7剂，咳喘减轻，畏寒肢冷减轻，乏力明显减轻。

学生体会

小青龙汤出自《伤寒论》。"伤寒表不解，心下有水气，干呕，发热而咳，或渴，或利，或噎，或小便不利，少腹满，或喘者，小青龙汤主之。"原方组成：麻黄三两（去节），芍药三两，细辛三两，干姜三两，甘草三两（炙），桂枝三两（去皮），半夏半升（洗），五味子半升。用法：上八味，以水一斗，先煮麻黄，减二升，去沫，内诸药煮取三升，去滓，温服一升。主治：外寒内饮证。恶寒发热，无汗，胸痞喘咳，痰多而稀，或痰饮喘咳，不得平卧，或身体疼重，头面四肢浮肿，舌苔白滑，脉浮者。功用：解表散寒，温肺化饮。方中君药麻黄、桂枝。针对表寒用麻黄发汗解表，宣肺平喘，发汗利水。用桂枝发汗解表，助麻黄温阳化饮，助里饮之化。臣药针对里饮，其中干姜辛热，温脾以退化水饮，温肺以通调水道。细辛辛温，温肺化饮，起肾之阳气，助表邪外出。佐药半夏燥湿化痰，和胃降逆。五味子酸收敛气。芍药和营养血。使药炙甘草益气和中，调和诸药。本方是治疗外感风寒，水饮内停的常用方剂。常用于慢性支气管炎或其急性发作、支气管哮喘、老年性肺气肿等病属外寒内饮证者。

我跟随老师学习，临证多次见到老师用小青龙汤加减治疗寒痰咳喘，每获佳效。张老师强调本方辛散温化之力较强，必须确属水寒相搏于肺者，方可使用，且应视病人体质强弱酌定剂量。阴虚干咳无痰或痰热，症见咳痰黄稠，舌苔黄，口渴，脉数者不宜使用。

老师阅授

30余年来，风寒感冒在临床并不多见，而近两年风寒感冒病人稍有增加，该病例属风寒感冒、肺失宣降，导致诸症，用小青龙汤非常合拍，故取得理想效果。小青龙汤治风寒感冒咳喘是从阴论治，以宣肺而达治疗目的。但本方治咳喘痰药物甚少，临证时还需灵活加减，降气平喘可用杏仁，祛痰可合二陈汤，痰盛者可加入三子养亲汤疗效更好。近来感风寒者很多病人兼有气虚，可加黄芪、党参以扶正气。对外感风寒咳喘甚者，老师经常重用麻黄15～20g，经验证明可提高疗效，方中味、辛、姜用量非常讲究，一般多用6g以下，干姜辛散，五味子酸敛，一开一收，调和营卫，甚有妙趣，需深入学习研究。

老师临床用小青龙汤治咳喘，除外感风寒，内虚寒者均可辨证加减用之，均能获效。

（五）病案举例 5

王某，女，60 岁。

症见：口干饮多，足跟痛，下颌皮疹刺痒，头痛减轻，眠差，咳嗽痰多，腰酸沉重感，大便偏干，舌苔少，脉弦细。

辨证：肺阴亏虚。

立法：养阴清肺。

方药：养阴清肺汤加味。

生地黄 30g，寸麦冬 30g，生石膏 15g，粉丹皮 15g，润玄参 20g，杭白芍 10g，生甘草 30g，浙贝母 15g，肥知母 15g，桑寄生 40g，全当归 30g，净蝉蜕 10g，桑白皮 20g。水煎服，7 剂。

患者服药后口干消失，足跟痛、头痛、眠差减轻，咳嗽好转，腰酸沉重感缓解，大便调。疗效明显。

学生体会

养阴清肺汤源自《重楼玉钥》，组成：生地黄二钱，生甘草、薄荷各五分，贝母、牡丹皮、炒白芍各八分，麦冬一钱二分，玄参一钱半。主治：白喉，喉间起白如腐，不易拭去，咽喉肿痛，初起发热，或不发热，鼻干唇燥，或咳或不咳，呼吸有声，似喘非喘，脉数无力或细数。功用：养阴清肺。方中重用生地黄清热凉血、养血为君。玄参清热解毒，麦冬清热滋阴共为臣药。白芍养血柔肝。牡丹皮凉血解毒。贝母燥而生痰，苦辛微寒化痰散结，有利于清咽喉。薄荷辛凉透达。甘草滋阴清热解毒。张炳厚老师强调在肺燥、肺热、肺气上逆时要考虑治肝，以肺燥易致肝旺，肝气强，使木火不致刑金。

老师阅授

上举病例，病属内脏津液不足或因感受温邪，化燥伤阴之证。选用养阴清肺汤是属润燥剂，甘寒滋润之方。养阴清肺汤出于《重楼玉钥》，本为白喉所设，但我根据方剂药味组成及功能主治，常常扩大应用，凡有患者素有蕴热，潜伏上焦，先伤津液，或有疫毒感染而成的诸病，均可使用此方。方中麦冬、玄参、生地黄、牡丹皮养阴清热、凉血解毒，其中麦冬、玄参、生地黄乃增液汤也，泛治诸脏腑阴虚之证。甘草生用泻火解毒，贝母润肺化痰，少痰或干咳者我选用川贝母。薄荷宣肺达邪，共奏养阴清肺之功。对体虚者可加熟地黄，生熟地黄并用，增强养阴清热之力。热甚者去白芍加连翘，燥甚者加天冬，为天冬腻而恋邪，加茯苓淡渗利湿兼有健脾，反佐其腻。望常峥医师根据方剂组成、功能主治，与同方异治之意，扩大应用，随症加减，灵活应用，必有意也。

（六）病案举例 6

宴某，女，7 岁。朝阳区芍药居甲 2 楼。

主症：哮喘 4 年，每年均有发作，多于夏秋两季或感冒后发作。近 1 周因感冒发热而起，现发热退，喘憋；咳嗽，咯痰质黏色黄，量不多，不易咯，无胸痛，纳食少，大便正常，小便黄。

舌脉：舌淡红，苔薄白，脉弦细。

辨证：痰热壅肺，肺失肃降。

治法：清热化痰，宣降肺气。

处方：麻杏甘石汤加减。

炙麻黄 10g，生石膏 20g，寒水石 15g，青黛 3g（包），桃仁、杏仁各 10g，生甘草 10g，信前胡 15g，浙贝母 12g，苦桔梗 12g，炙枇杷叶 15g，炙紫菀 15g，炙百部 15g，天门冬 15g，瓦楞子 15g。7 剂。

二诊：药后喘憋明显减轻，咳嗽减轻，痰较前易咯，色黄白，纳食少，大便正常，小便黄。舌苔薄白，脉弦细滑。

处方：上方去寒水石、瓦楞子，改浙贝母 20g，加枯黄芩 10g，继服 7 剂。

三诊：药后喘咳已趋痊愈，纳食不多，二便正常。舌苔薄白，脉弦细滑。

处方：病已渐愈，加云茯苓 12g，继服 7 剂，以巩固疗效。

学生体会

此例患者属外感风寒化热，老师选用麻杏甘石汤加味治疗，取得了良好疗效。麻杏甘石汤出自《伤寒论》，功用辛凉宣泄，清肺平喘。主治感受风热或风寒之邪化热而致的肺热咳喘。方中以麻黄为君，取其能宣肺而泄邪热，是"火郁发之"之义。麻黄性温，配石膏辛甘大寒为臣，使宣肺而不助热，清肺而不留邪，杏仁降肺气，用为佐药，可清肺化痰平喘。炙甘草既能和中益气，又与石膏合而生津止渴，还能调和诸药，为佐使药。加用寒水石、青黛以助清热化痰，全方配伍得当，故取佳效。

陈某，男，64 岁。湖北黄石歌舞剧院。

主症：哮喘 8 年，加重 20 余天。由感冒后引起，喘憋，咳嗽，咯少量黄白痰，时有胸闷，口渴多饮，喜热饮，平素手足发凉，纳食正常，二便正常。

舌脉：舌苔白滑，脉弦滑。

辨证：内有寒饮，外感风寒，肺失肃降。

治法：温化寒饮，宣降肺气。

处方：小青龙汤加减。

炙麻黄 15g，川桂枝 10g，炙甘草 30g，杭白芍 10g，北细辛 6g，法半夏 10g，五味子 10g，淡干姜 5g，葶苈子 15g，桃仁、杏仁各 12g，信前胡 15g，桑白皮 30g，浙贝母 15g，北沙参 20g，潞党参 15g，煅磁石 30g。7 剂。

二诊：药后患者喘咳明显减轻，胸闷好转，口渴多饮减轻，纳食正常，二便正常。舌苔白，脉弦滑。

处方：上方去煅磁石，加云茯苓 12g，继服 7 剂。

后经加减治疗，共服药 35 剂，临床治愈。

学生体会

本例患者为外感风寒，内有痰饮，此种患者现已少见，多为常年患病，耗伤阳气，损伤脾胃，致痰饮内生，若感受外邪而发病。老师选用小青龙汤治疗，正合此证。此方出自《伤寒论》，原方组成：麻黄去节三两，芍药三两，细辛三两，干姜三两，甘草三两（炙），桂枝三两（去皮），半夏半升（洗），五味子半升。用法：上八味，以水一斗，先煮麻黄，减二升，去沫，纳诸药煮取三升，去滓，温服一升。主治：外寒内饮证。恶寒发热，无汗，胸痞喘咳，痰多而稀，或痰饮喘咳，不得平卧，或身体疼重，头面四肢浮肿，舌苔白滑，脉浮者。功用：解表散寒，温肺化饮。方中君药麻黄、桂枝。针对表寒用麻黄发汗解表，宣肺平喘，发汗利水。用桂枝发汗解表，助麻黄温阳化饮，助里饮之化。臣药针对里饮，其中干姜辛热，温脾以退化水饮，温肺以通调水道。细辛辛温，温肺化饮，起肾之阳气，助表邪外出。佐药半夏燥湿化痰，和胃降逆。五味子酸收敛气。芍药和营养血。使药炙甘草益气和中，调和诸药。本方是治疗外感风寒，水饮内停的常用方剂。

以上两例哮喘病人，都以麻黄为主药，以宣肺平喘。但二人在辨证上却截然不同，一热一寒。第一例为热证，老师选用麻杏甘石汤为主方；第二例为寒证，老师选用小青龙汤为主方。证不同，治不同，方不同，而疗效却相同，两例病人均完全缓解，这充分体现了中医"同病异治"的精神，也说明了老师辨证选方用药的高明之处。

老师阅授

哮喘分外感、内伤两大类。外感又以寒、热两类居多；内伤有虚实之分，而更多见者是虚中夹实。哮喘病，病位在肺，肺失宣降，以失降者至关重要。因哮喘病，病在肺，所以尽管内伤，往往又加有外感，如有外感应以兼治。另外辨治哮喘病，查痰为重要一环。白稀痰主寒，黄痰主热，痰虽白而黏者亦主热，无痰者主阴虚。哮喘病除肺本脏外，与脾胃、肾关系密切。脾为气血之化源，气虚者是致喘重要原因，而肺又主一身之气，况且补气药如党参、人参、黄芪、白术等，既补中气又补肺气，脾属土，肺属金，土能生金，治肺气虚，补中气实为虚者补其母，且脾为生痰之源，肺为贮痰之器，又指导脾肺之间的关系。哮喘病近年临床观察，热者居多，我临床选用麻杏甘石汤化裁，重用甘草 30g，麻黄与石膏用药之比一定要是 1∶3～5，方能平稳。若兼虚证，在辨证前提下加用相应的补剂。寒喘越来越少见，临床偶遇时，每每多兼气虚，治疗寒喘，我用小青龙汤，根据喘的程度，重用麻黄 10～20g，往往取得佳效，气虚者加党参，甚者用人参。喘病日久必累及于肾，造成肾不纳气，纳肾气者，以磁石、蛤蚧最佳，虚喘甚者，需加人参、沉香，降气药可选葶苈子、川厚朴、炒枳壳、沉香。

（七）病案举例7

高某，男，40岁。

症见：咳嗽1月余，初为外感受风，当时无发热，干咳无痰。现痰白黏不易咯出，咽痒无咽痛，晚间、晨起咳甚，纳佳，夜眠欠安，舌苔薄黄，脉弦细。

辨证：外邪未清，痰热内阻，肺失清肃。

立法：清热化痰，降气解表。

方药：炙白前 10g，信前胡 15g，炙紫菀 15g，炙百部 15g，苦桔梗 10g，广陈皮 10g，川贝母 6g，桃仁、杏仁各 10g，桑白皮 15g，地骨皮 20g，炙枇杷叶 20g，净蝉蜕 10g，生甘草 10g。水煎服，7剂。

本方张老师用止嗽散加减化裁，药后咳嗽明显减轻，痰白易咯出，咽痒消失。效果显著，可谓立竿见影。

学生体会

止嗽散出于《医学心悟》，药物组成：桔梗、荆芥、紫菀、百部、白前、甘草、陈皮。用法：共为末，每服三钱，开水调下，食后，临卧服，初感风寒，生姜汤调下。主治：风邪犯肺证。咳嗽咽痒，咯痰不爽，或微有恶风发热，舌苔薄白，脉浮缓。功用：宣利肺气，疏风止咳。方中紫菀、百部为君药，味苦、温润入肺，理肺化痰止咳。白前降气祛痰，桔梗宣肺止咳。两药配合一宣一降，止咳化痰，共为臣药。荆芥祛风解表，陈皮理气化痰，共为佐药。甘草为使药，缓急和中，调和诸药，合桔梗、荆芥又有利咽止咳之功。《医学心悟》："药不贵险峻，唯期中病而已。本方温润和平，不寒不热，既无攻击过当之虞，大有启门驱贼之势。是以客邪易散，肺气安宁。宜其投之有效欤？"

张老师强调本方属宣肺疏风，止咳化痰之剂，用于治疗多种咳嗽，尤其适用于治疗外感咳嗽较久的病证，以咳嗽咽痒，微恶风发热，苔薄白为证治要点。常用于上呼吸道感染、急慢性支气管炎等见上述证治要点者。阴虚劳嗽者，不宜使用。张老师指出止嗽散为风邪犯肺咳嗽之常用剂，集止咳药于一炉，方中紫菀、百部、白前、桔梗等均为化痰止嗽之良药，更配荆芥疏散表邪，使邪从外解，故有温而不燥，润而不腻，散寒而不助热，解表而不伤正的特点。

老师阅授

止嗽散出自《医学心悟》，是医家公认之名方，主要功能：宣肺利气，止咳化痰。

本方药味组成配伍严谨，不寒不热，宣而不散，润而不腻，无攻邪太过之弊，大有启门逐邪之势。因本方有以上特点，《医学心悟》虽载为治疗风寒咳嗽之剂，我临床对此方深有研究，不管外感内伤、风寒湿热，用此方为基础，辨证加减，均取得理想效果。因外感风盛者，可加防风、羌活；湿盛者，可加茯苓、羌活；寒盛者，可加麻黄、防风；热盛者，可加金银花、连翘。内伤咳嗽，可根据相关脏腑加味。本方化痰药较少，临床痰多者，需辨明痰属寒热风燥顽不同而加减相应药物，即所谓辨咳者痰为先的中医理论。

（八）病案举例 8

李某，女，22 岁。

症见：恶寒，头痛，胸膈满闷，脘腹疼痛，纳呆，恶心呕吐，肠鸣，腹泻日三四次，心烦，乏力，下肢倦怠，舌苔白腻，脉弦滑。

辨证：外感风寒，内有湿滞。

立法：芳香化湿，和中止呕，行气解表。

方药：广藿香 10g，佩兰 10g，紫苏梗 10g，云茯苓 12g，广陈皮 10g，姜半夏 10g，炒白术 25g，川厚朴 10g，川黄连 5g，香白芷 10g，炙甘草 10g，大川芎 20g，全蝎 3g，全蜈蚣 3 条，焦三仙各 10g，三七面 3g（冲）。7 剂，水煎服。

药后头痛消失，胸膈满闷下肢倦怠明显好转，脘腹疼痛消失，纳食好转，无恶心呕吐，大便一日一行。

学生体会

张老师临证应用藿香正气散加味，效果显著。

藿香正气散出自《太平惠民和剂局方》，原方组成：藿香 9g，紫苏 6g，白芷 6g，大腹皮 12g，茯苓 12g，白术 9g，陈皮 6g，厚朴 9g，半夏 9g，桔梗 6g，甘草 6g，生姜 6g，大枣 2 枚。

用法：作丸剂、散剂及煎剂均可。功用：芳香化湿，和中止呕，行气解表。主治：外感风寒，内伤湿滞所致的恶寒发热，头痛，胸膈满闷，脘腹疼痛，恶心呕吐，肠鸣腹泻，口淡，舌苔白腻等。方中主以藿香芳香化湿，理气和中兼能解表；辅以苏叶、白芷解表散寒而兼化湿滞，三药合用，其解表化湿之功，相得益彰；佐以厚朴、大腹皮去湿消滞，半夏、陈皮理气和胃，降逆止呕；桔梗宣肺利膈；湿滞之成，由于脾不健运，脾运则湿可化，又佐以茯苓、白术、甘草、大枣益气健脾，以助运化。各药合用，使风寒得解而寒热除，气机通畅则胸膈舒，脾胃调和则吐泻止。

本方为治疗外感风寒、内有湿滞的四时感冒的常用方，尤其是夏日暑湿外感而见肠胃不和更宜采用，以恶寒发热、头痛、脘腹闷痛、呕恶泄泻、舌苔白腻为辨证要点。现常用于治疗胃肠型感冒、急性胃肠炎等属外感兼内湿者。

本病例张老师抓住患者头痛、脘腹闷痛、呕恶泄泻、舌苔白腻等主症，以芳香化湿，和中止呕之藿香正气散加味治疗。因患者下肢倦怠、头痛较明显，张老师在原方基础上加入大川芎、全蝎、全蜈蚣、三七面等活血通络之品，又加入焦三仙加强和胃消食之力，获得极为满意疗效。

老师阅授

藿香正气汤出自《太平惠民和剂局方》，主治外感风寒、湿邪内阻、脾胃失调，造成腹胀胸闷、呕吐、腹泻等症。临床历代医家验证效果良好，使用非常普遍，但临床应用不能拘泥，只要见到胸闷脘胀，或吐或泻，无论有无风寒外束，均可在临床使用。老师用此方治夏季因暑所致诸症，均有佳效。如用成药，配合六合定中丸效果更佳。四季肠炎，只要依据辨证，都能取得理想效果。如脾胃湿阻化热所致腹泻，可合葛根芩连汤。有前贤主张本方可治一氧化碳中毒轻症或缓和期。脾胃病无风寒，胃胀胃痛，轻度浮肿，亦可选之。望常峥医师临证加以发挥、扩大使用。

（九）病案举例 9

千金苇茎汤、百合固金汤加减调治肺癌术后验案。

患者贺某，男，64 岁，初诊，2004 年 8 月 5 日。右肺腺癌术后 1 月余，症见乏力，咳嗽，白痰易咯，心慌心空感，时头晕，手颤，自汗盗汗，腰酸腿软，五心烦热。舌苔淡黄、根厚，脉浮弦滑。

辨证：肺失肃降，痰浊内阻，气血两虚。

立法：先化痰清热，降气宽胸；后调补气血。

处方：芦根、茅根各 30g，净桃仁 3g，苦杏仁 10g，生薏苡仁 15g，冬瓜仁 20g，炙百合 12g，瓜蒌皮 10g，太子参 20g，寸麦冬 30g，半边莲 20g，白花蛇舌草 20g，苦桔梗 10g，炒枳壳 12g，生甘草 12g。7 剂，水煎服。

二诊：药后乏力、腰酸腿软、头晕、手颤诸症均减，痰量减少，仍时有心悸，自汗。

处方：上方改冬瓜仁 30g，太子参 30g，加生黄芪 15g，继服 7 剂。

三诊：药后精力好转，心悸减，干咳少痰，时胸闷，咽干口苦，腰酸，舌边前少苔，根黄，脉弦细。

处方：炙百合 20g，生地黄、熟地黄各 30g，苦桔梗 12g，润玄参 20g，杭白芍 10g，寸麦冬 30g，川贝母 10g，全当归 15g，败龟甲 40g，阿胶珠 10g，粉丹皮 12g，肥知母 12g，生甘草 12g。7 剂，水煎服。

四诊：药后干咳著减，咽干口苦亦减，腰酸消，仍有胸憋，运动后加重。

处方：上方加制南星 12g，天竺黄 10g，鲜芦根 40g。继服 7 剂。

五诊：上药后咳嗽、胸憋消，精力大好，略口苦，夜半咽干，余无特殊不适，舌边前少苔，根略黄厚，脉沉细数。

处方：生地黄、熟地黄各 20g，制鳖甲 20g，寸麦冬 20g，川石斛 30g，芦根、茅根各 30g，冬瓜仁 15g，枸杞子 20g，北沙参 20g，建泽泻 30g，土茯苓 30g，土大黄 20g，炙甘草 10g。7 剂，水煎服。

两年后经中西医复查随访，身体良好。

千金苇茎汤出自《备急千金要方》，主方药味虽少，但配伍严密，有清肺化痰，逐瘀排脓的功效。张炳厚老师临证 40 余载，对本方深入研究、扩大使用，如用于支气管扩张，湿痰壅肺为主因的支气管炎、哮喘、风湿性心脏病、肺癌、胃癌、肠癌等，在辨证的基础上临证加减，都取得不同程度的效果。

支气管扩张即以痰中带血、痰多为主症，在此方基础上加杏仁、桃仁（减量为 3g）、炙百合、前胡、茜草根等。

治疗支气管哮喘、支气管炎痰盛者，在此方基础上，支气管哮喘加入麻黄、葶苈子、磁石、前胡，支气管炎加入杏仁、前胡、枇杷叶、葶苈子。

治疗肺癌，在此方基础上可根据病人体质、病程、寒热虚实，随证加减，但桃仁必须减量，多用为 3g，因肺癌很容易血管破裂出血，用桃仁必须慎重，不用不能化其瘀，多用又恐破其血，用桃仁 3g，经治数十年，未见出血现象，但临证还需慎之。

千金苇茎汤是名方，抓住其主治内容为痰、热、瘀、脓，临床使用还可以扩大范围，老师常望后学加以发挥。

七、心系病证 3 则

（一）病案举例 1

钟某，女，45 岁。症见：心悸 3 年，胸闷憋气，轻度胸痛，畏寒肢冷，夜尿频，胃脘闷痛，恶心，头痛，经期加重，手足凉，眠差，不易入睡，口干，腰酸，腿软，足跟痛，耳鸣，心烦，血压 110/80mmHg。心电图：窦性心律、冠状动脉供血不足。舌淡红苔白，脉弦细。辨证：气阴两虚，重责于气，心经失养，中气不足，肾阴虚弱。立法：益气养阴，通经和胃。方药：炙甘草汤加减。炙甘草 30g，寸麦冬 15g，五味子 10g，潞党参 30g，黑芝麻 10g，阿胶珠 10g，生地黄 12g，川桂枝 10g，广郁金 30g，醋延胡索 10g，净桃仁 6g，全瓜蒌 10g，薤白头 10g，淡干姜 3g，大枣 10 枚，生黄芪 30g。患者服药后心悸、胸闷憋气、口干、腰酸、腿软等诸症悉减。

学生体会

冠心病又称缺血性心脏病，西医治疗原则主要是扩张冠状动脉、降低心肌耗氧量、增加心肌供血、改善冠状动脉的血液循环。冠心病可见于中医的不同证型之中，其共同特征性病证为心悸、胸闷、胸痛，中医可诊为心悸、胸痹、真心痛等。证型可分为心脉瘀阻型、痰浊内阻型、阴寒凝滞型、心气虚型、心血虚型、心阳虚型、心气阴两虚型、心阴阳两虚型，其中心气阴两虚型是临床较为多见的证型。

张炳厚老师治疗该患者所用炙甘草汤出自《金匮要略》，方中炙甘草、党参、大枣、黄芪益气以补心脾而复脉，据近年研究证实黄芪不但有扩张冠状动脉、增强心肌收缩力和改善左心功能的作用，而且还有增强耐缺氧和抗心肌缺血以及升降血压和降低血液黏稠度的功能；生地黄、麦冬、阿胶，甘润滋阴，养心补血，润肺生津，助营血而宁心。姜、桂辛温以散余邪，温通心阳。全方起到益气滋阴、补血复脉、振奋心阳、活血祛瘀、行气止痛之功效。

老师阅授

冠心病属中医"胸痹"范畴，或因心气不足，或因心血不足，或因肾阴不能上承于心，或因肝郁气滞影响心血疏通，也可在上因基础上夹痰、夹瘀，最终导致心络受阻。治疗冠心病，必当抓住主症，进行辨证论治。临床观察，冠心病患者气血不足者为主因，我自拟方冠心六号，治疗冠心病、心绞痛颇有疗效。方剂组成：黄芪、党参、当归、川芎、芍药、熟地黄、桃仁、红花、延胡索、广郁金、香橼皮、三七面。此方实为圣愈汤和桃红四物汤合剂加活血化瘀的桃仁、红花、延胡索、广郁金理气活血。郁金有广郁金、川郁金之分，郁金为气中之血药，就广、川而言，广郁金理气大于活血，川郁金活血大于理气。本方因理气药少于活血药，所以取广郁金，重用30g。香橼皮是理心气最佳之品，为临床经验所得。三七补血、活血止痛。中药凡带"参"字的一般均有补性。活血化瘀曾时髦一时，但毕竟治标，绝非治本之意。

冠心病以心悸（心律失常）为主者，我多采用炙甘草汤。炙甘草汤既能补气，又能补阴，但仍为补气为主，炙甘草用量必在30g以上，方能取得满意效果。如果气阴两虚可加重当中补阴药的剂量。五味子除方剂讲的功用主治外，还为加强药，五味子加到各种补药方剂中，都能增加该方所补之力。

治冠心病除考虑本脏外，脾胃肾三脏也很重要。临床部分心绞痛病人反映在上腹部疼痛，其因一为胃大络于心，二为脾胃为后天之本。关联肾者，以心肾为手足少阴二经，经脉相连，冠心病症见腰酸腿软者临床比比皆是。即中医理论其病在心，其本在肾。选药熟地黄、桑寄生较为多用。治冠心病，随情志变化加重者要考虑肝，我临床用解肝煎，治疗气郁引起心悸发作者多取疗效，旨在理气则血活。冠心病心绞痛刺痛明显者也可用血府逐瘀汤，但不宜久服。《金匮要略》瓜蒌薤白汤是因痰而论，瓜蒌也每每必加。胸痛彻背者，必加薤白头。

上述冠心病论治，望进一步临床观察。

（二）病案举例2

赵某，男，51岁。山西长治市飞龙小区。

主症：胸闷 1 个月。阵发后背持续性隐痛、酸痛，心烦易怒，情绪不宁，头晕多梦，口苦咽干，目干涩，易流泪，纳食正常，大便正常，小便稍黄。查心电图：窦性心律过缓。

舌脉：舌苔薄白，脉弦细。

辨证：肝郁气滞，血脉不通。

治法：疏肝理气，活血通脉。

处方：爽胃饮合四逆散加减。

瓜蒌皮 10g，陈佛手 10g，全当归 12g，云茯苓 10g，清半夏 10g，炒川楝 30g，玫瑰花 10g，青皮、陈皮各 10g，醋柴胡 10g，杭白芍 12g，炒枳壳 12g，炙甘草 10g，白蒺藜 15g，苦桔梗 10g。7 剂。

张某，男，40 岁。垂杨柳中学。

主症：胸闷憋气 1 年。活动后气喘，咳嗽有痰，量多色白质稀，喜饮酒，口干喜饮，皮肤易生疮疖，纳食正常，大便软，小便黄。

舌脉：舌苔薄黄，脉沉细滑。

辨证：脾虚生痰，痰湿阻肺。

治法：健脾化湿，祛痰降气。

处方：千金苇茎汤加减。

苍术、白术各 20g，云茯苓 15g，芦根、茅根各 20g，生薏苡仁 15g，冬瓜仁 15g，桃仁、杏仁各 12g，瓜蒌仁 10g，苦桔梗 10g，浙贝母 20g，桑白皮 15g，炙甘草 10g，葶苈子 15g，炒枳壳 12g，生黄芪 20g。7 剂。

徐某，男，57 岁。北内集团。

主症：胸闷憋气 5 天。持续胸部隐痛，晨起有痰，腹胀，饮食不节则腹泻，喜热食，腰酸腿软，夜半咽干，多梦易醒，失眠，手足发凉，纳食正常，二便正常。查心电图：正常。有急性胰腺炎史、胆囊切除史。

舌脉：舌苔薄黄中少苔，脉沉细尺弱。

辨证：心血不足，中气亏损，肾阴虚弱，血脉不通。

治法：补肾养血通络。

处方：炙黄芪 20g，潞党参 30g，川桂枝 12g，杭白芍 15g，净桃仁 10g，南红花 10g，醋柴胡 10g，广郁金 30g，全瓜蒌 10g，炙香附 15g，桑寄生 20g，炙甘草 15g，三七面 3g（冲），补骨脂 15g，紫丹参 20g，大川芎 15g。7 剂。

学生体会

胸痹一证是指胸部闷痛，甚则胸痛彻背，短气，喘息不得卧为主症的一种疾病，轻者仅感胸闷如窒，呼吸欠畅，重者则有胸痛，严重者心痛彻背，背痛彻心。

胸痹的临床表现最早见于《内经》，至汉代张仲景《金匮要略》正式提出胸痹的名称。胸痹的范围包含了现代的冠心病，但并不等同于冠心病。是目前最多见的内科疾病之一。

老师认为胸痹一症，其发生多与寒邪内侵、饮食不当、情志失调、年老体虚等因素有关，其病机不外虚、实两方面，实者为寒凝、气滞、血瘀、痰阻，痹遏胸阳，阻滞心脉；虚者为心肝脾肾亏虚，心脉失养。临床之时多见虚实夹杂之证。

老师认为决不能一见胸痹，便当作血瘀，动辄活血化瘀，如此者，即丢掉了中医辨证论治的精髓，亦会失治误治或治疗无效。因此临证时，一定要依据四诊，准确辨证，分别选方遣药，方能做到有的放矢、药到病除。

以上 3 例患者，经治疗症状均明显缓解，但以上 3 例均为非典型的血瘀致病，老师所用治法方药亦各不相同，却均取得了明显疗效，这充分说明了老师辨证的准确，选方的精妙，更体现了老师深厚的中医功底。

老师阅授

胸痹的病因病机，错综复杂，有因阳虚、阴虚、气虚、血虚、气血两虚、气滞、血瘀、痰瘀等，上述诸因往往夹杂合并，必须精细辨证，找出病因，凡两个病因以上者，还须辨清孰重孰轻，只有找到主要病因，遣用相应方剂，方能取得佳效。不论何因所致，都会兼有不同程度血瘀气滞，所以在针对主因的同时，均要加入少量的和血理气药，方能取得明显效果。有实证因气、因瘀、因痰，除治瘀、气、痰外，也要加入相应的造成瘀、气、痰病机的药物，如因瘀要找出瘀的原因，如：气滞血瘀、气虚血瘀、出血血瘀、血虚脉不充盈，气虚不能运血等。因气、因痰的原因也须详细辨证，此处不举。

我治胸痹临证所见气血两虚者居多，我多用自拟冠心六号，即圣愈汤加桃仁、红花等；血虚血瘀者用血府逐瘀汤，气滞者用爽胃饮，以上各方均加瓜蒌皮，开胸气。另用桔梗上升，枳壳下降，一升一降，斡旋胸气，我善用广郁金理气活血，郁金分广郁金和川郁金，均为气中之血药，广郁金偏于理气，川郁金偏于和血，以上加味可用于各种原因所致的胸痹，属治标之品。赵凯声所举病例，是以爽胃饮加味治疗，爽胃饮由 7 味药组成，理气和血化痰，原方治肝脾同病，肝脾不和，但从方义掌握，用于气滞型胸痹，屡治获效。此方是我在大学期间从宋向元老师学习所得，该方药味简单，组方严谨，世医掌握不多，本方用之合理，往往能取得预期不到的效果，实为佳方。

（三）病案举例 3

计某，女，50 岁。北京金环压缩机厂。

主症：心悸 1 周，心中发空，伴有腰酸痛，腿软，脑鸣，记忆力下降，阵发头晕，手足心热，纳呆食少，眠差多梦，大小便正常。既往有高血压史、高血脂史。现血压150/90mmHg。心电图正常。

舌脉：舌苔薄白，脉沉细。

辨证：心气阴两虚，肾阴不足，心脉失养。

治法：益气养阴，补肾活血。

处方：炙甘草 30g，寸麦冬 15g，五味子 10g，潞党参 20g，川桂枝 10g，生地黄 12g，阿胶珠 10g，败龟甲 30g（先煎），桑寄生 30g，鸡血藤 20g，炒酸枣仁 30g，全瓜蒌 10g，大枣 6 枚，生姜 2 片。7 剂。

二诊：药后心悸症状明显减轻，腰酸头晕好转，睡眠好转，纳食稍增多，二便正常。舌苔薄白，脉沉细。

处方：上方改生地黄为生地黄、熟地黄各 25g，继服 7 剂。

学生体会

心悸一症，是指病人自觉心中悸动、惊惕不安，甚则不能自主的一种病证。其形成，常与心虚胆怯、心血不足、阴虚火旺、心阳不振、水饮凌心、瘀血阻络等因素有关。辨证之时当分清虚实而分别治之。

本症患者，心悸为气阴两虚型，老师通过辨证，抓住了患者主要病机，选用仲景之名方炙甘草汤加减治疗，而取得了明显疗效。炙甘草汤以炙甘草为君以补气，以参、枣为臣，以地黄、麦冬、阿胶、麻仁、生姜、桂枝为佐药，共奏益气滋阴、补血复脉之功。本病例，充分体现了老师辨证准确，善于运用古方的特点。

老师阅授

心悸症或因心气血两虚，或因心气阴两虚，或因心火旺，或因肾阴虚心肾不交。气血两虚者多用归脾汤，而归脾汤方剂组成补血药甚少，必须加用适量补血之品。此方补益心脾兼治因中气不足引起的心悸，气阴两虚者用炙甘草汤，本方在辨证基础上治疗心悸，效果更佳。炙甘草汤者，炙甘草为君药，我必重用甘草 30g 以上，临床疗效观察，重用甘草效果倍增；心火旺者，可用朱砂安神丸（汤）；心肾不交者多伴有失眠多梦、腰酸腿软，其病机为肾阴不能上奉于心，与心阴共同含蓄心阳，造成心火旺盛导致心悸，此症临床见病甚多，我经验用方以大补元煎加味，取得满意效果。

辨证心悸一症，应详辨其因，只有辨证准确，再启用上方，方有疗效。询问心悸症时，必问心悸同时是心空还是心烦，心空者是气虚，心烦者是有火，含阴虚之火，因心主血脉，所以治疗心悸时，必佐用适量活血之品。

心悸者其位在心，安神之法在于必用炒酸枣仁、柏子仁，临床必加。

因失眠导致心悸者，应辨证治疗失眠，心悸可自愈。

八、发热 1 则

（一）病案举例 1

李某，男，64 岁。松榆东里。

主症：发热 50 余天。50 余天前，感冒后出现发热，在外院住院，诊断为肺纤维化合并感染予抗炎、退热治疗未见疗效。现上午 10 时开始发热，持续至前半夜，发热最高达 39.7℃，无恶寒，无汗，口干多饮，夜半咽干，手心发热，乏力，偶有咳嗽，咯少量白色泡沫痰，下肢轻肿，纳食量少，小便黄，大便少，不干，2 日一行。查血白细胞升高。有肺纤维化病史 6 年余。

舌脉：舌苔黄白厚，脉弦细数。

辨证：素体肾阴虚，外感温热，卫气合病。

治法：辛凉解表，辛寒和里，佐以养阴。

处方：生石膏 40g（先煎），寒水石 30g，飞滑石 15g，生甘草 30g，金银花 15g，淡竹茹 12g，白通草 6g，肥知母 12g，制鳖甲 30g（先煎），北杏仁 12g，秦艽 15g。7 剂。

药后患者发热明显减轻，体温最高小于 38℃，发热时间缩短，口渴减轻，下肢肿消失，又经加减治疗两次，共服药 21 剂发热全退。

学生体会

发热一症，为临床常见病，不外乎外感与内伤两大类。外感发热又可分为风寒、风热、湿热三种。内伤发热则当分虚实，实者有肝郁发热、瘀血发热；虚者有气虚发热、阴虚发热、血虚发热。临床往往又互相夹杂。其中湿热一证又当分清是湿重还是热重，亦或二者并重，湿重者老师常选用三仁汤，热重者老师常选用三石汤。湿热并重者，二方合用。以上二方皆出自《温病条辨》，三石汤原治暑湿弥漫三焦。方中以杏仁宣开上焦肺气，气化则暑湿易化；石膏、竹茹清泄中焦邪热；滑石、寒水石、通草清利下焦湿热；金银花、金汁涤暑解毒。三仁汤则治湿重于热之邪遏卫气，方用杏仁轻宣肺气；白蔻仁、厚朴、半夏芳香化浊；生薏苡仁、白通草、飞滑石淡渗利湿；合用竹叶以轻清宣透郁热。另外，热可伤气伤阴，发热日久，有气虚阴虚之症者，老师则多加参、芪、鳖甲、龟甲之属以益气养阴。老师运用以上方剂治疗湿热所致发热，效果奇佳，有药到病除之效。

老师阅授

发热一症，首先分清外感、内伤两大类。外感者以发表治疗为主，内伤者辨其阴阳气血虚实，脏腑病位。发热症与肺、胃、肾关系密切。肺阴虚者，可用秦艽鳖甲汤，肺气虚者可用小建中汤；胃阴虚者可用益胃汤或玉女煎；肾阴虚者用左归丸加鳖甲、龟甲；气虚发热者用甘温除热法，有选小建中汤的，有选补中益气汤的，有选黄芪建中汤的，我用清暑益气汤（《脾胃论》）治疗，效果特别明显。

发热者因湿热蔓延三焦者，以热为主的用三石汤，以湿为主的用三仁汤，此二方虽属外感湿热，而内伤湿热用之效果亦佳。近两年，我治疗"非典型肺炎"发热每用三石汤，都取得佳效。因热重服药方法有变，多采用 1 小时 50～100mL 频服，食后微汗出而热退，因热伤气阴，所以多加西晒参补气，鳖甲养阴以固其本，对危重病人治疗重点在于留人治病。三石汤出自《温病条辨》，治暑热之方，是属卫气合病，发热特点以晚夜为重，服发汗药热减，旋踵而上升，热至天明，体温自减，晚夜又热，日日如此。

对发热病无论何因，我总加适量的石膏和知母，《伤寒论》对白虎汤述之过甚，为后世所畏惧，又有"四大"为主症，那是古代病人身体虚弱，而现今人们生活条件好，抵抗力强，我数十年用石膏、知母从未见弊证，但须辨证清楚，石膏用量可随热势轻重、体质强健而变通，在治疗"非典"病人时我用量多超过100g，但必加参类以固其本，临床观察发热病人汗多者，我必加人参，不但热势可退，汗出亦解。对发热一病希望赵凯声医师多看医籍，深入钻研，赴于临床，提高疗效。

九、杂病6则

（一）病案举例1

马某，男，48岁。中国美术馆。

主症：面瘫8个月。手术后遗症。现右面部麻凉紧，有蚁走感，闭眼困难，流泪，耳鸣，头晕气短，手足心热，夜半咽干，纳食正常，小便正常，大便1日2～3次。血压135/85mmHg。

舌脉：舌苔白黄厚，脉弦细。

辨证：术后瘀血阻络，阳气不通。

治法：活血通络，助阳行气。

处方：生黄芪80g，大川芎20g，赤芍、白芍各15g，当归尾15g，净桃仁12g，南红花10g，净地龙15g，香白芷15g，白附子10g，制水蛭6g，白僵蚕10g，川桂枝10g，炙麻黄5g，炙甘草12g。7剂。

药后患者症状有所缓解，继续服药治疗。

学生体会

面神经炎，即面瘫，是原因不明的一侧茎乳孔内急性非化脓性炎症损害，近年来由于降温设备的推广应用，盛夏季节发病为多。以面神经所支配区域内表情肌瘫痪为主要表现。

面神经炎分为急性期和慢性期。急性期多为风寒外袭所致；慢性期多为气血不足，痰瘀阻络。还有一些为手术损伤所致。

急性期当以疏散风寒为主，但应注意是否有化热之象；慢性期则应注重养血益气，化痰通络为主。

老师阅授

面神经炎属中医瘫痪范畴，与肝、肾、阳明经关系密切，此为内风，因外风者，与肺及其经络有关。内风者多因肝肾阴虚，肝风上扰，干扰阳明（经），有兼热、兼痰、兼瘀、兼气者，病机十分复杂，治疗非常棘手。我临证遣方滋生青阳汤加虫蚁、化痰、行气之品，自拟成方，临床效果甚佳。外风者，为风邪外袭，经络受阻，气血不通，兼夹其他病因者很少，治以祛风通络，调和营卫。但亦有风寒、风热之别，风寒者居多，风热者据临床观察，往往兼有肺胃内火，治疗当异。但较内风者易治，在辨证选方基础上，我每加生黄芪助阳通络，加桂枝、白芍调和营卫，加葛根、白芷引经报使。

（二）病案举例 2

梁某，女，23 岁。和平里七区。

主症：脱发 3 个月。头皮出油，不痒，面色苍白，乏力，腰酸痛，足跟痛，耳鸣，手足心热，夜半咽干，盗汗，凌晨烦躁，纳食正常，二便正常。

舌脉：舌苔薄白根微黄，脉沉细。

辨证：肝血不足，肾阴虚，毛发失养。

治法：滋补肝肾，活血荣发。

处方：何首乌 30g，熟地黄 20g，枸杞子 20g，桑椹子 15g，全当归 15g，川羌活 10g，南红花 10g，粉丹皮 20g，白鲜皮 15g，金银花 12g，赤芍 15g，炙甘草 12g。7 剂。

二诊：药后脱发减少，盗汗减轻，凌晨烦躁减轻，眼周晦暗，眠差，纳食正常，二便正常。舌淡红，苔薄黄，脉沉细数。

处方：生地黄 15g，熟地黄 30g，败龟甲 30g，何首乌 30g，润玄参 20g，全当归 15g，川羌活 10g，醋柴胡 15g，粉丹皮 20g，广藿香 10g，广佩兰 10g，紫草 20g，南红花 10g，柏子仁 20g，大川芎 30g，炒酸枣仁 60g，生甘草 12g，山萸肉 20g（另煎），冰片 3g（冲）。7 剂。

三诊：药后脱发已止，睡眠不实好转，眼袋减轻，仍多梦，月经量少，偶有盗汗，纳食正常，二便正常。舌中前少苔，根薄黄，脉沉细。继续加减治疗，以巩固疗效。

学生体会

脱发一症，为临床难治之症，本例患者疗效突出，在于老师辨证准确，用要得当。发为血之余，肝主藏血，肝血不足则发无所养，故见脱发；肾主藏精，肾虚精血不足则发亦无所养，而见脱发。故脱发多与肝肾有关。此外，血热发焦，亦可见脱发。老师除辨证准确之外，用药上亦有独到之处，除用大量补肝肾之品外，还加用凉血活血之药，更用冰片之走窜以达巅顶，实为妙品。

老师阅授

脱发一症，以肾、肝、肺关系密切，次为脾胃。肾主骨生髓充脑，足少阴经上升至头，理也；肝藏血，主疏泄，发为血之余，肝血失养，毛发必然萎枯或脱落，理也；

肺主皮毛，又主全身之气，所以治发病必定要考虑肺；脾胃为生血之源，供周身气血为用，所以治发病，亦应考虑脾胃。肾阴虚，心肝血虚，毛发失养出现毛发枯萎或脱落，亦是理也。所以治疗发病，亦要重视脏腑，脏腑经络辨证不可缺也。上举病例，属肝肾阴虚、卫气不足，故选上方。方中除补肝肾之品外，更加黄芪通阳补气，加羌活一为引药上行，二为肺之药也。

（三）病案举例 3

李某，女，62 岁。

主症：糖尿病视网膜病变，视物模糊，至中午乏力，右眉棱骨胀痛，睡前平卧时明显，双足麻木，足趾发凉，关节痛，尿浓茶色，尿中泡沫多，大便调，口苦，舌红苔黄，脉弦数有力。

治法：清泻肝胆湿热。

方药：以龙胆泻肝汤加减。

龙胆草 6g，北柴胡 10g，焦山栀 10g，炒黄芩 6g，生甘草 15g，车前子 15g，生地黄 20g，全当归 10g，建泽泻 20g，青葙子 10g，夏枯草 15g，杭菊花 10g，密蒙花 10g，净蝉蜕 10g，白蒺藜 15g，决明子 10g。水煎服，7 剂。

药后患者视物模糊减轻，乏力减轻，右眉棱骨胀痛好转，双足麻木、足趾发凉、尿中泡沫多等均见好转。

学生体会

龙胆泻肝汤出自《医方集解》。原方组成：龙胆草 6g（酒炒），栀子 9g（酒炒），泽泻 9g，木通 6g，当归 3g（酒炒），生地黄 6g（酒炒），柴胡 6g，生甘草 6g。用法：水煎服。功用：清肝胆实火，泻下焦湿热。主治：①肝胆实火上炎证。症见头痛目赤，胁痛，口苦，耳聋，耳肿等，舌红苔黄，脉弦数有力。②肝胆湿热下注证。症见阴肿，阴痒，阴汗，小便淋浊，或妇女带下黄臭等，舌红苔黄腻，脉弦数有力。

本方证由于肝胆经实火上炎，或湿热循经下注所致。治宜清肝胆实火，泻下焦湿热。方中龙胆草大苦大寒，能上清肝胆实火，下泻肝胆湿热，泻火除湿，两擅其功，切中病情，故为方中君药。黄芩、栀子两药苦寒，归经肝胆三焦，泻火解毒，燥湿清热，用以为臣，以加强君药清热除湿之功。湿热壅滞下焦，故用渗湿泄热之车前子、木通、泽泻，导热下行，从水道而去，使邪有出路，则湿热无留，用以为佐；然肝为藏血之脏，肝经实火，易伤阴血，所用诸药又属苦燥渗利伤阴之品，故用生地黄养阴，当归补血，使祛邪而不伤正；肝体阴用阳，性喜疏泄条达而恶抑郁，火邪内郁，肝气不舒，用大剂苦寒降泄之品，恐肝胆之气被抑，故又用柴胡疏畅肝胆，并能引诸药归于肝胆之经，且柴胡与黄芩相合，既解肝胆之热，又增清上之力，以上六味皆为佐药。甘草为使，一可缓苦寒之品防其伤胃，二可调和诸药。综观全方，泻中有补，降中寓升，祛邪而不伤正，泻火而不伐胃，配伍严谨，诚为泻肝之良方。使火降热清，湿浊得消，循经所发诸症，皆可相应而愈。

张炳厚老师认为本方清肝胆，利湿热，凡属肝胆实火上炎或湿热下注所致的各种证候，均可使用。临证时，不必悉具，而以口苦溺赤，舌红苔黄，脉弦数有力为证治要点。凡属肝经实火湿热者均有良效。方中药多苦寒，易伤脾胃，故对脾胃虚寒和阴虚阳亢之证，皆非所宜。若肝胆实火较盛，可去木通、车前子，加黄连以助泻火之力；若湿盛热轻者，可去黄芩、生地黄，加滑石、薏苡仁以增利湿之功。

本病例患者既有糖尿病视网膜病变，视物模糊，右眉棱骨胀痛，口苦等肝胆实火上炎之症，又有尿浓茶色，尿中泡沫多等湿热下注之症，张老师运用龙胆泻肝丸加减治疗效果显著。

本病例老师在原方基础上去掉有肾毒性的关木通，加用青葙子、夏枯草、杭菊花、密蒙花、白蒺藜、决明子等清肝明目之品，治疗糖尿病眼病取得满意疗效。

老师阅授

视网膜病变由肝肾阴虚、虚火上炎引起，目为肝之窍，瞳仁为肾所主，肝肾阴虚、虚火上炎、窍道不通，是本病的病机。老师用龙胆泻肝汤加减，以清泻肝胆湿热，间接达到治疗视网膜病变的目的，符合中医的理论，临床有一定疗效。龙胆泻肝汤出自《医方集解》，是属名方，只要辨证清楚，能泛治许多种疾病，疗效显著。本方汤剂优于丸剂，中病药止，无需多服。方中内含木通，本品近几十年来，北京地区均用关木通，近期报道关木通含马兜铃酸，对肾功能有较重的损害作用，近来用通草易木通，临床观察疗效不减，所以希望常峥医师，不要因一味木通而不用该方。在本方适用证基础上，若阴虚明显，可以适量加相关养阴药，临床灵活应用，不可拘泥。

（四）病案举例 4

秦某，女，69 岁。

主症：咽如有物堵，上下不能 2 个月。生气引致，伴有胸闷、心悸，心烦易怒，呃逆反酸，目胀口苦，两胁胀痛，头晕，口干，喜冷饮，晨起有痰，纳食正常，二便正常。

舌脉：舌边尖少苔，中白，脉弦滑数。

辨证：肝郁气滞，夹痰阻闭，肺失宣肃。

治法：疏肝降气化痰。

处方：三花散合半夏厚朴汤。

玫瑰花 10g，白梅花 10g，玳玳花 10g，陈佛手 10g，川厚朴 15g，清半夏 15g，粉丹皮 15g，焦山栀 10g，青皮、陈皮各 10g，旋覆花 10g，代赭石 12g，花槟榔 15g，云茯苓 10g，炙甘草 12g，葶苈子 15g。7 剂。

复诊：患者诸症明显减轻，药证相合，继以前法治疗，加广郁金 30g 继服。

经治疗，患者症状消失，临床治愈。

学生体会

梅核气属中医郁证范围，是由于情志不舒、气机郁滞所致，其病机为痰气郁结，临床多采用《金匮要略·妇人杂病脉证并治》中的半夏厚朴汤治疗。老师在多年临床经验的基础上，以三花散和半夏厚朴汤治疗此证，取得了良好的疗效。

本例患者是一例梅核气患者，在教科书中多用半夏厚朴汤治疗，老师则喜用三花散合半夏厚朴汤治疗，其中玫瑰花甘、微苦，性温。归肝、脾经，功能行气解郁，和血散瘀；白梅花味酸、涩，性平。归肝、胃经。功能疏肝解郁、理气和胃；玳玳花亦能理气疏肝，三花药性轻灵，符合肝喜条达之性，加于方中，功效倍增。此病例，充分显示了老师对脏腑功能与药性之间关系的研究深入，体现了老师既明医又明药的名中医特色。

老师阅授

上举梅核气病例，属气郁范畴，病因病机为肝肺气郁、夹痰阻闭。临床患者多怀疑喉癌，二者有别。梅核气主要临床表现：咽喉有异物作梗，吐之不出，咽之不下，但不影响吞咽，检查无占位物，此种病多发于性格抑郁、不喜发泄之人，临证时需详查症状，细审病因，不难诊断，还须给病人叙述病情，阐明发病原因，杜其气郁，修养性格。医籍多用半夏厚朴汤，我自拟经验方三花饮，即：半夏厚朴汤加玫瑰花、白梅花、厚朴花。方中用药量甚为关键，厚朴、半夏多各用至 15g 以上，本方治本病有明显效果，但绝非三五剂药即能奏效者，临床观察患者症状逐渐减轻，徐徐图治。

（五）病案举例 5

历某，女，33 岁。

症见：四肢凉 4 年，足跟凉，畏风畏寒，易感冒，头痛鼻塞，口干喜饮，纳呆，二便调，入睡难，夜梦多。

辨证：营卫气血不足，而致阴阳俱微。阳气不足，阴血涩滞。

立法：温经祛寒，调和营血。

方药：生黄芪 50g，川桂枝 15g，杭白芍 15g，熟附片 10g（先煎），制草乌 10g（先煎），川独活 12g，怀牛膝 15g，淫羊藿 20g，鸡血藤 30g，炙甘草 15g，淡干姜 5g，熟地黄 20g，醋柴胡 15g，炒枳壳 12g。水煎服，7 剂。

患者药后四肢凉，足跟凉明显减轻，畏风畏寒减轻，夜眠好转。再服 7 剂，四肢凉，足跟凉消失。本病例张老师以黄芪桂枝五物汤合四逆汤温阳益气通络，取得满意效果。

学生体会

黄芪桂枝五物汤方源自《金匮要略》："血痹，阴阳俱微，寸口关上微，外证身体不仁，如风痹状，黄芪桂枝五物汤主之。"

组成：黄芪三两，芍药三两，桂枝三两，生姜六两，大枣12枚。主治血痹。肌肤麻木不仁，脉微涩而紧。功用：益气温经，和血通痹。本方因营卫气血不足，而致阴阳俱微。阳气不足，阴血涩滞，故肌肤麻木不仁，脉微涩而紧。方中黄芪为君药，甘温补气，补在表之卫气。桂枝散风寒而温经通痹。芍药养血和营而通血痹。生姜辛温，疏散风邪。大枣甘温，养血益气。方药5味，配伍精当，共奏益气温经、和血通痹之效。

四逆汤源自《伤寒论》。组成：附子一枚，干姜一两半，甘草二两（炙）。主治：少阴病。四肢厥逆，恶寒蜷卧，呕吐不渴，腹痛下利，神衰欲寐，舌苔白滑，脉微；或太阳病误汗亡阳。功用：回阳救逆。方中君药附子，大辛大热，温肾壮阳，祛寒救逆。臣药干姜，辛热，温中散寒，助阳通脉。二药共奏助阳散寒之功。炙甘草为佐使药，可固护阴液，缓姜、附的燥烈之性，还可制附子毒性，伍干姜温健脾阳。本方为回阳救逆的代表方剂。

老师阅授

本例所治立法温经祛寒，调和营血，遣方黄芪桂枝五物汤合四逆汤加减，证药相符，所以取得佳效。我用二方合剂是根据病情，单用黄芪桂枝五物汤调和营卫足矣，祛寒之力不足。单用四逆汤回阳救逆有余，无调和营卫之法。两方合之，恰对病情，所以奏效。黄芪桂枝五物汤不用甘草，意在加强调和营卫治痹的功效，防用甘草缓其药力。此症用甘草，意在反佐附子、干姜燥烈之性，方中黄芪必用重量，取其补阳通阳之用，淫羊藿既补肾阳，又能治痹，用熟地黄意在阴中求阳故也。

（六）病案举例6

杨某，女，60岁。

症见：左足丹毒，右足两侧红肿热痛，右足发冷，大便一日一行、不干，小便黄，发热，体温38.4℃，无恶寒，无汗，舌苔薄黄，脉弦细。

辨证：湿热相搏，外受风邪，流注下焦。

立法：利湿清热，疏风止痛。

方药：当归拈痛汤加味。

全当归20g，青防风10g，川羌活10g，绿升麻10g，建泽泻12g，嫩茵陈12g，炒黄芩10g，云茯苓12g，苍术、白术各10g，苦参15g，炒知母、炒黄柏各10g，生甘草30g，土茯苓30g，蒲公英15g。水煎服，7剂。

患者服药后足两侧红肿热痛明显减轻，小便淡黄，发热消退。效果明显。

学生体会

当归拈痛汤源自《兰室秘藏》。组成：白术一钱五分，人参、苦参、升麻、葛根、苍术各二钱，防风、知母、泽泻、黄芩、猪苓、当归身各三钱，炙甘草、茵陈、羌活各五钱。主治：湿热相搏，外受风邪证。功用：利湿清热，疏风止痛。方中羌活祛风胜湿，止周身痹痛。茵陈清热利湿，通利关节共为君药。猪苓、泽泻利水渗湿。黄芩、苦参清热燥湿，共助祛湿清热之力。防风、升麻、葛根解表疏风，升发脾胃清阳以化湿，以资疏风除湿之功。白术、苍术健脾燥湿，使湿邪得以运化。人参、当归益气养血，扶正祛邪，且可防诸药燥利而伤气血。知母清热润燥，兼能使辛散而不耗阴津。甘草调和药性，而益脾胃。张炳厚老师指出本方为风湿热痹及湿热脚气初起的常用方剂。以肢节沉重肿痛，舌苔白腻微黄，脉数为证治要点。常用于风湿性关节炎、类风湿性关节炎属风湿而兼湿热者。用于湿热丹毒正其治也。

老师阅授

上举单独一例，病属湿热下注、邪盛蕴毒。根据我的经验，用当归拈痛汤治疗此类疾病，效果颇佳。当归拈痛汤的出处，常峥医师查为《兰室秘藏》，而我记忆是东垣治方，尚需进一步落实。东垣用此方主治脚气疮痛，属湿热下蕴者，方中羌活通关节，防风散留湿，苦参、黄芩、茵陈、知母以泻湿热，升麻、葛根助阳而升清，茯苓、泽泻泻湿降浊，党参、甘草、二术补正固中，健脾以杜湿源，以使苦寒不伤胃，疏泄不损气也。方中唯当归一味和气血，重用八钱以上，除和气血外，本人以为尚有"祛风先和血，血行风自灭"之意。鉴于此药功能和用量，所以我用此方，多治风湿热之热痹，临床获得满意疗效。

十、过敏性疾病 1 则

（一）病案举例

赵某，男，21 岁。安华西里。

主症：周身反复发作风团样、丘疹样皮疹 3 年。经西医诊为荨麻疹，反复诊治效果不佳，皮疹色红，瘙痒，皮疹处发热感，纳食正常，尿黄，大便正常。

舌脉：舌红，苔黄，脉滑数。

辨证：血热夹风。

治法：清热凉血祛风。

处方：五皮五藤饮加减。

青风藤 10g，海风藤 10g，首乌藤 15g，双钩藤 15g，白鲜皮 10g，海桐皮 10g，桑白皮 10g，地骨皮 10g，粉丹皮 20g，净蝉蜕 10g，净蛇蜕 10g，生石膏 20g，生甘草 15g。7 剂。

二诊：药后患者皮疹明显减少，瘙痒减轻，热感减轻，新发皮疹减少，纳食正常，二便正常。舌脉同前。

加减：上方加寒水石20g，白蒺藜12g，继服7剂。

后经加减治疗两月余，患者皮疹完全消退，经随访一年余未再复发。

学生体会

荨麻疹属于过敏性疾病，多由于患者接触过敏源，如药物、食品、花粉、感染等引起皮肤、黏膜小血管扩张及渗透性增加而出现的一种局限性水肿反应。皮损形态不规则，一般24小时内会消退，也可反复发作，迁延不愈，伴有瘙痒。严重者可伴有全身症状，加高热、头痛、哮喘、喉头水肿、恶心、呕吐、腹痛、腹泻，甚至发生过敏性休克。西医治疗是以去除致敏因素为主，用抗组胺药物为辅，严重者可予以皮质激素治疗。慢性荨麻疹是一个非常顽固的皮肤病，经常反复，目前没有特效的药物，临床上治疗非常棘手。

老师认为本病是由于外感风寒湿热饮食不当、脾胃不和、血热内盛、气血瘀滞等因素导致气血运行不畅而出现荨麻疹。

老师在多年临床经验基础上，总结并创制出一方，名为五皮五藤饮，治疗本病有较好的疗效，方用：青风藤、海风藤、首乌藤、双钩藤、天仙藤、白鲜皮、海桐皮、桑白皮、地骨皮、粉丹皮。方中以皮达皮，使药至病所；以藤通络，去除瘀滞。其中青风藤、海风藤、天仙藤、白鲜皮、海桐皮有祛风除湿之效；首乌藤有安神之功；双钩藤能平肝息风；桑白皮泻肺以利除湿；地骨皮、粉丹皮清热凉血。全方共奏清热凉血、祛风除湿之功。在临床应用时，老师每加用净蝉蜕、净蛇蜕、甘草；热重者，加用生石膏、寒水石。

老师阅授

上举荨麻疹一例，病属血热夹风夹湿，泛于皮表，立法以凉血祛风胜湿。荨麻疹一类疾病，虽为常见，但治疗棘手，有人用西药脱敏药可取一定疗效，对于反复发作者，西药脱敏药疗效不理想，而中医辨证论治往往取得理想效果，所以本类病人求治中医者甚多，实践结果客观提高了中医对此类疾病的疗效水平。我治疗此病以前多用消疹丸（汤）、二蜕汤、当归拈痛汤，虽有一定疗效，但远不理想。偶见中医皮科泰斗赵炳南赵老诊治此病，处方有五种藤药、五种皮药，当即耳目一新，但感觉机理不透，遂对本方药物组成深入研究，翻阅文件，泛查各类本草对五皮五藤的论述，综合归纳得出，藤能祛风通络，皮药走皮又能胜湿，可见本方独出匠心，完全符合中医理论。在此方基础上加减反复验证，效颇佳。根据上述五皮五藤的功能，广泛运用治疗多种皮肤病，均取得不同程度效果。近来有医刊报道，天仙藤含马兜铃酸，为免除病人忌讳，弃之不用，没有进行相关理论的科研，虽得不出不用天仙藤到底影响多少效果，反观弃此药临床效果不如原方。中医认为：凡药三分毒，而中医理论有以毒攻毒之论，若因药有毒而弃之不用，是违反相关中医理论的。临证用与不用，我对学生不加强求，全凭自己经验。

十一、妇科病 1 则

（一）病案举例

丁某，女，26 岁。

主症：痛经 8 年，月经周期正常，经前小腹痛，小腹发冷，经前乳房发胀，月经有血块，经量正常，经色暗红，纳食正常，小便正常，大便正常。现月经前 7 天。

舌脉：舌苔薄黄，脉沉细。

辨证：血瘀宫寒。

治法：活血化瘀，暖宫散寒。

处方：京三棱 3g，蓬莪术 3g，当归尾 15g，大川芎 12g，生地黄 15g，赤芍、白芍各 10g，刘寄奴 15g，肉桂 10g，台乌药 20g，生黄芪 40g，炙甘草 12g，炒川楝子 20g。7 剂。

药后经前腹痛明显减轻，乳房胀消失，小腹冷减轻，经时血块减少变小。嘱下次月经前一周继服上方。

学生体会

痛经一症，老师在治疗时特点鲜明，经验丰富。老师认为：此症无论病因是寒凝、气滞、血瘀还是气血虚弱，其病机皆与血瘀有关，正所谓不通则痛，故老师在治疗时以破瘀活血为主，选用《医宗金鉴》之琥珀散为主方治疗。琥珀散出自《医宗金鉴·妇科心法要诀·经行腹痛证治篇》，原文如下："血凝碍气疼过胀，本事琥珀散最良，棱莪丹桂延乌药，寄奴当归芍地黄。"其用治疼痛超过胀气，病机是血凝碍气。老师在此基础上创造性地将此方作为底方，再根据其寒、热、虚、实，加用不同药物，从而取得了良好疗效。

老师阅授

痛经一症，有因气血不足，需治其化源；有因气滞血瘀，需理气活血；有因寒凝血闭，需温冲任，活气血；有因热郁血结，需清其热，通其经。瘀血在痛经中是痛经各证型的最终环节。气虚因气为血之帅，可造成瘀血；血虚血不充盈，可导致断流造成瘀血；血遇寒则凝，导致寒凝血滞，造成瘀血；血遇热则结，可导致热结不通造成瘀血。临床辨证必须确切才能取得佳效。以上四型也有同病者，更需审证求因，进行论治。

本例属冲任虚寒，寒凝血滞之痛经，所取方剂乃《医宗金鉴·妇科心法要诀》之加味琥珀散，临床屡用屡效。方中以三棱、莪术为君药，令其破血通经；以当归、芍药、地黄、刘寄奴补血活血；以肉桂温经散寒，血得温则通故也；以乌药理气，达到气顺血通的目的。本方也可用于寒凝血滞之闭经，皆属同理也。原方主治之症是痛经在腹，痛过于胀，痛主寒主瘀，胀主气滞，痛甚者，必以寒、瘀为主。

第三节　疑难怪证

（一）病案 1

桂枝龙骨牡蛎汤加减治疗阴茎凉验案 1 则。

朱某，男，36 岁，初诊，2004 年 6 月 26 日。

阴茎发凉 1 年余。午后著，得热浴则舒，伴腰酸腿软，阴囊潮湿，纳眠可，小便黄，有热感，有尿频尿急史，大便调。舌苔淡黄中根厚，脉沉弦细。

辨证：阴阳不和，阳虚内寒，营卫不调，下焦湿热。

治法：温阳育阴，调和营卫，清利湿热。

处方：川桂枝 20g，杭白芍 15g，生龙骨、生牡蛎各 30g，炙甘草 12g，干姜 6g，大枣 6 枚，建泽泻 30g，肉桂 10g，炒小茴香 15g，吴茱萸 15g，熟附片 6g，炒苍术 15g，炒黄柏 10g，白通草 12g，生黄芪 40g。7 剂，水煎，日两服，早晚空腹。

二诊：药后阴茎凉减轻，小便热感亦减，纳眠可，偶脘胀，舌苔薄白，脉弦细滑。

处方：上方加焦四仙各 10g，继服 7 剂。

三诊：阴茎凉继减，所凉部位缩小，仅限于龟头，午后申时发作，凉感持续时间亦缩短，活动则舒，小便热消失，大便偏干，小便黄。舌苔薄黄，脉弦细。

处方：上方改川桂枝为 30g，加葶苈子 20g，去白通草。

川桂枝 30g，杭白芍 15g，生龙骨、生牡蛎各 30g，炙甘草 12g，干姜 6g，大枣 6 枚，建泽泻 30g，肉桂 10g，葶苈子 20g，炒小茴香 15g，吴茱萸 15g，熟附片 6g，炒苍术 15g，炒黄柏 10g，生黄芪 40g。7 剂，水煎，日两服，早晚空腹。

药后阴茎凉消失，迄今二载有余，未曾发病。

按：桂枝龙骨牡蛎汤出自《金匮要略》："失精家，少阴脉弦急，阴头寒……桂枝龙骨牡蛎汤主之。"应抓主证及主症，虚寒、阴茎凉，以桂枝龙骨牡蛎汤主方，并辅以肉桂、炒小茴香、吴茱萸、熟附片、生黄芪等加强暖下焦、温阳驱寒之力，并以炒苍术、炒黄柏、白通草、建泽泻等，兼顾其下焦湿热。午后申时发作，因其肺行不力，遂以葶苈子行肺气，并解大便之干。辨证切当，证药合拍，故患家一年之疾，一诊效，三诊愈，应如桴鼓。

（二）病案 2

王某，男，51 岁。阴茎头下侧硬斑，牵至龟头下垂，阴茎勃起时，随阴茎渐硬而下垂加剧，甚时呈钩形，兼小腹刺痛，不能行房，病史 13 载，多处求治罔效。触其局部，软而不坚，询问他症，素有腰酸腿软，夜半咽干，小便黄赤，局部偶有跳痛，阴囊湿痒，舌苔白滑，舌根无苔，脉细数滑。综观舌脉症，辨为肝肾阴虚，湿痰热阻，瘀血阻络，法宜滋补肝阴，化痰软坚，活血通络。

遂拟方：生地黄、熟地黄各 20g，败龟甲 20g（先煎），玄参 20g，浙贝母 15g，生牡蛎 20g，泽泻 30g，炒川楝 30g，滑石 15g，当归尾 12g，桃仁 12g。7 剂，水煎服，日 1 剂，早晚分服。

进上药，14 剂后，阴茎弯曲已有好转，余症如前，效不更方。仍以前方加猫爪草 30g，山慈菇 10g。继服，病情逐日好转，共服上药 70 余剂，阴茎完全挺直，其勃起硬度增加，初试行房，恢复正常。余留轻度腰酸，余症全瘥。嘱其继服知柏地黄丸，早晚各 1 丸，服 30 天。

按： 病例为肾阴虚，痰湿热结，血脉不通，用生地黄、熟地黄、龟甲滋阴清热软坚，用消瘰丸化痰软坚，以当归尾、桃仁活血通络，用川楝子理气清热化湿，引经走肝，是厥阴肝经绕阴器夹少腹故也。

本例实属怪症，虚实夹杂，湿痰热瘀相搏，若辨证不清，治疗必然棘手，今辨证准确，方药得当，多年沉疴，立起治效，充分体现了中医理法方药之妙哉！

（三）病案 3

邢某，女，34 岁。尿血 2 年余。来诊前，曾于某西医名院泌尿科住院逾月，经过全面相关检查，尿血原因不明，无药可施，劝其出院，建议中医治疗，遂来找吾师就诊。问其病情，尿血，尿常规示血细胞满视野，无尿热、尿频、尿急、尿痛等症，小便自利，小腹热痛间刺痛，排尿时腹部刺痛，甚则难忍，口渴少饮，舌苔白黄而厚根有瘀斑，脉沉细涩。根据舌脉特征，重点询问，获知月经后延，色黑有血块，经行腹痛加剧。根据舌根有瘀斑、脉涩、月经情况，辨证必有瘀血，又根据小便自利，明其不是蓄水，而是蓄血，法宜活血化瘀，祛瘀生新，拟桃仁承气汤加减：

桃仁 10g，红花 10g，桂枝 10g，酒大黄 6g，甘草 10g，京三棱 6g，莪术 6g。7 剂，水煎服，日 1 剂，早晚分服。

进前药后，症状如前，而查尿常规：红细胞 3～5 个 /HP。认定有效，仍以前方继服 7 剂，三诊时病人曰：服上药 3 剂后，出现一次肉眼血尿，继而症状若失，遗留小腹热痛，夜间明显，考虑阴虚内热，遂用陈士铎《辨证录》导火汤：玄参 30g，生地黄 12g，泽泻 15g，车前子 10g。进前药 14 剂，腹痛消失，遂以归芍地黄汤补肾阴，理肝血，以固疗效，因患者家居外地，欲返其故里，师嘱：如不能前来复诊，请电话告知病情，2个月后得知其病痊愈。多次尿常规检查均为正常，月经情况亦明显好转。

（四）病案4

魏某，男，66岁。患者左侧胸、胁、腹热痛，阵发性加重，甚则不能转侧，痛热难忍，右侧无热痛感。病史10余年，多治无效。左上臂疼痛抬举受限，询问得知，胸胁为肌表疼痛，胃腑里面疼痛，余无他症。舌苔薄白，脉弦细数。

吾师苦思冥想，辨证难明，病属怪僻。宋向元老中医曾秘传吾师一方，即当归六黄汤，吾师大胆用之：当归15g，黄芪15g，生地黄、熟地黄各15g，黄连5g，黄柏6g，黄芩6g，大枣6枚，生姜3片。7剂，水煎服，日1剂，早晚分服。

进上药，患者每次复诊，均云痛热渐轻，但痛热改善甚为缓慢，共进药百余剂，痛热终于全部消失，遗留左上臂疼痛，毫无进展，每逢风冷举臂时，疼痛加剧，考虑痹证，用和血祛风法治疗，正见初效，仍在治疗中。

按：宋向元老中医秘传当归六黄汤，治疗乖僻症或一侧发热、一侧发凉，一侧出汗、一侧无汗。吾师临证用此方，屡治屡验，妙不可言，究其原理，师曰："始终未得深入研究，甚为遗憾。"

（五）病案5

吉某，男，18岁，吉林省人。患双眼睑下垂2年余，曾求治全国各大省市中西医名家，屡治不效，而且病情愈演愈烈，从互联网得知张炳厚老师擅治疑难怪症，前来就诊。见病人双眼上眼睑下垂，下眼睑浮肿，左眼全无眼裂，右眼眼裂如线，视无见物。色黄白，按之流泪。询问症状，经常胃脘胀痛，不思饮食，全身乏力，有时前额头痛，口干少饮，大便头干，舌苔薄白，脉沉弦细。综观脉证，辨为脾胃气虚，肌肉无主，法宜大补脾胃，巨补中气，拟补中益气汤加减：

生黄芪100g，潞党参30g，白术12g，甘草10g，陈皮10g，当归15g，醋柴胡10g，制升麻10g。7剂，水煎服，日1剂，早晚分服。

患者父母，持方在手，四目睽视，久不离开，其父以不信任的表情问曰："您是不是开的补中益气汤？"师曰："然"。对曰："我们服此方不下百剂，数十名医师均说服此方必效，结果未见丝毫效果。"师曰："其他医师开此方我不便多言，请相信我，必7剂服尽，望来复诊。"其父母半信半疑而去。

7日启，尚未开诊，患者与其父母，撞门而进，喜而告曰："您真神效，吾儿双眼均已张开。"应诊时，遂以上方加重黄芪至120g，更以红人参6g另煎兑服。师曰："他医用此方，黄芪肯定未用如此重量，其效关键在此，患者心喜而去共服上药35剂，双眼完全睁开，眼肿消失，胃脘胀痛明显减轻，食欲增加。"遂嘱继服补中益气丸，每次

9g，每日两次，继服半年。一年后其母前来就诊，主动告之，患者痊愈，犹如常人。

按： 眼睑下垂，眼睑为脾经所属，又脾主肌肉，证无实热，纯属脾胃大虚，脾主健运，所以用补中益气汤，证药合拍，故取良效。本例取效关键在于重用黄芪，取其大补中气，升阳走表，疗肌，复诊时已见效果。故重用黄芪，更加人参，参芪相伍，补中益气之力更宏，加茯苓健脾利湿，以消其肿，虽用同方，大异他医，可见，差之毫厘，谬以千里，此乃中药用量之不传之秘。

（六）病案6

王某，女，62岁。腰胯疼痛，连及大腿痛史20余年，多处求治，迭服补肾通络、祛风散湿、活血化瘀诸药，症状非但不减，反而愈演愈烈，疼痛剧烈，举步艰难，起坐时必须借助他物，长期卧床，痛甚时着衣蹬履不能自理。2003年2月5日前来就诊，细审病情，兼见五心烦热，夜半咽干，大便干燥，尿黄偶痛，舌苔黄欠津，根有脱苔，脉沉细数。综上脉症，诊为肝肾不足，精血亏损，阴虚内热，筋脉失养，治以补益肝肾，滋阴降火、荣筋壮骨，拟虎潜丸加减：生地黄、熟地黄各30g，炒知母、炒黄柏各6g，龟甲30g，白芍15g，当归12g，陈皮10g，锁阳20g，牛膝15g，鸡血藤30g。水煎服，日1剂，分温两服。进药后诸症递减，体力日增，共服药70余剂，沉疴痊愈。随访一年，疼痛未作，行动自如，犹如常人。

按： 虎潜丸籍有二方，一出《丹溪心法》，二出《医方集解》，后者比前者多牛膝、当归、羊肉3味，效果更良。《素问·痿论》云："肝气热，则胆泄口苦，筋膜干，筋膜干则筋急而挛，发为筋痿……肾气热，则腰脊不举，骨枯而髓减，发为骨痿。"这说明肝肾有热，阴血不足，不能濡养，以致筋骨痿弱，腿足瘦削，步履乏力，成为痿证。"虎潜丸"方中以黄柏、知母、地黄、龟甲滋阴降火，但病及筋骨，故配以芍药柔肝养筋，又恐柔肝之品有凝滞难化之弊，故加入锁阳壮骨益精，陈皮理气醒脾，加牛膝补肝肾为使药，载诸药至病所，方剂配伍十分严谨。本病例不通原因有二：阴虚者润之以通，火热者清之以通。本病老年人居多，病为常见，症属疑难，治疗十分棘手，我反复钻研，寻得此方，临证加减运用，实践证明它能速起沉疴，效果非常满意。

第三章　张炳厚医话

第一节　张炳厚老师从医行状记

张炳厚老师是北京中医药大学（当时名北京中医学院）建校后第三届毕业生，在校时间是 1958～1964 年，这是学院建立后、"文化革命"大潮前最适宜读书的一段平静时光，对于当代研习中医者来说更是一个难得的年代，当时的北京，中医高手云集，诸如秦伯未、王文鼎、宋向元、刘渡舟、祝谌予、韩玉辉、周慕新等名老中医都曾成为张老师学生时代的临证导师。

老师平素沉默寡言，内向笃实。学生时代勤勉好学，基本功扎实，记诵了大量中医方剂，且因方剂而熟悉、掌握了大量中药的药性药味，同时虚心拜师讨教，精思好问，跟师众多。毕业后临证不倦，用药胆大心细，时常以身试药，摸索出一套独特的用药方法。谙熟引经报使，驱药力直达病所；善用虫蝎水蛭、峻烈毒麻，疏通活血，力专效宏。2 版中药教材中所收录的一千多味中药老师临床上均能自如遣用，常用中药亦达 400～500 味，北京中医医院中药房曾一度专为老师特置一组药柜，以盛放老师常用的一些炮制特殊、常医稀用，或毒剧非常之中药饮片，老师用药之独特、怪异由此可见一斑。

老师问诊精细入微，创造了一套独特的问诊技巧。精谙脏腑辨证，对李东垣、张景岳的理论著述最有心得，遣方善从肾、脾两脏入手，贯以小方协同成组合方使用，善治头痛、三叉神经痛、坐骨神经痛等疼痛，以及肾病、泌尿系感染、前列腺炎、阳痿早泄、冠心病、发热、慢支、哮喘、失眠、脾胃病、类风湿、荨麻疹、更年期综合征、月经不调等。尤喜调治疑难杂病，临证屡起沉疴，效如桴鼓。

老师博采众家之长，无门户之见，临证务求实效。临床上尊重西医的新知识新技术，但处方开药必依中医辨证论治，常言"继承不泥古，发扬不离宗"，40 余载的临证实践，以其特立独行的遣方用药风格、卓越不群的临床疗效，成为学院派中医的杰出代表，堪称临证奇才。

第二节　用药如用兵，用方如布阵

老师有侠风，平时开车的路上尤喜听武侠评书。谈起遣方用药也爱用军旅兵阵作比喻。常说："中药是兵，医生是将，有百万大军，却难得领兵之将；方剂是阵，医生是旗，阵法失灵，皆因旗子指向不明。"这既是老师对时下中医界现状与所存问题的一个生动的评价、对中医后生的殷切期待，同时，也是老师自身40余年的临证心得，开方的要妙。

药还是那些个药，方还是那些个方，为什么现在中医大夫的治病效果不如过去的老中医，常常不能令人满意呢？就是缺乏懂药、知药、善于用药的中医将才，缺乏懂方、知方，善于指挥药力方向的中医灵旗。

老师在这里指出了开好方剂的几个要点：

（1）知兵善任，了解、熟悉尽量多的中药药性药味，常去中药房看看，了解饮片及相关炮制。

（2）开方时对药力的寒热温凉构成、药力的强弱大小要心中有数，用药胆大心细，务求实效。

（3）多关注既有的成方，多背方，从成方的构成与使用中可以了解、反推具体药味的功能及使用方法。

（4）辨证要细致，多个病因、多个脏腑合病时，一定要找到主因、主脏，遣方布阵必针对主因、主脏、主要病所。

（5）方阵指向要明，对所开方剂总体药力的归经走向、升降收散要清清楚楚，要令药力直达病所或相关脏腑，辨证、立法与遣方环环相扣，不能含糊，如果军旗乱指，指挥员糊涂，所开方剂必也是糊涂的，如何作战攻敌？怎能立竿见影？

总之，还是要求对方剂、药味要熟、要精，基本功要扎实，勤临证，多思考，

敬重中医的基本理论，提高医者自身的悟性，老师常讲"继承不泥古，发扬不离宗"，优秀的遣方用药，还在于开方者的"灵气"。

第三节　引经报使

张炳厚老师卓越不群的临床疗效，与其对引经报使药的极端重视有着密切关系。

老师常说"万病以通为用"，并指出这一临证开方的要旨源自《黄帝内经》。

《素问·至真要大论》："帝曰：气有多少，病有盛衰，治有缓急，方有大小，愿闻

其约奈何？岐伯曰：气有高下，病有远近，证有中外，治有轻重，适其至所为故也。"

这里，一方面指出了中医治病的气化原理，"气"之"多少"、"气"之"高下"，决定了相关的病机、证候，进而也就决定了相应的立法与方剂构成。

另一方面，中医方剂治疗的要点，也就是黄帝所问的"其约奈何"，岐伯的回答则是"适其至所为故也"，这里点明了中医开方治病的奥妙关键。包括两个步骤，首先是要令药力能够到达病所，即"适其至所"，这就明确点明了一个如何引经报使的问题；下一个内容，则是恢复病所原有的阴阳气机平衡、气血的通畅，所谓"为故也"。

老师临证遣方时专注引经报使，并常讲的"万病以通为用"，恰是在贯彻岐伯所说的"适其至所为故也"的立方要旨。这是构建中医方剂时必有的两项主要内容，是支撑合格中医方剂不可或缺的两个立脚点。

岐伯在《素问·至真要大论》最后总结道："调气之方，必别阴阳，定其中外，各守其乡。内者内治，外者外治……气血正平，长有天命。帝曰：善。"

可见，老师临证开方，注重引经报使、通利气血，实来源于《内经》宗旨。

平素随师临证，每于诊余，常请老师开示立方中引经报使药味的具体用法，老师每每慷慨赐教，从不保守，在此撷取一二，以飨南阳同道。

一、疼痛引经药与随机变法

全头疼痛 —— 大川芎。

前额头痛 —— 香白芷、藁本。

两侧头痛 —— 蔓荆子。

后头痛 —— 川羌活。

瘀血跳痛 —— 三七面、制水蛭。

肝阳胀痛 —— 明天麻、双钩藤、生石决明、草决明。

痛处发凉 —— 炙麻黄。

痛处发热 —— 生石膏。

一般头痛 —— 全蝎、蜈蚣、茶叶（清茶或花茶）。

剧烈头痛 —— 白花蛇。

后背疼痛 —— 香白芷、鹿角镑。

骶骨疼痛 —— 菟丝子。

尾骨疼痛 —— 金毛狗脊。

足跟疼痛 —— 桑寄生。

胁少腹痛 —— 炒川楝。

少腹抽痛 —— 杭白芍、炙甘草；宣木瓜、细青皮。

腰板木感 —— 穿山龙、石见穿。

周身肌肉痛 —— 白鲜皮。

肌肉风湿痛 —— 鱼腥草。

二、几种常用中药的药力走向

川桂枝 —— 走四肢；桂枝尖 —— 四肢末。

干桑枝 —— 走上肢。

苦桔梗、炙升麻、醋柴胡、炙黄芪 —— 向上；炒枳壳 —— 向下。

秦艽 —— 向左；当归 —— 向右。

瓜蒌皮 —— 走胸前；薤白头 —— 走胸后。

生黄芪 —— 走表。

牛膝 —— 引血下行。

虎杖 —— 走下肢。

鹿角镑、羌独活、香白芷 —— 走脊柱、后背。

净桃仁 —— 祛局部之血瘀；南红花 —— 祛全身之血瘀。

干荷叶、干荷梗 —— 升脾气。

广藿香 —— 降胃气；广佩兰 —— 升脾气。

北细辛、川木通（药对）—— 走下肢外侧（气分）。

怀牛膝、大川芎（药对）—— 走下肢内侧（血分）。

诸花皆升，旋覆花独降；诸子皆降，蔓荆子、茺蔚子独升。

第四节　滋肾药酒

随老师临床，时见老师以药酒调治患者。一日临证，见复诊的刘氏患者，年逾花甲，饮服老师调配药酒不到半年，不仅精力改善，且已谢顶的头皮上竟长出了徐徐的新发。后发现老师自己也常饮药酒自调，年逾80，不仅行履矫健，发鬓也依旧乌黑，几无一丝白发。

遂请问，师云："调配药酒时时饮服，可补肾精，益肝血，少佐肺经之品，还有增发、乌发之佳效。"问之服法，师云："酒冷饮伤肺，热饮伤胃，温饮和中，少饮为贵，饮量以自身酒量的三分之一左右为宜。"

中医对药酒的应用可谓源远流长，《素问·汤液醪醴论》载："上古圣人，作汤液醪醴……中古之世，道德稍衰，邪气时至，服之万全。"其中"醪醴"，就是药酒。在治疗上一般是应用于慢性疾患，所谓"其见大深者，醪酒主治。"（《素问·玉版论要》）

老师常说：酒少饮则养生，多饮则有害。常饮少量药酒，对中老年人可起到很好的调补作用，且制作简单，随餐而饮，或三钱或二两，依个人酒量，甚是方便，疗效亦好。

老师临证使用药酒，主要是应用于肾虚患者，常以药酒治疗阳痿、早泄，或作为中老年高血压病的中医协同治疗，可以起到降压及避免久服降压药后患者时常出现的性欲减退等肾虚证候。

药酒的制作很简单，一般选用 10L 容量的带有水嘴开关的玻璃药酒罐，中药饮片纳入后，用白酒浸泡，3 周左右即可服用。

第五节　漫论气化问题

张炳厚老师重视气化，尊重《易经》。诊余空暇，常向学生传授习《易》心得。尝云："中医大夫不识气化，怎能登堂入室？"

一、中医申遗与气化

中医药申报世界非物质文化遗产是近两年来中医界与社会各界普遍关注的热门话题，中华民族源远流长，传统中医的理论与实践体系博大精深，2003 年联合国《保护非物质文化遗产公约》明确提出：非物质文化遗产"包括有关自然界和宇宙的知识和实践"。那么，在传统中医的眼界中，在传统中医的实践与理论体系中，是怎样理解我们身处其中的这个自然界和宇宙的呢？这里就不可回避地要面对一个气化问题，这既是传统中医对宇宙自然的认识，也是传统中医理论与实践得以构建和发展的基石与物理背景。准确地理解和解答传统中医的气化问题，将使世界可以真实地了解、理解和接受传统中医药，也可以使我们可以自觉地意识到传统中医这一无形文化遗产的精深所在，在对其进行保护和发展时才能有的放矢。

二、气化问题是个物理问题

气化问题表面上看似乎只是一个对中医学说的认识和认知的问题，但经过深入的思考和剖析后我们会发现，气化问题触及了中医理论、中医技术的学术源头和独到的时空物理背景，揭示了中医理论，以及养生、诊法、疗法、方剂、中药、针灸等诸多技术得以实现其治疗作用的物理媒介与原理，是中医理论与实践体系的基石，也是一个有关自然宇宙、生命之演化和调控的重要、基本而又深刻的物理问题。该问题所涉及的理论与实践有着鲜明的东方色彩，其中凝聚着东方精英们几千年的渊深智慧，与源自西方的基于原子论时空的现代科学的框架体系迥然有别。

对气化问题的深入讨论，将使我们能够理解东西方对自然和宇宙的不同认知视野，对自然和宇宙物理时空的不同认知层面，从而得以正确对待和处理由此引发的理论与实践中的一系列问题和困惑。

这个问题最终是否能够理解得好、处理得好，将事关整个中医学术体系是否能够得到真继承和真发展，事关中医学术的生死存亡，甚至将深刻影响东方文明的未来走向。

三、陈修园的无奈

陈修园《长沙方歌括·征引二》记载了清初著名医家张隐庵自身亲历的一个医案："张隐庵曰，顺治辛卯岁，予年四十有二，八月中，生一胃脘痈，在鸠尾针下右寸许，微肿不红，按之不痛，隐隐然如一鸡卵在内。姚继元先生视之曰，此胃脘痈也，一名捧心痈，速宜解散，否则有性命之忧。与一大膏药，上加末药二三钱，午间烘贴，至暮，手足酥软，渐至身不能转侧，仰卧于书斋，心烦意乱，屏去家人，至初更时，痈上起一毒气，从左乳下至胁，下胁入于左肾，入时如烧锥刺入眼中，一阵火光，大如车轮，神气昏晕，痛楚难言，火光渐摇漾而散，神昏始苏，过半时许，其气复起，其行如旧，痛楚如前。如此者三四次。予思之，此戊与癸合，然腑邪入脏，自分必死，妄想此毒气不从胁下入肾，得从中而入于肠胃则生矣。如此静而行之，初次不从，二次即随想而仍从于左乳下入于肠中，腹中大鸣，无从前之痛楚矣。随起随想。因悟修养之道，气随想而运用者也。至天明大泄数次，胸膈宽疏。继元先生复视之曰，毒已解散，无妨事矣。至次年中秋复发，仍用膏药末药，毫无前番之状，而肿亦不消。予因想运气之妙，经行坐卧，以手按摩，意想此毒气仍归肠胃而出，如此十余日而散。"

张隐庵此案直接触及了气化问题，引人深思。中医是怎样治病的？是通过什么样的物理媒介来起到治疗作用？中医临床常见的同病异治、异病同治之机制原理是怎样的？人脑的神识意念与气化时空有着怎样的关联？可以看出，张隐庵平素显然是了解并认同传统的气化原理，所谓"认同"，是指将气化时空理解为或身体力行为真实的客观物理存在，而不是把气化原理当作古人的一个理论假设、一个学说、一种空泛的哲学，唯其如此，张志聪方得以在姚继元的提醒协助下、在患胃脘痈的早期即及时扭转了气机，默自运气不药而愈。

这是距今350年前一个医家的真实经历，其后150余年，清中叶的陈修园在此案后评论说："读此案，知病家不能深信，断断不可勉强相从，且不必言及治当何法，应用何方，恐后到之医而矫吾言走入错路，又恐其从吾言而还致生疑，不如三缄其口之为得。"从陈修园按语中表达出的忧虑、感叹中可以看到，在距今200余年前的清中叶，就已经明确显现出了对气化时空的认同危机，即便是在中医同道内部，讨论气化问题也是难以启齿，顾虑重重。但同时也可以看出，诸如张志聪、姚继元、陈修园这些中医名家，其对气化时空的理解、关切、认同，乃至力行实践，是遥相呼应、一脉相承的。

四、强加的参照系

要准确、深入地理解和探讨具有鲜明东方色彩的气化问题，首先必须确立恰当合理的坐标系，找到正确、合理的价值尺度，这一点至关重要。半个余世纪以来，对于中医问题、气化问题，一直有一个想当然的价值尺度、一个想当然的坐标系，这就是现代医学和西方科学，所谓科学化、客观化、标准化、大样本数理统计、双盲法等等这些耳熟能详的中医研究术语和话题，即是源于现代医学和西方科学这个价值参照系、价值坐标系，但我们细细考虑之后会发现，这个参照系事实上是外力强加给中医的，是行政的，中医的管理层在西学东渐之后的当代，在源于西方的科学技术被时下的社会文化心理认为是可以无往不胜而被顶礼膜拜的 20 世纪中叶，以一种行政的、外力干预的方式强加于传统中医体系之上的，当然它的原本动机是好的，是把中医作为一个"宝库"来看待的，但是这个价值坐标体系对于中医体系来说是否恰当合理？是否合乎中医体系自身的继承、发展需要？是否真的有利于中医临床疗效的提高与中医上工人才的培养？

五、混沌之死

《庄子·应帝王》载："南海之帝为儵（shū 音抒），北海之帝为忽，中央之帝为浑沌。儵与忽时相与遇于浑沌之地，浑沌待之甚善。儵与忽谋报浑沌之德，曰：'人皆有七窍以视听食息，此独无有，尝试凿之。'日凿一窍，七日而浑沌死。"

庄子这则寓言就是针对气化时空、气化问题而发的，也十分符合当代中医研究的现状。南海之"儵"与北海之"忽"指时间之快速、分化分析之敏捷、动作之伶俐，譬喻精细、分析、快速的有为之法，正合严谨、分析、快捷的西方科学特征。中央之"浑沌"则是指证气化时空与气化实践的中庸、合和、实用而质朴的特点，譬喻传统道家的气化认知与实践之路，也叫无为之法，亦合传统中医的朴实、圆融、实用之特征。拥有眼耳口鼻"七窍"固然符合通常的大众需要与审美习惯，正如简化、割裂、分析的西方科学方法固然在形而下的原子论时空中、在常态物质的物理空间中能够畅通无阻、卓有成效，但在形而上的气化时空的认知与实践过程中，在以气化时空为物理媒介的传统中医体系中，专注并依赖于割裂、分析的"七窍"则不仅是多余的，而且还是有害的、致命的。因为割裂的、分析的西方科学方法与气化时空本然的无形氤氲、流动变化、整体协动、没有梗断、没有能分彼我（观察者与被观察者、研究者与被研究者）的限制之自然物理特性与规律直相冲逆，故而"七窍"成而"浑沌"死。

六、《太始天元册》与《易经》

《素问·天元纪大论》有一段针对气化时空的经典的物理性描述，为鬼臾区引自其传习了十世的《太始天元册》，文曰："太虚寥廓，肇基化元，万物资始，五运终天，布气真灵，揔统坤元。"这段记载与《周易·彖》对"乾元"与"坤元"（这里的"元"，应是指《易经》中乾、坤的原始的、基础性的、物理性的意义）的描述遥相呼应，可以互参，即"大哉乾元，万物资始，乃统天。""至哉坤元，万物资生，乃顺承天。"如表 43：

表 43　《太始天元册》与《易经》对气化时空的描述

太始天元册 （《素问》）	太虚寥廓， 肇基化元	万物资始	五运终天	布气真灵， 揔统坤元
周易·乾彖	大哉乾元	万物资始	乃统天	
周易·坤彖	至哉坤元	万物资生		乃顺承天

《太始天元册》与《易经》均属中国古代贤圣有关宇宙物理的核心著作。从上表的对比中可以看出，《太始天元册》与《周易·彖》"乾元""坤元"所描述的自然时空的基本结构与物理景象是相互呼应、彼此一致的，前者的文字较之后者更为细致一些。

"乾元"，在中国传统科学的框架体系中，其物理性的本体，即指气化时空，较之"坤元"更为基本、更为原始、更为宏大，是一个主导"坤元"的阶段和层面。"太虚寥廓，肇基化元"正是对"乾元"这个居于主导阶段与层面的气化时空物理状态与物理特性的描述，其义是指：最原初、最原始的无形之气弥漫宇宙而没有边际，是宇宙万物开始与演化的物理基础与物理源头。

"五运终天"的"天"，以及"乾元""坤元"的"统天""顺承天"的"天"，均是指居于无形阶段、无形层面的物理性的气化时空，这也是"乾元"的主要物理特性与功能。所谓"五运终天"，是指这个"太虚"无形的气化时空本体按照阴阳五行的运行法则与格局自然演化，阴阳五行是气化时空物理性的、自主的、基本的、贯彻始终的演化、运化与变化之规律与结构。

"布气真灵，揔统坤元"。"太虚"之气，也就是"乾元"，这个无形的气化时空阶段与层面具有揔统、主导"坤元"的物理性能，而"布气真灵"正是实现这一物理性能的物理过程与物理媒介，即"太虚"之气中自然酝酿出的各种自组织信息（"真灵"），伴随着、借助着气物质的聚散输布和演化，统摄和主导着形而下的、原子论时空的"坤元"世界。

"坤元"，相对于"乾元"无形的气化时空，则是指有形的世界、"器"的世界，相当于现代医学、西方科学眼界中的基于感官和感官延伸（借助仪器设备）的人体与自然的常规物质形态与物理时空，亦或原子论时空。在传统科学的实践、认知体系中，"乃顺承天"是"坤元"的基本的、常态的物理特性，即形而下的"坤元"世界为形而上的"乾元"气化时空所主导和统摄，如此方能构成、维持宇宙自然的和谐与融洽。对这一物理特性，《易经·坤卦》原文的表述方式是："先迷，后得主。"即不顺承"乾元"，忽略形而上气化时空的节制和主导，一味尊崇、纵容形而下"坤元"器世界的妄自行事、演化和发展，以"坤"为先，以"乾"为后，那么，其必然的结果，就是"迷"，就是"失道"（《易经·坤象》），将丧失系统、事物的和谐自恰，导致困惑、迷茫和败局；唯有"坤元"持"后"，顺承"乾元"，接受气化时空的节制和主导，才能保持"坤元"世界系统、事物的正常运转、和谐。

七、两分格局的经典描述

这种有关自然宇宙物理的两分格局，即气化时空与原子论时空、乾与坤、幽与显、象与形、形而上与形而下、无与有等相关的类似表述，在中国传统经典的论述中俯拾即是，参表44：

表 44　两分格局的经典描述

无，名天地之始；有，名万物之母	《老子·第一章》
执今之道，以御今之有（依帛书《老子》）	《老子·十四章》
朴散则为器（朴，指气化时空物质）	《老子·二十八章》
天下万物生于有，有生于无	《老子·四十章》
在天成象，在地成形	《易经·系辞上传》
成象之谓乾，效法之谓坤	《易经·系辞上传》
形而上者谓之道；形而下者谓之器	《易经·系辞上传》
仰以观于天文，俯以察于地理，是故知幽明之故	《易经·系辞上传》
幽显既位，寒暑弛张，生生化化，品物咸章	《太始天元册》
气有多少，形有盛衰（"气"决定"形"）	《素问·天元纪大论》
百病生于气	《素问·举痛论》
天地之间，六合之内，其气九州、九窍、五脏、十二节，皆通乎天气	《素问·生气通天论》
凡刺之道，气调而止	《灵枢·终始》
刺之要，气至而有效	《灵枢·九针十二原》
夫昭昭生于冥冥，有伦生于无形（伦，指形）	《庄子·知北游》
万物出乎无有	《庄子·庚桑楚》
夫有形者生于无形	《列子·天瑞篇》
体象之道，自无而有者也。无者先天之气，有者后天之形	《类经图翼》

八、暗能量的发现

一个有趣的、也是有力的旁证，出现在当代宇宙学中，这就是暗能量直接证据的发现。该发现被公认为 2003 年的世界十大科技进展之一。美国匹兹堡大学斯克兰顿博士领导的一个多国科学家小组，将美国"威尔金森微波各向异性探测器（WMAP）"卫星的观测数据以及另一项名为"斯隆数字天宇测量（SDSS）"观测计划的观测结果进行了对比分析，对比的结果发现，经过一些大质量星系区域的宇宙微波背景辐射温度确实出现了微升。这一结果只有用暗能量才能予以解释。观测分析得出结论，宇宙中仅有 4% 是普通物质，23% 是暗物质，73% 是暗能量。

暗物质、暗能量的存在与发现向我们发出了一个强烈的信号：在我们这个常态的原子论时空之外，确然还存在着无形的、更基本的、更具主导性的其他层面的物理时空。暗物质、暗能量涉及现代物理学的宏观宇宙学与微观量子物理，扣两端而汇一身，属西方科学的边界、前卫学科，可谓是西方基础物理科学对物质与宇宙的极限思考与研究。目前只是发现暗物质、暗能量的客观存在，知其不与光学（电磁波）发生作用，不可见，但可以间接地找到可证明其存在的一些物理观测数据，至于暗物质、暗能量的物理结构与物理特性还所知甚少。

九、向东方靠拢

一个有趣而耐人寻味的现象，近些年来，西方科学中越是前卫的、极限的、边界性的、超复杂的学科领域，其所得出的研究结论与相关发现，越是向气化科学靠拢，越是容易从东方传统中找到共鸣。诸如量子物理、宇宙学、混沌物理、超个人心理学等。这足以令我们那些总是习惯于为西方科学、现代医学的马首是瞻、总是自觉或不自觉地流露出文明自卑感的国人们好好反省一下吧？是不是应该坐下来好好琢磨琢磨：我们的传统中医、我们的前辈，他们对自然与宇宙的认知途径究竟是怎样的？为什么竟能在实践中获得如此之辉煌？而其工具和方法却又如此之简易、便捷？没有一个深邃的智慧支撑可能吗？而这个深邃的智慧之源在哪里？如何得以再度获得、再度沟通？

十、太极之前的气化结构

在传统的气化科学体系中，气化物质是有层次、有结构的。《易纬·乾凿度》对气化时空中无形物质的物理特性与演化梯次有一段详细的描述记载："夫有形者生于无形，则天地安从生？故曰：有太易，有太初，有太始，有太素。太易者，未见气也；太初者，气之始也；太始者，形之始也；太素者，质之始也。气、形、质具而未相离，故曰浑沦。浑沦者，言万物相浑沦而未相离也。视之不见，听之不闻，循之不得，故曰易也。易无形坲（liè，列），易变而为一……一者，形变之始也。"

这段描述是《太始天元册》中所述"太虚寥廓，肇基化元"的具体演化过程，也是"布气真灵"中的那个"真灵"的生成过程，其中包括 6 个梯次的演化阶段，见表45：

表 45 "真灵"的演化阶段

1 太易	2 太初	3 太始	4 太素	5 浑沦	6 一（太极）
未见气	气之始	形之始	质之始	易	形变之始（开始发生和主导"坤元"）

该梯次中的"浑沦"时空阶段，又称为"易"时空，是气物质演化过程中的一个承前启后的、关键性的时空转换阶段，这一气化时空阶段的象数特征与演化规则是东方传统竭尽全力要加以探寻与把握的，据《周礼》的记载，"易"时空象数变化规则的探讨与应用系统曾经有三，"一曰《连山》，二曰《归藏》，三曰《周易》"。

在《老子》中则直指这一气化物理时空阶段即为"道"之纲纪。《老子·十四章》曰："视之不见，名曰夷；听之不闻，名曰希；搏之不得，名曰微。此三者不可致诘，故混而为一。其上不曒，其下不昧，绳绳兮不可名，复归于无物。是谓无状之状，无物之象，是谓惚恍。迎之不见其首，随之不见其后。执今之道，以御今之有。能知古始，是谓道纪。"

十一、不同层次的物理学

显然，这是一个艰深、纯粹而严肃的物理问题，一个东方的物理学，是东方有关宇宙与自然物理背景的终极发现和尖端实践技术，也是传统中医理论与实践体系的科学基础和物理原理。

当代人常常习惯于将此理解、判断为一种理论学说，类似于古希腊哲学的一种东方自然哲学，一种东方的哲思，或一种朴素的唯物论，事实上这是一个非常肤浅的误判。且不说现代的西方人自身也未必真正地理解了古希腊的自然哲学，并没有真正领会亚里士多德的第一物理学的本意。

对自然本原及宇宙原初物质（气物质）的探讨，对于东方传统来说，是不能在实验室，或借助于外在的仪器设备来进行的，这不仅仅是说历史上我们不具备这些条件，更主要的，是由自然本原及宇宙原初物质自身独特的物理本性所决定的，它是气化时空的、形而上的，不同于原子论意义上的一般物理时空，属于不同层次的物理学。恰如暗能量、暗物质不与电磁波发生作用，也就是说，无论用什么方法、什么仪器设备，我们都无法直接"看"到它，无法与之进行感官意义上的直接交流，只能观察其行为的间接效应。

气化时空的物理特性就是这样的，无形的，甚至是无象的，不能与我们的感官（视、听、触等）发生直接的作用，但却是真实不虚的，不管你是喜欢还是不喜欢，意识到还是没有意识到，自觉还是不自觉，主动还是被动，它都在时刻地作用和影响着我们，甚至是主导着我们。在东方传统的眼界中，在道家、儒家、医家经典人物们的生命、人生与医疗实践中，它从来都是可以设法洞察的，可以交流的，也是可以掌握的。但这有赖于我们要遵循一套独特的实践规则，一套与气化物理时空相适应的、相匹配的实践规则，由此我们方可以顺利地突破感官障碍，突破原子论物理时空的限制，建立起与气化时空直接的、物理性的联接，并最终在实践中得其智慧、得其指导、得其效验。

诚如老子所言："道之为物，唯恍唯惚。惚兮恍兮，其中有象；恍兮惚兮，其中有物。窈兮冥兮，其中有精；其精甚真，其中有信。自今及古，其名不去，以阅众甫（甫者，父也，指主导形而下众物之形而上的气物质本原）。吾何以知众甫之状哉？以此。"（《老子·二十一章》）

相形之下，半个余世纪以来的中医科学化研究，无论是中西医结合、旧三论、新三论，乃至多学科中医研究，其实质，都是在进行中医理论与临床实践的间接的效应证实与效应观测，都是试图在原子论时空层面的西方科学、现代医学中寻找其原理与根据，这固然也是有一定积极意义的，但终究是在隔靴搔痒、越俎代庖，不能解决中医自身学术的饥渴问题，因为这些研究并没有真正意识到，更没有触及、也无法触及传统中医理论与实践所涉及的本然而真实的另一层面的物理媒介——不同于原子论时空的气化物理时空，岂非缘木求鱼？

十二、《素问》《灵枢》的含义

《黄帝内经·素问》为什么要叫"素"问，恐不仅仅是"平素"之义，《素问》现知的最早注本是隋·杨上善的《黄帝内经太素》，何以名之为"太素"呢？就是背景于上述的气物质梯次演化过程。

至于《灵枢》之"灵"，上文《太始天元册》中已提到了"布气真灵，揔统坤元"问题，其中的"灵"，实质上是指乾元借以主控、主导、调节坤元的核心指令，是主控、主导、调节坤元世界阴阳开合、节律变化的气化信息指令。"枢"，主开、合者谓之枢。灵枢，意指乾元气化信息主控、调节坤元世界的阴阳开合之道，这恰恰点明了传统中医的落脚点与物理原理。

《素问》《灵枢》的作者们，正是在以书名的方式向我们后人强调：《黄帝内经》所构建的医学框架体系，也就是传统中医的框架体系，其物理性的气化时空原理之所在，以及其所依据的气物质的层级阶段，是建立在"太素"这个气物质的演化级别或演化阶段之上的，这也是传统中医所认知到的影响生命与疾病的气化时空中的物理根源。

在传统气化科学的眼界中，"一（太极）"之前的气物质的演化过程被称为"先天"，"一（太极）"之后的气物质的演化过程被称为"后天"。先天的太素时空，这是传统中医的缔造者们曾经达到过的气化物理时空的至高层别与深度。

于是我们可以理解，为什么中医不同于基于原子论物理时空的现代医学，不是呈现为一种后来居上的历史发展模式，而是一种顶峰后的逐渐不断地填空补缺模式，历代中医大家总是要从《黄帝内经》的方圆规矩中不断汲取和获得中医理论与临床技术的指导和灵感，时至今日依然未能超越《黄帝内经》的学术深度与规范。

可见，要发展中医，要突破中医既有的学术规范，绝不是一个轻松的话题，不是浅尝辄止、用心无恒者所能企及的，不是一个可以用保守或不保守、继承还是发扬来争论不休的理念问题，也不是一个如何被西方科学、现代医学来隔靴搔痒的所谓科学化问题，而是一个实实在在的由东方人发现和认知的物理问题，一个纯纯粹粹的气实践技术问题，我们是否能够再度建立起一条物理性的技术通道？是否能够深入到气化物理时空的甚深层别？至少是不低于《太素》的先天气化层别，或时空演化阶段。

如果暂时还达不到，也不必着急，更不应浮躁。不妨承认和面对现实，先不要总是奢谈、空谈发展变革中医了。等到能与《内经》先辈们的技术实力与层别并驾齐驱了，后来的卓绝者们出现时再说吧。我们现在能做的，是继承，以及在《内经》框架下的变通。这种继承和变通将是一个创造性的继承和变通——因为已经有太多的传统中医技术业已失传，且要面对当代人类疾病谱的日益复杂化与心身化。这是我们的首务，是可行的，两千多年来的中医先辈们就是这样做的，事实上也是卓有成效的。

十三、遵义会议与全民医疗保障

理解好并解决好中医的气化问题是一个综合的系统性问题，对当代中医而言具有战略意义。首先要认知、认同中医的气化物理背景，了解其不同于原子论时空的特殊性。要了解现代科学体系是建立在原子论意义上的常态物理时空中，支撑现代医学、西方科学大厦的基石，受控实验和形式逻辑的理论体系（金观涛将后者称为逻辑构造性理论体系）只有在适合原子论的常态物理时空中才有意义。传统中医的物理背景不同于常态的原子论时空，是先于常态原子论时空的自然宇宙的母时空阶段或层别，是气化的物理时空，故而必须摆脱基于原子论时空的现代医学、西方科学的条框限制与束缚。

只有摆脱半个世纪以来的以现代医学、西方科学的欣赏和接纳为主旨的中医研究宗旨，将价值取向回归到提高中医疗效与兼顾医疗成本效益的医学原始核心上来，中医的真继承和真发展才能实现。也只有以疗效与效益为核心方能使中医研究彻底摆脱50余年来的西方常态形质科学条条框框的束缚与限制，营造出中医自由继承与发展的合理空间，传统气化科学的智慧与灵魂方能重新回入到中医学术研究的躯体中来，如此方能不断地造就和涌现出贯通古今、贯通中西的中医大家。

打个比方，只有在遵义会议从政治上和军事上纠正了红军"左倾"冒险的路线错误，才得以最终扭转红军的败局，才有长征的胜利和新中国的诞生。同理，半个世纪以来中医研究的失败经历表明，中医也存在着路线的错误，其标志就是气化问题没有解决好，即主流中医及其管理层对气化物理时空的肤浅理解甚至忽略，其重要原因就是对实践这一医学最高标准及终极参照系的丢失，中医被强加了一个错误的标准，选择了一个错误的坐标系，即必须符合现代医学的条条框框，抑或西方科学的条条框框。中医学术、中医研究回归到尊重气化、遵循气化的东方传统中来，恢复对传统应有的虔诚待遇，为此进行战略性的、主流性的不懈努力，这是中医扭转衰败、再造辉煌，也是全社会得以获得优质便廉医疗服务保障的现实的、唯一的途径。

第六节　易道素养与认同危机

张炳厚老师重视《易经》。诊余空暇，常向学生论及习《易》心得及医易之相通处。尝云："执 21 世纪之智慧牛耳者非《易经》莫属。"

一、中医医生的易道素养

陈修园《长沙方歌括·征引二》记载张隐庵胃脘痛一案中曾提到过明代医家姚继元先生。姚应凤，字继元，官太医院院判。据《古今图书集成·医部全录·医术名流列传》的记载，姚继元"以疡医知名，能隔垣见肺腑，其法不尽本方书类，有异授，割皮刮骨，一见洞然知表里"，曾"诣齐云山，有老人卧大雪中，气靡靡如蒸釜状，应凤再拜求教。老人曰：若有缘，当授尔丹药之秘。应凤由是术大进，以疡医显。"可见，姚继元的中医疡科技术不单纯来源于中医方书的学习，而是有着传统道术的直接传承与实践，依此支撑着其独到优异的中医诊疗技术。

我们统计了《古今图书集成·医部全录·医术名流列传》中所记载的从先秦至明末的 1361 位医家，应关注各代医家中如姚继元先生这样，具有易、道方术素养或有直接的方术传承背景的医家（方术有广、狭二义，广义包括中医，狭义则专指道术、阴阳不测之术，此处指后者）。

如"理色脉而通神明"（上古·僦贷季）。

"立针经……推而次之，令有纲纪，始于一终于九焉"（岐伯）。

"练精易形"（上古·俞跗）。

"说太始天元玉册……佐帝发明五行，详论脉经"（鬼臾区）。

"得异人传，视见垣一方人……为方也，不待切脉望色听声写形，言病之所在"

（战国·扁鹊）。

　　或"世好黄老"（秦·崔文子等）。

　　"好数"（汉·淳于意）。

　　"治老子经，恬静不求进宦"（汉·安丘望之等）。

　　"常渔钓于涪水……乃著针经诊脉法传于世……隐迹不仕，有阴阳不测之术"（汉·涪翁等）。

　　"宿好方术"（汉·张仲景）。

　　或有"少治道术""善气禁之道""独好道，不肯仕宦，学道引服食之术"等之记载。

　　或"通数经，晓养性之术"（汉·华佗）。

　　"洞识修养之道"（晋·王叔和）。

　　"好神仙导养之法"（晋·葛洪，自号抱朴子）。

　　或有"素好黄老""善用针，得诀于异人"等记载。

　　或"善言老子庄周……于阴阳推步医药无不善"（唐·孙思邈）。

　　或"夜梦有人用大斧长凿，凿心开窍，纳书数卷于其中，自是洞彻其术"（金·张元素）。

　　"尝遇异人陈先生（有云即著名道士陈希夷），以酒饮守真，大醉，及寤，洞达医术，若有授之者"（金·刘完素）。

　　"张子和、麻知几、常仲明辈，日游水之上，讲明奥义，辨析玄理……辑为一书，名之曰《儒门事亲》。"（金·张从正）。

　　"有异见，唯好静僻"（元·罗知悌，世称太无先生）。

　　"闻道德性命之说，宏深粹密，遂为专门……一日，门人赵良仁问太极之旨，翁以阴阳造化之精微，与医道相出入者论之，且曰：吾于诸生中，未尝论至于此，今以吾子所问，故偶及之，是盖以道相告，非徒以医言也。赵出与人曰：翁之医，其始橐籥于此乎"（元·朱震亨）。

　　或有"好学通易，有古逸之风"等记载。

　　或"尤善于易而精于医"（明·赵献可，自号医巫闾子）。

　　"介宾博学，于医之外，象数、星纬、堪舆、律吕，皆能究其底蕴……在辽阳道中，闻御马者歌声聒耳，介宾曰：此恶声也，不出五年，辽其亡矣。已而言验。所亲问以近事，介宾曰：我夜观乾象，宫车殆将晏驾，天下从此亦乱矣。未几，神宗崩，介宾遂返越……卒之日自题其像，召三子而诲之，其门人曰：先生乃死邪！吾先生故有不死者。介宾莞尔而逝"（明·张景岳）。

　　等等，统计如下。

表 46 《医术名流列传》记载各代医家中具有易、道方术素养或传承的医家所占比例表

朝代	先秦	汉	晋	南北朝	隋唐	五代	宋一	宋	金元	明
记载人数	36	46	20	39	61	9	60	86	90	914
易道素养人数	31	34	8	13	19	2	21	20	17	109
百分比	86%	74%	40%	33%	31%	22%	35%	23%	19%	12%

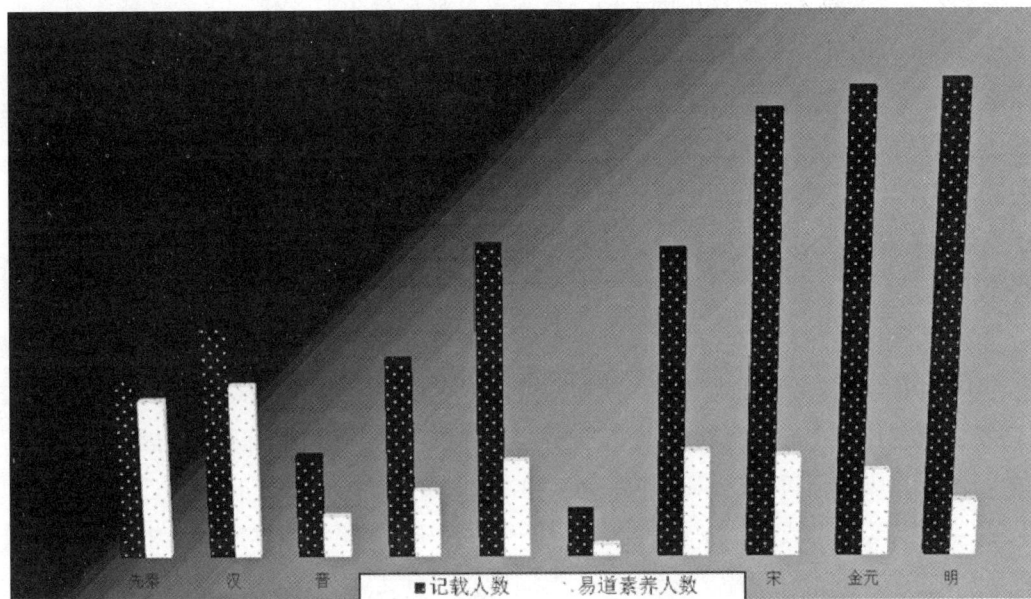

图9 《医术名流列传》记载各代医家中具有易、道方术素养或传承的医家所占比例图

从图表中我们可以看到，在中医的《内经》时代，也即先秦与汉代，这个东方传统中医科学体系的缔造与开创时期，诸如记载中先秦的僦贷季、岐伯、俞跗、鬼臾区、医和、扁鹊、文挚，汉代的阳庆、淳于意、安丘望之、涪翁、郭玉、张仲景、华佗、葛洪等，这些影响深远的主流中医医家大都具有易、道方术素养或传承背景，其在记载医家总体中所占的比例高达86%（先秦）和74%（汉代），是元、明时期19%、12%的4～6倍，这一数据揭示出一个重要的客观事实，可以帮助我们破解一个令许多现代人萦绕于心的困惑，即传统中医的深邃智慧究竟渊源何处？那就是渊源于气化时空的认知途径与气化实践，渊源于对我们身处其中的这个自然宇宙物理格局与规律的更深层次的把握。恰恰是易、道方术的精深素养与传承，成就了一批大成就的中医先辈与楷模、一群中医的缔造者，其中的奥妙关窍，就在于易、道方术的素养与传承，酝酿培养出了一批出类拔萃、史无前例、空前绝后的针对气化时空的物理探测与操作"设备"——一批达到了"生而知之"大脑功能境界的人，一批在气化时空实践中堪以

自由弄潮的人，一批能够执道御有、承天大任的人。

二、中医气化认同危机的发生

从《医术名流列传》对历代医家的记载中，我们可以发现中医医家的素质素养构成，伴随着历史朝代的变革、社会文化心理的演变而发生着变化。

宋代以前，中医医家中道家出身或有道术传承的比例比较多，而道家的基本元素与特点，就是注重对气化宇宙格局（乾元）的认知、认同与尊重，所谓"唯道是从"（《老子·二十一章》），表现出的人格与行为风范常常是淡泊名利，甚至有时是刻意地疏远名利，同时却注重方术等气实践与相关的技术运用，注重气化时空中负熵的获得，即道家视野中的"建德"（《老子·四十一章》）。阴阳五行、乾坤坎离恰是这一人群平素气实践的应用工具或专注对象，所谓"五行道术，你我皆会"，气化时空对这一人群来说是一个生动活泼的物理世界，显然，在这一时期，以这一人群为骨干的主流中医医生基本上是处在对气化时空的自然集体认同状态，是一个知其然，亦知其所以然的时代。

历史发展到宋代及宋代以后，中医医家的素质素养构成逐渐发生了变化，道家出身的中医医家所占比例逐渐减少，而取而代之的是儒生出身的医家比例逐渐增多，按《医术名流列传》中的记载就是"举进士不第，顾以医闻"，"业儒不就，因习医"，或"少习儒业，屡试不售，遂以医显"，或"业儒不就，因精岐黄以济世救人"，"因读书未遂，遂托于医"，或者"少习举业，不售，徒术刀圭"等等。儒家六经中虽有《易》在其中，但精研、深入者极少，且从孔子那里就是重义理而轻象数，对于习儒的大部分人来讲，仍以"学而优则仕""齐家治国"的人文入世为主旨，这与早期的众多道家出身的中医医生有所不同，儒生中医对气化物理时空缺乏必要的深层体验与独立的认同自觉，这种缺乏并不直接妨碍儒生成为优秀的中医医生，只是当儒医人群逐渐成为中医医生的主体时，中医医生的素质素养构成与生动活泼的气物质世界便逐渐发生了深层疏远，此时的主流中医医生对于气化物理时空的认知大都是知其然而不知其所以然。于是我们看到，时至清中叶，依陈修园《长沙方歌括·征引二》中的记载，在中医医生的内部，中医医生彼此同道之间，已经没有了深入探讨气化物理时空所必需的实践体验基础，从而无法构成探讨气物质世界的正常的学术氛围，可谓知音寥寥——这种陈修园式的尴尬，实际上意味着中医学术正潜伏和酝酿着对气化物理时空的认同危机。

时光进入现代，中华屈辱，西学东渐，历经"五四"新文化运动的洗礼与"文化革命"的破四旧，中医学术主流中的气化认同危机随之成为现实，中医医生对气化时空、气化物质自觉的实践体验以及相关的素质素养已然不复存在，气化时空生动活泼、微妙玄通的物理本性在中医学术主流、尤其是学院式教育的视野中近乎荡然无迹，此时，中医学术面对自身的物理根基与物理原理，面对中医自身传统的宇宙认识与实践，处在了一个既不知其然、更不知其所以然的悲惨境地。作为中医基础物理背景的气化物理时空成为一个可有可无、似是而非、偏居一隅的气化学说，气化物理时空的阴阳五行原理异化、沦落为一种思辨性质的哲学观念，渊深博大的传统中医体系遂成为空中楼阁，成为一个没有基础物理科学支撑、没有了源头活水的单纯的经验医学。

下卷　张炳厚从师笔录

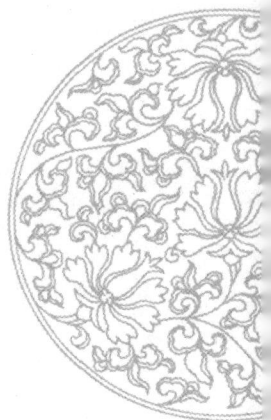

　　张炳厚老中医自 1958 年至 1975 年有幸聆听现已故中医泰斗们的授课，迄今，认真钻研，拈不离手，用于临床，颇受教益。先将当初部分笔录介绍于下，供同仁研究应用，旨使巨匠临床经验遗留千古，泰斗学术思想碧水长流。

第一节　蒲辅周

一、蒲辅周方剂杂谈

（一）经方验方 55 首

1. 三生祛痛汤

主治偏风头痛，痛不可忍，此方屡验。

生乌头（草乌亦可）、生南星、生白附子等份，共为细末，每用一两，以葱白连须七茎，生姜五钱，切碎捣如泥，入药末和匀，用软布包好蒸热，包在痛处。其效颇速，痛可缓解。

2. 头痛验方

主治偏正头风，三叉神经痛，痛不可忍。

全蝎 21 个，地龙 6 条，土狗 3 个，五倍子五钱，生南星一两，生半夏一两，白附子一两，木香三钱，为细末，加 1/2 面粉，用酒调成饼，摊贴太阳穴，纱布包固定。

3. 参连散

主治痢疾流行。

苦参十两，黄连五两，甘草三两，木香二两，共为细末，每服一钱。

痰白多，红糖水冲服；赤多，白糖水冲服。

4. 茺蔚老姜汤

主治经行腹痛，每月行经时，服之，多年痛经往往亦愈。

茺蔚子一两（益母草代亦可），煨老姜一两，红糖二两，煎取两碗，分 3 次热服。

5. 当归艾叶汤

经行腹痛，下腹凉，手足不温，属血寒者。多年痛经，月经不调，服之经痛消失。

当归一两，生艾叶五钱，红糖二两，煎熬取 3 碗，分 3 次温服，每月经期服。

6. 艾附丸

妇科痛经，月经不调，属胞宫有寒，肝气不舒者，用之有效。

艾叶、制香附等份，为细末，红糖熬膏为丸，每服三钱，开水送下。

7. 痛风验方

治关节炎。

三角风二钱，八角风二钱，九节风二钱，鸡血藤二钱，白通草二钱，黑马草二钱半，花椒根二钱（或用花椒一钱）各等分，好白酒半斤，浸 7 天可服，服完后加白酒半斤浸，每次服三钱至五钱，能饮酒者，可服一两。

8. 疟疾验方

治疟疾颇效，有表证或食滞者，先解表消食，后用此方。

酒炒常山二钱至三钱，象贝母、草果仁各一钱。

水煎，晨起空腹热服。服后若吐勿恐，此为病去。

9. 痢疾验方

治疗休息痢，效果很好。必须注意忌生冷。

当归五钱，薤白头五钱，甘草一钱，滑石五钱，白芍五钱，槟榔二钱，炒莱菔子二钱，枳壳一钱，广木香五分（磨汁冲），水煎服。

10. 九子地黄丸

治疗控制一些内眼病、白内障等眼病。

熟地黄二两，山萸肉、山药、茯苓、泽泻、牡丹皮、五味子、枸杞子、沙苑子、决明子、青葙子、茺蔚子、菟丝子、覆盆子、车前子各五钱，共为细末，醋制龟甲一两，另研细，灵磁石一两，火煅醋淬 3 次，另研细，沉香粉一钱，不见火。诸药和匀，炼蜜为丸，早晚各服三钱，淡盐汤送下。忌辛辣、酒、大蒜，不过用目力。

石斛夜光丸亦为眼科名方，我意方中杏仁改为桃仁为好，桃仁可以疏肝活络消瘀。

11. 肠痈验方

杨栗山《伤寒温病条辨》所载，张炳厚用此方治阑尾炎颇有效。先用红藤一两，好黄酒 2 碗，煎取 1 碗，午前一次服，午后用紫花地丁一两，好黄酒 2 碗，煎取 1 碗服之，服后痛必渐止为效。然后服末药除根，其方如下：

当归五钱，僵蚕二钱，蝉蜕二钱，川大黄一钱，蜈蚣一钱，老蜘蛛 2 个（放在瓦上，以酒杯盖着，火焙存性），映山红五钱，共为细末，空服一钱，温酒送下，肿消自愈。

12. 百损丸

治跌打损伤，不论内伤脏腑，外伤筋骨，以及劳伤经络。并治遗精、脚弱、腰膝酸痛、诸虚百损，久服自效。功专滋补肝肾，强筋壮骨，通经络，活血消瘀，续断伤，补骨髓，纯属以通为补，而无滞补之弊。但是内有数种药物偏贵，可用廉价功同药代之。

处方：破故纸二两半（羊油炒微黄），骨碎补二两（甜酒洗），杜仲一两（盐水炒断丝，勿令焦），川牛膝一两（甘甜酒炒，勿令焦），川断一两（甘甜酒炒，勿令焦），肉苁蓉一两（酒洗），黑稆豆一两，当归一两（酒洗），鸡血藤膏五钱（甜酒化开），三七五钱（另研），血琥珀三钱（另研），麒麟竭五钱（另研），沉香五钱（另研）。前8味共为末，连同后5味和匀，入鸡血藤膏，再入炼蜜，每丸重三钱，早晚空服1丸，开水送下。

鸡血藤三两代之以膏；竹根三七代替三七；乳香五钱代琥珀；真降香五钱代沉香，降香不但行气，且能止血消瘀。

13. 加味香薷饮

伤风感冒，蒲老常用方。

苏叶一钱，陈皮八分，香附一钱，甘草五分，防风一钱，葛根八分，羌活五分，荆芥五分，僵蚕一钱，桔梗五钱，枳壳五钱，豆豉二钱，葱白三寸。

头痛甚加川芎五分，香白芷一钱；咽痛甚加射干一钱半；冬季感冒重者，可加三拗汤。

14. 苏陈九宝汤加减法

风寒入肺而致喘嗽的通用方。

桑白皮、大腹皮、陈皮、苏叶、薄荷、麻黄、杏仁、桂枝、甘草各二钱，乌梅一个，生姜二钱。

咳而呕加半夏、竹茹；口渴心烦加生石膏、天花粉；水饮喘甚加葶苈子、大枣；痰盛胸满加白芥子、莱菔子；口苦加黄芩。

15. 黄连香薷饮加减法

暑湿外感的效方。

香薷、厚朴、黄连。

无汗者加鲜藿香；郁热加豆豉；夹风者，加僵蚕、荆芥、薄荷；热重小便不利，加六一散；湿重加薏苡仁、泽泻。

16. 三拗汤与麻黄汤

三拗汤比麻黄汤温开之力小，麻黄、桂枝同用，宣通卫阳，发汗力就猛了。走营血要桂枝才行，但舌质红要慎用桂枝。若舌稍红，用三拗汤加葱白宣通阳气，功用很好。

17. 清咽利膈散

治风热喉痹。

薄荷、防风、玄参、甘草各五分，桔梗、连翘各一钱，酒军、芒硝、牛蒡子、荆芥各七分，酒炒黄芩、栀子各五分。

如加僵蚕、射干、蝉蜕、郁金，其效更佳。

18. 加减金豆解毒汤

瘟疫流行，可以预防，已感染者亦可用。

金银花三钱，绿豆衣二钱，甘草二钱，明矾二钱，陈皮一钱，蝉蜕一钱，僵蚕一钱。

避疫诸方，首用绿豆饮，以绿豆熬汤，加白糖亦可。

19. 泻白散

治表邪已解，肺热尚盛，舌红苔黄燥，口渴，脉细数，可加象贝母、麦冬、芦根、枇杷叶、百部。若痰多而稀，苔白腻，就不用泻白散。呛咳无痰才用麦冬、天花粉润肺。其方：桑白皮三钱，地骨皮三钱，甘草一钱，粳米三钱，水煎服。

20. 千金苇茎汤

湿热郁闭太甚，太阴肺已起变化，咳吐腥臭，或将有痈脓形成用之。

其方：苇茎二两，薏苡仁、冬瓜仁各一两，桃仁三钱。先用水煮苇茎取汁，再入余药煎，去渣分两次服。

21. 麦门冬汤

用于外感热病，邪祛津伤，虚火上逆之证。不可用于实火。麦门冬汤证，若汗多加五味子。

22. 苏子降气汤

治上盛下虚喘咳，亦可治气闭大便难。并宜加枳壳、酸枣仁，疏利肺气，调理气逆，肺与大肠为表里，肺气通，大肠之气亦顺矣。

其方：苏子、半夏各一两半，甘草二两，当归、肉桂、橘红各一两半，前胡、厚朴各一两，8味共研粗末，每用二钱至三钱，加生姜3片，同煎温服。

23. 越鞠丸

郁之为病，人多忽视，多以郁为虚，唯丹溪首创五郁、六郁之治，越鞠丸为最好。郁证主要抓气郁、肝胃不和。

24. 柴胡疏肝散加减法

胁痛，此方宜加青皮、姜黄、木瓜各一钱更良；若口苦便闭加桃仁、酒炒大黄各一钱；若不思食，加苍术、厚朴、砂仁、木香；泛酸加吴茱萸、黄连。

其方：四逆散加陈皮、香附、川芎。

25. 五积散加减法

产后诸病去麻黄，加人参共为粗末，醋浸炒黄色，亦名熟料五积散，亦可加黄芪、防风。痛经可加延胡索、炒艾叶、乌药、木香；胃痛加吴茱萸；寒重加熟附子；脚气加吴茱萸、木瓜。久虚脾泄，伤食腹痛，冷泻不止，五积散略炒，再加陈米一撮，乌梅一枚，名和气散，有效。心腹膨胀，不食亦效。

五积散：白芷、川芎、甘草、黄芩、当归、肉桂、白芍、半夏、陈皮、枳壳、麻黄各六两，苍术二十四两（米泔浸去皮），干姜四两，桔梗十二两，厚朴四两。共15味，研成粗末，每用三钱，加生姜3片、葱白3茎，同煎热服。

26. 灵香丸

尤在泾家传治胃痛经验方。

白胡椒一两，炒枳壳一两，白檀香一两，红花一两，五灵脂五两（醋炒），广木香一两。共为细末，和匀水泛为丸，每次半钱。

此方加藕节、蒲黄，其效更佳。

27. 桑豆加松节汤

治慢性筋病颇有效，但须久服。加牛膝三钱，骨碎补三钱，更好。

桑枝一两，甜酒一两拌炒，入肝柔筋通关节；小黑豆五钱，入肾补血；松节五钱，通关节除湿。三味慢火煎，早晚两次分服。

28. 桑枝煎

治诸痛风。

鲜嫩桑枝一两（酒炒），水煎服。

我治疗四肢关节痛，其他方中加桑枝，效亦好。

29. 大羌活汤

羌活、升麻各一钱，独活、苍术、防风、甘草、威灵仙、茯苓、当归、泽泻各五分，水煎温服。

加黄柏五分（酒炒），薏苡仁三钱，木瓜五分更佳。

30. 如意通圣散

治行痹，游走窜痛。

麻黄、甘草、当归、川芎、陈皮、丁香、罂粟壳，共研粗末，微火炒至黄色，每用三钱，水煎服。

此方加威灵仙、防风、羌独活、桑枝、生姜、红枣，更善。

31. 加味龙震丹

内伤生冷，外中风寒，筋骨疼痛，经年不能行步者。

苍术、草乌、黑附子各二钱，全蝎五分，天麻三钱，共为细末，每次二钱。此方可加独活、木瓜。

32. 复元通气散

治闪挫腰痛。

大茴香二两，穿山甲二两（蛤粉炒），延胡索、白牵牛（为末）、炙甘草各二两，陈皮一两，广木香一两半，共为末，每服一钱，热酒下。此方可加川牛膝、骨碎补各一两，没药、红花各五钱。

33. 四物汤

此方为一切血病通用方。凡血瘀者俱改白芍为赤芍。血热者，改熟地黄为生地黄。川芎量宜小，大约为当归之半，地黄量为当归两倍。

34. 温经汤

此方为温经活血、益气生津之法。重点在厥阴、阳明。改汤为丸，对于妇科月经不调、痛经、少腹冷，蒲老用之多年，颇有效。亦治妇人少腹久寒不孕。

35. 保产无忧汤

当归一钱半，白芍二钱，川芎一钱半，黄芪一钱，炙甘草五分，菟丝子一钱半，艾叶七分，厚朴七分，枳壳六分，象贝母一钱，羌活八分，荆芥一钱，生姜一片。

此方加减治疗习惯性流产，确有效。但必禁房事。

36. 备金散

治妇人血崩不止。

香附四两（醋浸炒），当归尾一两二钱（酒炒），五灵脂一两（醋炒），为细末，每服三钱至五钱，黄酒冲，空腹服。

此方重在调气，通因通用，有气通血和之意。

37. 薯蓣丸

《金匮要略》记载主治虚劳诸不足，风气百疾。其作用是调和营卫，补气补血，补而不滞，治病很广。我治一患者，产后感冒，左上下肢不出汗发凉，肌肉萎缩，服后日久，好转而愈。一例脑血栓患者偏瘫，时值暑天，祛暑热郁闭后，用补阳还五汤去地龙，加穿山甲、桑枝，能行能走。继用薯蓣丸，调治一切慢性病，促进恢复，功效甚好。

38. 葆真丸（又名九丑丸）

鹿角胶八两（米酒另炖化），肉苁蓉四两（米酒炖烂如泥），杜仲二两（勿炒焦），山药二两，茯苓一两，菟丝子一两，山萸肉一两，五味子一两，炒远志一两，川牛膝一两，益智仁一两，巴戟天一两，川楝子一两（炒），柏子仁一两，补骨脂一两，山甲珠三钱，全蝎三钱，沉香三钱，熟地黄三钱，共研细末。鹿角胶、肉苁蓉泥，加适量炼蜜为丸，每日早晚食前服三钱。

此方治阳痿，入韭子一两，海马一对，蛤蚧一对。

单用韭子盐水拌湿，隔一夜微炒，研细末，每晚服二钱。我用治阳痿病人，取得了很好效果。

39. 龙马自来丹

此丹治多种病，能使周身之气通而不滞，活血而不瘀。我用于治疗久痛不愈。如一患者腰胯疼痛，数年不减，治疗未效，蒲老用益气活血法，采用补阳还五汤加味，兼服龙马自来丹而愈。

益气活血方：生黄芪一两，当归一钱半，川芎一钱，赤芍一钱，地龙一钱，桃仁一钱，红花一钱，穿山甲一钱，没药一钱。

40. 五香丸

此方能消食、消积、消痞、消痰、消气、消滞、消肿、消痛、消血、消痢、消蛊、消膈、消胀、消闷。并治痰迷心窍。我应用于停水、停食、气郁，用之皆效，须久服。

五灵脂一斤，香附子一钱（去毛），黑白丑各二两（半生半炒微熟）。共研细末，和匀，醋糊为丸，莱菔子大。每服七八分或一钱，姜汤送下，早晚各一服。

此方配伍严谨，有行气利水之专长。五灵脂善治诸气，古方失笑散用之为主药。香附子入肝、胃二经，专理气血并消食，古方独圣散，只香附一味，治诸气痛。黑白丑，古方专用治水病，能攻积水从二便泻出，古人用二丑诸方，多是一半生用，一半炒熟，共为末。

41. 治诸痞塞，腹胀大如鼓，小肠气痛尤捷。

青皮（水蛭等分同炒，去水蛭）、胡椒（茴香等分同炒，去茴香）、莪术（虻虫等分同炒，去虻虫）、槟榔（斑蝥等分同炒，去斑蝥）、三棱（干漆等分同炒，去干漆）、吴茱萸（黑丑等分同炒，去黑丑）、赤芍（川楝子等分同炒，去川楝子）、石菖蒲（桃仁等分同炒，去桃仁）、干姜（硇砂等分同炒，去硇砂）、大附子（青盐等分同炒，去青盐），注意火候勿炒焦，10味为末，酒糊为丸，每服二钱，紫苏汤下。壮实者加一钱，小孩减半。

42. 决流汤

治水膨可试用。

黑丑二钱，甘遂二钱（麸制熟），车前子一两（包煎），水煎，上肉桂三分，去粗皮，研细末，冲服。

兼服六君子汤，以调脾胃，攻补兼施。

43. 芎犀丸

川芎四两，生石膏四两，薄荷四两，人参二两，茯苓二两，炙甘草二两，细辛二两，犀角一两（水牛角代），栀子一两，阿胶一两半（蛤粉炒），麦冬三两，朱砂四两（内一两为衣）。

共为末，炼蜜为丸，梧子大，朱砂为衣，每服 1 ~ 2 丸，食后茶水送下。

治偏正头痛，鼻不闻香臭，常流清浊涕，或作臭气一阵，及嚏喷稠脓，所谓鼻渊、脑漏。

此方是清补互施，重在清热养阴通窍。

44. 外洗方

紫背浮萍半碗，豨莶草一握，蛇床子五钱，苍耳子一两，防风五钱。煎洗熏洗。

上两方治脾肺风毒，攻注皮肤，瘙痒，遍身风疹。散风散、胡麻散、外洗方，以及荆防败毒散，是治疗风疹块等皮肤病的常用方。

45. 指迷茯苓丸

法半夏二两，茯苓一两，炒枳壳五钱，风化硝二钱半。

为末，姜汁糊为丸，梧子大，每服 20 ～ 30 丸，姜汤下。

此治痰第一方也。用于臂痛属痰者。然而臂痛亦有气血凝滞，或血虚风乘，宜辨证施治。

46. 通气散

治气闭耳聋。

木通五钱，木香五钱，枳壳五钱，菖蒲五钱，川芎、柴胡、陈皮、白芷、羌活、僵蚕、全蝎、蝉蜕各二钱，甘草一钱半，山甲珠三钱。

共为末，每服二钱至三钱，米酒下，食后服。

此方加香附三钱更好。此乃通气开窍之方。若阳虚耳聋者宜；阴虚宜六味地黄丸；阴阳两虚宜八味，随证加减。

47. 拨云退翳丸

治风热障翳。

当归一两半，川芎一两，白蒺藜一两，密蒙花、地骨皮、甘菊花、羌活、荆芥、木贼各一两，天花粉五钱，蔓荆子、薄荷、枳壳、甘草各五钱，黄连、蝉蜕、蛇蜕各三钱。

蜜丸，每丸一钱，1 日 3 次。翳者，米泔送下；内障，木香汤下。

48. 温脾汤

治痼冷在肠胃间，连年腹痛腹泻，休作无时。

厚朴、干姜、炙甘草、桂心、炮附子各二两，大黄四钱（水浸）。

蜜丸，每丸重三钱，早晚各一丸，白开水下。

慢性泄泻多属虚寒，然而亦有积滞未尽，积不除则病难愈，此方提供了方剂。

49. 守中丸

治风虚头眩，脑转，目系急，突然倒仆。

人参、白术、菊花、枸杞子、山药各二两，茯苓十两，麦冬三两，生地黄二十斤（绞取汁）。

共为末，入地黄汁，蜂蜜三两，拌炒前 7 味，令干，蜜丸梧子大，每服 50 丸，温酒下，可加至 100 丸，久服补益。

眩晕由于中气虚，兼肝肾阴虚，选此方加减有效。

50. 琼玉膏

地黄四斤，茯苓十二两，人参六两，白蜜二斤。

先将地黄熬汁，去渣，入白蜜炼稠，再将参苓为细末加入，瓷罐封，入水内煎半日，每服三钱，白开水化。

有人于本方加琥珀、沉香粉各五钱，大约行滞之意也。此为润剂，滋阴润肺，治干咳无痰，阴虚火旺。

51. 乌金丸

主治血结癥瘕、经闭、血滞等证。

制香附四两，官桂、五灵脂、延胡索、酒当归、桃仁、乌药、莪术各一两，乳香、没药各五钱，木香五钱，黑豆一升，红花、苏木各二两。

蜜丸，三钱重，每服1丸，日2次。

52. 独参饮

人参一至二两（党参代），浓煎，童便一盅，陈醋一匙，送服十灰散一钱。

治崩中漏血，吐衄，阴阳络两伤，上下血不止，可用益气凉血，止血消瘀。

人参乃益气帅血，血亡则气脱，以参补气强心，十灰散止血，加童便引热下行，陈醋酸以收之，达到同舟共济之效。蒲老曾治一例，鼻衄大量出血，因无十灰散，地榆苦酒煎合侧柏叶汤，加童便、人参粉、三七粉各一钱冲服，治疗而愈。

53. 六味汤

治疗急慢性咽喉炎。

熟地黄50g，吴茱萸20g，麦冬15g，五味子15g，牛膝15g，茯苓25g。

同时配用桂姜汤效果更佳。肉桂、炮姜、甘草各5g。

或生附子涂白蜜火炙透黑，如绿豆大一粒，口含咽汁。

54. 白发治验方

甘枸杞二两，胡桃12个（去外壳取仁，炒香切碎），小黑豆半斤。

制法：先将枸杞煎取浓汁去渣，再将胡桃仁、黑豆放入枸杞的煎汁中同煎，至胡桃仁稀烂，全部被黑豆吸收为度，取出放在筛中晾干（或低温干燥），再用7岁男孩童便，中段适量，拌浸1～2次，以干燥为度，即可服用。如需要加何首乌时，可与枸杞同煎去渣，再煮其他。以上为一料。

服法：每服三钱，1日2次，早晚服。

55. 治疗精神分裂症方

川连三钱，全蝎二钱，蜈蚣3条，大黄八分，川贝一钱，石菖蒲五钱，茯神四钱，胆南星三钱，天竺黄三钱，五谷虫五钱，香附子四钱，芒硝七分（另冲），朱砂一分（另冲），白糖一两。

二、蒲辅周医案

（一）医案 5 首

1. 寒湿化热（周期性发热）

发热无定时，体温 38℃～41℃，间隔 13～16 天，伴有腰痛、双膝痛、手足心热、上腹痛。舌苔薄黄，脉沉细。

处方：茵陈三钱，麦芽二钱，泽泻一钱，苍术二钱，黄柏一钱，薏苡仁四钱，牛膝一钱，木香一钱，木瓜一钱，荷叶、神曲各二钱。

服药 1 个月，再服五积散，纱布包煎，加黄柏七分，泽泻一钱，木瓜一钱，牛膝一钱，薏苡仁二钱，共煎两次，治疗 3 个月而愈。

2. 风暑湿合病

发热，头晕，口不知味，不思饮食，大便 3 次，小便微黄。舌赤苔白秽厚腻。治宜祛风理湿清暑。

处方：香薷饮合六一散。

藿香二钱，香薷一钱，厚朴二钱，神曲二钱，法半夏二钱，陈皮一钱，莱菔子一钱半，酸枣仁二钱，防风一钱，通草一钱，六一散三钱（包煎）。

第 2 剂加茵陈二钱，黄芩一钱半，两剂而愈。

3. 伏寒化燥

一诊：感冒 20 余天，咳嗽，清涕，汗多，手足心热，胸闷气短，心烦不安，口干，饮水不能止渴，小便黄。舌质淡，苔黄腻。

处方：麻黄根一钱半，杏仁一钱半，生石膏三钱，甘草五分，五味子八分（打），法半夏二钱，知母一钱，前胡一钱，瓜蒌壳一钱，枇杷叶二钱，生姜 3 片，大枣 2 枚。

二诊：两剂后咳、渴明显减轻，涕中有时夹血丝。

处方：桑白皮二钱，地骨皮二钱，竹叶一钱半，芦根四钱，黄芩一钱，瓜蒌壳一钱半，象贝母二钱，桔梗二钱，通草一钱，炙枇杷叶二钱，竹茹一钱半。3 剂而愈。

4. 痰湿化热（支气管哮喘，肺气肿）

一诊：喉间痰鸣，咳嗽夜重，胸闷气短，两肩胛酸痛。

处方：炒苏子二钱，法半夏三钱，桑白皮二钱，杏仁二钱，前胡、紫菀、橘红各一钱半，木香五分，款冬花一钱半，炙枇杷叶二钱，厚朴一钱半，生姜 3 片。4 剂，服 2 剂，休 1 天，再服。

二诊：咳喘减轻，咳痰不利，二便正常。舌苔黄腻，脉滑数。属痰热阻滞。

处方：前方去半夏、款冬花、木香、生姜，加玉竹二钱，知母一钱，苇根五分，瓜蒌壳一钱半。3 剂，服 2 剂，停 1 天，再服。

三诊：白天咳重，夜间略喘，黄痰减少，易咯出，口干微燥。舌红苔黄腻，苔已减，脉滑数。治宜清化热痰。

处方：玉竹、天冬各二钱，知母一钱，白前、紫菀各一钱半，川贝、苏子各一钱半，桑白皮二钱，橘红一钱半，炙枇杷叶三钱。7剂，隔日1剂，药后诸症悉平。

5.邪热蕴肺（非典型肺炎）

一诊：近来低热，胸片示：肺炎。舌淡微有黄白腻苔。有高血压病史多年，血压在 190～200/110～120mmHg。

证属邪热蕴肺，阴液亦伤，治宜清润。

处方：冬瓜仁三钱，桃仁一钱，薏苡仁四钱，芦根五钱，玉竹二钱，知母一钱，浙贝母二钱，桑寄生三钱，炙枇杷叶三钱。3剂。

二诊：低烧退。

前方去枇杷叶，加黄芩一钱，炒麦芽二钱。3剂。

三诊：体温仍正常，肺部炎症尚未完全吸收。

处方：菊花二钱，白蒺藜三钱，桑枝二钱，煅石决明五钱，珍珠母五钱，枸杞二钱，女贞子、石斛、地骨皮、莲子肉各三钱，麦芽二钱。3剂，蜂房为引。

药后肺炎吸收良好，血压平稳，无其他不适，停药。

第二节　任应秋

一、任应秋谈遗精论治

遗精论治，有梦、无梦、湿热三者最为关键。

（一）有梦而遗

梦遗病变在心，往往为心血虚损，心火妄动，心神不安所造成，临床常见者有四：

（1）寐而多梦，梦则人事纷紫，不可究清，白昼亦时或心悸不安，此为心气不足，神志失宁之候，宜用茯神汤（茯神、远志、酸枣仁、石菖蒲、党参、茯苓、黄连、生地黄、当归、炙甘草、莲子），以安神定志。

（2）年壮精气满溢，无任何虚损症状，只是常常梦遗，有心火不宁之候，以清心丸（黄柏一两，冰片一钱，同研匀，蜜丸，分作10丸，每服浓煎麦冬汤送2丸）泻火宁心最妙。

（3）思欲不遂，郁滞既久，以致梦遗者，乃郁火扰精之故，宜先用四七汤兼青州白丸子开其郁，继用导赤散大剂煎服，以泻其郁火。最忌投止涩之剂，用之则愈涩愈遗。

（4）用心过度，形成劳损，以致心气虚，不能摄持肾精而梦遗者，用远志丸（远志、茯苓、茯神、党参、龙齿、菖蒲，蜜丸辰砂为衣），以益气安神。

（二）无梦而遗

无梦而遗的病变在肾，肾本为藏精之脏，其所以能藏，皆赖肾气为之摄持，气虚不能摄，精自遗矣。肾精又叫肾水，水中有火即是肾阳，所以温煦肾精者，如果肾阳亢盛，不能谧藏于肾水之中，亦一般所谓相火妄动，反而走泄阴精，精亦自遗矣。临床常见者四：

（1）阴虚火亢，手足心灼热，甚或入夜潮热而泄精者，宜用三才封髓丹（天冬、生地黄、白人参、砂仁、生甘草）及大补阴丸，以峻补真阴，并泻阴中伏火。

（2）肾气虚损，精关不固，无任何热象，无梦而遗者，宜桑螵蛸散（桑螵蛸、党参、茯苓、龙骨、龟甲、菖蒲、远志、当归）、金锁固精丸、水陆二仙丹之类以固气涩精。

（3）形神怯弱，心悸气短，睡熟就遗，精气两虚，神志失守也，宜珍珠粉丸（黄柏、真蛤粉，滴水为丸）合定志丸（茯苓、茯神、党参、菖蒲、远志），以益气安神。

（4）色欲太过，下元虚惫，以致不寐而滑者，宜荆公妙香散（党参、黄芪、远志、茯苓、茯神、桔梗、辰砂、麝香、木香、甘草），以提气摄精。

（三）湿热梦遗

湿热下注，扰动精府而遗精者，其病变多在小肠、膀胱，以湿热下盛，多在于两腑，又与肾脏最为接近，表里相通，故每当两腑湿热郁盛之际，必邻及于肾而使精遗。临床常见者二：

（1）湿热下盛，小便黄赤，阴部潮湿，时或烦热，遗精或有梦或无梦，宜二黄散（黄柏、黄连、茯苓、泽泻、萆薢），以清热渗湿。

（2）脾胃湿热太盛，流伏阴中，苔厚脉滑而梦遗者，宜用加味苍白二陈汤（苍白术、二陈、黄柏、升麻），以升清降浊，使脾胃健运，利湿热除，而遗精自止。叶天士曾说："遗精之证，补涩无效者，大都由脾胃湿热所乘。"盖肾虽藏精，其来源则本于脾胃饮食之所化生，而输于肾，若脾胃受伤，湿热内郁，中焦涿而不清，则所输皆浊气邪火，故而扰动精府，使精自遗。

总之，精之化生来源在脾胃，精之收藏则在肾，而精之主持多在心。大抵有梦而遗者轻，无梦而遗者重；湿热下注而遗者轻，形神虚怯而遗者重。治遗之法以安神定志为要，固精涩泄之方次之。

二、任应秋治疗几种疼痛的点滴经验

(一)头痛

头为清阳之府，清阳之气一受到外邪或内伤的干扰，便会发生头痛。故治疗头痛，首先应辨其为外感与内伤。外感是属于风寒暑湿燥火哪种病邪？内伤是属于气虚、血虚、阳虚、阴虚何种病变？都有其不同脉证可以辨识。针对病因，去其疼痛，并不是太困难的。唯临证时有一种慢性头痛，悠悠戚戚，迁延不愈，或在一侧或在巅顶，诸如生气、受风、感寒，以及天气变化，都能引起发作，脉来往往沉细微弦，并无任何热象，只是一派阳气虚损，清阳不足于上的表现，现代医学往往诊断为神经性头痛时，辄用加味乌星散，每能应手取效，方如下：

制川乌、天南星、北细辛、广地龙各一钱，菊花二钱，冰片三分。先煎川乌、天南星、细辛、地龙4味，菊花最后入，稍煎即成，分两次服，冰片另研细末，分做两份，临服时冲入一份，服后略休息，头即痛止轻快。全方主要作用是：升清阳、化浊气，并能迅速入脑通络，故效颇显著。

(二)心绞痛

绞痛而不重，概叫作心胸痛，也就是属于胸痹的范围。剧烈的绞痛，则叫作真心痛。胸痹，只是气滞而不流畅；真心痛，则为心阳衰竭的表现。两种情况统属现代医学冠心病的范畴，不过前者较轻，后者略重而已。心虽主血，实际它是以阳气为主，所以称之为阳中之阳脏。因为血液之所以能从心脏循环永恒不息，并不是血液本身的作用，而是由于心脏存在着一种阳气，以之推动来完成的。因而心阳的作用便在心脏中占主要地位。心阳的盛衰，便直接影响着血液循环的正常与否。所以阳气有所滞而不畅，便出现胸痹证；如果阳气进而衰竭，便将出现真心痛。根据这一理论，制成参七散一方，用于胸痹与真心痛两个阶段，都能取得控制疼痛的显效。方如下：白人参五钱，三七三钱，川附片三钱，川郁金四钱，山楂三钱，五灵脂三钱，肉桂二钱，降香三钱，乳香一钱，炙甘草五钱，共研末，每服二钱，米醋或温热黄酒送服。此方的主要作用，即在扶助心阳，畅通血行，从而控制了疼痛。

(三)胃痛

胃痛寒热虚实都有，毕竟以虚寒证多见，亦较难治。包括十二指肠溃疡、慢性胃炎等，仍以虚寒为多。胃为多气多血之府，又为水谷之海，只有胃中气血和调，才能消磨水谷，蒸化精微，而为气血之源，以维持胃中多气多血的正常生理。如果这种生理不能维持，发生气亏血少，或者气亏血滞等病变，以致胃脘发生疼痛时，总宜增进胃的消磨功能，开辟气血生化之源，才可能从根本上防止胃痛发生。任应秋经多年摸索，制成驱寇饮一方，控制上述胃痛，取得了较好的效果。方如下：

炒山楂四钱，炒白芍三钱，陈皮三钱，荆芥一钱，柴胡二钱，炒肉豆蔻一钱，制香附三钱，清半夏三钱，五灵脂三钱，乳香一钱，白茯苓三钱，伏龙肝二钱，水煎，服时滴入米醋五六滴。

全方组成，即在胃消磨功能的基础上，辅以调气和血之品，所以一般服一二剂，疼即由减轻而消失，食欲渐佳。

（四）胁痛

两胁统为肝胆经脉所在部位，凡因外感引起胁痛多在少阳胆经，兼见口苦呕逆，往来寒热等表证。内伤胁痛多在肝经，常为肝亢气逆，或肝郁气滞的反映。肝的功能为藏血，又以疏泄升发之气为正常生理的表现之一。故从生理言，藏血正常，则有助于气的疏泄；疏泄正常，亦能使其更好的藏血。因此肝脏发生病变，最多的不是血不足以养肝而致肝气亢逆，便是肝气郁滞使血不能很好的归脏，有一于此，都足以使两胁或偏侧发生疼痛，而且还是胁痛比较常见证候之一。对于这种胁痛，用双解散颇有效。

第三节　胡希恕

胡希恕方剂杂谈

（一）冠心病

实证：柴胡四钱，半夏三钱，白芍三钱，黄芩三钱，枳壳三钱，桂枝三钱，桃仁三钱，牡丹皮三钱，茯苓四钱，大黄二钱，生姜三钱，大枣4枚，炙甘草二钱。

虚证：柴胡四钱，白芍四钱，枳壳三钱，半夏三钱，瓜蒌一两，薤白三钱，桂枝三钱，桃仁三钱，牡丹皮三钱，茯苓三钱，炙甘草二钱。

（二）梅尼埃综合征

茯苓三钱，桂枝三钱，白术三钱，炙甘草二钱，吴茱萸二钱，川连二钱，龙胆草三钱，钩藤四钱，磁石一两。

每3日1个疗程，隔5日再服1次。

（三）高血压病

汉防己一两，夏枯草六钱，草决明一两，钩藤八钱，炒荷叶四钱，珍珠母一两半，野菊花一两，红花三钱，生桃仁三钱，黄芩五钱。

（四）支气管炎

熟附片四钱，桂枝三钱，五味子三钱，当归五钱，白术五钱，麻黄一钱，细辛一钱，乌梅三钱，防风三钱，僵蚕三钱。

（五）骨折脚肿

柴胡一钱半，枳壳三钱，赤芍、白芍各三钱，厚朴三钱，猪苓四钱，生甘草三钱，坤草五钱，陈皮一钱半，牛膝三钱，香附三钱，高良姜三钱。

（六）麦粒肿

黄芩二钱，防风二钱，浙贝母二钱，连翘三钱，赤芍三钱，生地黄三钱，旱莲草四钱，甘草一钱，仙鹤草五钱。

（七）血小板减少症

鸡血藤、生地榆、地骨皮、牡丹皮、乌贼骨、侧柏叶、生地黄、升麻、黄芪。

（八）咳吐血验方

黄芩二钱半，黄连一钱，大黄二钱（另包），茅根二两，生地黄一两，牡丹皮四钱，仙鹤草四钱，牛膝三钱，杏仁泥三钱，棕榈炭三钱，藕节5枚，荷叶炭三钱。

（九）小儿脑出血或先天性失明方

人参二钱，白术二钱，云苓二钱，当归二钱，熟地黄三钱，甘草二钱，枸杞子二钱，菟丝子二钱，炒杜仲二钱，山茱萸二钱，肉苁蓉二钱，巴戟天二钱，砂仁二钱，川牛膝二钱，鹿茸二钱。

第四节　王文鼎

王文鼎医案

（一）精神病

睡眠不好，纳呆，便干，怕脏，总洗手，咽部有痰阻感，舌淡紫，苔白腻，脉沉细，左滑右涩，重按无力。

滑为有痰，涩为气滞血瘀，虚为本，气痰为标。

拟：①礞石滚痰丸三钱，每晚睡前用人参煎汤送服，次日大便在便盆中，用棒搅之，至无黏丝为止。②清半夏一两，茯神三钱，橘红三钱，甘草一钱半，胆南星二钱，枳壳二钱，生姜3片，竹茹三钱。8剂。③太子参五钱，远志二钱，菖蒲二钱，茯神三钱，熟地黄五钱，生酸枣仁三钱，熟酸枣仁三钱，当归三钱。常服。

附：①生晒参二钱，干地黄四钱，茯神四钱，琥珀二钱（冲服），远志二钱，菖蒲二钱，熟酸枣仁五钱，清半夏八钱，胆南星一钱半，橘红三钱，肉桂一钱，山药四钱。12剂。②炙黄芪六钱，生晒参二钱，炙甘草一钱，炒白术二钱，茯神三钱，炒酸枣仁五钱，远志二钱，全当归二钱，桂圆肉二钱，广木香一钱半，生姜三片，大枣2枚，辰砂二分（另包分冲）。

（二）恶性网织细胞增生症

间断发烧（午后烧），体温39℃以上，右颈部有米粒大和蚕豆大的肿物，脱发，两关浮紧，两尺沉取弦紧。

病在肝、肾、命门。

处方：升麻四钱，柴胡二钱，麻黄二钱，炮姜一钱，肉桂一钱，白芍六钱，甘草三钱，当归一钱，熟地黄八钱。

进上药几十剂，病情好转，脱发已生。

处方：升麻四钱，柴胡二钱，麻黄二钱，炮姜一钱，当归一钱，熟地黄八钱，白芍六钱，甘草三钱。

出院带药：

处方：熟地黄一两，麻黄一钱，炮姜一钱，肉桂一钱，甘草一钱，白芥子二钱。

长期忌生冷，2～3年内不能游泳。

（三）脑血栓

脑血栓形成 5 年余，始为半身不遂，语言无碍，1975 年 5 月右侧上肢活动不灵，语言謇涩，吞咽受限，舌红，脉沉细涩。

拟：生黄芪二两，当归四钱，川芎二钱，白芍二钱，白僵蚕三钱，防风一钱，全蝎二钱，桃仁二钱，红花一钱半，牛膝三钱，地龙三钱。

二诊：进上药 15 剂，口眼㖞斜、行动、语言均有好转。王老指示：此病口舌端正后，去全蝎、防风。

生黄芪四两，白僵蚕四钱，红花二钱，桃仁三钱，当归四钱，川芎二钱，防风一钱，全蝎二钱，牛膝三钱，白芍二钱，地龙三钱。

（四）皮肤癌

左手掌、手腕及左臂皮肤癌均已破溃，分泌物有臭味，北医和协和医院活检地：组织细胞恶性肿瘤。

拟：①熟地黄一两，鹿角胶三钱，白芥子三钱，肉桂一钱，麻黄一钱，炮姜一钱，甘草节一钱半。②小金丹一两，每晚黄酒送服 9 丸。③鲜商陆少许捣碎，加盐少许敷患处（清洁伤口后）。

（五）精神病

1966 年发病，初为忧郁，后发展骂人，登山而歌，弃衣而走，不吃大量安定药不能睡觉，语无伦次，面色灰白，舌淡，微黄燥苔，六脉细，右寸浮滑数，按之无力。

因为精神障碍，在体液循环中沉积一些有害的物质。

拟用加味灵芝膏：

生晒参二两，生酸枣仁、炒酸枣仁各一两，乳香五钱，石菖蒲五钱，远志肉五钱，琥珀五钱，辰砂五钱，茯神一两。

研为细末，炼蜜为丸，每丸重三钱，早晚各一丸，薄荷泡开水送下。

（六）十二指肠球部溃疡 1

最近不痛，脘腹胀，午后甚，疲劳，大便有时干，1～3 天 1 次，左脉三部沉细，左寸短，右三部沉细微。

气血两亏，以气亏为主。治宜健脾阳，养胃阴。

石斛三钱，当归一钱半，肉苁蓉三钱，高丽参二钱，土炒白术三钱，炮姜一钱半，广木香一钱半，厚朴二钱，半夏曲三钱，橘红三钱，炙甘草二钱。

（七）十二指肠球部溃疡 2

病已 10 余年，胃脘痛，饿时痛剧，得食缓解，早 4～5 点痛甚，脘冷，逢寒饮冷，腹痛加剧，腹泻，心烦，入睡困难，舌淡，右寸沉细无力，右关细，按之无力，左三部脉沉细无力。

病属脾胃虚寒，肺气不足。

拟：①炒酸枣仁一两，茯神五钱，川芎一钱，白芍二钱，甘草二钱，每晚服。②五灵脂五钱，檀木一两，广木香一两，枳壳一两，红花一两，白胡椒一两。

上药研为细末，水泛为丸，如绿豆大，每服 30～40 丸，于午前 11:30、午后 5 点各服 1 次，含于口中，以口津送下。

（八）脱骨疽

两手指关节，至秋关节发紫，两足面、趾及踝关节均出现紫斑，进而有坏死可能，两耳边有紫斑性坏死，切除小指术 1 年，两手、两足外侧四、五指趾萎缩。脉微细。

拟：①熟地黄一两，鹿角胶三钱（烊化），白芥子二钱（微炒研），麻黄五分，炮姜五分，肉桂一钱，甘草节一钱，水煎每日 1 剂。②小金丹，每日 4 丸，黄酒溶化吞服。

（九）王文鼎验案 1

咽痒有稀痰，低烧 1 月余，吸凉气感咽喉不适，畏寒，脘脐痛，大便不成形，舌淡，苔白腻，两寸脉沉细无力，右关滑。

肺气虚，心血不足，脾气郁结。

甘草二钱，桔梗三钱，厚朴二钱，半夏三钱，橘红三钱，党参三钱，桂心五分，生姜 3 片。

（十）乳腺癌

手术后 1 年半，近日拍片示：右下肺和左肺有阴影。现症：咳嗽，吐黄脓痰，下午身热，酸楚，关节尤其明显，口苦，舌淡暗、紫，尖有瘀斑，脉沉细滑。

病属阳气虚弱，痰血瘀滞。拟加味化坚二陈汤，以调化瘀之弊，解散凝之痰，为防止恶化第一方。

清半夏六钱，茯苓四钱，橘红三钱，甘草一钱半，白芥子一钱半，胆南星一钱，黄连一钱，生姜一钱。黄连以吴茱萸一钱炒之。25 剂。

二诊：口苦减，饮食增，精神好转，舌淡红，脉沉细。

原方加太子参。

三诊：开会时间长即感腹胀，舌两边有瘀痕，脉沉细。

拟加味保元汤（加三七粉、硼砂）。

生黄芪六钱，北沙参四钱，生甘草二钱，三七粉一钱（分冲），硼砂粉二分（分冲）。

（十一）王文鼎验案 2

狂躁不安，角弓反张，午后尤甚，睡眠至少 9 ～ 10 小时 / 日，眠少发作甚，舌淡苔薄白。

以琥珀镇心丹主之。

琥珀五钱，龙齿一两，朱砂三钱，人参五钱，生地黄二两，熟酸枣仁一两，远志四钱，菖蒲五钱，茯神二两，黄连三钱，肉桂一钱半。

上药研细末，炼蜜为丸，重二钱，早晚各 1 丸，以铁锈水送下。

（十二）硬皮病

5 年前开始小指发白，由小指至无名指，两侧对称，阜外医院诊为硬皮病，舌淡苔薄，脉沉细弱。

沉则气滞，细则阴虚。

拟：①阳和汤：熟地黄一两，鹿角胶三钱（烊化），白芥子二钱，麻黄一钱，肉桂一钱，炮姜一钱，甘草节一钱半。②防风一两，白芷一两，升麻一两。

上药研为细末，每晚睡前服一钱，加小金丹一钱，以黄酒浸泡后服。

二诊：药后周身有发热感，经期面、足肿减轻。

（十三）外伤后癫痫

脑外伤、蛛网膜下腔出血，昏迷达 15 天，经抢救好转，后发生癫痫，左侧上下肢障碍。

现症：发病 1 ～ 2 次 / 日，发作前，自感一股热气向上冲，头颈及左上肢均向左侧抽搐，意识不清，每抽 1 ～ 2 分钟即停，足跛而内翻，天变头痛，舌淡，舌前红，薄白苔，脉细涩。

病在气分而不在血分。

拟：①王清任龙马自来丹；②黄芪赤风汤。

第五节　岳美中

岳美中谈肾炎、肾盂肾炎的证治

（一）小儿肾炎（慢性）

干玉米须24斤，每日2两，洗净，水煎服代茶饮，连服6个月。

玉米须甘平无毒，为利尿消肿、强肾之剂。

（二）成人慢性肾炎

多属本虚或本虚标实，多用补脾温补的方药。

1. 水肿偏实者

慢性肾炎急性发作期，偏于上半身，咽痛，苔薄黄，脉数。

治法：清热渗湿，宣肺利水。

方药：白茅根、通草、滑石、牛蒡子、马兜铃、苦杏仁、象贝母、金银花、赤小豆等。

若腹水较顽固，兼偶有肝脾肿大者，疏肝攻水同用。小柴胡汤（去甘草，大枣增为30枚），送服子龙丸5粒，1日2次，连服5日，停2日，再服。（子龙丸：甘遂、大戟、白芥子各等份，为细末）

2. 水肿偏虚者

兼有重症贫血，腹水严重，血红蛋白<10g/dL，红细胞3×10^{12}/L以下，经服补脾温肾利水等方无效，可投八珍汤加减。

3. 水肿属脾虚者

若心下有停饮宿水，以致肢体浮肿时，用茯苓饮；若中焦气虚停饮，呕吐痞闷，脾胃不和致肿者，用香砂六君子汤。

4. 肾虚水肿

下半身水肿或形成腹水，服其他利尿药不效时，用济生肾气丸或金匮肾气丸。

5. 水肿属于脾肾两虚者

（1）加味五皮饮

下元虚加沉香七至八分冲服，瑶桂二钱至一两；湿盛加干姜、苍术、薏苡仁；有风加防风、荆芥；脚重者加五加皮、木瓜、防己。因水土不服而发病者，用猪苓汤主之。

（2）肾炎验方（黄省三方）

云苓六钱，泽泻四钱，猪苓四钱，白芍三钱，法半夏三钱，厚朴二钱，陈皮六分，生甘草三分。

用于急性肾炎，真性或类脂性肾变性，体衰加黄芪。

（3）淡虾散

淡水虾较大的3枚，用线扎住，放新瓦上烘干，轧细末，用黄酒冲服。

忌盐、酱、腥、荤及黄米饭。

浮肿消后给肾气丸以治其本。

6. 恢复期

少量蛋白尿不消。

（1）肾偏虚者：金匮肾气丸或济生肾气丸。

（2）脾偏虚者：六君子丸。

（3）黄芪糯米粥或黄芪苡米粥（浮肿将消尽时加服之）：黄芪一两煎汤代水，加糯米二两（或生薏苡仁二两）煮粥，代饭食之。

（4）肾炎方：黄芪一两，白术四钱，云苓四钱，山药五钱，菟丝子八钱，金樱子八钱，百合六钱，炙枇杷叶三钱，党参四钱。蛋白尿多加楂肉，红细胞多加旱莲草，服60天。

（5）病人汗出恶风，用金匮肾气丸。汗出四肢聂聂动者，当固卫利湿，用防己黄芪汤。

（6）女性兼见月经不调或痛经，可在经期加用当归芍药散，以调经利水。

（7）兼有咽痒等，加牛蒡子、连翘，以清解上焦之毒热。

（8）兼有虚热者加参、芪。

总之，在急性转为慢性之初，多以利水为主，有时用胃苓汤加党参、枳壳；中期按肺、脾、肾三脏辨证，宜扶正利水；末期多属阳虚证，偶有发热，亦多为虚热，是时可用罗芷园之治肿胀方：山药六钱，炒白术八钱，茯苓皮六钱，生姜皮四钱，猪苓三钱，炮附子三钱，薏苡仁四钱，生姜一钱，大枣3枚。简易方：黄芪一两，人参一两（先煎兑服），一料可用3日，意取黄芪补六腑之阳，人参以滋五脏之阳。

（三）肾盂肾炎，六脉皆弱者

本病多为感染所致，女性多于男性，发作期用猪苓汤，间歇期用金匮肾气丸，可持续服用半年，同时休息。

第六节 赵锡武

一、赵锡武方剂杂谈

1. 治肺气肿（胸闷、气短、憋气）属肺胀咳逆（支气管扩张）

用瓜蒌薤白半夏汤合千金苇茎汤，后加蛤蚧一对去头足为末二钱。

2. 治心衰（心肾阳虚，温肾回阳，宣痹利水）

采用真武汤加制水三法。

（1）开鬼门：宣肺疏肺（心衰、感冒）。

越婢汤。

（2）洁净腑：利小便（以右心衰为主）。

车前子一两，白茅根一两，藕节六钱，五苓散备用。

陈氏消水圣愈汤（气不温不化、血不温不行、尿不温不利）。

桂枝汤去芍药加麻黄附子细辛汤加防己。

（3）去菀陈莝：推陈出新，通便利水法，泻瘕去瘀。

肝大有瘀血加当归、川芎、红花、藕节、苏木。

3. 治心律不齐

真武汤加瓜蒌薤白半夏汤加活血化瘀药或桂枝甘草龙骨牡蛎汤合茯苓、甘草。

4. 治风湿性心脏病，证属心肾阳虚夹瘀血

用真武汤合去菀陈莝法。方用芍药一两，附子三钱，云苓三钱，白术五钱，生姜三钱，肉桂二钱（后下），当归四钱，红花四钱，藕节10枚，白茅根四钱。

5. 治神经官能症、轻型精神分裂症

用百合知母汤。

6. 白塞综合征、胃及十二指肠溃疡（凡黏膜溃疡者）

用甘草泻心汤加减：甘草一两，党参一两，半夏八钱，黄芩三钱，黄连二钱，干姜二钱，生姜三钱，大枣10枚，乌贼骨五钱。

反酸者，加吴茱萸二至三钱，生牡蛎八钱；疼痛重者加延胡索。

若溃疡病者，见舌红、便干，属肝阴虚者，用一贯煎；若慢性失血较多者，用归脾汤。

黄芪建中汤之类治溃疡疗效甚佳。

7. 治类风湿性关节炎

桂枝芍药知母汤加黄芪、乌头、当归。（附子大于一两）

8. 梅尼埃综合征（属于痰饮）

加味苓桂术甘汤：茯苓六钱，桂枝三钱，白术三钱，甘草三钱，泽泻八钱，半夏三钱，生姜四钱，陈皮五钱，生龙骨、生牡蛎各八钱。

9. 胸痹用瓜蒌、薤白之剂

奔豚汤治阵发性心动；柴胡龙牡汤治癫痫；千金苇茎汤治支气管扩张；许叔微的麝香丸治坐骨神经痛；小建中汤治胃下垂。

10. 治崩漏（功血）

偏脾阳虚者。

制附子三钱，甘草二钱，黄芩三钱，白术一钱，当归五钱，熟地黄一两，龙眼肉一两，阿胶五钱，伏龙肝四两（先煎）。

11. 多囊肾

无法改变使其不是多囊肾，但需治其三点：利尿、消炎、活血。

处方：当归芍药散加六一散、金银花、益母草。

当归三钱，川芎四钱，芍药六钱，云苓六钱，泽泻八钱，白术四钱，滑石四钱，甘草四钱，益母草一两，金银花一两。

12. 前列腺炎

尿有余沥。

慢性：补肾活血化瘀。

六味地黄丸去山萸肉，加菟丝子、当归、赤芍、桃仁、红花、血余炭、六一散、蒲黄、肉桂。

急性：导赤散、八正散、知柏地黄汤。

13. 足跟痛

实属肾虚，宜桂附八味丸加二仙汤、冬虫夏草。

14. 水入（不下）即吐

大黄一钱，甘草六钱，沉香二钱，为末，每次一分，1 日 2 次。

15. 冠心病

发凉宜用。

附薏汤：熟附片、薏苡仁。

人参汤：人参、熟附子、白术、干姜、炙甘草、肉桂。

16. 戒烟方

鱼腥草三钱，地龙三钱，远志四钱。

17. 脑水肿

手颤、不能写字，按肝风治无效，脑者，肾之病也。

以六味地黄汤加乌梅、白芍、磁石。

18. 关节肌肉冷，欲近衣，疼痛不明显

以百合汤加减：百合一两，肥知母四钱，生地黄六钱至八钱，滑石四钱。

加天花粉四钱至五钱，汤鸡子黄1枚。

有胃经证，合甘麦大枣汤或半夏、厚朴。

19. 右侧偏瘫

右上肢腕部及手指不能伸，出冷汗，脉无力，舌净，乃阳虚所致。

熟附片六钱，白芍六钱，白术五钱，茯苓一两，生姜四钱，薏苡仁一两，苏木四钱，当归四钱，桂枝四钱，红花四钱，桃仁四钱，党参一两。

20. 慢性肾炎（肾阳不足）

腰酸腿软，头晕，尿蛋白（+++），面色苍白，脉弦细，两尺无力。属肾阳不足，以八味地黄丸加味。

熟地黄八钱，山药五钱，山萸肉四钱，牡丹皮四钱，泽泻一两半，云苓一两，附子三钱，肉桂三钱，黄芪一两，当归五钱，党参一两。

慢性肾炎，不能吃饭，要着手调理脾胃，方用香砂六君子汤；能吃饭要以补肾为主。黄芪能补气利水，水能化气，气能化水，要重用黄芪一两。水肿较甚者用五苓散加人参。

21. 更年期综合征（肾阳虚型）

脉沉细，两尺弱，及其他一系列更年期证候群（易汗、失眠、烘热、记忆力减退、急躁、头痛等）。

方用二仙汤加四物汤加味。

仙茅四钱，淫羊藿一两，熟地黄六钱，川芎三钱，当归五钱，白芍三钱，巴戟天四钱，生龙骨、生牡蛎各八钱。

二、赵锡武谈气管炎证治

（一）急性气管炎

1. 风寒型

感受风寒之邪，热象不明显，咯青块痰，苔薄白，脉浮紧，或夹有表证。

治法：温肺解表，化痰止咳。

方药：三拗汤。

2. 风热型

外感风寒，久郁化热（在寒凉季）；直接感受风热，痰黄，咽痒，咽痛。

治法：清热宣肺，止咳化痰。

方药：麻杏甘石汤。

3. 燥咳

秋季发作，无痰或少痰，或多少夹表证。

方药：杏苏饮。较重：清燥救肺汤或百合固金汤。

（二）老年慢性气管炎

新咳新喘在肺，久咳在肾，属痰饮、上气、喘。

1. 急性发作期的分类问题

（1）寒痰型：邪实为主，咳清稀痰，量多，咳伴有轻度喘。

方药：苓甘五味姜辛夏仁汤（温肺化痰）。

（2）痰饮型：大量稀泡沫痰。

方药：小青龙汤。痰饮化热：小青龙汤加石膏。

（3）痰湿型：体胖者，苔白腻，脉滑或弱。

方药：二陈汤合三子养亲汤。

（4）偏热型：咳黄痰或发热。

方药：麻杏甘石汤合银翘散。

（5）脾肾阳虚型：脾证，消化不良，腰酸软，背冷，尺弱。

方药：桂附八味丸；苓桂术甘汤合真武汤；苓桂术甘汤合理中汤。（补肾纳气）

我意为温而不燥二仙汤加补骨脂（补肾止咳），加苓桂术甘汤或四君子汤、二陈汤。

2. 关于喘的问题

属邪实正虚（上楼喘是气虚喘）。

方用：麻杏甘石汤。麻黄：石膏＝1:3～5。

加减：偏热加黛蛤散；偏寒加陈皮、半夏；偏喘甚加白果、厚朴；岳老加苏子、前胡。

3. 急慢性通用法（不分寒热）

三拗汤加味：麻黄、杏仁、甘草、紫菀、黄芩、百部、五味子。

4. 恢复期

固本1号：玉屏风散加六君子汤加补骨脂（偏补气）。

固本2号：四君子汤加补骨脂、五味子、麦冬（气阴双补）。

三、赵锡武临床治疗经验

（一）肺炎

麻杏甘石汤治疗肺炎，体温39℃，白细胞20×10^9/L多，胸片示：片状阴影。

麻黄一钱，杏仁三钱，生石膏四钱，甘草三钱，金银花一两，连翘三钱，生地黄五钱，玄参五钱，麦冬四钱，桔梗三钱，芦根一两，板蓝根四钱。

药后 2 小时体温下降，7 小时后烧便退净。

烧退后用下方：

麻黄一钱半，杏仁三钱，生石膏四钱，甘草三钱，生姜三钱，细辛一钱半，半夏四钱，五味子一钱半，陈皮三钱，金银花六钱，连翘三钱，厚朴二钱，小麦一两。

按赵老师治支气管炎或喘，常用麻杏甘石汤、小青龙汤或厚朴麻黄汤，或单用一个方，或合方加减。

（二）再障

再障一方：十四味大建中汤（《太平惠民和剂局方》）。

党参五钱，茯苓五钱，白术五钱，炙甘草三钱，熟地黄四钱，白芍三钱，当归三钱，川芎一钱半，附片三钱（先煎），肉桂八分，生黄芪八钱，肉苁蓉四钱，法半夏三钱，陈皮三钱，麦冬二钱。

每剂煎两次，分 3 次服。

治疗再障偏于阳虚者。

再障二方：大菟丝子饮（《太平惠民和剂局方》）。

制首乌五钱，怀牛膝三钱，补骨脂三钱，菟丝子五钱，枸杞子三钱，女贞子三钱，旱莲草三钱，山萸肉三钱，巴戟天三钱，肉苁蓉五钱，山药四钱，茯苓四钱，熟地黄五钱，五味子二钱，红枣 5 枚，黑芝麻三钱，炒核桃肉三钱。

每剂煎 2 次，约 450mL，分 3 次服。

以上两方交替服用。

（三）加味己椒苈黄丸（赵锡武）

防己、椒目、葶苈子、大黄、丹参各四两。

蜜丸二分重，每服 2 丸，1 日 2 ～ 3 次。

功效：行水治水。

主治：心衰、肝大、浮肿。

（四）活血定痛散（赵锡武）

五灵脂五钱，紫丹参五钱，生蒲黄三钱，当门麝五厘，三七粉二钱，番降香三钱，龙脑香五厘。

将冰麝分别研筛，余药共细末，兑匀装瓶密封，每服二分。

功用：活血定痛。

主治：胸痹心痛彻背（心绞痛）。

（五）心脏疾患治法（赵锡武）

（1）不伴有心衰者：阳虚（心肾）用真武汤，阴虚用生脉散。

（2）心律不齐者：炙甘草汤合桂枝加龙牡汤。

（3）心衰者以真武为主，附子五钱至八钱，芍药一两。

《内经》治水三法：

开鬼门（肺）：麻杏甘石汤、越婢加术汤。

洁净府（肾）：白茅根、肉桂、沉香。

去菀陈莝（肝）：肝脾大、水肿者用活血行瘀，归芍桃红藕节。

（4）冠心病供血不足者：当归、川芎、桃红、蒲黄、干漆。

（5）心肌梗死者：大剂参附、术附、芪附。

（6）肺源性心脏病：心咳汤。

心咳汤用北沙参，牛蒡干松石杏仁，

茯神麦冬远志夏，小麦煎医心咳珍。

（六）风湿性心脏病（赵锡武）

1. 宣肺通阳

瓜蒌薤白半夏汤：①合防己黄芪汤；②合麻杏甘汤；③合左金丸；④合理中丸。

2. 温火化水法

真武汤加活血利水之品。

（七）支气管哮喘

（1）稀水样痰（湿啰音），治以散寒蠲饮，用小青龙汤。

（2）混合痰、稠痰泡痰（干啰音），治以泄热定喘，用厚朴麻黄汤。

（3）黏液泡沫痰，治以泻热平喘化痰，麻杏甘石汤、小陷胸汤、生脉散、瓜蒌薤白半夏汤。

（4）喉中有水鸡声，治以温肺豁痰利窍，射干麻黄汤。

（5）咳嗽胸痛、心悸汗出（阴虚表证），治以润肺化痰，止咳通阳，心咳汤去薄荷加麻黄。

（6）黄稠痰，变换体位时较多，咳血痰（支气管扩张），治以泻热化痰，千金苇茎汤。

（7）三层痰（TB），用以养阴清肺，治以人参蛤蚧散、小柴胡汤、生脉散。

（8）动则肢冷，属寒喘，用以温阳润肺，黑锡丹加人参、紫菀、百合、蛤蚧、黄芪、款冬、核桃仁。

（9）时时吐者，治以豁痰，皂角丸。

（10）头晕、头痛、吐涎沫，量多（癫痫），礞石滚痰丸。

（11）上盛下虚，治以泻肺温阳：①苏子降气汤；②桑白散合六味丸；③小青龙汤合桂附、巴戟天、肉苁蓉。

（12）善后法：①止嗽散加味；②二陈汤加味；③玉屏风散加味；④桂枝汤加小麦、牡蛎、厚朴、杏仁；⑤桂附之类；⑥香砂六君子汤加味。

（八）按部位治疼痛法

胸膺部——瓜蒌薤白类。

两胁部——深则大柴胡汤，浅则小柴胡汤。

心下部——泻心类。

脐周围——理中剂。

脐下部——四逆方。

（九）眩晕（梅尼埃病、神经衰弱）

（1）温药和之：苓桂术甘汤、泽泻汤加龙骨、牡蛎各一两。

（2）温阳化水：真武汤。

（3）壮阳益气：桂附八味丸。

（4）滋补肾阴：六味地黄丸加填精益气的巴戟天、益智仁、菟丝子、女贞子、旱莲草、何首乌、杜仲、牛膝。

（5）重镇之品：生石决、磁石、龙齿、龙骨、牡蛎、紫石英。

（6）虫类之品：全蝎、地龙、僵蚕。

（7）明目之品：菊花、桑叶、决明子、钩藤、白蒺藜。

（十）心力衰竭

（1）温阳化水。真武汤加味：黑附片四钱，白术三钱，茯苓四钱，白芍一两，生姜三钱，桃仁二钱，红花三钱，当归三钱，沉香一钱（后下），肉桂一钱（后下），车前子五钱，藕节六钱。

（2）宁心补虚，养阴润燥。炙甘草汤加味：炙甘草五钱，生地黄八钱，党参四钱，麦冬四钱，火麻仁五钱，阿胶二钱，生姜三钱，大枣六钱，桂枝三钱，熟附片四钱（先煎）。

（十一）关节炎

（1）风湿性：桂枝芍药知母汤、乌头汤、桂枝加黄芪汤、防己黄芪汤。

（2）久病：三痹汤、羌活桂酒汤。

（3）类风湿畸形：大防风汤、阳和汤。

（十二）胃痛

（1）虚：小建中汤、黄芪建中汤。

（2）虚热：一贯煎。

（3）寒：吴茱萸汤、四逆汤。

（4）多囊肾：六味加当归、川芎、桃红、蒲黄、藕节、茅根、侧柏炭。

（5）半身不遂及下肢瘫痪（手术破坏马尾）：用加味金刚丸治愈1例。

（6）苏叶一味治梅核气效佳。

（7）桃仁承气治龋齿疼痛有效。

（8）肺癌用蛇胆及六神丸。

（9）消渴病验方：六味加黄连、天花粉。

（10）黄疸用一般方法黄不退者，用小陷胸汤加枳实。

（十二）怒气填胸致气胸用方

半夏、厚朴、茯苓、陈皮、甘草、杏仁、桔梗、枳实、芥穗、苏叶，治愈1例。

（十三）肝炎谷丙转氨酶高者用方

紫草一两，茵陈五钱，白茅根一两，金银花五钱，连翘五钱，牡丹皮五钱，山栀三钱，板蓝根八钱。

（十四）心脏病伴有高血压者用方

瓜蒌、薤白、半夏、枳实、橘皮、茯苓、生甘草、生石决明、竹茹、桑寄生、杜仲、牛膝。

（十五）高血压

（1）杜仲、牛膝、桑寄生各一两。

（2）三石汤。

（3）天麻钩藤饮。

第七节 李介鸣

一、李介鸣谈高血压病证治

（一）病理机制

高血压为现代医学的病名，是一个由于血管系统神经调节障碍所引起的，以动脉血压升高为主要表现的慢性疾病。中医学根据高血压病人体质和临床表现的脉证不同，从《内经》"诸风掉眩，皆属于肝""诸暴强直，皆属于风"，推其致病因由是属于"风"。汉唐之际多从外风立论，刘河间则提出"热极生风"，认为"风"是因火热而生成，治宜降火。朱丹溪认为属"痰"，所谓湿生痰，痰生热，热生风。均系个人临床观察，从不同角度上去辨证求因做出结论而已。都有一定道理，也有其片面性。但从而可以体会风、火、痰三者是互为影响的，如热可以生风，亦可以煎而为痰，痰、风相扇，又可化热，痰火亦可以生风。

风虽为本病主要因素，然而此"风"非外受之邪，缪仲淳谓其是真阴亏而内热甚者，煎熬津液，凝结为痰，壅塞气道不得通利，热极生风的内虚暗风。叶天士因而阐发内风及身中阳气之变动，肝为风，因精衰耗，水不涵木，木少滋荣，故肝阳偏亢，内风时起。

高血压病的中医病机主要表现在肝肾两个方面，然后以肝为主体，盖肝为刚脏，体阴而用阳，其性喜条达，郁则化风、化火，火郁日久，则肝阴损耗，阴不足则阳有余，而形成肝阳。

其他脏腑的虚实也能影响肝的平衡失调，肝与肾为子母关系，肝体依赖肾水以滋养，肝经阳亢，实则肾阴不足所致，故而本病多为本虚标实，阴虚阳亢，其临床常见脉证，亦多为上盛下虚之候。

肝与心为母子关系，肝寄相火，心主君火，二者相互影响，而可促进病情发展，若心肝二经火热交炽，必然愈消灼肾阴，初则阴愈虚而阳愈亢，继则必致阴阳并虚，盖孤阴不生，独阳不长，阴耗告竭，阳亦无从生化矣。

总之，高血压病的病因是风、火、痰，但主要为风；病机在肝、肾、心，然主体在肝，其本在肾。

（二）临床表现

1. 详询自觉症状

头痛或头晕或头胀的部位情状，耳鸣、目花、口干、心悸、五心烦热、腰腿酸软、头重足轻、食纳、睡眠、尿频或短赤、大便燥结或溏等。

2. 望诊

体质胖瘦，颜面潮红，白少华，目赤唇燥，手足振颤，不遂，肿胀，肌肉萎缩，口眼㖞斜等等。舌苔净、薄白、黄、腻，舌质红、淡润等。

3. 闻诊

声音，语言謇涩，口有秽味等。

4. 切脉

弦、弦滑、弦细、弦大或沉细、虚大等。

（三）辨证

根据临床所见脉证，首先辨析虚实阴阳。

1. 肝阳

经常头痛，部位在太阳穴、巅顶或额部，呈钝痛状，常眩晕，面色时作潮红，情绪易激动，脉弦，舌苔正常或薄白。

2. 肝火

经常头痛，两侧胀痛，尖锐如裂，颞部青筋暴露，痛处拒按，头面常红及颈项，目赤且糊，口有秽味，唇燥易怒，烦热，便艰或闭，小溲短赤，脉弦劲或弦数，苔黄腻。

3. 阴虚

病较久，体质亏弱，头痛头晕时作时止，耳鸣目花，口渴咽干，五心烦热，精神体力虚怯，便艰或闭，脉细数或弦细数，舌红少苔。

4. 阳虚

面色白少华，语言无力，畏寒便溏，腰酸腿软，尿频量多，脉沉迟弱，舌苔淡白而润。

5. 阴阳两虚

上热下寒，头晕足冷，面白或戴阳，口燥，尿频，脉沉细或虚大，舌嫩红而润或淡白。

（四）治疗

1. 实证

（1）肝阳上扰，以平肝息风法

①镇肝息风汤。

②羚角钩藤汤。

③驯龙汤（龙齿、珍珠母、羚羊角、杭菊花、生地黄、当归、白芍、薄荷、钩藤、桑寄生、独活、沉香）。

（2）肝阳化风，痰热上扰

①温胆汤加黄芩、炒山栀。

②半夏白术天麻汤（白术、天麻、二陈、蔓荆子、姜、枣）。

（3）肝火过旺，以清肝泻火为主

龙胆泻肝汤。

2. 虚证

（1）肾阴虚：水不涵木，以滋阴降火法

①杞菊地黄丸。

②大补阴丸。

（2）心肾阴虚，肝风内动，以育阴潜阳法

建瓴汤（代赭石、龙骨、牡蛎、牛膝、地黄、白芍、柏子仁、杜仲、桑寄生、藁本、川芎）。

（3）气阴两亏，阴阳并虚，以益气养阴或扶阳养阴法

①守中汤（人参、白术、茯苓、生地黄、山药、枸杞、菊花、麦冬）。

②二仙汤（淫羊藿、仙茅、知母、黄柏、巴戟天、当归）。

3. 讨论

（1）前人有"下虚则眩"之说。大法：清上实下。所谓"缓肝之急以息风，滋肾之液以驱热"。亢以潜之，酸以收之，厚味以填之。

（2）若思虑烦劳，身心过劳，则清心营之热，佐以敛摄神志。

（3）若因动怒气郁，必犯中宫，则用泄肝安胃。

（4）前人有"无火不动痰，无痰不生晕"的经验，又当降火化痰。

（5）脾虚生痰。

（6）真阴内亏而内热甚者，煎熬津液，凝结为痰，壅塞之道，不得通利，热极生风。

（五）用药

1. 镇肝息风之剂（眩晕基本用药）

磁石、紫石英、紫贝齿、生石决、珍珠母、代赭石、生龙骨、生牡蛎、生铁落。

2. 平肝清热（基本用药）

天麻、蒺藜、菊花、白薇、龙胆草、草决明、苦丁茶、夏枯草、桑叶、钩藤、黄芩、青木香。

3. 理血祛风

赤芍、白芍、当归、生地黄、桃仁、地龙、牛膝、川芎、茺蔚子、大蓟、槐花、穿山甲、桑枝、秦艽、豨莶草、独活。

4. 安神养心

龙齿、珍珠母、五味子、柏子仁、酸枣仁、首乌藤。

5. 滋补肝肾

桑寄生、枸杞子、何首乌、桑椹、山萸肉、杜仲、肉苁蓉、熟地黄、鹿角胶、知母、黄柏、泽泻。

6. 益气

黄芪、党参、山药。

7. 祛风止疼

僵蚕、蕲蛇、蝎尾、蜈蚣、地龙。

二、李介鸣谈胸痹（真心痛）证治

"心为诸脏之主，而藏神，其正经不可伤，伤之则痛，如真心痛，手足青，且发夕死，夕发旦死。"

"胸痹之候，心中愊愊如满，噎塞不利，甚者，心强痞急痛，肌肉苦痹，绞急若刺，不得俯仰，胸满气短，烦闷，咳唾，自汗出，或背膂痛，其脉浮而微者是也，不治，数日则杀人尔。""胸痹其痛颇泛。心痛其痛殊紧；胸痹病浅，心痛则病深。"

（一）病机

胸痹心痛：脉络被阻，不通则痛。

（1）心经虚弱，气逆，谓之阳虚阴厥，亦令心痛。

（2）脏腑虚弱，阴阳不和，风冷邪气，攻注胸中。① 胸阳不振，阴寒上乘；②痰湿阻滞；③血虚肝旺；④心气不足，心血亏损。

（二）辨证

主症：胸闷，胸痛，气短。

阳虚：浮肿，便溏，手足凉，自汗出，脉沉细弱或滑，苔白（阴寒上乘）。

气虚：心慌，疲倦，气弱，脉沉细或沉弦，舌质淡苔净。

痰湿：咳痰，头蒙如裹，体肥、，脉滑或弦滑，苔黄腻。

阴虚（肝旺）：心悸易惊，眠不实，头痛头晕，易怒。

瘀血：痛有定处，刺痛，唇舌紫暗，舌边有瘀斑，脉涩、沉弦。

（三）治疗

（1）理气化瘀：金铃子散、失笑散、血府逐瘀汤、手拈散、延胡索、香附、五灵脂、没药。

（2）胸阳不振：瓜蒌薤白汤、桂枝加桂汤。

（3）痰湿内阻：温胆汤、瓜蒌薤白半夏汤。

（4）阴虚肝旺：一贯煎、丹参饮、生脉散。

（5）气阴两虚：炙甘草汤。

（6）气虚：保元汤（人参、黄芪、肉桂、甘草、桂枝）鼓舞肾气。

（7）肝气郁结：逍遥散。

（8）胃气不和：曲麦枳术丸。

（9）睡眠不安：补心丹或归脾汤。

（10）对心痛较剧而体质壮实者，可用苏合香丸（温开）。

（11）补肾填髓法：补天大造丸（人参、黄芪、白术、甘草、茯苓、当归、白芍、熟地黄、枸杞子、酸枣仁、远志、河车、鹿茸、龟甲），治先天不足、发育不全、心中悸动。

（四）胸痹用药

（1）行气：薤白、川楝子、丁香、炒香附、炒枳壳、苏梗、降香、檀香、沉香。

（2）活血：当归、桃仁、川芎、赤芍、丹参、蒲黄、五灵脂、血竭、郁金、王不留行、乳香、没药。

（3）育阴：生地黄、麦冬、白芍、五味子、山萸肉、何首乌、枸杞子、石斛、玉竹、阿胶。

（4）益气：黄芪、党参、山药、白术、甘草、茯苓。

（5）温阳：桂枝、肉桂、附子、细辛。

（6）祛痰：瓜蒌、半夏、陈皮、菖蒲（开窍）。

（7）补肾：仙茅、杜仲、巴戟天、肉苁蓉、紫河车、龟甲、鹿角胶、补骨脂。

（8）配伍药：①蒲黄、五灵脂、炒川楝、延胡索；②五灵脂、降香、人参、三七；③仙鹤草、分心木；④丹参、檀香；⑤瓜蒌、薤白；⑥桂枝、白芍；⑦菖蒲、郁金；⑧瓜蒌、红花。

三、李介鸣谈治疗胃脘痛的几个要点

（一）理气止痛法

胃为水谷之器，泻而不藏，故胃气通顺为正常，气滞于中，不通则痛。造成气滞的原因很多，主要有三点：①情志郁结，肝逆犯胃；②饮食劳伤；③外感寒邪，寒则气滞，胃气不能通顺。

治当首先理气：

理肝气：香附、川楝、青皮、乌药、柴胡、白芍、香橼皮、佛手、绿萼梅、婆罗子。

和胃气：陈皮、半夏、豆蔻仁、砂仁、木香、厚朴、檀香。

临床常用：沉香末一钱，肉桂五钱，砂仁末二钱，和匀，疼时服五钱。

辛燥药用久必伤阴（肝血、胃阴）。胃喜通降，然在通降的基础上佐以升发胃气药物，如佩兰、荷叶、木香，更可使气机畅通。

2. 温中止痛法

温中散寒：干姜、良姜、肉桂、荜茇、附子。用温药效速，久易伤精血。

甘温养胃法：黄芪、党参、桂枝、甘草、生姜、大枣、白术。临床脾胃虚寒者多见，用此法剂量宜轻。

3. 和络止疼法

当归、延胡索、丹参、蒲黄、五灵脂（久痛伤络）、白芍、红花。

久痛不止：丹参、红花、瓜蒌、檀香。

4. 养阴清热法

沙参、麦冬、玉竹、生地黄。养肝胃之阴。

有热象的胃疼加蒲公英五钱。

久疼反复发作，又当用滋肾生肝法，代表方为一贯煎、滋肾生肝饮。

5. 制酸法

半夏、黄连、吴茱萸、乌贼骨、瓦楞子、鸡蛋壳。

泛酸而有胃热症状者，如口苦、干渴、黄苔或喜冷饮，可加用黄芩、黄连。

6. 止血法

大便潜血：乌贼骨、地榆、白及粉、三七粉、伏龙肝。

吐血：旋覆花、代赭石、白及、三七、茜草根、花蕊石（三钱，涩血）。

大吐血：加人参五钱，固气摄血。

热甚吐不止，可用犀角地黄汤，加止血药。只可暂用，血止后即改方。（往往导致瘀血复发）

7. 消滞

鸡内金、焦三仙、莱菔子（当伴用行气药）。

大便干燥者，用熟大黄一钱半，瓜蒌、风化硝或麻子仁，也可将当归、桃仁、杏仁、晚蚕砂、炒焦皂角子各三钱，布包加入。

8. 痰湿

茯苓、陈皮、半夏、瓜蒌、苍术。治胃脘水声辘辘，呕涎沫。

9. 关于乌贝散的用法

乌贼骨四两，象贝母五钱至一两，加白及（止血）或甘草二两，保护溃疡面，痛时服或饭前服。

胃痛经验药粉方：龙胆草五钱，高良姜五钱，香附五钱，砂仁五钱，丹参一两，延胡索一两，木香五钱，白术五钱，熟川军五钱，干姜五钱，陈皮五钱，乌药五钱，焦麦芽四两，炙甘草五钱，法半夏五钱，沉香四钱（或檀香）。

以治慢性胃痛，每服一钱，1 日 3 次，饭后服。

痛缓以后，以脾虚为主者，适当增加健脾药。

胃病痛止后，巩固疗效，可以从两个方面着手：①健脾：六君子汤、补中益气汤。②养肝：一贯煎。

第八节　祝谌予

一、祝谌予谈胃病

（一）胃脘痛

胃脘部包括许多脏器，胃病、胰病、胆病以及肝病、心脏病都可以在胃脘部表现出疼痛症状，例如，中医谓之真心痛，虽然表现在胃脘部疼痛，但是是心脏病。

1. 肝气犯胃

（1）气滞：柴胡疏肝散，痛重可加川楝子、延胡索、木香；夹食中阻可加焦三仙、槟榔、莱菔子；如有反酸加吴茱萸、川黄连，或瓦楞子、乌贼骨等。

（2）火郁：疼痛急迫，心烦易怒，反酸嘈杂，口干苦，便结，舌红苔黄，脉弦数。

用丹栀逍遥散。

（3）血瘀：方用失笑散加理气疏肝药。如吐血、大便黑，可加三七、白及、血余炭、藕汁等；痛甚可加旋覆花、代赭石、玄参；嗳气反酸加木香、香附、陈皮；反酸嘈杂可加瓦楞子、乌贼骨、吴茱萸、黄连等。但面色苍白、头晕目眩、舌淡脉细、吐血较少，则宜养血止血、柔肝敛肝为治。常用方剂：调营敛肝饮（当归、白芍、阿胶、枸杞、五味子、川芎、酸枣仁、茯苓、陈皮、木香、生姜、大枣），出血多者可加三七、白及，因失血而气虚、脾弱者可加党参、黄芪、白术。

2. 脾胃虚寒

方用黄芪建中汤，如寒痛较甚可加高良姜、香附；反酸、嗳气可加吴茱萸、黄连、木香、陈皮；便溏可加山药、薏苡仁。

（二）胃溃疡

溃疡病是临床颇为常见疾病，其病因不外乎肝气犯胃、脾胃虚寒、气滞血瘀等。祝老经验，溃疡病多见寒热交互，虚实夹杂。虽然溃疡病多由寒邪所致，但属慢性病，日久郁有化热现象，所以寒热交互。寒邪伤胃，症见实证，但日久则虚，故又虚实夹杂。介绍祝老经验方如下：钟乳石五钱至一两，蒲公英五钱至八钱，黄柏三钱至五钱，肉桂一钱至一钱半，甘草二钱。此方适用于胃脘胀痛，嘈杂反酸，舌红苔黄等症。如痛甚或吐酸水可加旋覆花三钱，代赭石五钱至一两；疼痛而胀可加木香、香附、佛手、陈皮；痛及两胁可加川楝子、延胡索各三钱；消化不良，舌苔厚腻可加焦三仙各三钱，槟榔三钱，莱菔子三钱；便干可加枳实三钱，莱菔子三钱至五钱，酒大黄一钱至三钱；酸水过多可加瓦楞子五钱至一两，乌贼骨三钱，吴茱萸一钱，黄连一钱；恶心可加半夏三钱，陈皮三钱，竹茹二钱至三钱，扁豆一两，生姜一钱。

此方钟乳石温阳止酸，促溃疡愈合；肉桂温阳散寒，两者都属温肾阳药。黄柏为补肾阴药，有消炎制酸作用。蒲公英虽是清热解毒药，但有止痛抑制胃酸过多分泌作用。甘草和胃止痛。此方之特点，从肾治胃，这是根据中医理论脾胃之运化水谷在于肾阳之温熏。

用半夏泻心汤治胃溃疡，此方也是治寒热交互、虚实夹杂的溃疡病，适用于反酸嘈杂、胃痛、恶心等症。方中可加旋覆花、代赭石止呕止痛，高良姜、香附散寒理气，止痛消胀，如见消化不良，食欲不振可加焦三仙、槟榔、莱菔子、佩兰、藿香。

祝老治溃疡病一般用汤药解除症状，再用药粉巩固疗效。药粉方：钟乳石四两，蒲公英二两，黄柏一两，肉桂五钱，白术三两，木香一两，佛手一两，半夏一两，神曲二两，血余炭一两，甘草一两。其中血余炭经实践证明实有保护溃疡面，促其愈合作用。

属于脾胃虚寒的溃疡病，最常用的是黄芪建中汤。

（三）呕吐

呕吐可见于许多种病，胃为六腑之一，以通为用，以降为顺。

1. 实证

（1）外邪犯胃：外感风寒用香苏饮（香附、苏叶、陈皮、甘草）。暑热犯胃方用藿香正气散。

（2）热动肝风：也有属外邪引起的，常见于温热病，实际上是指脑脊髓膜炎的呕吐，所用的玉枢丹有通窍、辟浊、止呕作用，但是并不能治脑脊髓膜炎，应当加羚角钩藤汤，才可以治脑脊髓膜炎的呕吐。玉枢丹的用法是磨服二分至五分（每次），1日可服 2～3 次。

（3）饮食停滞：用保和丸。

（4）痰饮内阻：用小半夏茯苓汤加陈皮、厚朴、白术，但有热象者，可加竹茹、半夏、橘红、黄连。

（5）肝胃不和：由于肝气不舒，横逆犯胃，食后即吐，并有胸胁胀满，烦闷不舒，吞酸嗳气。治宜疏肝和胃，方用四七汤合左金丸，临床常用逍遥散，如见有热象，用丹栀逍遥散。

2. 虚证

（1）胃阴不足：由于病久胃热不清，耗伤阴液，或由火热伤阴，耗伤胃阴，因此胃气失和。症现：时作干呕，饥而不欲食，口燥咽干。治宜麦门冬汤，可加石斛、竹茹、天花粉。如果胃酸减低，可用木瓜、乌梅，养阴生津。

（2）脾胃虚弱：多见于慢性病，症状有两种：①虚重：面色白，饮食稍多即吐，时发时止，倦怠乏力，四肢不温，大便稀溏。治法宜温健脾胃，常用理中汤或参苓白术散。②寒重：胃中虚寒则见呕吐清水，脘痛拒按，口不渴，喜热恶寒，四肢不温。治法宜温胃降逆，常用吴茱萸汤。

另外，常见因虫积而致呕吐，吐出蛔虫，或吐清水，或吐涎沫，或吐黄绿水，胃脘疼痛时作时止。治法杀虫和胃，常用追虫丸（雷丸、槟榔、苦楝根皮、木香、蒲公英、黑丑、茵陈）。另外还有妊娠呕吐。

二、祝谌予谈头痛证治

头痛为临床常见的一个症状，可出现于多种急慢性疾病中，如感冒、急性发热性病、高血压、神经官能症等。中医认为"头为诸阳之会"，手足三阳经皆会于头部，而五脏精华之血，六腑清阳之气，亦皆上会于头。因此外感六淫之邪，内伤五脏六腑之损，都可出现头痛症状。故在临床上把头痛分为外感、内伤两大类，分述于下：

（一）外感头痛

六淫之邪皆可侵袭于经络，阳经会集于头，故可见头痛症状。尤其以风邪所致更为常见，因"高巅之上，唯风可到"，"伤风者，上先受之"。

1. 风寒头痛

风邪上侵，寒使血凝，阻抑经络，血瘀不通而致头痛。方用川芎茶调散。

2. 风热头痛

热为阳邪，风邪上受，故风热中于阳经常致头痛。方用桑菊饮加黄芩、山栀。如见大渴大热，更加石膏、知母。

3. 风湿头痛

外感风湿，上犯巅顶，清窍为邪所阻遏，故致头痛。方用羌活胜湿汤加苍术、白芷以燥湿。

（二）内伤头痛

多与脾、胃、肾有关。因情志不畅舒，肝失条达，郁而化火，上扰清窍，而为头痛；或肾水不足，肝失濡养，而致肝阳上亢，成为头痛；或由肾亏，使脑髓空虚，而感头痛。由于脾者，脾主湿，脾失健运，痰浊上扰，阻郁清阳，而成头痛。

1. 肝郁头痛

方用加味逍遥散。如肝郁化火，肝火上炎，用龙胆泻肝汤。

2. 肝阳头痛

其因有二。一为肝郁极怒，怒则气上，引动肝阳上亢；其二肾水不足，肝失濡养，水不涵木，因此肝阳上亢，盛而致头痛。常用天麻钩藤饮（天麻、钩藤、生石决、山栀、黄芩、牛膝、杜仲、益母草、寄生、首乌藤、朱茯神）。如肝阳上亢，上方再加郁金、白芍。如肾亏阳亢，再加枸杞、生地黄、熟地黄。

3. 痰浊头痛

方用半夏白术天麻汤。

4. 气虚头痛

方用顺气和中汤（补中益气汤加白芍、细辛、川芎、蔓荆子）。

5. 血虚头痛

方用加味四物汤（川芎、熟地黄、当归、白芍、黄芪）、圣愈汤或八珍汤。

6. 肾虚头痛

肾阴虚头痛用杞菊地黄丸（或左归饮加菊花、川芎）；肾阳虚头痛用桂附地黄丸（或右归饮加白芷、川芎、白蒺藜）。

7. 血瘀头痛

方用桃红四物汤、通窍活血汤（桃仁、红花、赤芍、川芎、生姜、大枣、葱白、麝香）。

治头痛引经药：前额属阳明用葛根；后头属太阳用羌活；两太阳属少阳用柴胡；头巅属厥阴用藁本；寒痛而呕吐清水者用吴茱萸。

第九节　刘渡舟

医林皆知，吾师刘渡舟精通医典，擅用经方，是卓越的伤寒大师。又谁知吾师亦精通百家，博览医籍，尤其对《医宗金鉴》《东垣书十种》《黄氏医书八种》等巨著，颇有研究，并付与实践，疗效显赫，所以，也是卓越的临床大师，在这方面，吾毕业实习有幸跟随刘老一年，并且工、余、住、食，咫尺不离，了解最真，受益最大。仅从吾师医话即可窥之一斑，兹录以片段，以饷同仁，但愿留于后人，一定能象吾师伤寒杰著一样，道真千古更光辉。

一、辨证精微，遣方入扣

某个星期天，吾与刘老对弈，吾师弃马掩护七步卒过河，名曰仙人指路，对弈三局，吾皆遭惨败。欲求再弈，开饭时间已到。吾师兴高采烈，努力加餐，吾心却久久不能平静，视食而不能进。吾师见而笑曰："思虑过度伤心脾，汝能触事如此费神，长此下去，必伤于脾，老师授汝一方，以备后用。《医宗金鉴·杂病心法要诀》载开胃进食汤，治疗饮食不馨或纳少，凡因脾胃虚弱，运纳无权者，投之即效。"数日后，临床遇一脾虚纳呆患者，刘老有意用上方，三日后，病人喜来奔告："服药后，脘闷消失，饮食倍增，总有欲食感，食多少为宜？"吾师说："胃气始复，食量应徐徐而增，以防重损脾胃。"后又遇一位不食病人，吾欲投开胃进食汤，师摇头曰："此人知饥而不能食，乃为胃强脾弱。胃强，受纳正常，故知饥，脾弱，失其健运，故不能食，正宜消食健脾丸，遂改为汤剂（即平胃散加炒盐、胡椒、麦芽、山楂、白蒺藜）。"听毕，真让吾耳目一新，赞叹不已。

20 年来，吾辨证运用此二方，每每获得佳效，如 1967 年，治吾同院一患儿，刘某，男，7 岁，其母告曰："患儿长期食少，多方检查未发现器质性病变，请您诊治。"审其证，见其面色少华，毛发黄枯，形小体瘦，年虽 7 岁而与四五岁者无异，舌淡苔白，脉细关滑。询问患儿，经常胃脘胀痛，大便溏薄，综观上证，诊为脾胃虚弱。"形不足者，温之以气"，拟开胃进食汤化裁。处方：党参三钱，土炒白术六钱，云苓三钱，炙甘草一钱，陈皮、半夏、藿香、佩兰、木香、厚朴、砂仁各二钱，丁香一钱，生麦稻芽、建神曲各三钱。进药 5 剂，饮食增加，胃脘胀痛，便溏顿瘥，遂停药注意观察，患儿面色逐渐转华，日益活泼多动，饮食递增，平均每年身高竟长 10cm，两年后，比同龄者体质有过而无不及。

吾师所授二方，主治皆为不食，病位均在脾胃，但病因、病机不同，遣方治法也异，二方各臻其妙。可见，吾师辨证之精微，选方之灵活，不愧人师，足堪效法。

二、益人智慧，独具匠心

吾随刘渡舟老师临证，发现刘老每重用附子时，必用食指重诊尺脉，不解其故而请教之。师曰："汝真有心！余不负汝。"师继续说："附子虽能回阳于顷刻，祛寒止痛，神效无比，但其性大毒，古今服中药中毒者，附子居于首位，切不可滥用。附子又属大辛大热之品，最易伤阴，凡一切阳证、火证、热证、阴虚血衰，均须慎用，更不可重用。而虚寒重病，又必须重用之，取其药力专一，能迅速驱病，但须中病辄止。而具体用量，以适合病情为要旨。余重用附子，依据有三：即症状必见形寒肢冷，舌象必见清润有津（不拘何苔），脉象必须尺弱无力，不能浮大长数。"吾又问："重用附子，除脉、舌、症外，还有何要领？"师曰："还须配伍得当，解附子热者莫过知母，解附子毒者莫过甘草、干姜。"又问："煎法有何奥妙？"师曰："余用附子三钱以上必先煎，用量愈大，煎的时间愈长，若量过一两，必先煎 40 分钟以上，皆在去其毒而保其性。"

吾师医训，虽字句不多，却精辟至要，实属经验之谈，颇能益人智慧。多年来，吾临证用附子，皆以师教为准绳，效佳而无弊。

三、医贵变通，药贵合宜

妇科经行腹痛，临床最为多见，病因病机复杂，施治甚为棘手，往往效不从心，遂请教刘渡舟老师。师曰："欲治此病，先明其理，把握其证，大体经后腹痛多虚，经前腹痛多实，二者又以实证多见，实者或为气滞血瘀，成为寒凝血滞，其中，气滞血瘀者每每胀痛并见。胀为气滞，痛为血瘀，临床多需查明以孰为主，胀过痛者，乃气滞其血，痛过胀者，乃血凝碍气。前者宜用加味乌药散，后者宜用本事琥珀散。二方同出于《医宗金鉴·妇科心法要诀》。余验证多年，其效甚优，汝可一试。"吾闻之，如获至宝，连夜攻读，以待临证一用。翌日，恰遇一青年女患者，症见月经后衍，色紫有块，经行腹痛，痛过于胀，舌边有紫斑，苔薄白，脉弦细，揆诸病情，诊为血凝碍气，即投本事琥珀散原方 3 剂，满以为药证合扣，必有捷效，不料，治与愿违。翌晨，患者持药来找，言药后腹痛反剧，彻夜未眠。吾迷惑不解，请师会诊，师重审其证，六脉弦迟，腹痛且凉，询知，腹痛以热水袋敷之为快。师见吾套用琥珀散，凝视而笑曰："明代杜士燮有这样两句话：'持镜以索貌者不能得其腠理，而按方以索病者亦不能神其通变。'汝犯此弊也。本例虽有血瘀气滞但重责于寒，乃血为寒凝，血凝气滞，治宜寒者温而通之，应以温经散寒，活血行气。汝用琥珀散，亦非绝对不可，但必须加入温热药，方可建树。"遂将余药捡出生地黄，又加肉桂二钱，更加附子、干姜各三钱，嘱病人立即煎服，且忌生冷，避寒凉，药后定来复诊，以观其效。患者复诊曰："药后血块顿时大减，腹胀痛瘥。"吾询问："汝既往是否仅在经初有血块、腹痛？"答曰："既往腹痛，血块贯于始终，且痛势递增。"可见，效属药功，唯经期腹痛递增，冥思费解。又求教吾师，师曰："血愈去，阳愈虚，寒愈甚，血愈凝故也。"闻后，心悦诚服，可见，吾师查证之详，辨证之精，用药之妙，不失为一代名流，临床大师。

四、谦虚好学，推崇同道

吾毕业实习期间，临证遇一下颌关节疼痛患者，一诊无效，二诊如故，吾冥思苦想，一筹莫展，请吾师会诊。吾师见其寒热不著，随手开出桂枝芍药知母汤，原方未行加减。吾问："何以用此方？"师曰："这是从陈慎吾陈老那里学来的，说来还有一段插曲：一次，全国中医诸老在南方开教学会议，某老说：我身患一疾，下颌关节痛，恙延十载，迭治未瘥，祈求诸老，孰以高诊？沉寂片刻，陈老说：在下不才，班门弄斧，愿以一试，即开桂枝芍药知母汤原方，与会期间，某老连进3剂，竟痛止病除，诸老称赞不已。以后余用此方治疗下颌关节痛，屡治屡验，本例仍用此方，以期必效。"患者逾周复诊，曰："数年之疾，三日痊愈，真乃神医。"药既有效，仍宗前法，吾师又以原方减小剂量，继服3剂，以竟全功，随访一年，病情痊愈，一切如常。

吾师道高望重，尚如此谦虚好学，推崇同道，这种风度，使诸弟子闻之肃然起敬。

五、少而精萃，耐人品味

刘渡舟老师不但医术精湛，而且对养生之道也颇有研究，师曰："凡人四十五岁到五十五岁之十年，是为老年身体健康打基础的十年，可称是养生的关键。而四十五岁左右，又是人体阴阳气血盛衰的转折点。四十五岁以前为生长、发育阶段，此时脏腑功能健旺，即使阴阳气血有所耗伤，只要及时休息、给养，很快即能恢复如常。而四十五岁以后，人体脏腑功能始衰，阴阳气血生源匮乏，但人之兴趣、奢望未减，人仍好动而不好静，譬如：有电影、戏剧仍然要看，贪求酒色，七情不节，劳逸逞强，不知自量，最易虚损，又难以补充。逾五十五岁，人之兴趣、欲望淡薄，多喜静而不喜动，损伤途径亦由之大减，无大虑矣。即能保证晚年幸福，健康而长寿，若不明其理，仍然妄作妄为，以致体质虚弱，易罹疾病，病后体虚难复，气血日亏，渐成阴阳俱虚，五脏内伤，无疑晚年痛苦不堪，体弱而寿减。"

吾师从年龄方面论述养生，虽为沧海一粟，但这一粟，却别具一格，十分珍贵，特录于此，以供读者品味。

第十节　方药中

方药中证治杂谈

（一）由慢性病引起的发烧

（1）发烧同时出现全身无力，食欲减退，自汗恶寒便溏的可用补中益气汤。

（2）发烧同时出现畏寒、多汗、尿少、四肢拘急不能屈伸，可用桂枝加附子汤。

（3）发热同时出现腰痛、畏寒、尿多的可用桂附地黄汤。

（4）高热烦渴、欲饮冷水，但以含漱为快，但不能下咽，入咽则欲呕、恶心、大便反溏、脉虚数而无力、舌红苔黄而不燥时可用参附汤。

（5）发热同时出现咳嗽、咯血、盗汗、遗精、便秘、两颧潮红，可用百合固金汤或青蒿鳖甲汤。

（6）发热同时出现全身关节痛，冬季或天气阴晦时加重的可用独活寄生汤，同时出现心烦口渴的可用大秦艽汤。

（7）发热同时出现咳嗽胸痛、吐脓痰的，可用千金苇茎汤。

（8）发热同时出现腰痛遗精、盗汗或尿血的，可用归芍地黄汤加龟甲或大补阴丸。

（9）发热同时出现出现自汗烦渴、大便秘结、全身无力的可用当归补血汤。

（10）发热同时出现胁肋疼痛、恶心、食欲减退、厌食油腻、小便黄赤的可用柴胡四物汤加金钱草或养胃和肝汤。

（11）发热同时出现胁下痞块、鼻衄、牙龈出血、皮肤出血点、大腹青筋、舌质紫暗或瘀斑的可用血府逐瘀汤、膈下逐瘀汤或鳖甲煎丸。

（二）由慢性病引起的腹胀

（1）腹胀缓起，同时出现纳减神疲，恶心干呕，便溏溲清，自汗恶冷的可用补中益气汤合神气散或香砂六君子汤，重者用附子理中汤或丁蔻桂附理中汤，小便少的可合用五皮饮或用真武汤。

（2）单腹胀、四肢瘦削，腹壁青筋暴露，小便短赤的用血府逐瘀汤，重用牛膝合五皮饮，或用桃红四物汤加牛膝、茅根、车前子。

（三）胸痛腹痛的各种辨证治疗

（1）由伤食引起的腹痛，一般均可用保和丸或楂曲平胃散，腹痛剧烈的可同时合用调胃承气汤或枳实导滞丸。

（2）由精神情志引起的胸腹痛，一般情况下均可用柴胡舒肝散合丹参饮。胸腹胀痛较重者可同时用平胃散合七气汤或四物汤。

（3）由月经、生产引起的腹痛或胁肋痛，一般均可用芍药散合金铃子散，经前痛，经后缓解的可在方中加入丹参、桃仁、红花、泽兰。

（4）急性胸胁痛，同时出现发热、恶寒、咳嗽、气喘的可用麻杏甘石汤合小陷胸汤。

（5）急性胸胁痛，咳嗽呼吸时加重，可用枳实瓜蒌薤白散或合用葶苈大枣泻肺汤。

（6）急性肝痛，恶心呕吐、食欲减退、厌食油腻，可用丹栀逍遥散合丹参饮。或四逆散合楂曲平胃散。

（7）急性腹痛，一般情况下均可用当归芍药散合金铃子散。疼痛剧烈固定不移、大便干结或发热恶寒的可用大黄牡丹汤加败酱草。

（8）慢性胸痛，咳嗽，唾脓血的可用千金苇茎汤合百合地黄汤。

（9）慢性胃脘痛时作时止，大便干燥，口干渴，形消瘦可用养胃和胃汤或一贯煎。大便稀溏，口不干渴的可用香砂六君子汤加柴胡、郁金或丁砂六君子汤。疼痛牵及胸腹或少腹部的可用芪归建中汤合丹参饮。

（10）慢性少腹部疼痛，一般可用当归芍药散合金铃子散。如服药不效可用当归建中汤或附子归芪建中汤。合并久痢下重便脓血，可用补中益气汤合桃花汤。

（11）慢性腹痛，胁下可摸到痞块的，可用血府逐瘀汤、膈下逐瘀汤、少腹逐瘀汤，或同时合用鳖甲煎丸。

（四）经验总合

1. 肺热的咳喘用定喘固金汤（协定处方）。

麻杏甘石汤加姜细味陈或麻杏甘石汤加姜细味覆陈。

2. 血虚肝旺的头晕、抽风、高血压、冠心病，用千金麻金散（养血平肝和胃）：天麻、钩藤、菊花、四物、生龙骨、生牡蛎、白僵蚕、薄荷。①合保和丸即麻菊保和；②合温胆汤即麻菊温胆；③加生首乌（养血润便，可以降胆固醇）；④加桑寄生降压；⑤头痛重者，加白芷、蔓荆子；⑥麻菊六君子汤。

3. 一般咳嗽，阴虚肺燥，都可用麦门冬汤加紫菀、百部、竹叶、桑白皮、枇杷叶、贝母，鼻塞者加荆芥、防风。

4. 支气管扩张，咯血新鲜红，拟养阴、清肺、止血、镇咳。

处方：千金苇茎汤加减。

芦根一两，桃仁三钱，冬瓜子一两，薏苡仁三钱，甘草二钱，白茅根一两，藕节一两，贝母三钱，生地黄三钱，百合三钱（可用杏仁）。

共治几十例，效佳（治胸痛、胸闷、胸胁隐痛、手足心热）。

5. 食道癌方（益胃汤加雄黄）：麦冬四钱，南沙参三钱，生地黄八钱，玉竹三钱，雄黄一钱（冲），冰糖少许。

治疗两例，疗效尚可，有 1 例服药后吐出咖啡样黏液，以后透视局部正常。

6. 方老师述，"我的老师（陈老）传给我一个经验方，治外感烧不退，咽喉肿痛，效佳。一般药后当晚和次日即有明显效果"。

指标：①可以有少阳证；②舌质不红，舌苔不黄燥就可以用。

处方：小柴胡汤加减。

举例：江某，男，党校主任，高烧不退，咽痛用多种抗生素及苦寒药不解。

处方：柴胡三钱，黄芩三钱，半夏三钱，生姜三钱，甘草二钱，天花粉八钱，桂枝三钱，葛根三钱。

药后体温一直下降至 36℃，不复热，继服竹叶石膏汤合上方去桂枝、生姜。下一步就是养阴清肺的路子。

又曰：慢性咽炎用桂枝有良效，如补中益气汤加桂枝。

7. 慢性胆道感染治疗二法：①肝脾气血两虚：治以养血益气，佐以解热，拟柴苓四物加黄芪、郁金；②肝脾肾气血两虚，合并气滞血瘀，治以温肝脾，气血两补，佐以理气活血。

拟附子肉桂归芪建中汤合丹参饮。或用肉桂或不用。

8. 阳痿：阴阳两虚、偏于阴虚者（中壮年为多），证属肾虚肝旺、宗筋废弛，治以养阴平肝佐以清热。

处方：知柏八味加韭子、菟丝子、制何首乌、生黄芪。

每日点会阴穴 10 分钟，临睡前冷水冲洗外阴 3 分钟。

若尿浊者以草薢分清饮加后 4 味，黄芪建中汤取药后，常进一步加熟附子（一日五钱）。

9. 糖尿病验方

（1）病初起较急者，用干地黄三两，黄连三钱，水煎。

（2）病久气阴两亏者用干地黄二两，黄连二钱，党参五钱，黄芪八钱，苍术五钱，天花粉八钱，生龙骨、生牡蛎各五钱。

10. 慢性病长期低烧不退，多从阳虚或瘀血考虑。

广犀角三钱，生地黄一两，白芍一钱，牡丹皮三钱，藕节一两，白茅根一两，黄连二钱，石决明八钱，代赭石五钱。

11. 大剂量用药无明显变化是路子不对，应再精确辨证。

12. 肾炎一般用附子理中汤合五皮饮有效，以前拟的处方有理皮饮及地骨饮。

13. 补中益气汤治习惯性便秘。

补中益气汤加麻杏己苓治慢性肾炎。

14. 静脉炎或血栓闭塞性脉管炎治法之一，证属气滞血瘀，营卫不和，拟理气活血，调和营卫，佐以清热。

处方：丹参银翘加桂枝乳没甘草。

丹参一两，金银花五钱，连翘五钱，当归五钱，川芎二钱，赤芍、白芍各四钱，干地黄八钱，桂枝三钱，乳香、没药各二钱，甘草三钱。3～10剂。

15. 千金愈风汤：黄芪一至二两，防风三至五钱，治肠风便血及瘙痒症好用，常合四物汤用。

16. 加味良附丸（散），高良姜三钱，制香附三钱，乌贼骨八钱，用于溃疡病时，烧心反酸者。

17. 神香散（景岳方）：丁香、砂仁各等份。行气健胃。

18. 当归补血汤加生何首乌治血虚便秘。

19. 支气管扩张：胸痛、咳嗽、咯血。证属肺痈湿热内蕴，用千金苇茎汤加百合、地黄、茅根、藕节、杏仁、甘草效佳。

20. 丁蔻桂附理中汤温胃理气治呕吐、泄泻及水肿等。

21. 肾炎验方：生黄芪、侧柏叶。

22. 阴虚肺燥夹痰的咳喘，用竹叶石膏合定喘固金汤。

竹叶三钱，生石膏八钱，南沙参五钱，麦冬三钱，麻黄二钱，杏仁三钱，甘草二钱，半夏三钱，五味子一钱，干姜一钱，细辛一钱，贝母二钱，陈皮二钱，喘甚可加白果三钱，天冬三钱。

23. 肺燥气虚夹痰（咳嗽憋气，习惯性便秘）。

处方：尤氏加味六君子汤加味（助脾祛痰平喘）：党参四钱，苍术四钱，云苓四钱，甘草二钱，陈皮三钱，半夏四钱，干姜二钱，细辛一钱，五味子二钱，何首乌八钱，黄芪八钱，当归四钱。

24. 刘某六七日来头晕胀甚，头皮浮肿，恶心，呕吐清水，心悸短气，身重，纳差，小便少。有肾盂肾炎病史。

处方：桂附地黄汤加味。

上肉桂二钱，附子五钱，干地黄八钱，山药五钱，云苓八钱，泽泻四钱，白术五钱，车前子五钱，怀牛膝四钱，生黄芪一两。

25. 苍牛防己汤：助脾清肝，和胃理气活血治肾炎腹水，全身水肿。苍术一两半，怀牛膝一两半，防己一两半，血虚者加黄芪一两半，当归五钱。

26. 周某，清华大学学生，关节经常疼痛，右胁痛纳差3年。关节痛红斑（两腿），肝区痛。

诊断：①风湿性关节炎。②肝炎恢复期。③血虚肝旺，脾胃不和夹湿。

处方：归芍地黄汤加味：当归四钱，泽泻三钱，秦艽三钱，陈皮三钱，焦楂曲各四钱，熟附子五钱，赤芍三钱，干地黄八钱，木瓜三钱，山药四钱，丹参三钱，云苓四钱。

药后6剂关节痛大减，红斑消失。

27. 附皮汤加黄芪治肾炎（浮肿、尿少、便溏），熟附子五钱，党参五钱，炒白术五钱，干姜三钱，甘草二钱，桑白皮五钱，大腹皮五钱，陈皮三钱，茯苓皮八钱，车前子五钱，黄芪一两。

第十一节 王伯岳

一、王伯岳谈小儿咳嗽证治

小儿咳嗽（急慢性支气管炎），是儿科常见病之一。咳嗽系由于病邪刺激气管而出现的一种证候。如外感风寒或风热，内热或形体虚弱，皆能使气管受到刺激而引起咳嗽。所以咳嗽虽然主要是肺经的病，但与其他脏腑都有关系。也就是说，其他脏腑的多种因素都能影响到肺脏而发生咳嗽。

小儿腠理不密，容易感冒，表邪侵入，首先犯肺。因而，在冬春气候多变的季节，最容易引起咳嗽。

至于形体虚弱，久咳伤津，致虚火上犯而肾气亏损，肾气不纳则肺气更虚，而咳嗽加剧，这是属于内伤。

小儿如消化不良，以致脾为湿困，容易生痰，痰湿内蕴，则肺气不宣而发生咳嗽。

咳嗽的情况很多，概括起来，不外乎外感、内伤两大类。

（一）治法述要

关于小儿咳嗽的治疗，基本上不外乎三法，即："风则散之""盛则下之""久则补之"。也就是：有发汗者，有下泻者，有轻补者。

一般风寒或风热引起的咳嗽，主要都属于表证，在治疗上应宣发肺气，疏通腠理，使病邪外达，风从表散，可以用解表法；如果没有汗，也可以发汗，使寒从汗解，也就是"风则散之"之意。

小儿多胃肠病，如积食化热，腹胀食减，痰湿阻滞，咳即作呕作吐。《丹溪心法》曰："五更嗽多者为胃中有食积。""上半日嗽多者，此是胃中有火。"这类咳嗽，属于胃肺不和，积热内盛。如兼有大便干燥，可用下法，因为肺与大肠相表里，当食积不消，胃火太盛，往往一经泻下而热去咳止，也即盛则下之。而泻下之意不单系通大便，清热、泻火、利小便使邪从下达，都为泻下，如用泻白散、导赤散、葶苈大枣泻肺汤等，都属"盛则下之"。

至于久咳不止，虚热上犯，口燥咽干，出现潮热，"午后嗽多者属阴虚"（《丹溪心法》），则宜养阴清肺。如咳嗽气短，食减腹泻则宜补脾益气，也就是"久则补之"。

小儿抵抗力低，容易感冒，更容易引起咳嗽，所以表证多。而小儿"阳常有余"，生长力旺盛，所以又是热证多，寒证少。但是多和少只是相对的，阴阳也是如此，"阳常有余，则阴常不足"，因此，解表不宜过于发散，泻热要注意存阴。有可下之证，也宜轻下，而不要峻下。

咳嗽有久暂之分，新咳多为外感，久咳多为内伤。外感咳嗽多着重解表，佐以清热，内热与外感方能同时清除；内伤咳嗽着重于补，但如有浮热，也应佐以清解。

小儿肺气不宣，容易引起脾胃郁热，湿热生痰，又影响肺气，湿重脾必困，热重胃必伤。因此，必须肺胃兼顾，还要照顾到脾，除清热以外，还须除湿豁痰。久咳伤气，如系久咳不愈，更应注意到脾。因为久咳不止，肺气必虚，肺主气，肺虚会导致中气不足，中气不足，又会影响到脾的运化，脾虚而痰湿阻滞，又反过来影响到肺的肃降。因此，肺与脾之间的相互影响是较为密切的。

除肺、脾、胃而外，还可以出现肺虚及肾，而形成肺肾两虚；肺虚肝逆而形成肝火灼肺，逆传心包而形成心火伤肺。又如肺与大肠相表里，肺为水之上源，肺气虚也会使传导和排泄失调。因此，凡是表现以咳嗽为主症的疾病，必须注意到其他的兼症，从而考虑到肺和其他各脏腑之间的关系，才能不会顾此失彼。而在治疗方法上，仍然是实则泻之，虚则补之。而泻不是单纯泻肺，如肝火刑金则需泻肝；补虚也不是单纯补肺虚，而是脾虚则补脾，肾虚则补肾。当然，咳嗽毕竟是以肺为主体，无论是泻或者是补，应当是有主有从，主次兼顾。治法总不外乎解表、泻下、清补三法，而根据具体情况，做具体分析，在不同的情况下，采用不同的方法，如清燥、除湿、滋阴、降火、扶脾、补肾、泻大肠、利水道，都需加以配合，才能收到较好效果。

（二）例方选介

1. 风寒咳嗽

主症：咳嗽发热，畏寒，头痛，有汗或无汗，喷嚏，鼻塞，痰清，舌苔薄白，脉浮紧或缓。

治法：散寒解表，豁痰止咳。

例方：杏苏散加减。

杏仁泥二钱，紫苏二钱，苦桔梗二钱，炒枳壳二钱，前胡二钱，荆芥二钱，薄荷一钱，黄芩二钱，甘草一钱。

冬季无汗加炙麻黄一钱；热甚加知母二钱，竹叶二钱；痰多加橘红二钱，瓜蒌二钱。

2. 风热咳嗽

主症：咳嗽，微热或发热，有汗，咽干，痰黄稠，舌苔薄白或黄，脉数。

治法：祛风清热，止咳化痰。

例方：桔甘汤加味。

桔梗二钱，甘草一钱，荆芥穗二钱，薄荷一钱，杏仁二钱，瓜蒌二钱，黄芩二钱，连翘二钱。

咽部红肿加牛蒡子二钱，大青叶三钱；气粗、口渴加生石膏四钱，知母二钱；鼻衄加牡丹皮二钱，焦山栀二钱；痰多加枳壳二钱，莱菔子二钱；咳甚作呕加枇杷叶三钱，竹茹二钱；大便干燥加熟大黄。

3. 积食咳嗽

主症：咳嗽作呕，口臭，痰稠，午后发热，手足心热，舌苔黄腻，脉数。

治法：消食导滞，清肺和胃。

例方：双解汤加减。

桔梗二钱，枳壳二钱，杏仁二钱，瓜蒌二钱，炒三仙各二钱，黄芩二钱，陈皮二钱，甘草一钱。

腹胀痞满加厚朴二钱，青皮二钱；口渴喜饮加天花粉二钱，石斛二钱；发热较甚加知母二钱，生石膏四钱；烦躁津少加葛根二钱，麦冬二钱；大便干燥加熟大黄二钱；小便短黄加车前草二钱，滑石粉三钱；潮热多汗加地骨皮三钱，桑白皮三钱。

4. 暑湿咳嗽

主症：伤暑，咳嗽，痰多，倦怠，汗多，低热，舌苔白腻，脉沉缓。

治法：清暑祛湿，止咳化痰。

例方：清肺汤加减。

杏仁二钱，冬瓜仁三钱，连翘三钱，冬桑叶二钱，茯苓二钱，桔梗二钱，橘红二钱，生甘草一钱，鲜荷叶二钱。

气短、虚烦加沙参三钱，麦冬二钱，五味子一钱；咳嗽痰多加川贝母二钱，知母二钱；腹胀、胸闷加厚朴花二钱，大腹皮二钱；小便短黄加川木通一钱，滑石粉三钱。

5. 肺虚久咳

主症：经常咳嗽，痰清，低热，不耐风寒，舌苔薄白，脉细数。

治法：养阴清燥，润肺止咳。

例方：紫菀汤加减。

炙紫菀三钱，款冬花三钱，沙参三钱，麦冬三钱，知母三钱，茯苓三钱，川贝母二钱，甘草一钱，地骨皮三钱。

气虚多汗加黄芪三钱，五味子二钱；口渴加天花粉三钱，石斛三钱；纳差加生稻芽三钱，山楂肉二钱；咳痰不爽加苦桔梗二钱。

6.肺燥久咳

主症：咳嗽，低热，胸闷，痰稠，痰中带血，或经常流鼻血，舌红少苔，脉浮细。

治法：清燥润肺，滋阴降火。

例方：清肺汤加减。

茯苓三钱，鲜生地五钱，苦杏仁三钱，浙贝母二钱，焦山栀二钱，炒知母二钱，天门冬、麦门冬各二钱，桑白皮三钱，地骨皮三钱，甘草一钱。

潮热不退加嫩青蒿三钱，制鳖甲三钱；血出不止加生地榆三钱，侧柏叶三钱；两胁作痛加青皮三钱，郁金二钱。

7.脾虚久咳

主症：久咳，痰多，纳差，腹胀满，面黄肌瘦，大便溏，唇白，舌苔薄，脉沉缓。

治法：补脾益肺，止咳化痰。

例方：百合汤加减。

百合三钱，紫菀三钱，党参三钱，白术三钱，茯苓三钱，半夏二钱，陈皮二钱，五味子二钱，款冬花三钱，炙甘草二钱。

怕冷恶风加生姜片二钱，大枣2枚；气短多汗加黄芪三钱，浮小麦三钱；腹胀不消加大腹皮三钱，枳壳二钱。

8.肾虚久咳

主症：咳嗽不爽，腰背酸痛，小便频数，潮热，津少，舌质淡，少苔，脉沉细。

治法：滋阴补肾，润肺止咳。

例方：地黄汤加味。

生地黄三钱，山药三钱，牡丹皮二钱，茯苓二钱，山萸肉三钱，泽泻二钱，白前三钱，炙紫菀三钱，百部三钱。

四肢发凉加制附片二钱，桂枝二钱；腰酸痛加补骨脂三钱，菟丝子三钱；烦躁，夜眠不安加知母二钱，黄柏二钱。

（三）成方选介

1.通宣理肺丸（《六科准绳》）

功能：清肺解表，宣肺止咳。

主治：风寒闭肺、脾湿内蕴引起之咳嗽、气促，鼻塞声重，发热恶寒等症。

服法：蜜丸，每服1丸，1日2次，小儿减半。

2.橘红丸（《古今医鉴》）

功能：清肺祛湿，止嗽化痰。

主治：肺胃湿热引起之咳嗽痰多，呼吸气促，胸中结痰，口苦咽干等症。

服法：蜜丸，每服2丸，1日2次，小儿减半。

3. 二陈丸（《太平惠民和剂局方》）

功能：祛湿消痰，和中调气。

主治：肺热脾湿引起之咳嗽痰盛，咳吐白痰，胸膈胀满，恶心呕吐等症。

服法：水丸，每服2钱，小儿用开水化服。

（四）简易方

（1）桔梗二钱，甘草一钱，水煎当茶饮。

（2）鲜桑叶三钱，鲜枇杷叶三钱（刷净），煎水服。

（3）青果5枚，白萝卜半个，煎水服，治咳嗽、咽红肿有效。

（4）蜜饯橘饼，每用半个，煎水频服。治幼儿慢性支气管炎，喉中痰鸣有效。

二、王伯岳谈小儿消化不良证治

小儿消化不良除引起呕吐、腹泻外，还有积滞一证也最为常见。

积滞，是由于伤食、伤乳而造成的一种胃肠疾病。经常消化不良，又容易感冒。平时表现为饮食不正常，潮热，夜间睡眠不安定，辗转反侧，爱俯卧，头上爱出汗，小便短黄，大便有时干燥，有时溏泄，一经感冒即发热加重，咳嗽痰多。

积滞过久，首先常出现长期低热不退，发热时间不规则，或朝热暮退，或夜重日轻，饮食无味，面黄肌瘦，腹胀，隐隐作痛，口干，夜卧不宁，大便或干或溏，小便有时短黄，有时清长，日久不治，形成虚羸。

积滞一证，虽有轻、重、虚、实、久、暂之分，而追溯其源，皆系乳食无度，宿滞不消，以致脾胃受伤，影响消化功能正常运行的内伤性疾病。

潮热，为小儿积滞主要证候之一，但它与外感性疾病的发热有区别。

《幼幼近编》说："小儿初病潮热，或病后潮热，俱属食伤太阴脾经。"

《小儿卫生总微论方》说："小儿身热，时发时退，退但腹热，或夜发热，面黄，腹胀，吐泻，乳食不化，粪酸臭异常，此为食伤。"

《脉经》说："小肠有宿食，暮发热，明日复止，此宿食夜热也。"

按：不同因素所引起的发热，有它不同的表现，小儿积滞发热，一般为潮热，时发时退，午后及晚间较热，手足心及腹部发热。

其次为腹痛。

《证治准绳》说："按之痛者为积滞，不痛者为里虚。"

又："积痛腹中隐隐而痛，面黄不食，口吐酸馊食物，出气臭。"又："口中气冷，不思饮食，为脾土虚寒；口中气温，大便酸臭为积痛。"

按：小儿受寒、受热、积滞、小肠疝气，以及肠寄生虫等都可以引起腹痛，而积滞和虫痛又最为常见，但应加以区别，不要认为凡是腹痛，都是虫证。虫痛，一般绕脐痛,痛有休止,痛止则其病若无,饮食嬉戏如常,有时面色发白,出冷汗。平时爱吐清水。它与积滞的腹痛,显然有所不同。加以区别,有助于辨证。

再其次是面色和体形。

《片玉心书》:"面黄者脾之病。"

《保婴撮要》:"黄者食积痞伤。"

《古今医统》:"黄为饮食所伤。"

按: 面黄肌瘦,为小儿积滞的一种表现。积滞为脾胃病,饮食伤脾故面色发黄。但不是所有积滞面色都发黄,如脾胃虚寒可出现面色白;如肝脾不和可出现面色青苍。黄为脾之本色,如果面色萎黄,也即是黄而没有光彩,结合其他见症,才是脾胃虚弱。尤其是必须与形体结合起来看。"脾主肌肉",脾虚则"饮食不能荣肌肤。"《素问·脏气法时论》指出:"脾虚则腹满肠鸣,四肢无力,饮食不进。"所以面黄肌瘦是相联系的,而肌肉的主要证候是消瘦。肌瘦也就是"虚羸"。钱仲阳说:"虚羸者,脾胃不和,不能乳食,致使肌肤瘦弱,亦因大病或吐泻后,脾胃尚弱,不能传化水谷。"

另外,积滞和疳积也有相互的关系。《证治准绳》说:"积为疳之母,所以,有积不治乃成疳候。又有沉积不下,其积存而脏虚,成疳尤重。"关于疳疾,实际包括多种小儿慢性疾病,当另加阐述。

(一)治法举要

积滞应分轻、重、虚、实。轻证、实证应和胃消积;重证、虚证应益气补脾。

补脾调胃,是治积滞的一般原则,但不能一概而论。积滞这个病,最容易虚实互见,既不能因其不思饮食而重用克食下积之药,又不能因其稍见消瘦而重用辛燥温补之剂。任何大攻大补之方药,对于小儿的脾胃,不但无益,反而有损,必须慎重选择。

小儿肝常有余,脾常不足。肝旺则脾弱,抑肝则脾和。心为脾之母,心气不足则脾损,益脾则心宁。所以,调理脾胃还须兼察心、肝两脏的虚实。

脾为湿土,喜燥而恶湿,其性喜温喜暖,故在治法上,宜甘润以养之,苦辛以燥之。尤其是小儿,宜用甘淡养脾的方法。

小儿积滞,主要是宿食不消。宿食不消的原因,主要是脾不健运,所以,应调理脾胃。而胃主纳,靠脾来运化,因此,既要养脾,也要和胃。五脏六腑皆禀气于胃,依靠胃运化水谷以养各脏,胃气盛衰,与体质的强弱有密切关系。而饮食积滞最容易使胃气受伤。治疗胃气,如过于使用克伐之药,则"胃中升发之气"更易受伤。《证治准绳》认为,治积滞药如三棱、莪术、牵牛子、大黄、巴豆等应当特别审慎,不要轻用。他认为:"宿食不消,系由于胃之所纳,脾气不足以胜之,故不消。"特别指出,"如用攻伐之药,令使脾气受伤于食,再受伤于药。"所以主张:"克食之药,不可多用;下积之药,尤不可不审其证之可下与不能不下而后用。"这些都说明要注意保护胃气。

由于积滞而引起脾胃虚弱外，还易感冒，也即是"肺乘脾"，在治疗上须肺胃兼顾。《古今医统》关于小儿积滞，引了《活幼心书》的一段话："小儿所患之证，皆因乳哺不节，过食生冷坚硬之物，脾胃不能克化，停积中脘，外为风寒所伤，或因夜卧失盖，致头痛，面黄，身热，眼泡微肿，腹痛膨胀，足冷肚热，喜睡神昏，不思饮食，或呕哕噫气，吞酸，大便腥臭，此是陈积所伤，但有时泄下清水如生草汁，是受惊而后有积，烦闷啾唧，常似生嗔，名为惊积，小儿医者，亦唯因其轻、重、虚、实而治之。"

按："乳哺不节，过食生冷坚硬之物"，是引起积滞的主要因素。"脾胃不能克化"以及"夜卧失盖"都容易"外为风寒所伤"而引起感冒。出现"头痛、身热、眼泡微肿"这类症状，都说明兼有表邪。而"足冷肚热""喜睡神昏""不思饮食"，以及"呕哕噫气，吞酸，大便腥臭"等，都是积滞的主要证候。"下清水如草汁"，也即是绿色水样便，青绿色属肝，小儿受惊，为肝之病，肝盛脾虚则下泻青绿，或者有"烦闷啾唧"。这些观察和描述，都是切合实际的。

朱丹溪说："小儿食积痰热伤乳为病，大概肝与脾病，多肝只是有余，脾只是不足。"

历代儿科医家，关于积滞的治疗，主张补脾养气以治其本，清热消积以治其标，权衡轻重，标本兼治。若体壮而病轻者，则治标之药多于治本之剂；若体弱病重者，则治本之剂多于治标之药。掌握这些原则，对小儿积滞的治疗是很重要的。现作如下分别论治。

（二）证治举例

1. 乳食积滞

主症：小儿饮食不节，伤乳伤食，症见不思乳食，潮热，嗳气吞酸，腹痛。

治法：清热导滞。

例方：保和丸加减。

藿香、茯苓、法半夏、橘红、焦三仙、连翘、黄芩、莱菔子、枳壳、甘草。

加减：口渴喜饮去半夏，加天花粉、石斛；腹胀作痛加青皮、槟榔；胸膈痞满加厚朴、木香；小便短黄加桔梗、泽泻、滑石；大便干燥加熟大黄。

按：小儿积滞最常用的消导药物为：神曲、山楂、麦芽、炒三仙或焦三仙。对于一般伤乳伤食效果较好，但亦应有区别：

（1）哺乳婴儿奶积用焦山楂、草果仁。

（2）经常食面食的小儿食积用神曲、麦芽。

（3）经常食大米的小儿食积用神曲、稻芽。

（4）食生冷瓜果引起的食积用山楂、陈皮。

（5）由猪肉、蛋类引起的食积用焦山楂、鸡内金。

（6）由牛、羊肉引起的食积用草豆蔻、焦山楂。

（7）用以消食导滞的药物，用时均应炒过。

2. 脾胃不和

主症： 由于喂养或饮食不规律，能食但不能消化，夜眠不安，喜俯卧，不发烧，只手足腹部微热，大便次数较多，但成形，肌肉不丰满，但不消瘦，面色微黄。

治法： 调理脾胃。

例方： 平胃散加味。

厚朴、陈皮、苍术、神曲、麦芽、山楂、枳实、白术、藿香、甘草。

加减： 腹胀加大腹皮或焦槟榔；手足心热，有寒热加黄芩、柴胡；胃寒作呕加生姜、藿香；胸闷加青皮、苏梗；有痰加法半夏、竹茹；小便短赤加云苓、泽泻；大便干燥加熟地黄。

按： 脾胃不和为小儿积滞之较轻者，一般为湿滞，故使脾运不健，平胃散有燥湿健脾的作用，本方佐以神曲、麦芽、山楂、枳实导滞消食，藿香化浊，白术补脾，虚实均有照顾。

由枳实、白术二味组成的方剂，名曰枳术丸。是张洁古的方子。白术甘苦能去湿热补脾，枳实苦温，能泻痞闷，消食积滞，一补一消，既能去积滞，又不伤脾胃，苍术较为猛悍，而白术较为柔缓，二者并用燥湿健脾的作用较好。平胃散加枳实，或二陈汤加枳实，以及枳术丸这类方子，都是很像《伤寒论》枳实理中丸发展而来的。仲景为胃虚夹食及伤寒结胸，本虚不能受攻而设的这个方子：枳实、茯苓、人参、白术、干姜、甘草，是对于虚实互见而采用攻补兼施方法很好的一个例方。而一般脾胃不和，虽然还不是虚证，而积滞这个病，最容易使脾胃受伤，所以在使用消导药的时候，应当适当地照顾到脾胃，不要用过于克削的峻剂。但没有虚象的时候，也不要过早地补，而小儿的脾胃也不宜一味地峻补，在补的时候，也要适当地加用行气导滞的药，才能补而不滞，消而不伤。一般轻证、实证，以消为主，如体质较弱，则要消中有补，而一般虚证，则应先补后消，以养胃补脾为主。

3. 脾胃虚弱

主症： 面黄肌瘦，不思饮食，手足指／趾冷，睡时露睛，倦怠嗜卧，腹胀便溏。

治法： 养胃补脾。

例方： 参苓白术散加减。

人参、茯苓、白术、甘草、山药、莲子肉、扁豆、陈皮、神曲、鸡内金。

加减： 腹胀痞满加厚朴、枳实，白术加倍；反胃呕逆加半夏、生姜；胁痛吞酸加黄连、吴茱萸；口渴喜饮加天花粉、石斛；心悸烦躁加麦冬、五味子；汗多加浮小麦、大枣、乌梅。

4. 积滞潮热

主症：由于积滞而引起的潮热，症见长期低热不退，食少而瘦，面黄眠少，汗多。

治法：养阴养气。

例方：七味白术散加减。

白术、人参、云苓、藿香、葛根、木香、甘草、青蒿、鳖甲、生稻芽、地骨皮。

加减：热甚加知母、黄芩；汗多加生龙骨、生牡蛎；虚烦眠少加麦冬、五味子；进食不香加鸡内金、焦三仙。

兼有外邪，热久不退，汗多而渴，病在膜原者，以达原饮加减（厚朴、槟榔、草果仁、黄芩、知母、生白芍、甘草、青蒿、地骨皮、银柴胡）治疗。

肝脾较大者加丹参、郁金、鳖甲；饮食不化加枳实、白术。

按：小儿积滞多虚实互见之证。出现潮热或低热不退，多为脾阳不振，宿食不化。如虚多于实，应以扶脾为主，用钱乙七味白术散为主；如实多于虚，应以导滞为主，用《张氏医通》达原饮为主。总之，先治积，后调胃。对于体质素虚的小儿，则宜三分治积，七分调胃。潮热已退，则应调理脾胃，一般用异功散加生稻芽、鸡内金。

潮热，为积滞伤脾主要见症之一，病位不单纯在脾。如出现胁痛、腹胀、胸脘不舒、吞酸厌食，以及潮热、烦躁等症，皆为肝气横逆，肝脾不和所致。小儿肝常有余，脾常不足，故往往由于肝木乘脾而出现肝旺脾弱，治肝应实脾，而理脾也必须舒肝。小儿积滞潮热，兼见郁闷烦躁，宜使用菊花、桑叶、栀子、牡丹皮、夏枯草等疏散肝火的药品，或用《证治准绳》柴胡清肝散加减（柴胡、黄芩、当归、生地黄、牡丹皮、川芎、山栀、升麻、白术、茯苓、生甘草）。对于久病伤阴，虚烦潮热，确实有一定疗效。

积滞也可以引起痰湿，由于痰湿阻滞，可能出现短气乏力、自汗，或热烦吐苦，痰气上逆，虚烦惊悸不眠等心胆虚怯的证候，所以，也适宜用千金温胆汤。这个方子主要是由二陈汤组成的，二陈汤为治痰饮的主方，加竹茹以清热，加枳实以消食逐滞，痰去胆和则肝脾自安，烦热亦除，所以，用温胆汤治痰饮阻滞，虚烦潮热的小儿积滞，也能收到一定的效果。

《温病条辨》的青蒿鳖甲汤（青蒿、鳖甲、生地黄、知母、牡丹皮），主要是治温病，夜热早凉，热退无汗，热来自阴也。也即是着重养阴。小儿积滞，可能伤阴，所以也可能出现夜热早凉，养阴是可以的。但积滞未消，单纯养阴，也不能退热，而胃气较弱，不宜使用生地黄这类苦寒滞腻的药物。

青蒿虽是苦寒药，但能泻热，治阴虚盗汗而不犯胃气。鳖甲能补阴、益气、退热、消宿食。因此，采用青蒿、鳖甲，治小儿积滞的低烧潮热是可以的。

积滞这个病之所以出现低烧不退，主要是由于饮食不节，引起脾胃损伤，消化不良。因此，消食导滞，调胃健脾是主要治疗方法。而关键在于调理。小儿喂养方法和饮食都应注意。

一般饮食可服保和丸和香橘丹。

脾胃虚弱，面黄肌瘦，而无其他证候者，可服人参启脾丸，如睡眠、饮食、二便都正常，就不必服药。

第十二节　陶震东

陶震东临床经验总结寿世 29 方

首条：震东寿世廿九方，药性平和取驯良。

　　　对症一投应必效，沉疴大病细参详。

应参《内》《难》《伤寒》《金匮》和《本经》。

（一）感冒

头痛壮热复憎寒，咳嗽全由感冒端。

苏薄荆防微取汗，调中杏草胃家安。

药物：苏叶、薄荷、荆芥、防风、杏仁、甘草。

夹食加焦三仙、莱菔子。

夹温加薏苡仁、茵陈。

夹痰加陈皮、半夏。

（二）时温

寒邪伏匿又当春，遇感忽发病到身。

银翘桑菊蒲杏草，薄荷解表汗津津。

药物：金银花、连翘、桑叶、菊花、菖蒲、杏仁、薄荷、甘草。

冬温加荆芥、防风。

夏月加栀子、黄芩。

湿温加泽兰、茵陈。

发颐加夏枯草、炒栀子。

疹出加芦根、泽兰。

喉痛加青果、大海。

温痢加葛根、黄芩、黄连。

（三）疟疾

暑过秋至序时冠，寒热交争邪气缠。

橘半骨皮龙胆朴，蒲茵杏草一同煎。

药物：橘皮、地骨皮、半夏、厚朴、杏仁、龙胆草、茵陈、甘草。

（四）痢疾

痢下湿与热相兼，新理发明肠膜炎。

银菊芩连蒿杏草，军香同用化胶黏。

药物：金银花、菊花、黄芩、黄连、青蒿、杏仁、川军、木香。

久痢加乌梅丸（酌量加入）。

（五）中风

风长百病动入方，生物杀人须慎防。

菊桔归芎风戟草，调卫和营保健康。

药物：菊花、桔梗、当归、川芎、防风、巴戟天、甘草。

有痰加生姜汁、竹沥水、苏合香丸。

闭证加苏合香丸、桂枝、杭芍。

脱证加附子、干姜、党参。

热盛加生黄芩、玉竹。

头晕甚加生石决明、珍珠母。

和营卫加桂枝、白芍。

（六）温中

食少肢寒痛泻成，总是中央气不盈。

姜术木香乌砂草，黎各春光放午情。

药物：干姜、白术、木香、乌药、生甘草。

（七）伤湿

头身重痛冷楼晴，两地阴湿酝酿成。

知母术艽通防风，薏泽同煎功最宏。

药物：苍术、知母、薏苡仁、泽泻、秦艽、防己、木通、甘草。

（八）秘燥

发明秋燥本喻昌，西至高飚肺作秧。

萎贝杏桑枇杷麦，薄荷甘草共一样。

药物：瓜萎、贝母、杏仁、桑叶、枇杷、薄荷、麦冬、甘草。

热盛作喘加麻黄、石膏、酒大黄。

胸闷痛加厚朴、苦杏仁、桔梗。

（九）清热

三焦蕴热水为疴，玄地银通菊草和。

小便赤黄兼淋露，口糜咽痛俱能瘥。

药物：生地黄、玄参、双花、菊花、木通、甘草。

鼻衄加炒山栀、鲜茅根。

咽肿而呈双乳蛾者加灯笼、炒山栀、石斛、泽兰、青果。

（十）流气

呼吸全借肺为司，暖郁夏伤形体疫。

苏半乌芍佛附朴，调中和气两持平。

药物：苏叶、半夏、乌药、白芍、佛手、黑附片、厚朴。

头晕者可加紫菀。

（十一）理虚

胃输于肺本内冷，生用秦麦代心冬。

重加白芍斛麻夏，三辽调和气血溶。

药物：麦冬、杭芍、半夏、生秦皮、生麦芽、石斛。

（十二）咳嗽

咳喘端为肺胃生，橘半前砂逆可平。

甘草菖蒲薄荷梗，气滞痰凝一概清。

药物：橘红、半夏、前胡、砂仁、薄荷梗、菖蒲、甘草。

喘加厚朴、杏仁。风加防风、荆芥。

咳加生远志。寒嗽加紫菀、款冬花。

湿燥加薏苡仁、苍术。燥加瓜萎、贝母。

兼表证加鲜芦根、菖蒲、桑叶、泽兰、象贝母。

（十三）利水

水气由来本相连，行水须知调气先。
侧柏茅根苏梗泻，车前粉草引流泉。
药物：苏梗、泽泻、车前草、侧柏叶、茅根、甘草。
淋加萹蓄、瞿麦，甚加荜澄茄。
水肿加桂枝、生黄芪、云苓皮、大腹皮、五加皮、生姜。

（十四）调经

妇人百病首调经，经若调时气血灵。
归芍苓术泽兰泻，胆肝二草特叮咛。
药物：当归、杭芍、冬术、茯苓、龙胆草、泽兰、泽泻、甘草。
气滞加台乌药、香附。
血滞加延胡索、郁金、酒大黄。
经闭加桃仁、红花。
经漏加地榆、阿胶。
头痛加佩兰、川芎。
腹痛加熟地黄、羌活。
寒加炮姜、艾叶。
热加黄芩、黄连。
带下加猪苓、泽泻，甚加荜澄茄。

（十五）胎前

水火相交胎孕成，阿娘腹内有娇婴。
归芍苓术苏苓草，砂仁和胃助滋功。
药物：当归、杭芍、冬术、茯苓、苏梗、砂仁、黄芩、炙甘草。
腹痛加菟丝子、丝瓜络。

（十六）产后

方出产后重逐瘀，逐邪瘀通百病除。
归芍桃红炙甘草，生新去旧话外虚。
药物：当归、赤芍、桃仁、红花、炙甘草。
瘀加蒲黄、延胡索，甚加五灵脂、大黄。
腹痛加白芍、乌药。

（十七）小儿

小儿原不病七情，病变全由食乳生。

苏橘苓术曲半草，调中和气两持平。

药物：苏梗、橘皮、冬术、茯苓、半夏、焦三仙、甘草。

兼食滞重加焦三仙、鸡内金。

（十八）外科

阴阳不和气血留，暖镇忽起作疮疡。

蒌志芪苓归芍地，荣卫调和脉络桑。

药物：瓜蒌、远志、当归、赤芍、生地黄。

春盛加升麻、酒大黄。

热盛加知母、竹叶、黄芩。

攻溃加穿三甲、皂角刺、赤芍。

排脓加生黄芪、天花粉。

（十九）眼科

两眼犹如日月明，注目全滋脏腑精。

密决芩连荆薄草，蝉蜕拂翳复晶莹。

药物：密蒙花、决明子、薄荷、荆芥、黄芩、黄连、蝉蜕、甘草。

热盛加连翘、金银花。

翳重加木贼、青葙子。

（二十）胁痛

厥阴之病至胁痛，气滞血瘀两相凝。

郁金元胡金铃子，白芍香附厚朴平。

药物：郁金、延胡索、金铃子、白芍、香附、厚朴。

左胁痛加酒大黄、炒三仙。

（二十一）黄疸

湿热相郁黄疸生，总由外感引病成。

栀茵蒿蒲菖泽记，柏皮黄芩酒军同。

药物：炒山栀、茵陈、菖蒲、青蒿、泽兰、柏皮、黄芩、川大黄。

（二十二）单腹胀

单腹胀症属肾脾，肝硬变名出百医。

桑陈苓姜厚朴腹，郁李川军两相宜。

药物：桑白皮、陈皮、苓皮、厚朴、腹皮、郁李仁、川大黄。

阳虚加桂枝、附子、黄芪、熟地黄。

阴虚加玄参、砂仁、白术、甘草、石斛、荷梗。

小便不利加淡竹叶、灯心草、冲天草、车前草。

（二十三）关节炎

关节炎症最难堪，风寒湿痹互相含。

归桑牛芍地龙仲，丝瓜三藤橘茹金。

药物：桂枝、桑枝、牛膝、白芍、地龙、杜仲、丝瓜络、木瓜、清风藤、鸡血藤、橘络、竹茹。

肩臂上肢痛肿甚者加羌活、伸筋草。

腰痛甚者加金毛狗脊、续断。

下肢痛肿加甚者加千年健。

（二十四）胃病

胃病缠缠最难医，肝郁气滞积滞随。

瓜薤金铃元胡朴，砂蔻仙荷一剂同。

药物：瓜蒌、薤白、金铃子、延胡索、厚朴、砂仁、豆蔻皮、焦三仙、荷梗。

小便不利加酒大黄。

疼甚加沉香曲、佛手。

总结：

治病宜从来病无，方中增减务求全。

非余轻启云兰秘，不遇知人不妄传。

第十三节　孙季良

治疗精神病的经验

（一）急攻方剂

1. 生铁落饮（甲）（来源于《张氏医通》）

生铁落四钱（先煎），生石决明八钱（先煎），生石膏一两（先煎），生大黄五钱（后下），芒硝二钱（冲），黄芩三钱，竹沥水五钱（兑），防风二钱，秦艽三钱，炒知母三钱，陈皮三钱。

水煎，每日1剂，早晚分服。

方义：镇肝清热，祛痰荡邪。

方解：生铁落、生石决明镇肝，石膏、知母、黄芩、川大黄、芒硝清热荡邪，秦艽、防风疏风散邪，竹沥、陈皮消痰理气。

适应证：兴奋躁动，多怒欲杀人，目直，不避亲疏，言语动作多，面目俱赤，声高气粗，烦躁不宁，便秘尿黄赤，夜不得眠，苔黄干而垢，或白腻，脉弦实，或洪大有力。

反应：药后可能出现便泻而痛，不宜久服。

禁忌：孕妇、感冒、脾虚泄泻、面色苍白者禁之。

附注：如阳明燥实者，芒硝可加冲服一钱。

2. 牵牛子合剂

二丑各三钱，大黄三钱，饴糖四钱，雄黄三钱，共研细末。

每日2次，每次一至二钱，温开水送。

方义：逐水泄热，荡涤痰涎。

方解：二丑泻气分湿热，逐水消痰；大黄泻血分湿热，助二丑以行水，自大便排泄；雄黄燥湿化痰；饴糖解毒和中。

适应证：躁动不宁，渴不欲饮，或兼见痰多气粗，声洪多怒，腹胀便秘，舌苔黄腻，脉洪滑而数或沉数有力者。

反应：药后可引起肠鸣、腹泻或腹痛。

禁忌：孕妇，体虚血亏，或大便自利者禁用。不可多服，久服雄黄含砷，当注意砷中毒。

3. 牛黄妙应丹

大戟三钱，甘遂三钱，白芥子三钱，牛黄五分，朱砂三钱，冰片一分。

每服二至四分，温开水送下。

方义：开窍逐痰，泄热镇静。

方解：甘遂、大戟泻脏腑经络水湿而逐痰；白芥子通经利气豁痰；朱砂镇心定惊泄热；牛黄泄热镇惊，开窍豁痰；冰片开窍散郁火。

适应证：烦躁不宁，狂言乱语，如见鬼神，怒骂忘形，神志不清，脉洪滑有力，由于水湿痰热内结者宜之。

反应：可引起腹痛便泻，微有恶心。

禁忌：体虚气弱或孕妇忌用，不宜多服久服。

4. 清脑豁痰汤（好用）

生石膏一两（先煎），钩藤五钱，龙胆草三钱，黄芩三钱，郁金五钱，生铁落四两（先煎），生石决明一两（先煎），远志三钱，生龙齿一两（先煎），生大黄五钱（后下），礞石八钱，天竺黄三钱，石菖蒲二钱，朱砂一钱（冲）。

方义：平肝清热，镇心定惊，涤痰安神。

方解：钩藤、龙胆草泻肝胆、心经之火邪；郁金解郁舒肝；生石膏清热；生龙齿、生石决明、生铁落、朱砂镇心安神，平肝定惊。

适应证：打人毁物，狂言乱语，情绪激昂，或昼夜多动，或裸形露体，不顾羞耻。秽洁不知，脉弦数者宜之。

反应：可有腹泻。

禁忌：孕妇及体弱者，阴证、寒证者忌服。

附注：龙齿可用龙骨代之。

（二）攻邪之偏于血分者

1. 加味逍遥散（来源于《寿世保元》）

丹参四钱，白芍四钱，焦术三钱，薏苡仁三钱，柴胡二钱，生地黄一钱，远志三钱，桃仁三钱，苏木三钱，红花三钱，甘草二钱，煨姜一片。

方解：白术、薏苡仁助土抑木，丹参、白芍养血柔肝，甘草和中，柴胡开发郁滞，红花、桃仁、苏木攻瘀破血，远志宁心安神，生地黄抑制柴胡之升发，煨姜等温助药力。

方义：攻瘀开郁，宁心安神。

适应证：哭笑无常，语无伦次，或见舌质红绛，大便色黑，由于血迷心窍，宜之。

禁忌：血虚忌用，孕妇勿服。

2. 癫狂梦醒汤（来源于《医林改错》）

桃仁八钱，大赤芍二钱，香附三钱，半夏二钱，青陈皮三钱，大腹皮三钱，青皮二钱，木通二钱，柴胡三钱，桑白皮二钱，苏子四钱，甘草五钱。

方义：降气化瘀祛痰。

方解：桃、芍行血散瘀，苏子、桑白皮、大腹皮开降肺气，香附兼调气血，半夏、青皮、陈皮开郁化痰，木通引痰下行，柴胡和表里，甘草和中。

适应证：哭笑无常，狂乱不安，面目红赤，胸闷气促，语言声洪，兼见气血壅实，脉弦滑数有力者。

禁忌：孕妇及血虚气虚者忌用。

（三）后攻之剂

1. 生铁落饮（乙）（来源于《医学心悟》）

生铁落四两，生石决明一两，钩藤三钱，辰砂一钱（冲），石菖蒲五钱，远志三钱，生地黄五钱，杭芍四钱，连翘三钱，天冬五钱，丹参四钱，竹沥水五钱，橘红三钱，茯苓三钱，制南星一钱。

水煎服，日1剂。

方义：滋阴清热，镇静安神，开窍化痰。

方解：生铁落、生石决明、钩藤下气镇肝，白芍、连翘、天冬、生地黄滋阴清热和肝，辰砂、菖蒲、远志安神开窍，茯苓安神化痰，胆南星、橘红、竹沥清热化痰，丹参破瘀生新除烦热。

适应证：烦躁不安，时而兴奋躁动，禁而可止，妄言，但语声不壮，彻夜不眠，午后时热，便干尿赤，舌苔白黄而干，质红，脉多见沉弦而数。由于阴虚阳亢瘀火结聚者宜之。

禁忌：孕妇忌服。

2. 千金温胆汤（甲）

温胆散五钱（竹茹、陈皮、半夏、茯苓、枳实、甘草），栀子三钱，黄芩三钱，生石决明八钱（先煎），酒大黄三钱，生姜三片，大枣一枚。

方义：泻热平肝，理气化痰。

方解：本方为二陈汤及礞石滚痰丸两方加减。温胆清热理气化痰，黄芩、栀子清三焦火，清而除烦，生石决平肝潜阳，酒大黄泻热攻坚，生姜、大枣辛散和中补脾。

适应证：胡言乱语，心烦不眠，夜多噩梦，胸闷不舒，脉左盛于右，舌质红苔薄黄者。

禁忌：阴虚大便溏者忌用。

3. 二阴煎（用于紫癜效果甚捷）

生地黄五钱，麦冬三钱，酸枣仁四钱，茯神三钱，知母二钱，灯心草五分，玄参二钱，木通二厘，川连一钱，甘草一钱，竹叶三钱。

方义：滋阴清心安神。

方解：生地黄、麦冬、玄参滋阴，酸枣仁、茯神安神，川连、竹叶、木通、甘草清心降火。

适应证：惊狂失志，多言多哭，舌尖红，脉数或左寸独盛者。属于心经虚热或心肾不足，阴虚火盛者。

禁忌：阳虚者勿用。

附注：无麦冬用天冬代之；无玄参用知柏代之；无川连用栀子代之；无朱茯神用朱远志代之。